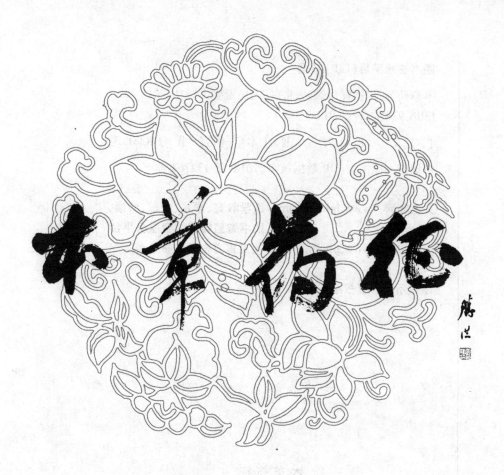

本草药征

周祯祥　编著

U0294824

人民卫生出版社

图书在版编目（CIP）数据

本草药征/周祯祥编著.—北京：人民卫生出版社，2018
ISBN 978-7-117-26917-9

Ⅰ.①本…　Ⅱ.①周…　Ⅲ.①本草-研究　Ⅳ.①R281.3

中国版本图书馆 CIP 数据核字（2018）第 132767 号

人卫智网　www.ipmph.com	医学教育、学术、考试、健康，	
	购书智慧智能综合服务平台	
人卫官网　www.pmph.com	人卫官方资讯发布平台	

本 草 药 征

编　　著：周祯祥
出版发行：人民卫生出版社　（中继线 010-59780011）
地　　址：北京市朝阳区潘家园南里 19 号
邮　　编：100021
E - mail：pmph @ pmph.com
购书热线：010-59787592　010-59787584　010-65264830
印　　刷：北京画中画印刷有限公司
经　　销：新华书店
开　　本：710×1000　1/16　　印张：26
字　　数：467 千字
版　　次：2018 年 9 月第 1 版　2018 年 9 月第 1 版第 1 次印刷
标准书号：ISBN 978-7-117-26917-9
定　　价：68.00 元

打击盗版举报电话：010-59787491　E-mail：WQ @ pmph.com
（凡属印装质量问题请与本社市场营销中心联系退换）

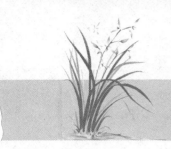

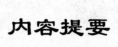

　　本书是一部研究临床中药本草药征的学术专著。全书分为总论、各论两大版块。其中"药征概述"为全书的特色,旨在博采历代本草之精华,融会现代研究之新知,阐明药物治病与奏效机制。"备注"为全书的亮点,主要针对一些难点、疑点,甚至有争议的问题进行本草考证,重在析疑解惑,订伪辨讹,探求真谛。该书具有很强的理论性、实践性和指导性,能为临床安全、有效、合理用药提供理论依据和本草文献支撑,可供从事中医药教学、科研、临床工作者以及中医药院校的广大师生参考使用。

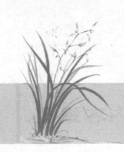

序　一

　　2001年，我主编的普通高等教育"十五"国家级规划教材、新世纪全国高等中医药院校规划教材《中药学》在湖南张家界召开教材编写会议。在编写会议上，认识了青年学者周祯祥教授，遂结为忘年交。

　　祯祥教授是我国恢复高考后的首批大学生。从事中医药教育、科研与临床工作30余载，学验俱丰。历任中华中医药学会中药基础理论分会副主任委员、湖北中医药大学和成都中医药大学博士生导师、全国中医药行业高等教育"十三五"规划教材《中药学》《临床中药学》主编、国家中医药管理局《临床中药学》重点学科带头人。先后被授予"湖北省有突出贡献中青年专家""首届湖北省中青年知名中医"等荣誉称号，可喜可贺。

　　古人云：本草者，"犹匠氏之有绳墨也。有绳墨而后有规矩，有规矩而后能变通，变通生乎智巧，又必本诸绳墨也"（《本经逢原》）。本草植根于临床实践，历史悠久，源远流长，底蕴深厚。本草是中药的"先天之精"，为中药之源、临床之根、发展之基。是药性理论和临床实践最直接、最可靠的文献宝库，是中药传承与创新的源头活水。因此，中药寻根溯源、继承发展，离不开本草。近日，祯祥教授持新作《本草药征》索序于我，甚感欣慰。作者潜心本草研究，从源头揭示中药治病与奏效之机制，为临床安全、有效、合理用药提供理论依据和文献支撑，具有重要的理论价值和实践指导意义。

　　该书以临床常用中药为示范，在保持《中药学》知识结构体系的前提下，重在"药征概述"的阐发。博采历代本草之精华，融会现代研究之新知，探幽发微，贵在明理，务求理与病符，药与证对，用心良苦，无不点赞。作者刻苦勤奋，治学严谨，历经寒暑，数易其稿，锤炼成篇，可谓佳作。若能悉心品味，开卷有益，故乐为之序。

北京中医药大学　高学敏

2017年7月于北京

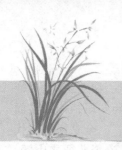

中药依附本草而类聚，本草承载中药而握灵。先秦以来诸家，裒集本草，祖述神农，典章药理，道贯古今，集注新修，证类品汇，钩元述要，思辨求真，纲举目张，光前裕后，推动着中药学不断演进。

中药是在中医药理论指导下认识和使用的药用物质及其制剂，是中华民族聪明智慧的宝贵结晶，对人类的生殖繁衍和健康长寿发挥了巨大作用。中药对于人体疾病的治疗和养生保健经验的积累，由口耳相传到文字记载，零星点滴到系统辑佚，罗列主治到凝练功效，杂书效验到洞诠药理，时间漫长，与时俱进。

历代传世的本草著作，客观反映了中药对于人体疾病的治疗和养生保健经验。中药应用经验的积累和理论的构建，犹如涓涓细流汇聚为江河，必待时日。认识各种药物的主治、功效和宜忌原则，尤其是探求机制，并非易事。由于这些知识只能散见于不同的本草文献，需要继续发掘、整理和弘扬。

中药可以治疗的证候、疾病或症状习称主治，是药物应用经验的初步认知。功效，则是在中医药理论指导下对于药物主治的高度概括，为药物对于人体医疗作用在中医学范畴内的特殊表述形式。进而针对具体药物的主治和功效，阐释其奏效的机制，即为药理。药理是中药安全、有效和合理应用中药的特有思维，也是联系功效与主治的肯綮。陶弘景《本草经集注》指出："药理既昧，所以不效"。徐灵胎《医学源流论》强调："医者当广集奇方，深明药理"。宋徽宗赵佶所撰《圣济经》将"药理"设立专卷，该书共分十卷，其中第九卷名为"药理篇"，足见历代医药学家对其高度重视，源远流长。

传承本草经典，突显用药精华，乃临床中药学科的要务。周祯祥先生潜心本草，广征博引，"历经寒暑，三易其稿"，觅绒集腋，精敕成裘而为《本草药征》。该书融药物主治、功效与药理于一体，以指导中药的学习、研究和应用，用心良苦，功不可没。

学习和应用中药，浅尝主治功效而止，只是"但言某药治某病，某病须某药"的功夫，无异于按图索骥。所以张志聪《本草崇原》针砭此风"袭其用而用之，则用之无本，窒碍难通。"通晓愈病之理，明白各药临床应用的证据和指征，则知其然，更知其所以然，遣药组方自然"用之有本，神变无穷"。

《本草药征》选药350余种，皆为临床常用，且大多出自经典，应用历史悠久,涉及面宽泛。各药之下分述其基源、处方用名、性味归经、功效主治、药征概述、用法用量、使用注意、药物甄别及备注等项。其中各药知识结构完整而系统,而最为得力吃紧、最为匠心要妙之处,唯在"药征概述"。全书博采历代本草精华,且参以个人的见解,实现了理与病符,药与病对,诠释药征之内涵,彰显诸药之专长,揭示运用之规律,为临床用药提供文献支持和理论依据的编撰初衷。如此辨明渊微,概括"药征",并锻炼成章,必须通读本草,撷英咀华,领悟要义,非造诣精深又刻苦用功者,岂能为之。

祯祥先生嘱余为序,不避充数滥竽之嫌,欣然应允。意在期盼研读本草以溯源究竟之风,使纵向传承有道,横向传播接承不息,并贺同道新作付梓!

成都中医药大学　张廷模

2017 年 6 月于成都

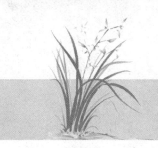

书云："发皇古义，融会新知"，此《本草药征》之概也。

古有《神农本草经》问世，代有《本草纲目》等鸿篇巨著，无数本草撰著人，拾遗补缺，不断充实和完善，奠定了中药学的科学基础。

喜逢盛世，天降大任，新经典主义者随时代变化而变化，师古不泥古，敢于创立新说，"药征"理论，应运而生，必将引领和推动中药学的科学发展，造福苍生。

读罢此著，感悟良多。

作者进一步确立：中药是指在中医学理论指导下，用于预防、诊断和治疗疾病及康复保健的天然物质。世界传统医学有欧美、南美、非洲、亚洲诸多系统，中医学属于亚洲系统的一个分支。在历史的长河中，有些系统尽管有不同道地天然物质的支撑，但由于停留在经验医学阶段，均相继灭亡，唯中医药学有几千年的中医药理论的指导护航，得以生存、发扬光大。本草类的天然物质，与中医学理论的互访、互参、互济、互助，点燃了中医药科学的光芒。"信药不信医论""废医存药论"皆已成为悖论。"青蒿素研究"与《肘后备急方》互结良缘，诞生了举世瞩目的抗疟奇迹，既是"发皇古义、融会新知"的结晶，更是中医学理论指导中药研究取得突破的最好例证。

中医药学的生命在于临床疗效，而提高临床疗效的关键，又在于"用药如用兵"，不究其道，泛泛用之，难以药中肯綮，病随药祛，如同行兵布阵，不讲章法，不是完败，便是歼敌一千自损八百。作者首创"药征"理论，提出临床用药的证据和指征，确有重要的理论价值和实践意义。在讲求用药安全性、有效性、合理性的前提下，无论是"甚者独行"，或"兼者并行"，只要证据确凿，指征明确，放量用之，便可一击而痊。在现代科学繁荣与文明进步的当下，此论更显难能可贵。

本书特色的"备注"部分，重在析疑解惑，对难点、疑点、争议问题，进行本草考证，指导临床，可谓功利后学。如防风"为风药中之润剂"一解，并非滋润之意，实为"药性平和，微温不燥，甘缓不峻"的性能特点。

对细辛"不过钱"之说，举例六则，说明是"特定条件"，而非"普遍意义"，内容详尽，说理充分，既是对《中药学》教材的补充，更为临床用药者，避免误导，决断笔下之时，犹豫迟疑，不当用而用之，当用而不敢用之，是一个很好的教学借鉴。

　　湖北中医药大学周公祯祥先生,功底深厚,思路敏捷,深耕本草领域研究数十载,著述颇多,新论蓬发,为我国临床中药学科之翘楚。是书一出,邀余作序,欣然应之,亦感幸之、愧之。

张介眉

2017 年 5 月于天然书屋

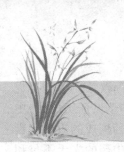

中药是中医用以防治疾病、养生保健的主要物质,是祖国医学理、法、方、药的重要组成部分。几千年来,为中华民族的繁衍昌盛和人类的健康事业作出了不可磨灭的贡献。

中药源于我国古代劳动人民长期的生活、生产及医疗实践。相传"(神农)尝百草,……一日而遇七十毒"(《淮南子·修务训》),就是我国古代劳动人民发现药物、认识药物,并为此付出过沉重代价等实践活动的真实写照。著名医家唐容川指出:"中国经神农尝药,定出形色气味,主治脏腑百病丝毫不差。所谓尝药,即试验也。历数圣人之审定,盖已详矣"(《本草问答》)。约公元二世纪,我国现存最早的本草学专著《神农本草经》问世,奠定了本草学的基础,开创了中药学的未来。源远流长的本草历程,体现了传承与创新的发展脉络,成就了不同历史时期的辉煌。

古人云:"本草者,医之肯綮也"(《本草原始》)。"人不学医,则不可救人;医不读本草,则不可用药"(《本草新编》)。"不能审药,何以定方;不能定方,何以治病"(《本经疏证》)。数以万计的中药,无不以其独特的药征和卓越的疗效蕴藏于历代本草文献之中。浩如烟海的本草文献,无不承载着丰厚的中医药防治疾病的理论和经验。本草是中药具有原创性的重要资源,是药征最直接最可靠的文献宝库。"是故《本草》也者,方药之根柢,医学之指南也"(《本草蒙筌》)。"夫辨本草者,医学之始基"(《本草思辨录》)。历代医药学家无不强调本草对医学的重要性和指导性。

所谓"药征",是指药物临床应用的证据和指征。它源于临床经验的总结,汇聚于历代本草文献之中,进而指导临床用药,具有重要的理论价值和实践意义。如附子"外则达皮毛而除表寒,里则达下元而温痼冷,彻内彻外,凡三焦经络,诸脏诸腑,果有真寒,无不可治"(《本草正义》);黄连"能除水火相乱之病。水火相乱者,湿热是也。凡药能去湿者必增热,能除热者必不能去湿。惟黄连能以苦燥湿,以寒除热,一举两得,莫神于此"(《神农本草经百种录》)。其中,"果有真寒"和"除水火相乱之病"分别是对附子、黄连用药指征、奏效机制的高度概括和精辟论述,迄今仍为临床用药实践所遵循。

古人云:"学医之道,莫先于读本草"(《本草集要》)。"药性之道,具在本草"(《本草经疏》)。"本草一书,能穷物之理"(《握灵本草》)。本草是中医药学术之根，传承与创新之源。自担当全国中医药行业高等教育"十三五"规划教材《中药学》和《临床中药学》主编以来，感悟良多。本草见证历史，历史穿越时空。中药从实践中来，回归到本草中去。本草是中药构成的重要元素和传承基因，中药必须赋予本草的元素。没有本草元素是中药的先天不足和基因缺失。因此，本草是中药的传承之本，发展之源。学习、研究和应用中药，务必回归本草，坚定本草自信，从本草探本穷源，把握学术真谛，这是一项固本强基，补短板，管长远的必由之路，也是吾辈中医药人义不容辞的责任担当和历史使命。

本书分为总论与各论两大版块。总论重点对中药名称源流、中药及其相关概念进行梳理，择要介绍历代主要本草的基本概况及学术成就，初步探讨中药命名的基本方法和原则。各论选择临床常用中药 350 余种，按药物主要功效分为二十三章。每药分述药物基源、处方用名、性味归经、功效主治、药征概述、用法用量、药物甄别及备注等项，以保持中药知识结构的完整性和系统性。

其中，"药征概述"为全书的特色。旨在博采历代本草之精华，融会现代研究之新知，"明其所以主治之由，与所以当用之理"（《本草从新》）。惟求理与病符，药与证对，为临床安全、有效、合理用药提供理论依据和本草文献支撑，故书曰《本草药征》。"备注"为全书的亮点。主要针对本草中"补不实指，泻不直说，或以隔一隔二以为附会"（《本草求真》）的现状，以及对一些难点、疑点，甚至有争议的问题进行本草考证，重在析疑解惑，订伪辨讹，聊陈鄙见，略疏大义。此外，基于整体表征药物综合效应的思考，本书首次提出了"中药功能组学"的新理念，具有创新性。凡引用本草文献皆随文注明出处，确保文献的真实性和可靠性。书后附有中药拼音索引，以备检索之用。

本书历经寒暑，数易其稿，终成拙作。书始成，承蒙当代著名书法家、刻字艺术家、国家一级美术师李胜洪先生题写书名，著名中医学家、全国中医教学名师、北京中医药大学高学敏教授，成都中医药大学张廷模教授，全国名老中医、武汉市中西医结合医院张介眉教授三位老师审阅全书并题写序言，并得到三位学者给予高度评价和褒奖，在此深表谢意。在编写的过程中，得到了人民卫生出版社的支持，参考并引用了许多同道的宝贵资料，在此一并致谢。

由于笔者学识和水平所限，书中不足乃至错误之处在所难免，希冀广大同仁不吝赐教，以便进一步修改和完善。

湖北中医药大学　周祯祥

2017 年 8 月于示羊书斋

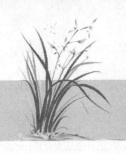

目 录

总 论

一、中药名称源流考辨 …… 3

二、中药及其相关概念 …… 6

三、药品及其相关概念 …… 9

四、历代主要本草简介 …… 13

五、中药常用命名方法 …… 31

各 论

第一章 解表药 …………… 37

第一节 发散风寒药 …… 37

麻黄 ……………… 37

桂枝 ……………… 40

紫苏叶 …………… 41

生姜 ……………… 42

香薷 ……………… 44

荆芥 ……………… 45

防风 ……………… 46

羌活 ……………… 47

白芷 ……………… 48

细辛 ……………… 49

藁本 ……………… 50

苍耳子 …………… 51

辛夷 ……………… 51

第二节 发散风热药 …… 52

薄荷 ……………… 52

牛蒡子 …………… 53

蝉蜕 ……………… 54

桑叶 ……………… 55

菊花 ……………… 56

蔓荆子 …………… 58

柴胡 ……………… 58

升麻 ……………… 59

葛根 ……………… 60

淡豆豉 …………… 62

浮萍 ……………… 62

木贼 ……………… 63

谷精草 …………… 64

第二章 清热药 …………… 65

第一节 清热泻火药 …… 65

石膏 ……………… 65

知母 ……………… 67

芦根 ……………… 68

天花粉 …………… 69

淡竹叶 …………… 70

栀子 ……………… 71

夏枯草 …………… 72

决明子 …………… 73

密蒙花 …………… 73

青葙子 …………… 74

第二节 清热燥湿药 …… 75

黄芩 ……………… 75

黄连 ……………… 76

黄柏 ····· 77
龙胆 ····· 78
苦参 ····· 79
秦皮 ····· 80
白鲜皮 ····· 81
第三节 清热解毒药 ····· 82
金银花 ····· 82
连翘 ····· 83
穿心莲 ····· 85
大青叶 ····· 85
板蓝根 ····· 86
青黛 ····· 87
贯众 ····· 88
蒲公英 ····· 89
紫花地丁 ····· 89
野菊花 ····· 90
重楼 ····· 91
土茯苓 ····· 92
鱼腥草 ····· 92
败酱草 ····· 93
射干 ····· 94
山豆根 ····· 95
马勃 ····· 96
青果 ····· 96
木蝴蝶 ····· 97
白头翁 ····· 97
马齿苋 ····· 98
鸦胆子 ····· 99
半边莲 ····· 100
山慈菇 ····· 100
熊胆粉 ····· 101
白蔹 ····· 101
绿豆 ····· 102
第四节 清热凉血药 ····· 103
生地黄 ····· 103

玄参 ····· 104
牡丹皮 ····· 105
赤芍 ····· 106
水牛角 ····· 107
紫草 ····· 107
第五节 清虚热药 ····· 108
青蒿 ····· 108
白薇 ····· 110
地骨皮 ····· 110
银柴胡 ····· 111
胡黄连 ····· 112
第三章 泻下药 ····· 113
第一节 攻下药 ····· 113
大黄 ····· 113
芒硝 ····· 115
番泻叶 ····· 117
芦荟 ····· 117
第二节 润下药 ····· 118
火麻仁 ····· 118
郁李仁 ····· 119
第三节 峻下逐水药 ····· 120
甘遂 ····· 120
京大戟 ····· 122
芫花 ····· 123
商陆 ····· 123
牵牛子 ····· 124
巴豆霜 ····· 125
第四章 祛风湿药 ····· 127
第一节 祛风寒湿药 ····· 127
独活 ····· 127
威灵仙 ····· 129
川乌 ····· 129
蕲蛇 ····· 131
木瓜 ····· 132
蚕沙 ····· 133

伸筋草 ················ 133
青风藤 ················ 134
徐长卿 ················ 134
第二节　祛风湿热药 ········ 135
秦艽 ················ 135
防己 ················ 136
桑枝 ················ 137
豨莶草 ················ 137
臭梧桐叶 ············ 139
络石藤 ················ 139
老鹳草 ················ 140
雷公藤 ················ 140
丝瓜络 ················ 141
第三节　祛风湿强筋骨药 ··· 141
桑寄生 ················ 142
五加皮 ················ 142
狗脊 ················ 143
千年健 ················ 144
第五章　化湿药 ············ 145
广藿香 ················ 145
佩兰 ················ 146
苍术 ················ 147
厚朴 ················ 148
砂仁 ················ 149
豆蔻 ················ 149
草豆蔻 ················ 151
草果 ················ 151
第六章　利水渗湿药 ········ 153
第一节　利水消肿药 ········ 153
茯苓 ················ 154
薏苡仁 ················ 155
猪苓 ················ 156
泽泻 ················ 156
香加皮 ················ 157
第二节　利尿通淋药 ········ 158

车前子 ················ 159
滑石 ················ 159
木通 ················ 160
通草 ················ 161
瞿麦 ················ 162
萹蓄 ················ 163
地肤子 ················ 163
海金沙 ················ 164
石韦 ················ 164
冬葵子 ················ 165
灯心草 ················ 166
萆薢 ················ 166
第三节　利湿退黄药 ········ 167
茵陈 ················ 167
金钱草 ················ 169
虎杖 ················ 170
地耳草 ················ 171
垂盆草 ················ 171
第七章　温里药 ············ 172
附子 ················ 172
干姜 ················ 174
肉桂 ················ 175
吴茱萸 ················ 176
小茴香 ················ 177
丁香 ················ 177
高良姜 ················ 178
花椒 ················ 179
荜茇 ················ 179
荜澄茄 ················ 180
第八章　理气药 ············ 181
陈皮 ················ 181
青皮 ················ 182
枳实 ················ 183
木香 ················ 184
沉香 ················ 185

香附 ……………… 186

川楝子 …………… 187

乌药 ……………… 188

荔枝核 …………… 188

佛手 ……………… 189

香橼 ……………… 189

玫瑰花 …………… 190

薤白 ……………… 190

大腹皮 …………… 191

土木香 …………… 191

甘松 ……………… 192

柿蒂 ……………… 193

第九章　消食药 …… 194

山楂 ……………… 194

六神曲 …………… 195

麦芽 ……………… 195

谷芽 ……………… 196

莱菔子 …………… 197

鸡内金 …………… 198

第十章　驱虫药 …… 199

使君子 …………… 199

苦楝皮 …………… 200

槟榔 ……………… 200

南瓜子 …………… 202

鹤草芽 …………… 202

雷丸 ……………… 203

鹤虱 ……………… 203

榧子 ……………… 204

芜荑 ……………… 205

第十一章　止血药 …… 206

第一节　凉血止血药 …… 206

小蓟 ……………… 206

大蓟 ……………… 208

地榆 ……………… 209

槐花 ……………… 209

侧柏叶 …………… 210

白茅根 …………… 211

苎麻根 …………… 212

第二节　化瘀止血药 …… 212

三七 ……………… 212

茜草 ……………… 213

蒲黄 ……………… 214

花蕊石 …………… 215

降香 ……………… 216

第三节　收敛止血药 …… 216

白及 ……………… 216

仙鹤草 …………… 217

紫珠叶 …………… 218

棕榈 ……………… 218

血余炭 …………… 219

藕节 ……………… 219

第四节　温经止血药 …… 220

艾叶 ……………… 220

炮姜 ……………… 221

第十二章　活血化瘀药 …… 222

第一节　活血止痛药 …… 222

川芎 ……………… 222

延胡索 …………… 223

郁金 ……………… 224

姜黄 ……………… 225

乳香 ……………… 226

没药 ……………… 227

五灵脂 …………… 227

第二节　活血调经药 …… 228

丹参 ……………… 229

红花 ……………… 230

桃仁 ……………… 231

益母草 …………… 232

泽兰 ……………… 233

牛膝 ……………… 233

鸡血藤 …………………… 235
王不留行 ………………… 236
第三节　活血疗伤药 ……… 236
土鳖虫 …………………… 237
马钱子 …………………… 237
自然铜 …………………… 238
苏木 ……………………… 239
骨碎补 …………………… 239
血竭 ……………………… 240
儿茶 ……………………… 240
刘寄奴 …………………… 241
第四节　破血消癥药 ……… 242
莪术 ……………………… 243
三棱 ……………………… 243
水蛭 ……………………… 244
虻虫 ……………………… 245
斑蝥 ……………………… 246
穿山甲 …………………… 247
第十三章　化痰药 ………… 248
第一节　温化寒痰药 ……… 248
半夏 ……………………… 248
天南星 …………………… 250
白附子 …………………… 251
芥子 ……………………… 252
皂荚 ……………………… 254
旋覆花 …………………… 255
白前 ……………………… 255
第二节　清化热痰药 ……… 256
川贝母 …………………… 256
浙贝母 …………………… 257
瓜蒌 ……………………… 258
竹茹 ……………………… 259
竹沥 ……………………… 260
天竺黄 …………………… 261
胆南星 …………………… 261

前胡 ……………………… 262
桔梗 ……………………… 263
胖大海 …………………… 264
海藻 ……………………… 265
昆布 ……………………… 265
黄药子 …………………… 266
蛤壳 ……………………… 266
浮海石 …………………… 267
瓦楞子 …………………… 267
礞石 ……………………… 268
第十四章　止咳平喘药 …… 270
苦杏仁 …………………… 270
紫苏子 …………………… 271
百部 ……………………… 272
紫菀 ……………………… 273
款冬花 …………………… 273
马兜铃 …………………… 274
枇杷叶 …………………… 275
桑白皮 …………………… 276
葶苈子 …………………… 276
白果 ……………………… 277
洋金花 …………………… 278
第十五章　安神药 ………… 280
朱砂 ……………………… 280
磁石 ……………………… 281
龙骨 ……………………… 282
琥珀 ……………………… 283
酸枣仁 …………………… 284
柏子仁 …………………… 285
灵芝 ……………………… 286
首乌藤 …………………… 286
合欢皮 …………………… 287
远志 ……………………… 288
第十六章　平抑肝阳药 …… 289
石决明 …………………… 289

珍珠母 ·············· 290
牡蛎 ·············· 290
赭石 ·············· 291
蒺藜 ·············· 292

第十七章 息风止痉药 294
羚羊角 ·············· 294
牛黄 ·············· 295
珍珠 ·············· 296
钩藤 ·············· 297
天麻 ·············· 298
地龙 ·············· 299
全蝎 ·············· 300
蜈蚣 ·············· 301
僵蚕 ·············· 302

第十八章 开窍药 303
麝香 ·············· 303
冰片 ·············· 304
苏合香 ·············· 305
石菖蒲 ·············· 306
安息香 ·············· 307

第十九章 补虚药 308
第一节 补气药 ·············· 308
人参 ·············· 309
西洋参 ·············· 312
党参 ·············· 312
太子参 ·············· 314
黄芪 ·············· 314
白术 ·············· 316
山药 ·············· 318
白扁豆 ·············· 319
甘草 ·············· 320
大枣 ·············· 322
蜂蜜 ·············· 323
第二节 补阳药 ·············· 324
鹿茸 ·············· 324

淫羊藿 ·············· 325
巴戟天 ·············· 326
仙茅 ·············· 327
杜仲 ·············· 328
续断 ·············· 328
肉苁蓉 ·············· 329
锁阳 ·············· 330
补骨脂 ·············· 330
益智 ·············· 331
菟丝子 ·············· 332
沙苑子 ·············· 333
蛤蚧 ·············· 334
核桃仁 ·············· 334
冬虫夏草 ·············· 335
紫河车 ·············· 336
海马 ·············· 337
第三节 补血药 ·············· 338
熟地黄 ·············· 338
当归 ·············· 339
白芍 ·············· 341
阿胶 ·············· 342
何首乌 ·············· 343
龙眼肉 ·············· 345
第四节 补阴药 ·············· 346
北沙参 ·············· 346
南沙参 ·············· 347
百合 ·············· 348
麦冬 ·············· 348
天冬 ·············· 349
石斛 ·············· 350
玉竹 ·············· 352
黄精 ·············· 353
明党参 ·············· 353
枸杞子 ·············· 354
墨旱莲 ·············· 355

目
录

16

女贞子 ……………… 355

桑椹 ………………… 356

黑芝麻 ……………… 357

龟甲 ………………… 358

鳖甲 ………………… 359

第二十章　收涩药 …… 360

第一节　固表止汗药 …… 360

麻黄根 ……………… 360

浮小麦 ……………… 361

第二节　敛肺涩肠药 …… 362

五味子 ……………… 362

乌梅 ………………… 363

五倍子 ……………… 364

罂粟壳 ……………… 365

诃子 ………………… 366

石榴皮 ……………… 367

肉豆蔻 ……………… 367

赤石脂 ……………… 368

禹余粮 ……………… 369

第三节　固精缩尿止带药 … 369

山茱萸 ……………… 369

覆盆子 ……………… 371

桑螵蛸 ……………… 371

金樱子 ……………… 372

海螵蛸 ……………… 372

莲子 ………………… 373

芡实 ………………… 374

椿皮 ………………… 375

第二十一章　涌吐药 …… 376

常山 ………………… 376

甜瓜蒂 ……………… 377

胆矾 ………………… 378

**第二十二章　攻毒杀虫止
痒药** ……………… 379

硫黄 ………………… 379

雄黄 ………………… 380

白矾 ………………… 381

蛇床子 ……………… 382

蟾酥 ………………… 382

蜂房 ………………… 383

大蒜 ………………… 384

**第二十三章　拔毒化腐生
肌药** ……………… 386

红粉 ………………… 386

轻粉 ………………… 387

信石 ………………… 387

铅丹 ………………… 389

炉甘石 ……………… 389

硼砂 ………………… 390

主要参考书目 ………… 391

中药名拼音索引 ……… 392

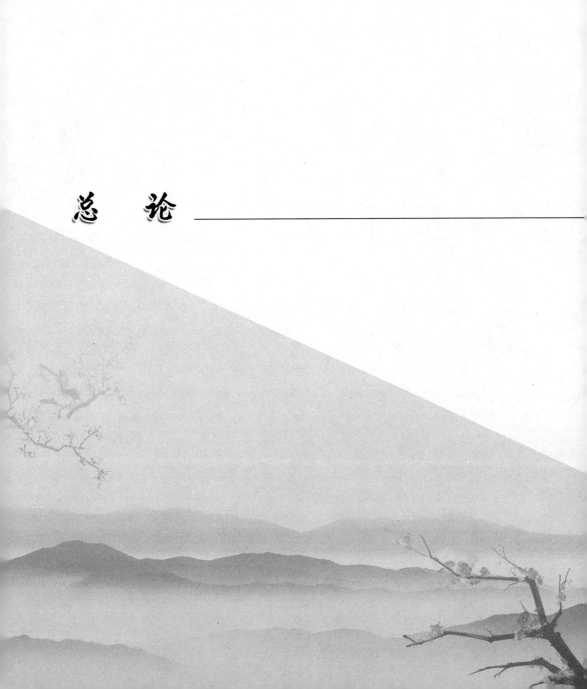

总　论

一、中药名称源流考辨

"中药"一词由来已久,可追溯到公元二世纪,始载于《神农本草经》。该书将365种药物分为上、中、下三品。其中,"上药一百二十种,为君,主养命以应天,无毒。多服、久服不伤人。欲轻身益气,不老延年者,本上经。中药一百二十种为臣,主养性以应人,无毒、有毒,斟酌其宜。欲遏病补虚羸者,本中经。下药一百二十五种为佐使,主治病以应地,多毒,不可久服,欲除寒热邪气,破积聚,愈疾者,本下经"。《神农本草经》所谓"中药",系专指无毒或有毒,既能补虚又能祛邪的中品药物,实际上是一种中药功效分类术语,与现代所谓中药的内涵则相去甚远。

作为中医治病物质的中药,在古代典籍中常以"药""毒"或"毒药"等称之。"药"字是繁体字"藥"的简化。据《中华本草》考证[1],目前所知最早的"药"字,盖出自数千年前的铭文(即金文)。《说文解字》释为"治病艹,从艸,樂声"。在先秦的非医学典籍中,"药"字多有记载。如《尚书·说命》云:"若药弗瞑眩,厥疾弗瘳"。《周礼·天官》云:"医师掌医之政令,聚毒药以共(供)医事"。《周易》无妄卦,象曰:"无妄之疾,勿药有喜"。"无妄之药,不可试也"。《礼记》云:"医不三世,不服其药"。在这些典籍中,不仅出现了药和毒药的表述,而且记载了我国早期与药有关的医疗活动,还提出了谨慎用药的理念。

春秋战国时期,我国现存医书中最早的典籍之一《黄帝内经》问世。该书分为《素问》和《灵枢》两部分流传至今。书中多次提出了"毒药"的概念。如《素问·汤液醪醴论》云:"当今之世,必齐毒药攻其中,镵石针艾治其外也"。《素问·异法方宜论》云:"其病生于内,其治宜毒药"。《素问·藏气法时论》云:"毒药攻邪,五谷为养,五果为助,五畜为益,五菜为充,气味合而服之,以补精益气。"这里的"毒药"是指用来"攻邪"或"治病"的物质。

东汉末年(约公元二世纪),我国现存最早的本草学专著《神农本草经》问世。书中不仅明确记载了"药有酸、咸、甘、苦、辛五味,又有寒、热、温、凉四气,及有毒、无毒"以及"药有阴阳配合"等药性的内容,并提出了"疗寒以热药,疗热以寒药"的基本用药原则。初步构建了传统药学理论体系,为中药学的发展奠定了坚实基础。

宋代太医院编《圣济总录》云:"若药无毒,则疾不瘳"。金代张从正《儒门事亲》云:"凡药有毒也。非止大毒、小毒谓之毒,虽甘草、人参,不可不谓之

---

[1] 国家中医药管理局《中华本草》编委会.中华本草.第一册.上海:上海科学技术出版社,1999:6

毒，久服必有偏胜"。明·张介宾《类经》云："毒药者，总括药饵而言，凡能除病者，皆可称为毒药"。"凡可辟邪安正者，均可称为毒药"。《本草正》云："本草所云某有毒，某无毒，余则甚不然之，而不知无药无毒也"。陈嘉谟《本草蒙筌》云："治病在药，用药由人"。"药必求真，服才获效"。清代景东旸《嵩厓尊生全书》云："药者，毒之谓"。徐大椿《医学源流论》云："药之设也以攻疾"。日本·丹波元坚《药治通义》云："毒药二字，古多连称。见《素问》及《周官》，即总括药饵之词"。近代谢观《中国医学大辞典》云："凡药可以治病者，皆谓之藥。古以草、木、虫、石、谷为五药"。以上诸家所论，说明凡药皆毒，无药无毒。药、毒和毒药都是用来治病的物质，其义相通，只是称谓不同而已。

现代"中药"名称的启用，与外来药物（尤其是西方药学）的输入直接相关。外来药物传入我国的历史久远。早期传入的外来药物对我国传统药学的影响并不大，而且很快被收入历代本草之中，并赋予了中医药理论体系的特有内涵，丰富和发展了我国传统药学。如：

《新修本草》是唐代的官修本草，是我国现存最早的类药典性著作。颁行于唐显庆四年（公元659年）。该书是在《本草经集注》的基础上增补、编校而成。内容从原来的7卷增加到54卷，药物数由原来的730种增加到844种。在新增的114种药物中至少有27种不是中国出产的，外来药物超过20%[1]。

《海药本草》是我国第一部记载外来药物的专著，系唐五代时波斯裔四川人李珣所著。该书荟萃了五代以前外来药物之精华，是中外医药文化交流的产物。从收录药物所注的产地看，大都是外国地名。在131种药品中注明外国产地药名有96种[2]，占73%。

《本草纲目拾遗》是清代最有代表性的本草著作。该书首次引用了西方药学文献——《本草补》。《本草补》为墨西哥传教士石铎琭据"见闻所及"撰写而成。医史学家范行准先生认为："自邓玉函、罗雅谷诸人所译《说概》《图说》为西洋初次传入之两部解剖生理学书，而《本草补》则为西洋传入药物学之嚆矢，与邓、罗之书可称鼎足而三"[3]。《本草纲目拾遗》收载的日精油、吸毒石、辟惊石、奇功石、保心石、香草、臭草、锻树皮、菱油、吕宋果等都是西洋传入药物，来自于《本草补》。赵氏在书中不仅注明出处，还详细介绍其药性、功效、主治及用法等内容，使之有机地融入到传统药物体系之中。如在"日精油"项下明确记载："泰西所制，本草补云：其药料多非中土所有，旅人九万里

［1］ 高晓山.本草文献学纲要.北京：人民军医出版社，2009：99
［2］ 李珣著，尚志钧辑校.海药本草（辑校本）.北京：人民卫生出版社，1997：3
［3］ 范行准.明季西洋传入之医学.上海：上海人民出版社，2012：122

携至中邦,决非寻常浅效,勿轻视焉可也。治一切刀枪木石及马踢犬咬等伤,止痛敛口,大有奇效。用法:先视伤口大小若何,其长阔而皮绽,先以酒洗拭净,随用线缝,大约一寸三,缝合不可太密。"尤其值得一提的是,康熙三十二年(公元 1693 年)间,康熙皇帝患了疟疾,服用各种药物均无效,病情日益严重,此时法人洪若翰等向康熙帝进献了金鸡纳(即金鸡纳霜)药,很快被治愈[1]。金鸡纳霜是用金鸡纳树的树皮研磨而成的。直到 18 世纪中叶以后,金鸡纳霜在我国广泛应用。药学家赵学敏将其收入《本草纲目拾遗》。该书卷六载:"西洋有一种树皮,名金鸡勒(即金鸡纳),以治疟,一服即愈"。并分析其药性为:"味微辛,云能走达营卫,大约性热,专行气血也"。

西方医学较系统地传入中国,应自合信氏的中文译著出现开始[2]。合信(1816—1873 年),英国人,医学硕士,皇家外科学会会员,毕业于伦敦大学医学院。1839 年受伦敦教会派遣来中国,一直以医疗为职业。1848 年,合信氏在广州设立医院,并先后译著了《西医略论》(1857 年)等书,其影响较大,流传较广。随着西学东渐的速度加快,西方医药输入日益增多,并逐步在我国形成独立体系。由于中西药之间有明显的差异,人们便不得不逐渐把中国传统药物称为"中药"。据考证[3],清代末期(1909 年)在上海举行的"南洋大臣特考"试卷中就出现了"中药"的名称。如:"问,中药辨气味,西药辨质,质与气味分别何如?"近代名医张锡纯(1860—1933 年)"年过三旬始见西人医书"。并在医疗实践中深深感悟到"西医新异之理,原多在中医包括之中",从此开创了"衷中参西"的光辉历程,写下了不朽著作《医学衷中参西录》。书中明确提出了"中药"与"西药"的概念及其差异,"盖西医用药在局部,是重在病之标也;中医用药求原因,是重在病之本也。究之标本原宜兼顾,若遇难治之证,以西药治其标,以中药治其本,则奏效必捷,而临证亦确有把握矣"。可见,在 20 世纪初叶,"中药"一词已经成为我国传统药物的代名词。

然而,"中药"一词直到 20 世纪中叶以后才被广泛使用,并逐步形成了一门相对独立的知识体系,直接冠名于全国高等中医药院校教材。1960 年,由成都中医学院编写,北京、南京、上海、广州、成都五所中医学院审定的《中药学讲义》由人民卫生出版社出版发行,并作为全国中医院校和西医学习中医班的试用教材(即全国高等中医药院校第一版《中药学》教材)。书中赋予中药名称的内涵,即由于中医用药治病,是在中医的理论指导下进行的,因此便

[1] 张碧君.康熙与"金鸡纳霜".北京档.1999,(3):40
[2] 赵洪钧.近代中西医论争史.北京:学苑出版社,2012:55
[3] 赵洪钧.近代中西医论争史.北京:学苑出版社,2012:83

把这些药物称为"中药"[1]。1977 年,《中药学讲义》正式更名为《中药学》(即第三版),一直沿用至今。自此,"中药"作为中医理论体系的一个固有名词被确定下来,得到了社会和学术界的普遍认同。

二、中药及其相关概念

凡物皆有名,有名则有意,有意则必有其特定的内涵。所谓名,是对自然界一切事物分别给予的称谓。辨正名称,使名实相符,是认识一切事物的开始和全部。中药也不例外,首先必须正名,显得尤为重要和迫切。孔子曰:"名不正则言不顺,言不顺则事不成"(《论语·子路》)。因此,厘清中药及其相关名称术语,有助于把握和区分不同名称或同一名称的不同内涵,可避免认识的混乱和理解上的歧义。正名是中医药学术交流和学术发展的必然要求。

此处主要介绍中药、中药材、中药饮片、中成药、草药、中草药、中药学、临床中药学等名词术语。

1. **中药** 中药是指在中医药理论指导下,用以预防、诊断和治疗疾病及康复保健的天然物质。正确理解中药的概念,应该准确把握以下基本要素。

(1)理论基础:中药是在中医药理论指导下认识和使用的药物,具有独特的理论体系、表达方式和运用形式。中药必须赋有四气、五味、归经、升降浮沉、毒性、功效等中医药理论体系的特有内涵,并用以阐述药物对机体的影响,揭示中药的应用规律,指导中药的临床实践。这是中药有别于西药及天然药物的显著标志。

(2)实践基础:中药的发明和应用,在我国有着悠久的历史,经历了长期实践和不断积累的过程。相传"(神农)尝百草之滋味,……一日而遇七十毒"(《淮南子·修务训》),就是我国古代劳动人们在与自然和疾病作斗争的过程中发现药物,认识药物实践活动的真实写照。数千年来,中医药为维护人民健康和民族繁衍作出了重要贡献。实践证明,中药具有广泛的医疗作用,既可用于疾病的预防、诊断和治疗,也可用于亚健康人群的康复和保健。

(3)物质基础:中药主要来源于自然界的植物、动物和矿物。中药不仅具有天然产物的自然属性,更具中医所独有的特质。据调查,目前所知的中药资源仅 12 800 余种。无以计数的天然产物尚待挖掘和整理,并逐步提升为中药。因此,中药仅仅是天然产物的一部分,而并非全部。中药与天然产物有着本质的区别,不可同日而语。中药主要包括中药材、中药饮片和中成药。

---

[1] 成都中医学院本草教研组.中医学院试用教材《中药学讲义》.北京:人民卫生出版社,1960:1

长期以来,对中药存在着一些模糊的认识。

(1)中药就是中国所产的药物:中药的"中"不是一个"地域"概念。我国是世界上药用资源最丰富的国家之一。中药主产于中国,但并非中国所独有。如乳香、没药、西洋参等就是外国生产的,也是常用的中药。即便是中国产的药物,若不赋予药性理论的内涵,不在中医药理论指导下使用,也不能称为中药。因此,中药是没有国界或地域之分的。中药是世界人民的共同财富,无论是过去、现在和将来都必将造福于人类。

(2)中药就是中医使用的药物:中药的"中"不是一个"使用者"概念。在当代,由于中医和西医所掌握的医药知识结构发生了很大变化,中医使用西药或西医使用中药的现象极为普遍。中药的使用者是姓"中"或是姓"西"并不重要,关键在于使用者是否按中医药理论来指导用药。因此,不能简单以使用者的身份来判断其使用的药物是中药或是西药。

(3)天然药物就是中药:所谓天然药物,泛指一切具有药用价值或药用有效成分的植物、动物及矿物,且保持自然物理、化学特性的药物,又称"天然产物"[1]。中药主要来源于天然产物,有着"天然产物"的自然属性,但天然产物并不一定都是中药。所谓中药,必须依据中医药理论,并按照医疗、制剂的不同及药材自身的性质进行加工处理,才能符合临床用药的需要。因此,中药与天然药物有着本质的区别,不能相提并论,更不可混称。

2. **中药材** 中药材是指来源于自然界的植物、动物和矿物,采集后经洁净、干燥等简单处理,未经特殊的加工炮制,不能直接用于配方或制剂的原料药材。

3. **中药饮片** "饮片"一词始见于宋代。如南宋周密《武林旧事》有"熟药圆散,生药饮片"的记载。所谓饮片,系指药材经过炮制后可直接用于中医临床或制剂生产使用的处方药品[《中华人民共和国药典》(以下简称《中国药典》)]。饮片大多是单味药,也可以是复方,如神曲、六一散。饮片大多是固体状的,也可以是半流体或液体状的,如蜂蜜、竹沥。饮片大多是片状、块状、节段状、颗粒状,也可以是粉末状,如飞滑石。现代临床常用的还有中药配方颗粒、小包装中药饮片和中药超微饮片等。

2015 年 4 月,《国家基本药物目录管理办法》首次将中药饮片纳入国家基本药物目录中。第二条明确指出:"国家基本药物目录中的药品包括化学药品、生物制品、中成药和中药饮片"。

【备注】

(1)关于㕮咀:即药物加工方法。李杲曰:"㕮咀,古制也,古者无铁刃,以

---

[1] 周祯祥.临床中药研究心得.北京:中国医药科技出版社,2005:6

口咬细令如麻豆,为粗药煎之。使药水清,饮于腹中易升易散也,此所谓㕮咀也"(转引自《汤液本草》)。《本草蒙筌》曰:"古人口咬碎,故称㕮咀。今以刀代之,惟凭剉用,犹曰咀片,不忘本源"。说明古人多用口将药物咬碎入煎,称为"㕮咀"。以后逐步以刀剉代之,即今炮制中的切制。由此可见,㕮咀是饮片切制之古称,咀片是最早的原始形式的饮片。

(2)关于中药配方颗粒:是以单味中药饮片为原料,经过提取、分离、浓缩、干燥、制粒、封装而成的一种具有统一规格、统一剂量、统一质量标准的可用于直接配方的颗粒性中药。中药配方颗粒保证了原中药饮片的全部特征,具有不需要煎煮、直接冲服、服用量少、作用迅速、成分完全、疗效确切、安全卫生、携带保存方便、易于调制和适合工业化生产等优点。国家药品监督管理局《中药配方颗粒管理暂行规定》明确指出:中药配方颗粒将从 2001 年 12月 1日起纳入中药饮片管理范畴,实行批准文号管理。

(3)小包装中药饮片:是指将中药进行加工炮制成合格的中药饮片,按照临床常用剂量或医院需求的规格使用包装材料进行封装,可以直接进行调配,不需要称量的中药饮片。小包装中药饮片不仅保持了中药饮片的原有性状,不改变以饮片入药、临用煎汤、诸药共煎的特色,而且可有效避免传统中药配方调剂的弊端,剂量准确,可保证中药饮片调剂的质量。

(4)中药超微饮片:采用超微粉体技术将中药饮片粉碎成 $1\sim75\mu m$ 超微粉,再用现代制粒技术制成的颗粒型饮片。中药超微饮片既保持了传统饮片能适应辨证论治、随症加减的特色,又克服了其煎煮麻烦、服用不便的弊端。具有质量可控、安全有效、服用方便、节省药材的优势。

4. **中成药** 中成药是以中药饮片为原料,在中医药理论指导下,在中药方剂的基础上,按处方标准制成的一定剂型的现成中药,包括丸、散、膏、丹等各种剂型。中成药的出现较早,如《神农本草经》指出:"药有宜丸者,宜散者",可谓是最早总结的中成药的制剂理论。中成药是中药单方或复方使用的现成药剂,是中药的重要组成部分。随着社会的发展,制药工业的进步,以及中成药使用方便、安全、有效等特点,中成药必将成为中药走向世界的先导。

5. **草药** "草药"之名使用较早。可见于梁代陶弘景《本草经集注》。云:"若筛散草药,用轻疏绢,于酒服则不泥"。对于草药的认识,主要有两种观点:①指植物药,如清代吴敏树《杂说》云:"有号草药者,俗相传取诸草,名不在《本草经》者,以治疾,尤有奇效。"②指中药材,泛指主流本草尚未记载,流传于民间,在正规中医机构和人员中应用不普遍,多为民间医生所习用,且加工炮制尚欠规范的部分药物。无论植物药或中药材都是中药的重要组成部分。

6. **中草药** 对"中草药"的认识,目前主要有两种观点:①中药和草药的混称/合称;②指中药(包括中药材和中药饮片)。在历版《中国药典》中,"中草药"之名始见于 1977 年版。该版将所收载的药品统称为"中草药"。在其后的历版《中国药典》中,"中草药"之名逐渐被淡化和边缘化,常以"中药材"和"中药饮片"取而代之。如 1985~2000 年版《中国药典》称"药材"或"中药材",2005~2015 年版《中国药典》将其统一规范为"药材和饮片"。

随着中药名称术语的不断规范,草药和中草药之名逐渐被淡化,统称为中药。现代所谓中药主要包括中药材、中药饮片和中成药三种。其中,中药材是中药的原料药,中药饮片是可供直接使用的中药,中成药是现成制剂的中药。

7. 中药学 中药学是研究中药的基本理论和中药来源、产地、采集、炮制、性能、功效及临床应用等一切与中药有关知识的一门学科。

国务院学位委员会、教育部公布的《学位授予和人才培养学科目录(2011年)》明确将"中药学"(代码为 1008)归属于"医学"(代码为 10)学科门类,与"中医学"(代码为 1005)并列为"一级学科"。

随着科学技术日益进步,相关学科渗透融合,促进了中药学科不断分化和发展。《国家中医药管理局中医药重点学科建设点专家委员会中医药学科建设规划指导目录》(2012)明确中药学一级学科涵盖中药资源学(药用植物学、药用动物学、药用矿物学)、中药鉴定学、中药炮制学、中药药剂学、中药化学、中药分析学、中药药理学、临床中药学 8 个二级学科和 3 个三级学科。

8. 临床中药学 临床中药学是在中医药理论指导下,以临床安全、有效、合理用药为核心,研究中药的基本理论与临床应用等知识的一门学科。

《国家中医药管理局中医药重点学科建设点专家委员会中医药学科建设规划指导目录》(2012)明确将其划归为中药学一级学科下属的二级学科。事实上,临床中药学是中医学与中药学联系的纽带,是中医基础与临床贯通的桥梁,是中医理、法、方、药有机整体的最终归属。因此,临床中药学不仅是中药学一级学科下属的二级学科,还应该是中医学一级学科下属的二级学科。

三、药品及其相关概念

随着时代的发展和社会的进步,中药名称不断变迁并被赋予新的内涵,打上了时代的烙印。如将中药法定为国家药品,并纳入国家医疗保险药品目录,明确药食两用物品,毒性中药管理品种,以及国家重点保护野生药材等。从更高层次、更高层面丰富了中药的内容,为临床合理、合法使用中药提供了法律依据和安全保障。

此处主要介绍药品、处方药、非处方药、国家基本医疗保险药品(中药饮片部分)、保健食品、毒性中药品种、新药、国家重点保护野生药材等名词术语。

1. 药品 《中华人民共和国药品管理法》(2015年)指出：药品是指用于预防、治疗、诊断人的疾病，有目的地调节人的生理机能并规定有适应证或者功能主治、用法和用量的物质，包括中药材、中药饮片、中成药、化学原料药及其制剂、抗生素、生化药品、放射性药品、血清、疫苗、血液制品和诊断药品等。

2. 处方药 《中华人民共和国药品管理法实施条例》(2016年修订)指出：处方药是指凭执业医师和执业助理医师处方方可购买、调配和使用的药品。处方药(PD)通常都具有一定的毒性及其他潜在的影响，用药方法和时间都有特殊要求，必须在医生指导下使用。

3. 非处方药 《中华人民共和国药品管理法实施条例》(2016年修订)指出：非处方药是指由国务院药品监督管理部门公布的，不需要凭执业医师和执业助理医师处方，消费者可以自行判断、购买和使用的药品。非处方药(OTC)具有应用安全、疗效确切、质量稳定、使用方便的特点。根据国家药品监督管理局《处方药与非处方药分类管理办法(试行)》(1999年)的规定，非处方药分为甲、乙两类，包装必须印有国家指定的非处方药专有标识(OTC)。其中，甲类非处方药标识为红色，乙类非处方药标识为绿色。

处方药和非处方药不是药品本质的属性，而是管理上的界定。无论是处方药，还是非处方药都是经过国家药品监督管理部门批准的，其安全性和有效性是有保障的。

4. 国家基本医疗保险药品(中药饮片部分) 国家基本医疗保险药品是指保证职工临床治疗必需的，纳入基本医疗保险给付范围内的药品。2017年2月，人力资源和社会保障部组织专家评审，重新制定并发布了《国家基本医疗保险、工伤保险和生育保险药品目录》(2017版)。其中，中药饮片部分同2009版，包括西药、中成药和中药饮片三个部分。其中，中药饮片部分所列中药饮片为基本医疗保险、工伤保险和生育保险基金不予支付费用的中药饮片，包括中药饮片127种及1个类别。其中，单方不予支付的有99种；单、复方均不予支付的有28种和1个类别。

(1)单味或复方均不支付费用的中药饮片及药材：白糖参、朝鲜红参、玳瑁、冬虫夏草、蜂蜜、蛤蚧、狗宝、海龙、海马、红参、猴枣、琥珀、灵芝、羚羊角尖粉、鹿茸、马宝、玛瑙、牛黄、珊瑚、麝香、西红花、西洋参、血竭、燕窝、野山参、移山参、珍珠(粉)、紫河车，各种动物脏器(鸡内金除外)和胎、鞭、尾、筋、骨。

(2)单味使用不予支付费用的中药饮片及药材：阿胶、阿胶珠、八角茴香、白果、白芷、百合、鳖甲、鳖甲胶、薄荷、莱菔子、陈皮、赤小豆、川贝母、玳玳花、淡豆豉、淡竹叶、当归、党参、刀豆、丁香、榧子、佛手、茯苓、蝮蛇、甘草、高良姜、葛根、枸杞子、龟甲、龟甲胶、广藿香、何首乌、荷叶、黑芝麻、红花、胡椒、花椒、黄芥子、黄芪、火麻仁、核桃仁、胡桃仁、姜(生姜、干姜)、金钱白花蛇、金银花、橘红、菊花、菊苣、决明子、昆布、莲子、芦荟、鹿角胶、绿豆、罗汉果、龙眼肉、马齿苋、麦芽、牡蛎、南瓜子、胖大海、蒲公英、蕲蛇、芡实、青果、全蝎、肉苁蓉、肉豆蔻、肉桂、山楂、桑椹、桑叶、沙棘、砂仁、山药、生晒参、石斛、酸枣仁、天麻、甜杏仁、乌梅、乌梢蛇、鲜白茅根、鲜芦根、香薷、香橼、小茴香、薤白、饴糖、益智、薏苡仁、罂粟壳、余甘子、鱼腥草、玉竹、郁李仁、枣(大枣、酸枣、黑枣)、栀子、紫苏。

5. 食品、保健食品 食品,指各种供人食用或饮用的成品和原料以及按照传统既是食品又是药品的物品(《中华人民共和国食品卫生法》)。保健食品,是指声称具有特定保健功能或者以补充维生素、矿物质为目的的食品。即适宜于特定人群食用,具有调节机体功能,不以治疗疾病为目的,并且对人体不产生任何急性、亚急性或者慢性危害的食品。国家明确规定了"既是食品又是药品的物品""可用于保健食品的物品"和"保健食品禁用物品"的名单(见国家药品监督管理局官网)。

(1)既是食品又是药品的物品:丁香、八角茴香、刀豆、小茴香、小蓟、山药、山楂、马齿苋、乌梢蛇、乌梅、木瓜、火麻仁、玳玳花、玉竹、甘草、白芷、白果、白扁豆、白扁豆花、龙眼肉(桂圆)、决明子、百合、肉豆蔻、肉桂、余甘子、佛手、杏仁(甜、苦)、沙棘、牡蛎、芡实、花椒、赤小豆、阿胶、鸡内金、麦芽、昆布、枣(大枣、酸枣、黑枣)、罗汉果、郁李仁、金银花、青果、鱼腥草、姜(生姜、干姜)、枳椇子、枸杞子、栀子、砂仁、胖大海、茯苓、香橼、香薷、桃仁、桑叶、桑椹、橘红、桔梗、益智仁、荷叶、莱菔子、莲子、高良姜、淡竹叶、淡豆豉、菊花、菊苣、黄芥子、黄精、紫苏、紫苏子、葛根、黑芝麻、黑胡椒、槐米、槐花、蒲公英、蜂蜜、榧子、酸枣仁、鲜白茅根、鲜芦根、蝮蛇、橘皮、薄荷、薏苡仁、薤白、覆盆子、藿香、人参、山银花、芫荽、玫瑰花、松花粉、粉葛、布渣叶、夏枯草、当归、山奈、西红花、草果、姜黄、荜茇。

(2)可用于保健食品的物品:人参、人参叶、人参果、三七、土茯苓、大蓟、女贞子、山茱萸、川牛膝、川贝母、川芎、马鹿胎、马鹿茸、马鹿骨、丹参、五加皮、五味子、升麻、天冬、天麻、太子参、巴戟天、木香、木贼、牛蒡子、牛蒡根、车前子、车前草、北沙参、平贝母、玄参、生地黄、生何首乌、白及、白术、白芍、白豆蔻、石决明、石斛(需提供可使用证明)、地骨皮、当归、竹茹、红花、红景天、西洋参、吴茱萸、怀牛膝、杜仲、杜仲叶、沙苑子、牡丹皮、芦荟、苍术、补骨脂、诃子、赤芍、远志、麦冬、龟甲、佩兰、侧柏叶、制大黄、制何首乌、刺五加、刺玫果、泽兰、泽泻、玫瑰花、玫瑰茄、知母、罗布麻、苦丁茶、金荞麦、金樱子、青皮、厚朴、厚朴花、姜黄、枳壳、枳实、柏子仁、珍珠、绞股蓝、胡芦巴、茜草、荜茇、韭菜子、首乌藤、香附、骨碎补、党参、桑白皮、桑枝、浙贝母、益母草、积雪草、淫羊藿、菟丝子、野菊花、银杏叶、黄芪、湖北贝母、番泻叶、蛤蚧、越橘、槐实、蒲黄、蒺藜、蜂胶、酸角、墨旱莲、熟大黄、熟地黄、鳖甲。

（3）保健食品禁用物品：八角莲、八里麻、千金子、土青木香、山莨菪、川乌、广防己、马桑叶、马钱子、六角莲、天仙子、巴豆、水银、长春花、甘遂、生天南星、生半夏、生白附子、生狼毒、白降丹、石蒜、关木通、农吉利、夹竹桃、朱砂、米壳（罂粟壳）、红升丹、红豆杉、红茴香、红粉、羊角拗、羊踯躅、丽江山慈菇、京大戟、昆明山海棠、河豚、闹羊花、青娘虫、鱼藤、洋地黄、洋金花、牵牛子、砒石（白砒、红砒、砒霜）、草乌、香加皮（杠柳皮）、骆驼蓬、鬼臼、莽草、铁棒槌、铃兰、雪上一枝蒿、黄花夹竹桃、斑蝥、硫黄、雄黄、雷公藤、颠茄、藜芦、蟾酥。

6. 毒性中药品种　1988 年 11 月，国务院发布了《医疗用毒性药品管理办法》。明确指出：毒性药品系指毒性剧烈，治疗剂量与中毒剂量相近，使用不当会致人中毒或死亡的药品。结合 1990 年 5 月，原卫生部药政局发布的关于《医疗用毒性药品管理办法》的补充规定。毒性中药品种有（27 种）：砒石（红砒、白砒）、砒霜、水银、生马钱子、生川乌、生草乌、生白附子、生附子、生半夏、生南星、生巴豆、斑蝥、青娘虫、红娘虫、生甘遂、生狼毒、生藤黄、生千金子、生天仙子、闹羊花、雪上一枝蒿、白降丹、蟾酥、洋金花、红粉、轻粉、雄黄。

7. 新药　2002 年 8 月（2016 年 1 月重新修订公布），国务院颁布了《中华人民共和国药品管理法实施条例》。指出：新药是指未曾在中国境内上市销售的药品。2007 年 7 月，原国家食品药品监督管理局发布了《药品注册管理办法》。根据中药、天然药物注册分类的要求，可分为以下 9 类。

（1）未在国内上市销售的从植物、动物、矿物等物质中提取的有效成分及其制剂：是指国家药品标准中未收载的从植物、动物、矿物等物质中提取得到的天然的单一成分及其制剂，其单一成分的含量应当占总提取物的 90% 以上。

（2）新发现的药材及其制剂：是指未被国家药品标准或省、自治区、直辖市地方药材规范（统称"法定标准"）收载的药材及其制剂。

（3）新的中药材代用品：是指替代国家药品标准中药成方制剂处方中的毒性药材或处于濒危状态药材的未被法定标准收载的药用物质。

（4）药材新的药用部位及其制剂：是指具有法定标准药材的原动、植物新的药用部位及其制剂。

（5）未在国内上市销售的从植物、动物、矿物等物质中提取的有效部位及其制剂：是指国家药品标准中未收载的从单一植物、动物、矿物等物质中提取的一类或数类成分组成的有效部位及其制剂，其有效部位含量应占提取物的 50% 以上。

（6）未在国内上市销售的中药、天然药物复方制剂：包括中药复方制剂、天然药物复方制剂、中药、天然药物和化学药品组成的复方制剂。

（7）改变国内已上市销售中药、天然药物给药途径的制剂：是指不同给药途径或吸收部位之间相互改变的制剂。

（8）改变国内已上市销售中药、天然药物剂型的制剂：是指在给药途径不变的情况下改变剂型的制剂。

（9）仿制药：是指注册申请我国已批准上市销售的中药或天然药物。

注册分类（1）～（6）的品种为新药，注册分类（7）、（8）按新药申请程序申报。

8. 国家重点保护野生药材　1987年10月，国务院发布了《野生药材资源保护管理条例》。明确国家重点保护野生药材物种名录，共收录野生药材物种76种，中药材42种，分为三级保护管理。

一级（濒临灭绝状态的稀有珍贵野生药材物种）：虎骨、豹骨、羚羊角、鹿茸（梅花鹿）。

二级（分布区域缩小、资源处于衰竭状态的重要野生药材物种）：鹿茸（马鹿）、麝香、熊胆、穿山甲、蟾酥、哈蟆油、金钱白花蛇、乌梢蛇、蕲蛇、蛤蚧、甘草、黄连、人参、杜仲、厚朴、黄柏、血竭。

三级（资源严重减少的主要常用野生药材物种）：川贝母、伊贝母、刺五加、黄芩、天冬、猪苓、龙胆、防风、远志、胡黄连、肉苁蓉、秦艽、细辛、紫草、五味子、蔓荆子、诃子、山茱萸、石斛、阿魏、连翘、羌活。

四、历代主要本草简介

"本草"一词出现于西汉晚期，首载于《汉书》。关于本草的认识，历来主要有三种观点：一是中药学的古代称谓。据《汉书·平帝纪》记载，早在汉朝时期，本草已经形成了一门与天文、历算、方术等相对独立的知识体系（即药学），拥有一批从事本草研究的专业人员，并有负责处理有关本草事宜的"本草待诏"。本草作为我国传统药学已初具规模，作为一门学科，已经独立存在，并达到了一定的水平。《本草图经》序云："昔神农尝百草之滋味，以救万民之疾苦，后世师祖，由是本草之学兴焉"。二是本草著作的称谓。如《本草汇言》说："神农尝百草而定药，故其书曰本草"。自古以来，本草二字被大量冠名中药书籍，如《神农本草经》《本草纲目》《中华本草》等。三是中药的古代称谓。如韩保昇曰："按药有玉石、草木、虫兽，直云本草者，为诸药中草类最多"（《证类本草》）。因中药以植物药为多，以草为本，故称中药为本草。

"本草"一词的出现是本草史上划时代的一件大事，是中药学形成和发展的重要标志。源远流长的本草历程，体现了传承与创新的发展脉络，成就了各个历史时期的辉煌。此处主要选介《神农本草经》《本草纲目》《中华本草》等历代本草著作70余种。

1.《**神农本草经**》 作者不详。托名于神农,实为我国古代劳动人们集体智慧的结晶。约成书于东汉末年(约公元二世纪)。全书分为序录(总论)与药物(各论)两大部分。其中,总论部分13条,总论部分简要论述了四气、五味、有毒无毒、配伍法度、剂型选择、用药原则等中药的基本理论和基本知识。各论部分载药365种(其中植物药252种、动物药67种、矿物药46种),按有毒无毒和补虚祛邪的功用分为上、中、下三品(其中上品120种,中品120种,下品125种)。每药之下重点介绍了药物的性味、功效和主治,其中大多为后世本草所收录,迄今仍为临床所常用。

《神农本草经》是汉以前药学知识的第一次大总结,代表了秦汉两代的药学成就,是我国现存最早的本草学专著,被奉为中医四大经典之一。所载药性理论和药物功用,奠定了中药学的基础,对中药学的发展产生了极为深远的影响。首创药物按三品分类法,成为后世药物按功效分类的先驱。

【备注】《神农本草经》简称《本经》。原著已佚,其内容辗转保留在历代本草著作中。现存《神农本草经》多种版本均系南宋至明清以来的学者根据《太平御览》《证类本草》《本草纲目》诸书所引《神农本草经》原文辑复而成,称之为复辑本,其中著名的有孙星衍、孙冯翼合辑本、顾观光辑本和日本森立之辑本等。在参考、引用有关辑本文献时,必须注明某一种辑本,不能直呼《神农本草经》或《本经》。因为各种辑本与《神农本草经》原著是有区别的,各种辑本之间亦是有差异的,不可混淆。

2.《**神农本草经集注**》 作者陶弘景。约成书于梁代(约公元500年)。该书以《神农本草经》为基础,又从《名医别录》中选取365种药物,加上陶氏自注而成。全书7卷,共载药730种。"序录部分"回顾了本草发展的概况,并对《神农本草经》序录条文逐一加以注释和发挥。此外,对药物的产地、采收、鉴别、炮制、制剂等都有较详的论述。"药物部分"采用了"朱书本经,墨书别录,小字加注"的编写体例。药性以"朱点为热,墨点为冷,无点者是平"的简洁方式。药物分类在传承了《神农本草经》的基础上,将药物按自然属性分为玉石、草、木、虫兽、果菜、米食及有名未用七类。

该书对魏晋以来三百余年间的药学成就进行了全面总结,初步构建了综合性本草的编写模式。首创按药物自然属性分类法。一直为后世本草所沿用。以病为纲,分列了80多种疾病的通用药物,开创了以病类药之先河,丰富了临床用药的内容。

【备注】《神农本草经集注》简称《本草经集注》。原书现仅存敦煌石窟藏本的序录残卷,其主要内容仍在《证类本草》和《本草纲目》中窥测。近有尚志钩重辑本。

3.《**雷公炮炙论**》 作者雷敩。约成书于公元五世纪。全书 3 卷,载药 300 种。该书论述了中药炮制前后真伪优劣药材的选择、修治和切制,火候的掌握,辅料的取舍,操作工艺的流程,中药饮片的贮存以及炮制作用、注意事项等。详细记载了炮、炙、焙、煨、蒸、煮、去芦、去足、制霜、制膏、酒制、蜜制、药汁制等炮制方法,内容丰富。该书总结了前人炮制方面的技术和经验,是我国最早的中药炮制学专著,对后世中药炮制的发展有较大的影响。

【备注】原书已佚,其佚文多存于《证类本草》中。近有王兴法辑佚本。

4.《**新修本草**》 作者苏敬等 23 人。成书于唐代显庆四年(公元 659 年)。该书由政府组织,集体编撰,在《本草经集注》的基础上进行修订、补充而成。全书 54 卷,收载药物 844 种,其中新增药物 114 种,分玉石、草、木、禽兽、虫鱼、果、菜、米食及有名未用九类。在编写体例上基本保持了《本草经集注》的风格,在编写内容上更注重科学严谨,做到“《本经》虽阙,有验必书;《别录》虽存,无稽必正”。书中还增加了药物图谱(药图),并附以文字说明(图经)。

《新修本草》内容丰富,结构严谨,具有较高学术水平和科学价值,反映了唐代本草学的辉煌成就。《新修本草》是我国药学史上第一部官修本草,是我国,也是世界上最早的国家药典。先于国外《纽伦堡药典》近 9 个世纪,对世界药学的发展作出了巨大的贡献。该书图文并茂,开创了药学著作编撰的先例。该书颁布后不久,很快流传海内外,成为当时我国和日本等国医生的必修课本。

【备注】《新修本草》又名《唐本草》。该书原著已不全。其中,药图和图经在北宋已无存,正文部分现仅存残卷的影刻、影印本,其内容保存于《嘉祐本草》《本草图经》等后世本草及方书中,近年有尚志钧重辑本问世。

5.《**本草拾遗**》 作者陈藏器。成书于唐代开元二十七年(公元 739 年)。10 卷,由序例、拾遗和解纷三部分组成。其中,序例 1 卷,相当于药物总论。拾遗 6 卷,收集《新修本草》未载药物 712 种。每药详述性味、形状、文献出处、产地、功效及主治等。解纷 3 卷,主要讨论药物混乱的品种,辨别前代本草的谬误。该书引用史书、地志、杂记、医方等书籍 116 种,不仅资料广博,而且考订精细,不啻是对唐代本草文献和民间药物的又一次大总结。李时珍对此给予高度评价:“其所著述,博极群书,精核物类,订绳谬误,搜罗幽隐,自本草以来,一人而已”(《本草纲目》)。

【备注】原著早已散佚,主要内容保存在《开宝本草》《嘉祐本草》和《证类本草》中,今有尚志钧辑复本流传于世。

6.《**海药本草**》 作者李珣。成书年代不详,可能是在前蜀(公元 907—925 年)时所作。6 卷,载药 131 种。多数是从海外来的,或从海外移植南方的药物。其中注明外国产地的药物有 96 种。分为玉石、草、木、兽、虫鱼、果米 6 部,详论药物形态、产地、品质优劣、真伪鉴别、采收、炮制、性味、主治、附方、用法、禁忌等。书中引用古代文献 50 余种,多冠以"按"或"谨按"明示。不仅补遗了前代本草所未记载的新药,而且还补充并纠正了前代本草的内容。该书是我国介绍和研究外来药物的第一部专著。

【备注】原书已佚。其内容散在于《证类本草》和《本草纲目》之中,今有尚志钧辑校本。

7.《开宝本草》 作者刘翰、马志等。本书因二次官修而成。宋代开宝六年(973),由尚药奉御刘翰、道士马志等 9 人奉诏修订《新修本草》,并参照《蜀本草》《本草拾遗》诸本,辑成《开宝新详定本草》。由于修纂仓促,质量不尽如人意。次年,宋太祖再次诏命刘翰、马志等人重新修订,命名为《开宝重定本草》。后世将《开宝新详定本草》和《开宝重定本草》统称《开宝本草》,现多指后者。20 卷,载药 983 种,其中新增药物 133 种(多转录前代本草)。该书目录、编写体例与《新修本草》相同。首次采用黑白字来代替朱墨分书。即《神农本草经》内容为白字(阴文),其他内容为黑字(阳文),清晰醒目。次用不同简称标明文字出处:如以"唐附"表示《新修本草》新增药,以"今附"表示《开宝本草》新增药,以"陶隐居"为《本草经集注》注文,以"唐本注"为《新修本草》注文,以"今按"或"今注"为该书作者的注文。这一编写体例,为保存古本草文献作出了重大贡献,其严谨求实之风足堪称道。《开宝本草》为宋代第一部官修本草。

【备注】原书已佚。《证类本草》保存其佚文最多。今有尚志钧辑校本。

8.《嘉祐本草》 作者掌禹锡等。成书于宋代嘉祐五年(公元 1060 年)。20 卷,载药 1082 种,新增 99 种。本书是作者奉诏校正和增补《开宝重定本草》而成。编写体例沿袭《开宝本草》之旧,内容参考了大量文献资料,引文涉及书籍达 50 余种。凡从历代文献中摘录补入该书者标为"新补",把民间采集到的新药物标为"新定",由掌禹锡等注说的内容则冠之以"臣禹锡等谨按",从而保存了很多失传本草的资料。书中还简要介绍了 16 种本草著作,对后世研究本草发展及古本草辑复与整理,有重要参考价值。本书是继《开宝本草》之后,宋代的第二部官修本草。

【备注】原名《嘉祐补注神农本草》,亦称《嘉祐补注本草》。原书已佚。其内容散在于《证类本草》《本草纲目》等本草著作中。今有尚志钧辑校本。

9.《本草图经》 作者苏颂,成书于宋代嘉祐六年(公元 1061 年)。鉴于唐《新修本草》中的"图经"和"药图"已经散佚,加之新药品种日益增多,真伪难辨。因此,宋仁宗敕令全国各郡县将该地所产药物,一律绘图,并注明开花、结实、收采季节以及功用。如系进口者,询问关税机关和客商,辨清来源,取一二枚或一二两作样品,派人送京,供绘图之用。这是继唐以后又一次全国范围内所进行的规模浩大的药物普查。所有资料最后由苏颂加以编辑完成。全书 21 卷,载药 780 种,药图 933 幅。该书以本草图谱著称。是我国第一部由政府组织编绘的刻板药物图谱,也是世界上最早的雕刻药物图谱。《嘉祐本草》与《图经本草》二书相辅相成,互为补充,把宋代本草研究推向一个新的高度。

【备注】又名《图经本草》。原书已佚,佚文及图见于《证类本草》。现有福建科技出版社排印辑复本。

10.《经史证类备急本草》 作者唐慎微。成书于宋代元丰五年(公元1082 年)。该书以《嘉祐本草》《本草图经》为基础,汇集经、史、子、集、方书等资料编纂而成。大凡药物各方面的知识,诸如药名、异名、产地、性状、形态、鉴别、炮制、性味、功效、主治、七情畏恶相反等,无不囊括其中。全书 31 卷,载药 1746 种,附有图谱 933 幅,附方 3000 余首,图文并茂,方药兼收。该书引用前代医药资料都原文转录,对文献出处都注明来源。

该书广泛引证历代文献,对长期以来的手抄本草资料进行了历史上最后一次大规模的搜集和整理,集宋以前本草学之大成。该书文献价值极高,是完整流传的最早的综合性的本草著作,为后世保存了大量药学史料,在本草发展史上起到了承前启后、继往开来的作用。李时珍对此予以极高评价:"使诸家本草及各药单方,垂之千古,不致沦没者 ,皆其功也"(《本草纲目》)。该书是研究古本草的重要文献来源和参考资料。故凡宋以前本草文献资料(因大多已失传),可在该书中查阅并直接引用,无需再用"《证类本草》云"或"唐慎微说"之类的表述。

【备注】《经史证类备急本草》简称《证类本草》,原书已不存。宋大观二年(公元 1108 年),艾晟据《证类本草》,增加《别说》44 条及林希作序,校刊为《大观经史证类备急本草》,简称《大观本草》。宋政和六年(公元 1116 年),曹孝忠据《大观本草》重加修订,改名为《政和新修经史证类备用本草》。元初(公元 1249 年),张存惠据《政和新修经史证类备用本草》增附《本草衍义》,校刊为《重修政和经史证类备用本草》,简称《政和本草》。此外,尚有《绍兴本草》《大全本草》等多种校刊本。其中,《大观本草》和《政和本草》是唐氏多种修订本中最佳的本子。现在通常所说的《证类本草》系指人民卫生出版社影印的《重修政和经史证类备用本草》。

11.《本草衍义》 作者寇宗奭。成书于宋代政和六年(公元 1116 年)。20 卷,共列药目 467 条,载药 570 余种。其中序例 3 卷,药物部分 17 卷,按玉石、草、木、兽禽、虫鱼、果、菜、米谷等依次排列。该书主要针对《嘉祐本草》《本草图经》之疏误进行了订正与发挥。"并考诸家之说,参之实事,有未尽厥理者,衍之以臻其理;隐避不断者,伸之以见其情;文简误脱者,证之以明其义;讳避而易名者,原之以存其名。使是非归一,治疗有源,检用之际,晓然无惑"(序例)。内容涉及医药学理论及具体单味药的名称考定、鉴别、炮制、运用等各方面,书中还记载了大量单方验方,也是作者临证经验的总结,较为可信。更为可贵的是,此书已能够将《素问》中的药理原则运用于解释药效,颇多发明,具有很高的学术价值,在本草学史上也有较为重要的地位。

12.《履巉岩本草》 作者王介。成书于南宋庆元六年(公元 1200 年)。3 卷,载药 206 种。每药一图,兼述各药性味、功治、单方、别名等。其内容摘自《证类本草》,或取自民间经验。药图均系写生彩绘,对原植物花、茎、叶的比例十分考究,为今存最早之彩绘地方本草图谱。对了解南宋时期杭州一带民间用药的发展情况及原植物的品种考证等都有其重要意义。

13.《汤液本草》 作者王好古。成书于元代大德二年(公元 1289 年)。6 卷,载药 242 味。其中,卷一和卷二为药性总论部分,主要汇集金元诸大家张洁古、李东垣的药学理论。分列五脏苦欲补泻药味、脏腑泻火药、东垣先生药类法象、用药心法。卷三至卷六为各论部分,分草、木、果、菜、米谷、玉石、禽、兽、虫等九部,载药 228 种。每药之下,首论气味、阴阳,继之以归经,形成了金元时期药物学的完整体系。对药物功效、主治的论述,则广泛引用《内经》《神农本草经》等 40 余家药论作详尽阐发。凡个人发挥之处,书中均冠以"液云"或"海藏云"之类的表述。该书资料翔实,内容丰富。

14.《饮膳正要》 作者忽思慧。成书于元代天历三年(公元 1330 年)。忽思慧为元代饮膳太医,他在闲暇之余,"将累朝亲侍进用奇珍异馔,汤膏煎造,及诸家本草,名医方术,并日所必用谷肉果菜,取其性味补益者,集成一书,名曰《饮膳正要》,分为三卷"(序)。其中,卷一为诸般禁忌,聚珍异馔;卷二为原料、饮料和食疗,包括诸般汤煎、食疗诸病、食物利害、食物相反、食物中毒等内容;卷三为米谷、兽、禽、鱼、果菜和料物等。是中国古代第一部也是世界上最早的较为系统的饮食卫生与营养保健专著。

15.《本草衍义补遗》 作者朱丹溪。约成书于元代至正十八年(公元 1358 年)。不分卷,载药 153 种。各药叙述无定式,主要针对《本草衍义》作了进一步的修正、补充。同时,书中对药物的五行归属、气味归经、升降浮沉等方面进行广泛阐发,较之其他本草学著作有其独到之处。内容或详或略,或仅数字言其主治,或详论药理及药材鉴别,多有发明。

16.《本草发挥》 作者徐彦纯。约成书于明代洪武元年(公元 1368 年)。4 卷,载药 270 种。卷一至卷三将药物分为金石、草、木、人、兽、虫、鱼、果、米谷、菜 10 类。各药下简介性味功用,多录自金、元诸医家著述中对药物的阐析与经验,徐氏并无发挥。卷四为药物总论,主要论述药性。徐氏根据

《内经》理论，在药性方面作了一些发挥，其中，有关药物气味厚薄、归经、制方用药等方面发挥较多。

17.《**救荒本草**》 作者朱橚。成书于明代永乐四年(公元 1406 年)。2卷，共收植物 414 种。其中，录自旧本草者 138 种，新增 276 种。分为草、木、米谷、果、菜 5 部。每物一图，配以简短解说。释文记述其名称、产地、形态、性味良毒、食用部位和加工烹调方法，内容精练而充实，都是实际观察的真实记录。本书是一部药食两用的植物学著作。诚如该书在序中所言："或遇荒岁，按图而求之，随地皆有，无艰得者，苟如法采食，可以活命，是书也有助于民生大矣"。

18.《**滇南本草**》 作者兰茂。成书于明代正统年间(公元 1436—1449年)。3 卷，载草、鸟、兽、虫四部。书成之后，在当地民间辗转传抄，迭经后人补录。各传本所收药数不一，少者 26 味，多者 458 味。各药次第记述药名、性味、功效、主治、附方，个别药物兼述药物生态及形态。各药之后常附以方剂，书末又附百余首单方。原书附有药图。书中记录云南众多少数民族习用药物及用药经验，且糅合汉药部分理论，为独具特色之古代地方本草，对云南本土医药研究具有重要价值。

19.《**本草集要**》 作者王纶。成书于明代弘治九年(公元 1496 年)。三部 8 卷，载药 545 种。其中，"取本草卷首总论及采内经、东垣诸说有关本草者，凡一卷，附于首，以为本草之源，为上部"(序)。中部五卷为药物部分，分为草、木、菜、果、谷、石、兽、禽、虫鱼、人 10 部。每药简述其君臣佐使、性味、阴阳、良毒、归经、配伍、采制等，详列功效主治，附以单方，末加按语，扼要归纳用药要点。下部二卷为药性分类，把诸药列分为治气、寒、血、热、痰、湿、风、燥、疮、毒、妇人、小儿等 12 门，每门又分若干类，并简注其功能和主治。本书旨在"集要"，"取本草常用药品，及洁古、东垣、丹溪所论序例，略节为八卷，别无增益"(《本草纲目》)。

20.《**本草品汇精要**》 作者刘文泰等。成书于明代弘治十八年(公元1505 年)。42 卷，载药 1815 种。分玉石、草、木、人、兽、禽、虫鱼、果、米谷、菜10 部。每药均按名、苗、地、时、收、用、质、色、味、性、气、臭、主、行、助、反、制、治、合、禁、代、忌、解、赝等"二十四则"予以记述。分项精确，叙述简明;绘图精美，共收药图 1358 幅。本书内容主要取材于《证类本草》，虽然在编写体例上作了很大变动，但补充和发明的内容不多。本书是明代唯一的一部官修本草。书成之后，因孝宗驾崩，刘文泰等人受到牵连，书稿深藏内府，未获刊行，故其影响有限。

【备注】英国著名中国科技史专家李约瑟在《中国科学技术史》中说:"16世纪中国有两大天然药物著作，一是世纪初的《本草品汇精要》，一是世纪末的《本草纲目》,二者都非常伟大"。

21.《**本草约言**》 作者薛己。成书于明代正德十五年(公元 1520 年)。4 卷,分为药性本草与食物本草各二卷。其中,药性本草分草、木、果、菜、米谷、金石、人、兽禽、虫鱼 9 部,共载药 285 种。食物本草分水、谷、菜、果、禽、兽、鱼、味 8 部,共载食物 391 种。本书论药多引用元代与明初医家及本草的论述,少有发挥。药后多加按语,重点讨论药性及用法,对配伍理论尤多精辟论述。

22.《**本草蒙筌**》 作者陈嘉谟。成书于明代嘉靖四十四年(公元 1565 年)。12 卷。分草、木、谷、菜、果、石、兽、禽、虫鱼、人 10 部,载药 742 种。分述其气味、升降、五行属性、有毒无毒、产地、采集、优劣、炮制、藏留、归经、主治,并记载了应验诸方及本草图。每药之末,多标以"谟按"二字,重点讨论辨证用药,多有独到之处。文字精炼,有些用对语写成,适合朗读口诵。卷首有"历代名医图姓氏"和"总论",对中药基本理论、药物鉴别、炮制等多有阐发。本书虽为"童蒙"而作,实为一部理论与实践相结合的本草学专著。

【备注】又名《撮要便览本草蒙筌》《撮要本草蒙筌》。

23.《**本草纂要**》 作者方谷。成书于明代嘉靖四十四年(公元 1565 年)。12 卷,分草、木、果、谷、菜、人、金石、禽、兽、虫鱼十部,载药 179 味。卷前另有"明经法制论""用药权宜论"两篇药论。各药下简述药性功效,间附药论及单方。其中对药物配伍及同类药比较论述尤详,可为临证医者遣方用药提供借鉴。

24.《**本草纲目**》 作者李时珍。成书于明代万历六年(公元 1578 年)。李时珍在《证类本草》的基础上,参考了 800 余种文献,又进行了广泛的实地考察、采访和亲自实践,历时二十七载(1552—1578),三易其稿,完成了近 200 万字的科学巨著《本草纲目》。全书 52 卷,载药 1892 种(新增药物 374 种),改绘药图 1300 余幅,附方 11 096 首。本书将药物按照自然属性分为水、火、土、金石、草、谷、菜、果、木、器服、虫、鳞、介、禽、兽、人共 16 部 60 类。每药标正名为纲,纲下分列释名、集解、正误、修制、气味、主治、发明、附方诸项,逐一介绍,以纲系目,条理清晰。尤其是发明项下,主要是介绍李时珍对药物观察、研究和实际应用的新发现、新经验,极大地丰富了本草学的内容。

该书集 16 世纪以前本草学之大成。其内容广博,涉及医学、植物学、动物学、矿物学、化学等诸多领域,其影响远远超出了本草学范围,故有"中国古代的百科全书"之称。自 1596 年在南京首刊出版后,很快风行全国,17 世纪即流传到国外,先后被全译或节译成英、法、德、俄、韩等 20 多种语言文字,再版 100 余次,在世界上广泛流传,成为不朽的科学巨著。是我国科技史上极其辉煌的硕果,在世界科技史永放光辉。完备了药物按自然属性分类法,是中古时代最完备的分类系统,它比植物分类学创始人林奈的《自然系统》一书要早170多年。

【备注】2011年,《本草纲目》作为世界物质文化遗产,与《黄帝内经》同时入选《世界记忆名录》,标志着国际社会对我国中医药文化价值的广泛认同,对推动我国优秀传统文化走向世界具有重要意义。

25.《本草发明》 作者皇甫嵩、皇甫相。成书于明代万历六年(公元1578年)。6卷,载药600种。卷一总论药性及制方之义,卷二至卷六按草、木、果、菜等部分论各药。"分列上下二部。其间如某药专治某病,某药监某病,以某药为君,其药佐之为引,用分专治、监治之法,各有攸宜。于常用、要用药品列在上部,更加详著。其稀用奇品列于下部者,亦发明之,以备参用"(《本草发明·叙》)。论述中多参考金元以来各家之说,并结合作者心得,多有发挥,切合临床实用。

26.《药鉴》 作者杜文燮。成书于明代万历二十六年(公元1598年)。2卷,载药137种。卷一为药性总论,首载寒热温平四赋,次记用药、制方、禁忌、主病、运气等内容;卷二为药物部分,分述其性味、归经、功效、主治和配伍等内容。全书"纂集昔人用药要言,参以一己经验"(张跋),特别是对药性理论的阐释及用药配伍的总结,多有独到之处。

27.《本草原始》 作者李中立。成书于明代万历四十年(公元1612年)。12卷,载药470种,药图420幅,附方369首。分为草、木、谷、菜、果、石、兽、禽、虫鱼、人10部,各药简述其产地、基源形态、气味、主治等,附以修治及附方,内容多摘自《本草纲目》,在顺序上稍作调整,叙述简明扼要。尤其值得一提的是,书中药图为李氏据实物亲临写生所绘,形象逼真,并附有描述药图特征的文字说明,开启了药材图谱的先河。对药材鉴定和炮制也有新的贡献。

28.《雷公炮制药性解》 李中梓撰,钱允治补订。刊刻于明代天启二年(公元1622年)。6卷,分金石、果、谷、草、木、菜、人、禽兽、虫鱼等9部分,详细记载了335味常用中药的性味、归经、有毒无毒、功效主治、使反畏恶、应用禁忌以及炮制方法等内容。全书注重阴阳五行、四气五味、升降浮沉、引经报使等理论的阐述,对金元时期本草内容多加采撷,是一部较为详备的药性、炮制方面的专著。

29.《本草汇言》 作者倪朱谟。成书于明代天启四年(公元1624年)。20卷,载药608种。分草、木、服器、金、石、土、谷、果、菜、虫、禽、兽、鳞、介、人15部,各卷前附图530余幅。每药先介绍其产地、形态等,次为荟萃诸家药论,推求药物实效;末为集方,收集与各药相关的方剂。卷20为总论,列气味阴阳、升降沉浮等23项,内容多采用《本草纲目》序例。本书收载了明以前40余种医药著作中的文献资料,汇集了148位学者的药论,摘引了大量的明代医方资料,内容均有出处,使之言而有据。丰富了临床用药和药性理论的内容,具有重要的文献价值。

30.《**本草正**》 作者张介宾。成书于明代天启四年(公元 1624 年)。2卷,载药 300 种,分草、竹木、谷、果、菜、金石、禽兽、虫鱼、人等 14 部。各药分别介绍别名、性味厚薄、阴阳、主要功效及机制、临床运用、注意事项等。论药条理清晰,客观准确,表述得法,向为后世所重视。

【备注】内容见《景岳全书》卷四十八至卷四十九。

31.《**神农本草经疏**》 作者缪希雍。成书于明代天启四年(公元 1624年)。30 卷,载药 495 种。前两卷相当于总论,收药学专论 33 篇,阐述临床用药原则。各论 28 卷,分玉石、草、木、人、兽、禽、虫、鱼、果、米谷、菜等类。内容以《神农本草经》为主,参以《别录》以后诸家本草以作注疏。每药分列"疏",阐发药性功治之理;"主治参互",列述配伍及实用方;"简误",提示用药易混误之处。即"据经以疏义,缘义以致用,参互以尽其详,简误以防其失"(自序)。全书重在阐述临床用药之理,多结合作者丰富的用药经验,内容精博实用。

【备注】又名《本草经疏》。

32.《**本草征要**》 作者李中梓。成书于明代崇祯十年(公元 1637 年)。2 卷,载药 361 余种。分为草、木、果、谷、菜、金石、土、人、兽、禽、虫鱼 11 部。本书"以《纲目》为主,删繁去复,独存精要,采集名论,窃附管窥,详加注释"(上)。每药论述了药物的性味、归经、功用、主治、配伍及禁忌等。各药以歌赋体裁写成,便于诵读,并有小字注文予以阐述。

【备注】内容见《医宗必读》卷三至卷四。

33.《**药品化义**》 贾所学撰,李延昰补订。成书于明代崇祯十七年(公元 1644 年)。13 卷,载药 148 种。卷首有本草论、君臣佐使论、药有真伪论及药论。卷一为药母订例,首先提出了"药母"的概念,并确定了论药的八条规范,即辨药八法。其中,体、色、气、味四者为"天地产物生成之法象",属于直接观察到的药材性状特征。形、性、能、力四者为"医人格物推测之义理",主要是观察人体用药后药物所体现的性能特点。从而为临床用药提供指南。余卷将药物分为气、血、肝、心、脾、肺、肾、痰、火、燥、风、湿、寒 13 类,各药依次按"辨药八法"加以说明,重在阐明药物功效主治之理。药论之后多以小字注出用药品种特征、简要炮制方法等,以切实用。每卷之末综括该卷之要点。

34.《**本草乘雅半偈**》 作者卢之颐。成书于清代顺治四年(公元 1647年)。10 卷,载药 365 种。各药之前,注明出处品级,次列药名、气味良毒、功效主治。注文分两部分,首为"覈(核)曰",述药之别名、释名、产地、形态、采收、贮存、炮制、畏恶等内容;次为"参曰",作者于此处常阐发药学理论见解。书中亦常夹引作者之父卢复,及明代缪仲淳、王绍隆、李时珍诸家药论。作者常以儒理、佛理推演药理,每从药名、法象、生态等入手阐释药物性能,多使其说涉于虚玄。但在讨论用药适应证时,却能结合《内经》《伤寒论》《金匮要略》诸书,细予分辨,颇多经验之谈。

【备注】卢氏曾以十八年之精力著述《本草乘雅》。每药之下,以"覈""参""衍""断"四个方面释之。古代四数称为"乘",诠释名物称为"雅",故书名称《本草乘雅》。后因此书不幸为兵火焚毁,卢氏追忆重补,凭回忆重写各药"覈""参"两项。而"衍""断"则不能追忆补写。因而残稿修补后仅及原书之半,故名为《本草乘雅半偈》。

35.《药镜》 作者蒋仪。成书于清代顺治五年(公元1648年)。4卷,即按药性之温、热、平、寒四部依次而列,载药344种。各药"先著其利,续详其害,继之以佐使,终之以炮炙。择众美而集成,括文辞为韵语"(序)。卷前撰"凡例",卷后附"拾遗赋",载药140种;"疏原赋"述经络、用药法,以补所来备;"滋生赋"载水类药25种;"补遗"载36种食物之性用。该书文字简洁,易诵易记,具有一定的实用价值。

36.《本草通玄》 作者李中梓。约成书于清代顺治十二年(公元1655年)。2卷,载药316种。分草、谷、木、菜、果、寓木、苞木、虫、鳞、介、禽、兽、人、金石14部。各药名下,简介性味、归经、用药要点,继而择要摘引前贤药论精义,阐发己见。据其长期临床实践,驳正诸多世俗用药谬误,叙说简明,不尚浮词。各药条后常附炮制方法,每多新意。书末附"用药机要"等,多抄辑前人本草。

37.《本草洞诠》 作者沈穆。成书于清代顺治十八年(公元1661年)。20卷,载药640种。此书取《本草纲目》之精粹,辑历代名贤之明论,旁系经史之书,间附己意编成。分水、火、金石、土、谷、果、菜、草、木、服器、人、禽、兽、鳞、介、虫16部,每药列述药名、性味、功用、用药机制等。文字简练流畅,条理明晰。然书中缺乏临床实际用药经验之论述。

38.《本草崇原》 作者张志聪。成书于清代康熙二年(公元1663年)。书未成而张氏殁,后由弟子高士宗续成。3卷,载药289种。本书"诠释《神农本草经》,阐明药性,端本五运六气之理,解释详备"(自序)。注文有小字注与大字注之分。小字注文的内容为药名、产地、形态、采制等,大字注文的内容为药物的性味、功能主治等。在注文中有"愚按"与"按"之分。一般认为,"愚按"出自张氏之手,"按"出自高氏之笔。本书是我国历史上第一部注释《神农本草经》的本草著作,对后世学习和理解《神农本草经》原文有很大帮助。

39.《本草述》 作者刘若金。成书于清代康熙三年(公元1664年)。32卷,载药480余种。分为水、火、土、五金、石、卤石、草、谷、菜、果、木、虫、鳞、介、禽、兽、人等31部。每药首列正名,次列气味、主治、附方、修治等项,内容多采自诸家本草及方书。各药论述后间有"愚按",为刘氏对药学理论尤其是药物效用机制的阐发。文字简练,且多骈语,读之朗朗上口,颇益后学。

40.《**本草汇**》 作者郭佩兰。成书于清代康熙五年(公元 1666 年)。18 卷,载药 485 种。其中,卷一至卷八为医药理论部分,分列经络图、脏腑图、面部望诊图、经脉诸论、用药式、宜忌药、杂证及各科病机、百病主治药等。卷九~卷十八为药物部分,分草、谷、果、菜、木、虫、鳞、介、禽、兽、人、金石、服器、水、火、土 16 部,后附补遗。每药之下,先列其气味、升降、阴阳、归经等;次列数句对语,便于记诵;再选取诸家名论,主要讨论药性机制,附述产地、炮制、须使、畏恶、制反等内容。该书主要参考《本草纲目》,兼取《本草经疏》《本草通玄》二书要旨,发挥不多。

41.《**本草汇笺**》 作者顾元交。成书于清代康熙五年(公元 1666 年)。10 卷,分草、木、果、谷、人、禽、兽、虫、鳞、介、玉石、水、火、土 14 部,载药 397 种,药图 264 幅。每药论述不拘体例,主要涉及性味、主治、归经、应用、附方等。卷前有"天元芥说",主要论述运气学说。卷后有"总略",主要概述诸家本草理论及用药观点。该书主要取材于《本草纲目》,并博采众长,参以己意。笺注精当,简明实用,"务使观者悦心,读之爽口,初无开卷之苦,渐登啖蔗之境"(自序)。

42.《**握灵本草**》 作者王翃。成书于清代康熙二十一年(公元 1682 年)。10 卷,载药 419 种。卷首载《本经·序例》及注文。每种药分主治、发明及选方三项,内容集自《神农本草经》及以后各家本草文献。其发明与选方项下除辑录前贤论述外,尚有作者的创见与发挥。其分类次序以《本草纲目》为依据。附补遗一卷,补录药品约 190 种。其内容浅近,是一部较好的入门书。

43.《**药性纂要**》 作者王逊。成书于清代康熙二十五年(公元 1686 年)。4 卷,载药 600 余种。"是书悉从李时珍《本草纲目》中摘出"。至于"药物出产、生成、形状、正误、分类,已详《纲目》中,兹略而不备。……独详于治病之义,深切著明,使人知善用之法也"(凡例十二则)。该书叙述简要,并附评注,多围绕临证用药机制加以阐发,具有较高的学术价值。

44.《**本草新编**》 作者陈士铎。成书于清代康熙三十年(公元 1691 年)。5 卷,载药 272 味。卷前首载凡例十六则、劝医六则、七方论、十剂论、辟陶隐居十剂内增入寒热二剂论、辟缪仲醇十剂内增升降二剂论,对该书的编写目的、收药原则、七方十剂之义等进行了说明。卷一至卷五以药名为纲,每药均先"述功效于前,发尚论于后"(凡例十六则)。药后自设问答,探本求源,能略人所详,详人所略,见解独特,发前人所未发。切中临床,实用价值很高。

【备注】又名《本草秘录》。

45.《**本草备要**》 作者汪昂。成书于清代康熙三十三年(公元 1694 年)。不分卷,载药 400 余种。资料多取自《本草纲目》和《本草经疏》。书中首载药性总义,集中附药图 460 余幅。后分草、水、果、谷菜、金石水土、禽兽、鳞介鱼虫及人 8 部详论药物。"每药先辨其气味形色,次著其所入经络,乃发明其功用,而以主治之证俱列于后,其所以主治之理,即在前功用之中"(凡例)。凡引文多注明出处,且有增删。并以"昂按"注明独自见解。全书文字简练,实用性强,故流传较广。

46.《**本草易读**》 作者汪切庵。约成书于清代康熙三十三年(公元 1694 年)。8 卷,载药 462 种。其中,卷一、卷二共分 107 部,每部述列诸病症,病症下标其所宜方药。卷三~卷八为全书主体,每药首列药名,并顺序编号,次列性味、功效、主治、形态与产地,再列验方与诸方。无论病症分部、所选药物,以及验方、诸方,皆序列编码,便于按部查症,按症寻药索方。书中语言流畅,有词赋韵味,易诵易读。

47.《**本经逢原**》 作者张璐。成书于清代康熙三十四年(公元 1695 年)。4 卷,载药 784 种。仿《本草纲目》依次分为水、火、土、金、石、草、谷、菜、果、味、木、藏器、虫、龙蛇、鱼、介、禽、兽、人等 32 部。每药先叙药性功治,或兼述炮制、产地、性状鉴别等;次记《神农本草经》经文,再次为"发明"。在发明中,或杂引各家之说,或以己之见,将各家和个人用药经验阐述其中,简明清晰,颇合实用。

48.《**生草药性备要**》 作者何谏。成书于清代康熙五十年(公元 1711 年)。2 卷,载药 311 种。每药分别记述药名、别名、产地、形态、性味和主治等内容。所载药物多数未见于《本草纲目》。其中从草药形态推断药性,颇具特色。书末附杂症验方 8 首。该书系统总结了岭南地区草药治病经验,在广东本草发展史中占有重要地位。

49.《**本草经解要**》 作者托名叶桂(天士),实为姚球所撰。成书于清代雍正二年(公元 1724 年)。4 卷。载药 174 种,其中选录《本经》药物 117 种,其他本草药物 57 种。该书择取各药原出诸书之条文,简介其性味、良毒、功效、主治,并作了必要的注解。各药之后有"制方"一项,介绍了一些常用的临床处方。"诠释也缕析详明,其制方也斟酌尽善"(序一)。

【备注】又名《本草经解》。

50.《**神农本草经百种录**》 作者徐大椿。成书于清代乾隆元年(公元 1736 年)。不分卷,选取《神农本草经》中常用药物 100 种。其中上品 63 种,中品 25 种,下品 13 种。每药先列正名,次录《神农本草经》经文,后为徐氏的注文。经文与注文之间用大小字体加以区别。凡论及人体生理、病理关系以及药物功效及机制时,均引用《内经》观点进行佐证。凡举方说明《神农本草经》中药物治疗效果时,均引《伤寒杂病论》方进行佐证。重在"辨明药性,阐发义蕴,使读者深识其所以然。因此悟彼,方药不致误用"(凡例),对后世多有启发。

51.《**药性切用**》 作者徐大椿。成书于清代乾隆元年(公元 1736 年)。6 卷,载药 70 余种。分草、木、果、菜、谷、金石、水、火、土、禽、兽、虫、鱼、鳞、介、人 16 部,每种药除记述性味、归经、功用外,尚对其他的药用部分及相似药物加以论述。同时每药多记述禁忌、炮制、产地或异名,同类药尚有功能、性味的鉴别等。全书资料广博,辨述精当翔实,且多经验之谈,适合临床医生及初学中医者。

52.《**长沙药解**》 作者黄元御。成书于清乾隆十八年(公元 1753 年)。4 卷,载药 161 种。为"黄氏述《伤寒》《金匮》方药之旨而作"(后序)。该书以药名为纲,首述性味归经,继述功用治证,次录《伤寒论》《金匮要略》中的方药证治,再加以诠释,兼及前人论述之得失,多有发明。

53.《**玉楸药解**》 作者黄元御。成书于清代乾隆十九年(公元 1754 年)。8 卷,载药 293 种。分草、木、金石、果(附谷菜)、禽兽、鳞介鱼虫、人、杂类 8 部。各药分列性味、归经、功效主治,间附炮制方法等。本书为补充《长沙药解》未释之药而作,书中结合病因病机来阐述药物的功效,用分析对比的方法来指明药物的异同,强调药物的配伍要做到相辅相成,指出要慎用毒剧药物,批判服石求仙等荒诞之为。内容简要,颇多个人见解。

54.《**本草从新**》 作者吴仪洛。成书于清代乾隆二十二年(公元 1757 年)。18 卷,载药 720 余种。每药先列性味功用、主治病证,再述药物分析、简便方药及反恶宜忌等内容。本书在《本草备要》的基础上,参以历代本草论述,结合个人临床经验加以修订,保留与增改各半。内容翔实,切合应用。

55.《**得配本草**》 作者严洁、施雯、洪炜。成书于清代乾隆二十六年(公元 1761)。10 卷,载药 647 种。以《本草纲目》为准绳,分为水、火、土、金石、草、谷、菜、果等 25 部。每药先标明畏恶反使,次列药物性味、归经、主治。而重点阐述药物的配伍及主治病症。在论述药物配伍时,又依据相配药物的不同作用层次,将配伍分为得、配、佐、使、合、和、同、君等类别,"使知寒热攻补,变化无穷。苟能触类旁通,运用自然入妙"(凡例)。卷末附"奇经药考"。本书是一部全面论述药物配伍的专著。

56.《**本草纲目拾遗**》 作者赵学敏。成书于清代乾隆三十年(公元 1765 年)。10 卷,载药 921 种(新增药物 716 种)。"是书专为拾李氏之遗而作"(凡例)。凡《本草纲目》疏漏未载,或备而不详者加以补充订正,错误之处给予更正。尤其重视草药、地方药、民族药和外来药物的收录,极大地丰富了《本草纲目》的内容。对研究明以后本草学的新成就具有重要参考价值。

57.《**本草求真**》 作者黄宫绣。成书于清代乾隆三十四年(公元 1769 年)。10 卷,载药 520 种。其中,卷一至卷八介绍药物 440 种,卷九介绍食物 80 种,附图 244 幅,卷十为药性总义。另有主治 2 卷,分别为脏腑病证主药和六淫病证主药。书中将药物分为补剂、收涩、散剂、泻剂、血剂和杂剂六大类，每一类又据不同药性分为若干子目。每药"论症、论效,总以药之气味形质四字推勘而出","惟求理与病符,药与病对"（凡例）,论述药理颇多发明,语言简洁。为了便于检索,该书正文按功效类药,卷后目录按自然属性类药,并于各药之下注明与卷首目录序号相一致的号次,这是本草著作中很有进步意义的索引形式。该书切合实际,不尚空谈,是一部医药学紧密结合,内容精简扼要,临床实用价值较高的本草专著。

58.《要药分剂》 作者沈金鳌。成书于清代乾隆三十八年（公元1773年）。10卷,载药420种。按宣、通、补、泻、轻、重、滑、涩、燥、湿十剂分类。每药先述其性味及畏恶,然后按主治、归经、前论、禁忌、炮制等分别详述之。各药所录资料,基本上都是前代本草的内容,尤以《本草纲目》的内容为多。沈氏个人的见解多以"鳌按"的形式加以阐发。该书首次将前人"走经、行经、入经"等名目繁多的提法统一称为"归经",使之成为规范的药性名词,得到了医药界普遍认同,一直沿用至今。

59.《质问本草》 作者吴继志。成书于清代乾隆五十四年（公元1789年）。9卷,载药160种。本书是作者采集琉球群岛的各种草木药物,并写生绘图,同时广泛咨询京都、江南、浙江、江西、福建、广东、山西等地儒生、药工、药农,经反复鉴定而成。其中内篇4卷,收载各类书牍序跋30篇,收药41种,以常用的内治药物为主;外篇4卷,收药97种,多属用于外治的民间药;附录1卷,收药22种,属于不能移植或不知其状的药物。书中各药一图,皆系写生,插图精致,描绘精确翔实。正文详述产地、形态、功用、别名以及所咨询诸家之说。本书虽以本草为名,实为一地方植物调查记录,对研究清代地方本草具有重要意义。

60.《本草辑要》 作者林玉友。成书于清代乾隆五十五年（公元1790年）。6卷,分水、火、土、金、石等32部,载药619种。各药下分述性味、归经、功效、主治、制法、释义、附方等。该书主要取材于《本草纲目》和《本经逢原》,并博采诸家之说。旨在"明其体,辨其用,或理有未显,义有未尽,则征引互发以详其要之所归"（序）。虽有阐发,但新意不多。

61.《神农本草经读》 作者陈念祖。成书于清代嘉庆八年（公元1803年）。4卷,载药165种,其中收录《本经》药物118种。该书从字（或词）入手,"其注解俱遵原文,逐字疏发,经中不遗一字,经外不遗一辞"（凡例）,"俱从所以然处发挥,且以《内经》之旨,《伤寒》《金匮》之法融贯于中"（后叙）。文中多附《本草崇原》及《本草经解》之说,兼及个人用药经验。

【备注】简称《本草经读》。

62.《药笼小品》 作者黄凯钧。成书于清代嘉庆十七年（公元1812年）。

1 卷,载药 309 种。不分部类,大致按植物、矿物、动物为序排列。每药简要介绍其临症运用要点,所附个人经验,每出新意,甚切实用。

63.《本草述钩元》 作者杨时泰。成书于清代道光十二年(公元 1832年)。32 卷,载药 684 种。本书在《本草述》的基础上删繁节要而成。列为水、火、土、金、石、草、谷、菜、果、木、虫、鳞、介、禽、兽、人等 32 部。各药主要内容及编排次序与《本草述》多同。且将《本草述》中刘氏的"愚按"改为"论",各药论述仍以性味、采摘、鉴别、主治及临床配伍诸项为主。

64.《本经疏证》 作者邹澍。成书于清代道光十七年(公元 1837 年)。12 卷,载药 173 种(附《本经续疏》6 卷,载药 142 味;《本经序疏要》8 卷)。以《神农本草经》《名医别录》为纲,以《伤寒论》《金匮要略》为纬。重点对张仲景所用药物的证治规律及运用特点进行逐一剖析,疏理论证。该书"引证渊博,凡经史子集释典道藏泰西域外之书,佐引无遗"(例言)。搜集资料较富,广参汉唐医方及明清诸家有关论述,将《神农本草经》等书所载药性功治与古方实际运用相结合,剖析入微,颇具特色。该书不仅是一部本草学专著,也是学习《伤寒论》《金匮要略》的重要参考书。

65.《本草分经》 作者姚澜。成书于清代道光二十年(公元 1840 年)。不分卷,载药 804 种。此书以经络为纲,药品为目。首列"内景经络图","使病人自觉何处为患,即可知为何经之病,宜用何经之药"(凡例)。次载"总类便览",按自然分类列药名及各药归经。正文以十二经及命门、奇经为纲,统领诸药。各经之下又将药品分成补、和、攻、散、寒、热 6 类。各药仅述性味主治功效,寥寥数语。书末载"同名附考",记药名异同。书中各药内容虽无新意,但分类独具一格,在同类著作中影响较大。

66.《植物名实图考》 作者吴其濬。刊刻于清代道光二十八年(公元 1848 年)。38 卷,收载植物 1714 种,附图 1800 余幅。分谷、蔬、山草、隰草、石草、水草、蔓草、毒草、芳草、群芳、果、木 12 类,每类分若干种,对植物的名称、特征、颜色、性味、产地及用途皆有记载。尤其注重药物"名"与"实"的考证,认为"天下名实相副者鲜矣,或名同而实异,或实是而名非"(《植物名实图考叙》)。书中所载植物大多经著者亲自观察、考证,修正了历代本草的错误,所绘图谱精美准确,可作为鉴定植物的科、属甚至种的重要依据。该书是我国第一部以植物命名的植物学专著,也是历史上收载植物种类最多的著作(比《本草纲目》多 500 余种),具有很高的科学价值。

67.《药性通考》 原题太医院手著,实为刘汉基所撰。成书于清代道光二十九年(公元 1849 年)。8 卷,载药 435 种(其中重复 19 种,实 416 种)。该书是在《本草新编》《本草备要》基础上进行补订增删编撰而成。卷一至卷六为药性考,介绍性味、归经、功能、主治等。尤其在辨证用药、配方原理、药物探讨、禁忌和注意事项等,并解答众多临床用药疑问。此外,还介绍药物异名、植物形态、采集季节、药物鉴别、炮制、贮藏等。卷七至卷八收载集录神效单方200首,以及黄疸、臌胀、六郁、痹症、痿症、厥症等24种杂病论治和附方。

68.《随息居饮食谱》　作者王士雄。成书于清代咸丰十一年(公元1861年)。1卷,收载各种食物404种。分水饮、谷食、调和、蔬食、果食、毛羽、鳞介7类,对每一味食物的性味,功能主治,单味食疗、食物组方、药食组方和食汤煎药等,还有食用禁忌,以及对部分食物的来历、风俗和民间偏方等都有详细的记载。"每物求其实验,不为前人臆说所惑"(题辞)。论述清晰,重点突出,语言通俗易懂,实用性强,其中的食疗理论及方法,为后世食疗、养生保健及祛病延年提供了理论基础。

69.《本草害利》　作者凌奂。成书于清代同治元年(公元1862年)。作者以其师吴古年先生之《本草分队》为基础,"遂集各家本草,补入药之害于病者,逐一加注,更曰《本草害利》";"集古今名医之说,删繁就简,概述成书"(自序)。全书罗列常用中药300余种。以脏腑分列药对为纲,以药性补泻凉温为目,以猛将、次将区分力量强弱。先陈其害,后叙其利,再列修治等。本书编写体例和内容安排在本草书中独树一帜,对指导临床正确用药,趋利避害具有重要的指导意义。

70.《本草汇纂》　作者屠道和。成书于清代同治二年(公元1863年)。3卷,载药560种。该书综合了不同的分类方法进行编纂。如按药性功用分为温补、平补、补火、滋水、温肾、湿涩等31类;按自然属性分谷、菜、果、禽兽、鳞5部;仿古代通用药之例,以病为纲,每纲之下列所用药物;依五脏六腑各脏器所受之病证包括风、寒、暑、湿、燥、火、热、痰、气、血、积、痛等,列200余种病证,各证均列所用之药物。本书是一部多角度搜引,便于查找,取诸家之长,切合临床实用的本草著作。

71.《本草便读》　作者张秉成。成书于清代光绪十三年(公元1887年)。2卷,载药580余种。卷首列"用药法程"7条。正文分草、木、竹、果、谷、菜、味、金石、土、禽、兽、鳞介、昆虫、人、水等24类。该书博采诸家本草之说,删繁去复,编为排偶俚言。尚有意义未尽者,另用小字加注阐释。"一药之中,凡性味气质,以及经络脏腑,与一切配合炒制之法,靡不备具,虽言简而意自赅。学者读之,既省记诵之烦,又悟指归之趣"(吴序)。

72.《本草问答》　作者唐宗海。成书于清代光绪十九年(公元1893年)。2卷。系唐氏与其门人张伯龙问答而成。全书设问60条。对于中西医药的不同理论观点,以及中药药性对人体医疗的相互关系等均作了探讨。强调"论药者,或以地论,或以时论,或但以气味论,各就其偏重者以为主,而药之真性自明"(卷上),在中西汇通方面做了大胆的尝试。

73. 《**本草思辨录**》 作者周岩。成书于清代光绪三十年(公元 1904 年)。4 卷,载药 128 种。按《本草纲目》的编次排列,除绪说外,对每味药物的性能及临床应用主要依据《伤寒论》和《金匮要略》二书的记载加以解说,并博引历代名家之注解详细阐述。对于异议之处,逐加分析,提出自己的见解。对中药性能、归经理论、组方演变等深加推敲,别有见地,为研究本草和临床用药提供了新的思路。

74. 《**本草崇原集说**》 作者仲学辂。成书于清代宣统元年(公元 1909 年)。正文 3 卷,附录 1 卷。其中,正文收药分卷都不改《本草崇原》之旧,另有《本草经读》附录集说 1 卷,载药 43 种,全书共收药 332 种。本书以《本草崇原》为纲,又选取《本草经读》《本草经解》《神农本草经百种录》等精辟论述,并《侣山堂类辨》《医学真传》诸说,参酌己见编纂而成。凡诸家之说,均标明出处。仲氏的注释,或折衷前人之说,或指出前人之失,或发前人所未发,有许多独特的见解。

75. 《**本草正义**》 作者张山雷。成书于民国三年(公元 1914 年)。7 卷,载药 285 种。本书是张氏在兰溪中医学校任教时所编之教材。分山草、湿草、芳草、蔓草、毒草、水草、石草、苔 8 类。每药以《神农本草经》或《名医别录》原文为纲,下列正义、广义、发明、正讹、纠谬、存疑、禁忌、考证等项。对各药的性味、功用、主治、炮制、用法及宜忌等,博采各家论说,详加考订。其中,"发明"为张氏对辨证用药的见解,注重临床实效,阐发颇多创见。

【备注】清代张德裕曾辑有《本草正义》一书,于清道光八年(公元 1828 年)刊行。全书 2 卷,载药 361 种。分为甘温、甘凉、发散、气品、血品、苦凉、苦温、苦寒、辛热、毒攻、固涩、杂列共 12 类,并简要叙述其功用主治,有一定参考价值。两书名同实异,不能相混。本书所载文献皆为张山雷之《本草正义》的内容。

76. 《**中华本草**》 由国家中医药管理局主持,南京中医药大学总编审,全国 60 多所高等医药院校和科研院所 500 多名专家协作编纂,历时 10 年完成,于 1999 年由上海科学技术出版社陆续出版。全书 34 卷,其中前 30 卷(10 个分册)为中药,载药 8980 种;后 4 卷为民族药(即藏药、蒙药、维药、傣药各 1 卷),共载药 1762 种。书成之后,于 2005 年又补充出版了苗药卷,收载苗药 391 种。

《中华本草》全面总结了中华民族两千年来的药学成就,涵盖了当今中药学的几乎全部内容,诸如中药品种、栽培、药材、化学、药理、炮制、制剂、药性理论、临床应用等中医药学科的各个方面。是一部集中我国中医药界集体智慧,多学科协作完成的综合性中药学巨著。是我国迄今为止篇幅最大、收载药物品种最多、检索功能最全的划时代药物学巨著,是一部代表国家水平的传世之作,是《本草纲目》以来中医药史上的又一里程碑,被誉为"新的《本草纲目》"。

【备注】关于《中华本草精选本》。该书是在《中华本草》全书的基础上选取其中重要内容而形成的专辑。全书分为上、下册,载药 535 种。1998 年由上海科学技术出版社出版。该书以临床常用中药为主,且源流并重,收罗宏富,在深度和广度上超过了以往的本草文献,是从事中医药临床、教学和科研工作者必备的重要工具书或参考书。

五、中药常用命名方法

古人云:"尝观药命名,固有不可知晓者,中间亦有多意义,学者不可不察"(《本草衍义补遗》)。中药品种繁多,命名各存思义,均从不同的角度、不同的层面反映了药物的不同性质和特点。熟悉中药的命名方法和原则,对于药材品种考证、澄清混乱品种、正确使用中药名称和指导临床用药都有着重要意义。

1. **以颜色命名** 中药五颜六色,绚丽夺目,成为某些药物的显著标志,也是中药命名的主要依据。一般而言,凡红色者,多在药名前冠以"红""赤""朱""丹"等字样,如红花、赤芍、朱砂、丹参等,皆因色红而得名。凡黄色者,多在药名前冠以"黄""金"等字样,如黄连、黄芩、黄柏、金铃子等,皆因色黄而得名。凡白色者,多在药名前冠以"白""银"等字样,如白芷、白前、白及、银杏、银花等,皆因色白而得名。凡黑色者,多在药名前冠以"黑""玄""乌""墨"等字样,如黑丑、玄参、乌梅、墨旱莲等,皆因色黑而得名。此外,以青色命名药物的有青皮、青蒿、青黛等,以紫色命名的药物有紫草、紫参、紫花地丁等,以绿色命名的药物有绿豆、绿萼梅等。

2. **以气味命名** 中药都具有一定的滋味,有些药物还具有某些特殊的气味,通过人们的味觉或嗅觉可以直接感受,也常作为中药命名的依据。大凡甘味的药物,多在药名中带有"甘""甜"等字样,如甘草、甜杏仁等。辛味的药物多在药名中带有"辛""辣""麻"等字样,如细辛、胡椒、麻黄等。苦味的药物多在药名中带有"苦""胆"等字样,如苦参、苦楝子、龙胆草等。又如酸味的酸枣仁,酸、苦、甘、辛、咸五味具备的五味子等,皆以药物的滋味命名。鱼腥草因有浓烈的鱼腥气而得名,败酱草因有陈败的豆酱气而得名,藿香因其"香"而得名,臭梧桐因其"臭"而得名。以上皆因其特殊的气味命名。

3. **以形状命名** 不少中药奇形异状,颇具特色,有别于其他药物,因其形而命其名,具有形象直观的特点。如马兜铃,状如马项之铃;木笔花,因花苞有毛,光长如笔,故取象曰木笔;白头翁,因其近根处有白茸状,形似白头老翁;牛膝,其茎节膨大,似牛之腿膝;狗脊,貌似狗之脊骨;枇杷叶,其形如琵琶;马齿苋,其叶比并如马齿;半边莲,秋开小花,止有半边,如莲花状;射干,茎梗疏长,正如射人长竿之状;紫花地丁,地下根如钉;木瓜,木实如瓜;佛手,其实状如人手,有指。又如钩藤、龙眼、鸡冠花等,皆因其形状而名之。

4. 以功用命名 有些药物对某些疾病具有独特的治疗作用和治疗效果,根据其功用命名,对临床用药具有直接的指导意义。如益母草,活血祛瘀,善治妇科经产诸疾,使邪去则母受益,故有益母之名。防风,其功疗风最要,故名。蚤休,本品善疗虫蛇之毒,得此治之即休,即有早日康复之意。伸筋草,祛风湿、舒筋活络,有利于筋脉的屈伸。骨碎补,主折伤,补骨碎,故命此名。远志,此草服之能益智强志,故有远志之名。黄芪,为补药之长,故名。百合,长治百合病故名。合欢花,长于蠲忿,令人欢乐无忧。又如甘草,能治七十二种乳石毒,解一千二百般草木毒,调和众药有功,故有国老之号。大黄,因其涤荡肠胃,推陈致新,有斩关夺门之力,锐不可当之势,故号将军。

5. 以产地命名 我国地大物博,药源丰富,草木谷菜,鸟兽虫鱼,金玉矿石,应有尽有。因产地不同而功用有别,故古人十分重视"道地药材"。为此,常在药名中冠以产地名。如著名的四大蕲药——蕲蛇、蕲竹、蕲艾、蕲龟,均产于李时珍的故乡湖北蕲州(蕲春);著名的四大怀药——怀地黄、怀山药、怀牛膝、怀菊花,均产于河南怀庆府(河南焦作市、济源市和新乡市的原阳县所辖地域)。又如产于四川的川贝母、蜀椒,云南的云茯苓、云木香,浙江的浙贝母、杭白芍,广东的广陈皮,山东的东阿阿胶,吉林的人参,福建的建泽、建曲等,都是著名的道地药材。

此外,如藏红花,并非产于西藏,主要产于欧洲及中亚地区,以往多由印度、伊朗经西藏进口行销内地,故又名"藏红花""西红花"。又如广木香,原名"蜜香",主产于印度、缅甸、巴基斯坦等地,以往从我国广州输入,行销内地而得名。这里"藏"和"广"并非指产地,而是指药材的集散地,宜当明辨。

6. 以炮制命名 炮制是指对中药原材料进行加工处理的过程。炮制的方法不同,处方用名各异。如"炒制"的有炒牛蒡子、炒牵牛子、土炒白术、麸炒枳壳、米炒斑蝥等,"炙制"的有蜜炙甘草、酒炙川芎、醋炙香附、盐炙杜仲等,"煨制"的有煨生姜、煨木香、煨肉豆蔻等,"煅制"的煅石膏、煅牡蛎、煅瓦楞子、血余炭等,"水飞"的有水飞滑石、水飞炉甘石、水飞朱砂等,"发芽"的有麦芽、谷芽、大豆卷等,"制霜"的有巴豆霜、西瓜霜、砒霜,"发酵"的有神曲、淡豆豉等,"淬制"的有淬自然铜、淬磁石、淬赭石等。

同一药物每因炮制的方法不同而名称各异。如麻黄,生用者名"生麻黄",蜜炙者名"炙麻黄";地黄,鲜用者名"鲜地黄",晒干者名"生地黄",蒸熟者名"熟地黄"。又如半夏有生半夏、姜半夏、法半夏、半夏曲之分,白术有生白术、蒸白术、炒白术、焦白术之异。

7. **以药用部位命名**　根据药用部位命名是最常用、最直接的命名方法，尤其植物类药更是如此。大凡以全草入药者多以"草"名，如马鞭草、车前草、鱼腥草、仙鹤草等；以花入药者多以"花"名，如菊花、金银花、槐花、月季花等；以叶入药者多以"叶"名，如桑叶、枇杷叶、艾叶、竹叶等；以枝入药者多以"枝"名，如桑枝、桂枝等；以种子或果仁入药者多以"子"或"仁"名，如苏子、莱菔子、冬葵子、杏仁、桃仁、柏子仁等；以根或根茎入药者多以"根"名，如芦根、白茅根、板蓝根、葛根等；以树皮或根皮入药者多以"皮"名，如桑白皮、牡丹皮、地骨皮、海桐皮等。正因为如此，同一药物每因药用部位不同而名称各异。如桑叶、桑枝、桑白皮、桑椹同出一物，因药用部位有叶、枝、根皮、果实之区别，故有诸名。它如当归有当归头、当归身、当归尾、全当归之分，瓜蒌有瓜蒌皮、瓜蒌仁、全瓜蒌之异。

8. **以时间命名**　药物的采集时间和贮存时间是否得当，与药物的临床疗效有着密切的关系，古人对此极为重视，并通过药物命名得以体现。如夏枯草，"此草冬至后生叶，至春而花，一到夏至即枯，故名"（《本草便读》），提示本品到夏季果穗半枯时采收。"五月半夏生，盖当夏之半也"（《礼记·月令》），提示半夏之块茎在仲夏成熟，此时夏季刚过一半，故名。

一般而言，用药宜新。主要是指药物采集后放置时间不宜太长，以免霉变、虫蛀、变质等影响药物的疗效。古人在长期的实践中发现有些药物宜用陈而不宜用新，即药物采集后贮存时间宜长。如"橘皮"，一般认为，新鲜橘皮味较辛辣，气燥而烈，入药一般以放置陈久，辛辣之味缓和者为宜，故名"陈橘皮""陈皮"。又如棕榈炭，李时珍明确指出，"年久败棕入药尤妙"，故有"陈棕榈"之名。

9. **以声音命名**　有些动物往往发出一种特别的叫声，成为该动物的显著特征。如蛤蚧，雄者为蛤，雌者为蚧。属爬行动物，形似壁虎而大，常夜间出来活动。闻其鸣声，一曰蛤，一曰蚧，雌雄相随，鸣声相续，人们遂因其声而命其名。

10. **以人名命名**　一般根据药物的发现者或最初使用者的名字来命名。如徐长卿，李时珍说："徐长卿，人名也，常用此药治邪病，人遂以名之"。何首乌，《大明本草》记载："其药本草无名，因何首乌见藤夜交，便即采食有功。因以采人为名尔"。刘寄奴，据说本品为宋高祖刘裕所发明，他小名寄奴，故名。使君子，俗传潘州郭使君，常用一种果实治小儿虫证，特别有效，后医家因号为使君子也。

11. **因避讳易名**　封建时代为了维护等级制度的尊严，说话写文章时遇到君主或尊亲的名字都不直接说出或写出，叫做避讳。有些中药名称随历史的演进，而不得不几易其名。如山药，在《神农本草经》中叫"薯蓣"，唐代中期,因避代宗讳,改为"薯药"。到北宋时,又因避英宗讳,改为"山药",一直沿用至今。又如常山,原名"恒山",因历史上三个皇帝(汉文帝、唐穆宗、宋真宗)皆名"恒",因避讳而易名常山。其他如玄参、玄胡、玄明粉,皆因避康熙(玄烨)之讳,改玄为"元",分别易名为元参、元胡、元明粉等。

12. 因秉性命名　　所谓秉性,即天性、本性。根据某些药物特有的本性来命名,有助于对药物的进一步了解。如王不留行,"此物性走而不住,虽有王命不能留其行"(《本草纲目》)。主要根据其性善走窜的特性命名。肉苁蓉,因其"补而不峻,故有从容之号。从容,和缓之貌"(《本草纲目》),主要根据其补而不峻的特性命名。又如沉香,因其气香质重,有"置水则沉"(《本草纲目》)的特性而得名。麝香,因其气味浓烈,香气能远射而得名。

13. 根据故事传说命名　　在我国古代流传着许多与医药有关的神话故事和民间传说,文人墨客将其加工整理,以文字的形式记载下来。相传一农夫,身患腹水重病,久治不愈。后经一医生诊治,用黑白两种颜色的种子药物煎服,农夫的病不日而愈。农夫为了感谢这位医生,就把家里最珍贵的东西——耕牛,牵来作为医生的酬谢,后来人们就把这味药物叫"牵牛子"。因牛属丑,其中黑色的叫黑丑,白色的叫白丑,合称为二丑。据《本草纲目》记载,古时候,有个叫杜仲的人,经常服食一种植物,后来竟然得道成仙而去,后人用这种药来治病,效果很好,人们每每怀念杜仲这个人,遂把这种药物唤为"思仙"。类似神话传说颇多,有的流传千古,至今广为传颂,成为美谈。

14. 外来药名或译名　　中药中,凡外国或外族来的药物,一般在药名前冠以"胡""海""番""洋"等字样,反映了古代中外文化交流中外来文化的渗入,从中也可以了解药物传入的时间及方域。大凡冠以"胡"字的药物,多为两汉、两晋时由西北丝绸之路引入,如胡豆、胡麻、胡瓜;冠以"海"字的药物(除产于海洋的药外),多为南北朝后由海路引入,如海桐皮、海枣、海棠等;冠以"番"字的药物,多为南宋至元明时由"番舶"(外国来华贸易的商船)引入,如番茄、番木鳖、番泻叶等;冠以"洋"字的药物,多为清代由海上引入,如洋葱、洋参、洋姜、洋芋等[1]。有些外来药,如荜茇、荜澄茄、曼陀罗、阿魏、诃黎勒等,皆是根据译音而得名。

---

[1]　张如青.中药命名的文化内涵.医古文知识,1996,(4):8

各　论

第一章 解表药

凡以发散表邪为主要功效,常用于治疗表证的药物,称解表药,又称发表药。

解表药多具辛味,善走肌表,能促进机体发汗,使表邪从汗而解或从外而散,适用于六淫、疫疠等邪气,经皮毛、口鼻侵入机体,以新起恶寒发热等为主的表证。根据其药性寒、温的不同,解表药一般分为发散风寒药与发散风热药。

所谓解表,是指药物发散表邪,使在表之邪从外散,或从汗解,治疗外感表证的功效。解表又称发表、疏表、发散表邪、疏散表邪、发表解肌等。其中,药性偏温,主要针对风寒表证发挥治疗作用的功效,称为发散风寒、散风寒、解表散寒、散寒解表或辛温解表等;其发汗力强,解表作用较为明显者,称为发汗解表。药性偏凉,主要针对风热表证及温病初起发挥治疗作用的功效,称为疏散风热、宣散风热、发散风热、疏风热或辛凉解表等。所谓祛风,是指辛散药物发散外风,主要针对风淫诸证发挥治疗的功效,又称疏散风邪、疏风散邪等。

使用解表药要注意中病即止,不可过剂或久服,以免耗气伤阴。因汗与津血同源,故对于体虚汗出、久患疮痈、淋证、失血及年老、孕妇、产后等津血亏耗者,应慎用发汗作用较强的药物。解表药多为辛散轻扬之品,一般不宜久煎,以免药性耗散,药效降低。

第一节 发散风寒药

本类药物多属辛温,辛以发散,温可祛寒,以发散风寒为主要功效,适用于风寒表证,症见恶寒发热,无汗或汗出不畅,头身疼痛,鼻塞流涕,口不渴,舌苔薄白,脉浮紧等。

本节主要选介麻黄、桂枝、紫苏叶、生姜、香薷、荆芥、防风、羌活、白芷、细辛、藁本、苍耳子、辛夷的本草药征。

麻黄
Máhuáng

本品首载于《神农本草经》。为麻黄科植物草麻黄 *Ephedra sinica* Stapf、中

麻黄 *Ephedra intermedia* Schrenk et C. A. Mey. 或木贼麻黄 *Ephedra equisetina* Bge. 的干燥草质茎。秋季采收。本品气微香,味涩、微苦。以干燥、茎粗、色淡绿或黄绿、内心色红棕、味苦涩者为佳。

【处方用名】麻黄、蜜麻黄、炙麻黄、麻黄绒。

【性味归经】辛、微苦,温。归肺、膀胱经。

【功效主治】发汗散寒,宣肺平喘,利水消肿。用于风寒感冒,胸闷喘咳,风水浮肿。

【药征概述】本品辛能发散,温可去寒,主入肺经,"遍彻皮毛,故专于发汗而寒邪散"(《本草纲目》)。"凡风寒之在表者,无所不治,以能驱其邪,使皆从汗出也"(《神农本草经百种录》)。因其发汗力强,"发表最速"(《本草经疏》),素有"发散第一药"(《本草害利》)和"治感第一要药"(《本草正义》)之称。"惟在表,真有寒邪者,宜用汗之"(《本草约言》),"所主皆系无汗之症"(《神农本草经读》)。适用于恶寒发热、无汗、头身疼痛,脉浮紧等风寒表实证。

本品辛散苦降,外可开皮毛之郁闭以宣畅肺气,内可泄上逆之肺气以复其肃降,能宣降肺气而平喘止咳。若"肺气郁窒,治节无权,即当借其轻扬,以开痹着"(《本草正义》)。"乃肺经专药,故治肺病多用之"(《本草纲目》)。大凡喘咳,无论属寒属热,皆可配伍使用。因其性温,"凡寒邪入肺,失于表散者,经年咳嗽,百药无功,自非麻黄,终难搜逐"(《药品化义》)。故以治风寒外束,肺气内壅之喘咳最为适宜。

本品"性善利小便,不但走太阳之经,兼能入太阳之府"(《医学衷中参西录》)。功能开泄腠理,发汗祛邪,可使肌肤之水湿从毛窍外散;又能宣通肺气,下输膀胱,可使尿量增加而达退肿利水之效。凡"肺气闭塞,肌肤浮肿者,亦宜以此通肺气而调水道"(《脏腑药式补正》)。故对水肿、小便不利兼有表证之风水水肿最为适宜。

总之,"麻黄之治,则其主在肺而不在表,尤彰彰明矣"(《本草正义》)。

【用法用量】煎服,2~10g。发汗解表宜生用,止咳平喘多炙用。

【使用注意】本品辛温,"易于发汗,多用恐致亡阳"(《本草新编》)。"虽可汗之证,亦不宜过剂"(《本草从新》)。"多服令人虚,走散真元之气故也"(《本草经疏》)。本品所含麻黄碱有明显的中枢兴奋的作用,故运动员应慎用。

【备注】

1. 关于麻黄发汗　麻黄为发汗之峻剂,优于一般的辛温解表药,人所共知。但麻黄发汗力量的强弱,却受到多种因素的干扰和制约,不可一概论之。①配伍:《药品化义》云:"麻黄非桂枝、羌、防、姜、葱佐之,断不发汗"。《本草正义》指出:"麻黄与桂枝并行,乃为散寒之用。若不与桂枝同行,即不专主散寒发汗矣"。提示麻黄宜与桂枝、羌活等为伍,始能发汗。若单用麻黄,则未必专主发汗。②用法:《本草正义》指出:"麻黄发汗,必热服温覆,乃始得汗。不加温覆,并不作汗,此则治验以来,凿凿可据者"。说明热服和温覆是麻黄增强发汗的重要手段和辅助方法。③剂量:《医学衷中参西录》指出:"麻黄用数分,即可发汗,此以治南方之人则可,非所论于北方也。盖南方气暖,其人肌肤薄弱,汗最易出,故南方有麻黄不过钱之语;北方若至塞外,气候寒冷,其人之肌肤强厚,若更为出外劳碌,不避风霜之人,又当严寒之候,恒用七八钱始能汗者。夫用药之道,贵因时、因地、因人,活泼斟酌以胜病为主,不可拘于成见也"。可见,剂量多少对于麻黄发汗固然重要,但三因制宜则不容忽视。

2. 关于麻黄"去节" 最早见于《伤寒杂病论》。《新修本草》云:"用之拆除节,节止汗故也"。认为去节有助于发挥麻黄的发汗作用。据分析[1],《伤寒论》中载有麻黄的方剂14首,注明"去节"者13方。《金匮要略》中载有麻黄的方剂17首,未注明麻黄"去节"者13方。说明麻黄"去节""不去节"不可一概而论。《医学衷中参西录》云:"麻黄带节发汗之力稍弱,去节则发汗之力较强,今时用者大抵皆不去节"。现多从之。

3. 关于麻黄先煎去沫 仲景用麻黄均强调"先煮""去上沫"(《伤寒杂病论》)。目的在于减低其副作用,缓和其悍烈之性,对后世影响较大。如《本草经集注》云:"(麻黄)先煮一两沸,去上沫,沫令人烦"。《医学衷中参西录》云:"古方中有麻黄,皆先将麻黄煮数沸吹去浮沫,然后纳他药,盖以其所浮之沫发性过烈,去之所以使其性归和平也"。然而,现代对麻黄先煎去沫尚无一致的认识,研究有待深入。现行《中药学》教材和历版《中国药典》等对麻黄煎法均未作出特殊的要求。

4. 关于麻黄散寒通滞 麻黄轻扬上达,"乃气味中又最轻者,故能透出皮肤毛孔之外,又能深入凝痰停血之中,凡药力所不能到之处,此能无微不至"(《神农本草经百种录》)。凡风寒湿痹,痈疽肿痛,癥瘕积聚等"系阴寒之气,凝聚于阴分之中,日积月累而渐成,得麻黄之发汗,从阴出阳,则癥坚积聚自散,凡此皆发汗之功也"(《神农本草经读》)。可见,麻黄散寒通滞实为辛温行散之用。

5. 关于中药功能组学 中药功能是在中医药理论指导下,对药物治疗、预防和养生保健等作用的高度概括。是药物对于人体医疗作用在中医学范畴内的特殊表达形式。功能是构成中药的重要元素,是药性理论与临床应用的中心环节,具有重要的理论价值和实践指导意义。中药是一个多功能的复

[1] 段光周,康启仁.谈谈麻黄"去节".四川中医,1984,(2):17

合体,中药临床效应的产生是其多功能组合的结果。如麻黄,治胸闷喘咳,是其宣肺与降气之能以调和肺之宣肃失宜的综合效应;治风水水肿,是其开腠发汗与通肺气而调水道的集中体现。因此,在中医药理论指导下,研究本草药征,深入探究药物功能之间的相互作用,相互影响,整体表征药物的综合效应,是全面认识药物,安全有效使用药物的必然要求,必将催生中药功能组学的诞生,也是临床中药学未来发展面临的关键科学问题和全新的研究领域,期待有所突破和创新。

桂枝
Guìzhī

本品首载于《神农本草经》。为樟科植物肉桂 *Cinnamomum cassia* Presl 的干燥嫩枝。春、夏二季采收。本品有特异香气,味甜、微辛,皮部味较浓。以枝条嫩细均匀、色红棕、香气浓者为佳。

【处方用名】桂枝、嫩桂枝、桂枝尖。

【性味归经】辛、甘、温。归心、肺、膀胱经。

【功效主治】发汗解肌,温通经脉,助阳化气,平冲降气。用于风寒感冒,脘腹冷痛,血寒经闭,关节痹痛,痰饮,水肿,心悸,奔豚。

【药征概述】本品辛甘温煦,"气味俱轻,故能上行发散于表"(《本草真诠》)。"散风寒,逐表邪,发邪汗"(《本草汇言》),有助卫实表,发汗散寒之功,"为解肌第一要药"(《本草求真》)。其开腠发汗之力较麻黄为缓和,但透达营卫之力为麻黄所不及。故凡风寒表证,无论表实无汗,抑或表虚汗出,用之莫不相宜。

本品辛散温通,"入血脉有通利之妙"(《本草约言》)。"桂枝所优,在温通经脉"(《本草思辨录》)。"所通者,血脉中寒滞"(《本经疏证》)。大凡寒邪凝滞经脉诸痛,如胸阳不振之胸痹心痛,中焦虚寒之脘腹拘急疼痛,血寒经闭痛经,产后腹痛,风湿肩臂疼痛等,皆可使寒凝得散,经脉得通,则诸痛悉除。

本品"性温补阳,而香气最烈,则不专于补,而又能驱逐阴邪"(《神农本草经百种录》),温助一身之阳气。上可助心阳,止悸动,适用于心阳不振或心失温养所致的心下悸动、喜得按捺。中可扶脾阳,化痰饮,适用于脾阳不运,水湿内停所致的痰饮眩晕。下可温肾阳,助气化,适用于肾阳不足,膀胱气化不行所致的水肿、小便不利等。"凡在里之阴滞而阳不足者,皆可治也"(《本经疏证》)。

本品甘温,能温心阳,"降浊阴之冲逆"(《长沙药解》)。适用于心阳不足,无以下温肾水,以致下焦阴寒之气上逆发为奔豚。症见气从少腹上冲胸咽,烦闷欲死,片刻冲逆平息而复常。"常重用本品,如桂枝加桂汤"(《医学衷中参西录》）。"所以加桂者,以能泄奔豚气也"（《伤寒论》）。

【用法用量】煎服,3～10g。

【使用注意】本品辛散温通,故"阴虚之人,一切血证,不可误投"（《本草从新》）。"孕妇忌用"（《药品化义》）。

【用药甄别】麻黄与桂枝。二者均为辛温之品,能发汗解表,治疗风寒表证,常相须为用。然麻黄发汗力强,主治风寒表实证。又能开宣肺气,平喘利水,用于风寒束肺之喘咳及风水水肿。桂枝开腠发汗之力缓和,故无论风寒表实、表虚皆宜。又能温通经脉,温助阳气,平冲降气,用于寒邪凝滞经脉诸痛,心、脾、肾诸阳虚证及奔豚。

【备注】

1. 关于桂枝去皮　仲景用桂枝均强调"去皮",但未注明去皮的理由,后世对此多有阐发。①桂枝无需去皮:如《医宗金鉴》云:"桂枝汤方,桂枝下有'去皮'二字。夫桂枝气味辛甘,全在于皮。若去皮,是其枯木矣,如何有解肌发汗之功? 宜删此二字,后彷此"。②桂枝去皮是去除栓皮:如《伤寒论注》云:"桂枝之去其皮,去其粗皮也"。《医学衷中参西录》云:"《伤寒论》用桂枝皆注明去皮,非去枝上之皮也。古人用桂枝,惟取当年新生嫩枝,折视之内外如一,皮骨不分,若见有皮骨可以辨者去之不用,故曰去皮"。所谓去皮,非去桂枝之外皮。即去掉桂枝表皮上的非药用部位（粗皮或栓皮）,使药材更加纯净。纵观历版《中国药典》,桂枝之用并无去皮的要求。

2. 关于桂枝解肌　"桂枝解肌"语出《伤寒论》。如第16条云:"桂枝本为解肌,若其人脉浮紧、发热、汗不出者,不可与之也"。仲景本义是指桂枝汤解肌发表,调和营卫,治疗风寒表虚证。相对麻黄汤而言,含有不以峻汗而发散表邪之意。在本草著作中,"解肌"多作为解表药物发散表邪的专有名词一直相沿使用。如麻黄"疗伤寒,为解肌第一"（《本草经疏》）;桂枝"为解肌第一要药"（《本草求真》）;紫苏"发表解肌,疗伤风寒甚捷"（《本草蒙筌》）等。由此可见,解肌即解表。桂枝发汗解肌,即发汗解表,与麻黄相似。因麻黄发汗散寒力强,现多称其发汗解表。桂枝发汗之力不及麻黄,故多沿用发汗解肌之说,乃相对之词。

紫苏叶
Zǐsūyè

本品首载于《名医别录》。为唇形科植物紫苏 *Perilla frutescens*（L.）Britt. 的干燥叶（或带嫩枝）。夏季枝叶茂盛时采收。本品气清香,味微辛。以叶完整、色紫、香气浓者为佳。

【处方用名】紫苏叶、苏叶、紫苏。

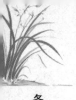

【性味归经】辛,温。归肺、脾经。

【功效主治】解表散寒,行气和胃。用于风寒感冒,咳嗽呕恶,妊娠呕吐,鱼蟹中毒。

【药征概述】本品"其气芬芳,其味辛,其性温,纯阳之草也。故善发散,解肌出汗"(《本草经疏》)。"发表解肌,疗伤风寒甚捷"(《本草蒙筌》)。"凡属表症,放邪气出路之要药"(《药品化义》)。发汗之力不及麻黄、桂枝,但"气味皆薄,而无过汗伤中之患也"(《本经逢原》)。常用于风寒感冒。因其"气味轻清,亚于麻黄,不敢用麻黄者,以此代之"(《本草约言》)。提示本品治疗风寒感冒之轻症,可代麻黄使用。又因兼能"消痰利肺"(《本草纲目》),故对于感冒风寒,恶寒发热,头痛鼻塞,兼见咳嗽痰多,胸闷不舒者较为适宜。

本品味辛能行,入脾经,长于"行气宽中"(《本草纲目》),"善破凝寒而下冲逆,扩胸腹而消胀满"(《长沙药解》),"治作胀满易差"(《本草蒙筌》)。适用于脾胃气滞,胸脘胀满,恶心呕吐等。因其能"散寒气于肌表,利结气于胸腹"(《本草约言》),为"双解中外之药"(《长沙药解》)。故对于外感风寒,内有气滞之证,症见恶寒发热,胸脘痞闷,恶心呕逆等尤为适宜。又"安胎顺气最灵"(《本草易读》),可使气机通畅则胎气自和。若"孕妇子悬及胎气不顺,此能安之"(《本草发明》)。适用于妊娠气滞,恶心呕吐,不欲饮食或胎动不安等。

此外,本品能"制一切鱼、肉、虾、蟹毒"(《随息居饮食谱》)。对于进食鱼蟹中毒而出现腹痛吐泻者,可用本品和中解毒。

【用法用量】煎服,5~10g,不宜久煎。

【备注】关于紫苏。本品原名"苏",始载于《名医别录》,列为中品。曰:"味辛,温。主下气,除寒中,其子尤良"。《本草图经》曰:"苏,紫苏也。旧不著所出州上,令处处有之。叶下紫色而气甚香,夏采茎叶,秋采实"。《本草衍义》曰:"苏,此紫苏也,背面皆紫者佳"。《本草纲目》释名曰:"苏从酥,音酥,舒畅也,苏性舒畅,行气和血,故谓之苏,曰紫苏者,以别白苏也"。又曰:"苏子与叶同功,发散风气宜用叶,清利上下则宜用子也"。由此可见,"苏"即"紫苏",其子与叶皆可入药,且功用有别,现已分开使用。如历版《中国药典》将其作为两个品种单列,分别以"紫苏叶"与"紫苏子"为正名,不再使用"苏"或"紫苏"之名。

生姜
Shēngjiāng

本品首载于《名医别录》。为姜科植物姜 *Zingiber officinale* Rosc. 的新鲜根茎。秋、冬二季采挖。本品气香特异,味辛辣。以质嫩者为佳。

【处方用名】生姜、干生姜。

【性味归经】辛,微温。归肺、脾、胃经。

【功效主治】解表散寒,温中止呕,化痰止咳,解鱼蟹毒。用于风寒感冒,胃寒呕吐,寒痰咳嗽,鱼蟹中毒。

【药征概述】本品"辛温,行阳分而祛寒发表"(《本草备要》),"达玄府散风寒之抑郁"(《本草约言》),"为发表之良药"(《长沙药解》)。惟其力弱,多用于伤风感冒之轻证,可单煎,或"用生姜三钱,捣碎,加薄荷二钱,滚水冲服,邪即时解散"(《本草新编》)。或入辛温解表剂中作辅助药用,也可作为预防药用。如"凡早行山行,宜含一块,不犯雾露清湿之气及山岚不正之邪"(《本草纲目》)。

本品性温,归脾胃二经,长于温散中焦之寒邪。对于中焦寒证,无论虚实均可配伍使用,内服外用皆宜。如"偶受阴寒,如手足厥逆,腹痛绕脐而不可止,不妨多用生姜,捣碎炒热,熨于心腹之外,以祛其内寒也"(《本草新编》)。又善能和胃降逆,"止呕吐,不分乎冷热"(《药镜》)。"凡呕者多食生姜,此是呕家圣药"(《千金要方》)。故可用于多种原因所致的呕吐。因其以温中见长,故对胃寒呕吐最为适合。若将生姜切片,敷于内关穴,也可用于止呕及防止晕车、晕船。

本品辛温发散,入肺经,长于温肺散寒,兼能"豁痰利窍"(《药品化义》),善"治咳嗽痰涎"(《药鉴》)。若"初得寒热痰嗽,烧一块,啥啗之终日间,嗽自愈"(《本草衍义》)。对于肺寒咳嗽,无论有无外感,有痰无痰皆可配伍应用。

此外,本品能解鱼蟹毒,以及生半夏、生天南星等药食之毒。

【用法用量】煎服,3~10g,或捣汁服。

【使用注意】本品辛温助热,"食姜久,积热患目,珍屡试有准。凡病痔人多食兼酒,立发甚速痛。痈疮人多食,则生恶肉。此皆昔人所未言者也"(《本草纲目》)。

【用药甄别】紫苏叶与生姜。二者均辛温,归肺、脾经。能解表散寒,解鱼蟹毒,用于风寒表证,及进食鱼蟹中毒而出现腹痛吐泻者。然紫苏叶解表散寒力强,又能行气宽中,可用于脾胃气滞证,对于外感风寒,内有气滞之证尤为适宜;兼能行气安胎,用于妊娠气滞,恶心呕吐,不欲饮食或胎动不安等。生姜解表散寒之力不及紫苏叶,主要用于伤风感冒之轻证,或在解表剂中作辅助药用;主入中焦,长于温中止呕,为呕家圣药,可用于多种呕吐,尤善治胃寒呕吐;又能温肺化痰止咳,主治肺寒咳嗽。又能解生半夏、生天南星等药物之毒。

香薷
Xiāngrú

本品首载于《名医别录》。为唇形科植物石香薷 *Mosla chinensis* Maxim. 或江香薷 *Mosla chinensis* 'Jiangxiangru' 的干燥地上部分。夏季茎叶茂盛、花盛时采割。本品气清香而浓，味微辛而凉。以质嫩、穗多、叶青绿、香气浓者为佳。

【处方用名】香薷。

【性味归经】辛，微温。归肺、胃经。

【功效主治】发汗解表，化湿和中，利水消肿。用于暑湿感冒，恶寒发热，头痛无汗，腹痛吐泻，水肿，小便不利。

【药征概述】本品辛温发散，"上之能开肺气，泄腠理，达皮毛，以解在表之新寒"（《本草正义》）；内之能化湿和中而祛暑，"故能解寒郁之暑气"（《本草经疏》），"为夏月冒暑解表之药"（《药性切用》）。凡"暑有乘凉饮冷，致阳气为阴邪所遏，遂病头痛，发热恶寒，烦躁口渴，或吐或泻，或霍乱者，宜用此药"（《本草纲目》）。常用于夏月乘凉饮冷，外感于寒，内伤于湿之阴暑证。因其功似麻黄，多用于夏季感冒。故有"香薷乃夏月解表之药，如冬月之用麻黄"（《本草纲目》）之誉。

本品辛散发汗以散肌表之水湿，又能宣肺气开启上源，通畅水道，"开鬼门，洁净府，两得其宜"（《本草便读》）。"有彻上彻下之功，治水甚捷"（《本草衍义补遗》）。"治水之功果有奇效"（《本草纲目》）。"此与麻黄解表亦能消肿之理无二致"（《本草正义》）。适用于水肿初起，表邪外闭，肺气失宣而见小便不利者。

【用法用量】煎服，3~10g。

【使用注意】本品辛温发散，"不可热饮，反致吐逆，饮者惟宜冷服，则无拒格之患"（《本草纲目》）。"气虚者尤不可多服"（《本草正义》）。暑热证忌用。

【用药甄别】

1. 麻黄与香薷　二者均为辛温之品，能发汗解表，利水消肿，用于风寒表证，风水水肿。然麻黄发汗力强，主治风寒表实证；又能宣肺平喘，为治喘咳之要药，尤以治风寒外束之喘咳最宜。香薷气香，能化湿和中，常用于外感于寒，内伤于湿之阴暑证。故有冬月多用麻黄，夏月多用香薷之说。

2. 紫苏叶与香薷　二者均属辛温，能发汗解表，治疗风寒表证。然紫苏叶外散风寒，内行气滞，对于外有风寒，内有气滞之证最宜。香薷外散风寒、内化湿浊，对于外感风寒，内有湿阻之证尤佳。紫苏叶又能行气宽中，可收止呕、安胎之效,可用于脾胃气滞,胸闷呕吐;胎气上逆,胎动不安。尚能解鱼蟹毒,用于进食鱼蟹中毒而致腹痛吐泻者。香薷又因以利尿退肿,可用于水肿而有表证者。

荆芥
Jīngjiè

本品首载于《神农本草经》。为唇形科植物荆芥 Schizonepeta tenuifolia Briq. 的干燥地上部分。夏、秋二季花开到顶、穗绿时采割。本品气芳香,味微涩而辛凉。以色淡黄绿、穗密而长、香气浓者为佳。

【处方用名】荆芥、荆芥炭。

【性味归经】辛,微温。归肺、肝经。

【功效主治】解表散风,透疹,消疮;炒炭收敛止血。用于感冒,头痛,麻疹,风疹,疮疡初起。炒炭用于便血,崩漏,产后血晕。

【药征概述】本品辛散气香,辛而不烈,微温而不燥,药性缓和,"长于祛风邪"(《本草纲目》)。"用之以发表中之风邪,尤为相宜"(《本草新编》)。"其主寒热者,寒热必由邪盛而作。散邪解肌出汗,则寒热自愈"(《本草经疏》)。故对于外感表证,无论风寒、风热,或寒热不明显者均可选用。

本品味辛,轻扬透散,能宣散疹毒,"凡一切风毒之证,已出未出,欲散不散之际,以荆芥之生用,可以清(散)之"(《本草汇言》)。适用于麻疹初起,疹出不畅,以及风疹瘙痒者。又能"发散疮痈"(《滇南本草》),宣通壅结,适用于疮疡初起。若"捣烂醋调,傅疔疮肿毒最佳"(《本草正》)。

本品"功本治风,又兼治血者,以其入风木之脏,即是藏血之地也"(《本草备要》)。故"炒黑能入血分"(《本草便读》)。长于收敛止血。"凡一切失血之证,已止未止,欲行不行之势,以荆芥之炒黑,可以止之"(《本草汇言》)。因其力缓,常与其他止血药同用,或可在辨治方中加用本品。

【用法用量】煎服,5~10g。发表、透疹、消疮宜生用,止血宜炒用。

【备注】关于荆芥。本品原名"假苏",首见于《神农本草经》,列为中品。《救荒本草》释名曰:"以香气似苏,故名假苏"。而"荆芥"之名始见于《吴普本草》。其后,《本草图经》《本草衍义》等均指出:"假苏,荆芥也"。《本草品汇精要》《救荒本草》等均以"荆芥"为正名。《本草原始》虽以假苏为正名,但其附图标注仍为荆芥。由此可见,假苏、荆芥为一药二名,称谓有别。研究表明[1],假苏、荆芥的分化始于宋代。宋以前诸家本草都以"假苏"为正名,明

---

[1] 宋向文,王德群,韩邦兴.中药荆芥基原的沿革.第十八届全国药学史暨本草学术研讨会学术论文集,2015:108

以后诸家本草多以荆芥为正名,沿用至今,历版《中国药典》皆从之。

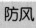

防风
Fángfēng

本品首载于《神农本草经》。为伞形科植物防风 *Saposhnikovia divaricata* (Turcz.) Schischk. 的干燥根。春、秋二季采挖未抽花茎植株的根。本品气特异,味微甘。以条粗壮、断面皮部色浅棕、木部色浅黄者为佳。

【处方用名】防风、炒防风。

【性味归经】辛、甘,温。归膀胱、肝、脾经。

【功效主治】祛风解表,胜湿止痛,止痉。用于感冒头痛,风湿痹痛,风疹瘙痒,破伤风。

【药征概述】本品辛温轻散,长于"开腠理,荡肌表之风邪"(《本草约言》),兼可祛湿。凡外感表证,无论风寒、风热或外感夹湿之感冒咸宜。

本品药性平和,微温不燥,甘缓不峻,素有"风药中润剂"(《本草纲目》)之称。能胜湿止痛,"兼能通痹起废,其效最弘"(《本草正义》),为"散风寒湿痹之药"(《本草汇言》)。故凡风湿痹痛,或一身尽痛者,皆可配伍使用。

本品以祛风见长,"治风通用"(《本草经疏》),"为风病之主药"(《本草正义》),凡"风邪风病无不治也"(《神农本草经百种录》)。对于风邪入侵,经脉拘急,发为牙关紧闭,四肢抽搐,项背强急,角弓反张之破伤风,有祛风止痉之功。因其重在祛风,止痉力缓,故用治破伤风不能独胜其功,每多作为辅助药用。兼能祛风止痒,用于风邪郁闭肌表所致皮肤瘙痒。

此外,炒用能止泻,可用治肝郁侮脾,肝脾不和,腹痛泄泻。

【用法用量】煎服,5~10g。

【使用注意】本品"散而不收,攻而不补,可暂时少用以成功,而不可经年频用以助虚耳"(《本草新编》)。

【典型案例】防风祛风案。王太后病风,不言而脉沉。其事急,若以有形之汤药缓不及事,令投以二物(防风、黄芪),汤气熏蒸,如雾满室,则口鼻俱受,非智者通神不可回也(《本草衍义补遗》)。

【用药甄别】荆芥与防风。二者味辛,微温不燥,药性缓和,长于祛风。凡外感表证,风疹瘙痒,寒热皆宜,且常相须为用。故有"用防风之,必兼用荆芥"(《本草求真》)之说。然荆芥发散之力优于防风。又能透疹,消疮,炒炭用能收敛止血,故对于麻疹不透、疮疡初起及多种出血证皆宜。防风祛风之功强于荆芥,为治风通用之品。又能胜湿止痛、止痉,可用于风湿痹痛、破伤风等。

【备注】关于防风为风药中润剂。本品始载于《神农本草经》,列为上品。《本草纲目》释名曰:"防者,御也。其功疗风最要,故名"。据《汤液本草》记载,防风"乃风药中润剂",是由金元四大家之一的李东垣最早提出的。此后《本草蒙筌》《本草纲目》等本草著作多有记载。所谓"风药,《神农本草经百种录》释义曰:"凡药之质轻而气盛者,皆属风药"。一般而言,凡质轻味辛,长于祛除风邪的药物,谓之风药。大凡风药皆燥,能燥伤阴血。然"(防风)为风药润剂,比之二活,则质稍轻,气亦稍平,凡属风药,皆可通用"(《本草求真》)。所谓"润",是相对"燥"而言,并非滋润之意。实为防风"药性平和,微温不燥,甘缓不峻"性能特点的高度概括。

羌活
Qiānghuó

本品首载于《神农本草经》。为伞形科植物羌活 *Notopterygium incisum* Ting ex H. T. Chang 或宽叶羌活 *Notopterygium franchetii* H. de Boiss. 的干燥根茎及根。春、秋二季采挖。本品气香,味微苦而辛。以根茎粗壮、有横节如蚕形、表面棕色、断面质紧密、朱砂点多、香气浓郁者为佳。

【处方用名】羌活、川羌活。

【性味归经】辛、苦,温。归膀胱、肾经。

【功效主治】解表散寒,祛风除湿,止痛。用于风寒感冒,头痛项强,风湿痹痛,肩背酸痛。

【药征概述】本品辛温苦燥,"雄而善散,可发表邪"(《雷公炮制药性解》),解表散寒力强。"能入诸经,太阳为最"(《本草正》),主散太阳经风邪及寒湿之邪,为"非时感冒之仙药"(《本经逢原》)。若"非其时而有伤寒之气者,可以代麻黄发表解热"(《本草汇》)。又善能止痛,"主遍身百节疼痛"(《本草品汇精要》)。"太阳经头痛、肢节痛、一身尽痛,非此不治"(《汤液本草》)。故对风寒夹湿之感冒,兼见头痛项强、肢体酸楚疼痛者尤宜。

本品辛能祛风,温能散寒,苦能燥湿,善"除新旧之风湿"(《本草正》),"透利关节最捷"(《药品化义》)。对于"周身风湿相搏百节之痛,皆能却乱反正,而治无不愈者"(《本草求真》)。因其以"发散风寒风湿"(《本草汇言》)见长,故以治风寒湿痹为宜。主入足太阳膀胱经,"能上达巅顶,横行肢臂,以尽其搜风通痹之职","专主上部之风寒湿邪"(《本草正义》)。故尤善治上半身之风湿痹痛,尤以肩背肢节疼痛者为佳。

【用法用量】煎服,3~10g。

【使用注意】本品"惟其气雄,大能散逐,若正气虚者忌用之"(《本草正》)。用量过多,易致呕吐,脾胃虚弱者不宜服。

【备注】关于羌活归膀胱经。羌活能解表散寒,理应归肺经,但历代本草,乃至现行《中药学》教材及《中国药典》均记载其归膀胱经。羌活没有利尿作用,故此处之膀胱非指膀胱之腑,而是指足太阳膀胱经。太阳主表,为诸经之藩篱,"所以为受病之始"(《伤寒论条辨》)。若风寒外侵,太阳首当其冲。症见恶寒发热,头痛项强,肩背酸痛等。"用此者,用其散寒定痛。能入诸经,太阳为最。散肌表之寒邪,利周身项脊之疼痛"(《本草正》)。由此可见,羌活归膀胱经,实则走太阳之表,故可用于风寒感冒。

白芷
Báizhǐ

本品首载于《神农本草经》。为伞形科植物白芷 *Angelica dahurica* (Fiseh. ex Hoffm.) Benth. et Hook. f. 或杭白芷 *Angelica dahurica* (Fisch. ex Hoffm.) Benth. et Hook. F. var. *formosana* (Boiss.) Shan et Yuan 的干燥根。夏、秋间叶黄时采挖。本品气芳香,味辛、微苦。以条粗壮、体重、粉性足、香气浓者为佳。

【处方用名】白芷、杭白芷、香白芷。

【性味归经】辛,温。归胃、大肠、肺经。

【功效主治】解表散寒,祛风止痛,宣通鼻窍,燥湿止带,消肿排脓。用于感冒头痛,眉棱骨痛,鼻塞流涕,鼻衄,鼻渊,牙痛,带下,疮疡肿痛。

【药征概述】本品辛温升散入肺经,"芳香通窍而表汗"(《本草备要》),能外散表寒,上通鼻窍。若"与细辛、辛夷作料,治久患鼻塞如神"(《本草蒙筌》)。适用于外感风寒,头身疼痛,鼻塞流涕较甚者,又为治鼻衄鼻渊所常用。

本品气温力厚,主入阳明经,能祛风止痛。因阳明之脉萦于面,"故能治阳明一切头面诸疾,如头目昏痛,眉棱骨痛,暨牙龈骨痛"(《本草求真》)。尤"止阳明头痛之寒邪"(《滇南本草》),对风寒所致之阳明头痛尤为适宜。

"气味辛温,芳香特甚,最能燥湿"(《本草正义》),善除阳明之湿邪而燥湿止带。"主妇人漏下赤白"(《神农本草经》)。适用于湿浊下注,带脉失约之白带过多。因其性温,故对寒湿带下更为适宜。

本品"能温散解托,而使腠理之风悉去,留结之痈肿潜消"(《本草求真》)。大凡"一切疮疡,并用调治"(《本草蒙筌》)。对于疮痈肿毒,无论成脓与否皆宜。若疮疡初起,红肿热痛者,用之可促使其消肿。疮疡脓成难溃者,用之可促使其排脓。"所以外科用之"(《本经逢原》)。

此外,尚能解蛇毒,可用于毒蛇咬伤。"昔临川有人被蝮蛇伤,即昏死,一臂如股,少顷遍身皮胀黄黑色。一道人以新汲水调香白芷水一斤灌之,觉脐中撩撩然,黄水自口出,腥秽逆人,良久消缩如故"(《本草求真》)。

【用法用量】煎服,3~10g。外用适量。

【使用注意】本品"燥能耗血,散能损气,有阴虚火炽,及漏下赤白,血热

所致者,并禁用"(《本草汇》)。

【典型案例】白芷治头痛案。王定国病风头痛,至都梁求名医杨介治之,连进三丸,即时病失,恳求其方,则用香白芷一味,洗晒为末,炼蜜丸,弹子大,每嚼一丸,以茶清或荆芥汤化下,遂命名都梁丸(《百一选方》)。

细辛
Xìxīn

本品首载于《神农本草经》。为马兜铃科植物北细辛 *Asarum heterotro poides* Fr. Schmidt var. *mandshuricum*(Maxim.)Kitag.、汉城细辛 *Asarum sieboldii* Miq. var. *seoulense* Nakai 或华细辛 *Asarum sieboldii* Miq. 的干燥根和根茎。前两种习称"辽细辛"。夏季果熟期或初秋采挖。本品气辛香,味辛辣、麻舌。以根灰黄、叶绿、干燥、味辛辣而麻舌者为佳。

【处方用名】细辛、北细辛、华细辛、辽细辛。

【性味归经】辛,温。归心、肺、肾经。

【功效主治】解表散寒,祛风止痛,通窍,温肺化饮。用于风寒感冒,头痛,牙痛,鼻塞流涕,鼻鼽,鼻渊,风湿痹痛,痰饮喘咳。

【药征概述】本品辛温透达,"能驱逐寒气,故其疏散上下之风邪,能无微不入,无处不到"(《神农本草经百种录》)。入肺经,能外"散风寒"(《本草从新》);入肾经,能温"去内寒"(《本草蒙筌》),"俾在表之阳邪可表,而在里之伏邪可除"(《本草求真》)。适用于外感风寒,头身疼痛较甚者。对于阳虚外感风寒,发热而脉反沉者较为适宜。

本品辛能祛风,温能散寒,以止痛见长。"治少阴头痛如神,亦主诸阳头痛"(《本经逢原》),"治诸风湿痹立效"(《本草蒙筌》),"除齿痛"(《药性论》)亦良。"惟治寒乃为恰合"(《本经疏证》)。故适用于头痛、牙痛、痹痛等诸寒痛证。

本品辛散温通,芳香透达,能"开肺气,通鼻塞"(《本草汇言》),为治鼻窍不利,鼻渊鼻鼽、鼻塞流涕之良药。

本品辛散温燥,外能发散风寒,内能温化痰饮,"治咳逆上气"(《药性论》)。因"肺属金而主皮毛。形寒饮冷则伤肺,肺伤则气不降,而咳逆上气之症生矣。细辛辛入肺,温能散寒,所以主之"(《本草经解》)。大凡风寒、肺寒或寒饮所致的咳逆咸宜。

【用法用量】煎服,1~3g;散剂每次服0.5~1g。外用适量。

【使用注意】本品"辛散太过,凡涉虚,忌之"(《本草通玄》)。不宜与藜芦同用。

【备注】

1. 关于细辛药用部位的变迁 本品最早记载于《神农本草经》,列为上品,迄今已有近2000年的用药历史。其药用部位主要经历了"用根-全草-根及根茎"的变迁过程。东汉以降,一直到新中国成立初期(公元二世纪至1950年),细辛皆以其根入药。如《名医别录》曰:"二月、八月采根,阴干"。20世纪中叶以后,细辛则以全草入药。如1~7版全国高等中医药院校《中药学》教材、《中华本草》和2000年版以及之前历版《中国药典》等均记载细辛用"全草"。21世纪初叶,2005年版《中国药典》的问世,明确规定细辛用"根及根茎",从而结束了细辛用全草,长达半个世纪的历史。

2. 关于"细辛不过钱" "细辛不过钱"之说,源于明代李时珍《本草纲目》。云:"细辛非华阴者不得为真。若单用末,不可过一钱,多则气闷塞不通者死,虽死无伤。"结合古代论述,"细辛不过钱"主要包括以下基本元素:①正品细辛,即华细辛和辽细辛;②用根,不是用带根全草;③单用,不是配伍应用;④用末(散剂),不是用汤剂;⑤口服,不是外用;⑥针对人的生理状态,不是病理状态。总之,"细辛不过钱"(3g)是在特定条件下的一种特殊限量,并不具有普遍的临床指导意义[1]。因此,准确把握"细辛不过钱"的内涵,对指导细辛临床安全、有效、合理用药十分重要。

藁本
Gǎoběn

本品首载于《神农本草经》。为伞形科植物藁本 *Ligusticum sinense* Oliv. 或辽藁本 *Ligusticum jeholense* Nakai et Kitag. 的干燥根茎及根。秋季茎叶枯萎或次春出苗时采挖。本品气浓香,味辛、苦、微麻。以个大体粗、质坚、香气浓郁者为佳。

【处方用名】藁本、辽藁本、川藁本。

【性味归经】辛,温。归膀胱经。

【功效主治】祛风,散寒,除湿,止痛。用于风寒感冒,巅顶疼痛,风湿痹痛。

【药征概述】本品味辛气温,主入足太阳膀胱经,上行升散,善达巅顶,"独入太阳,理风寒,其气雄壮,寒气郁于本经,头痛必用之药,巅顶痛非此不能除"(《本草汇》)。适用于外感风寒,循经上犯所致巅顶头痛。

本品辛香温燥,上行治风,下行治湿,能除肌肉、经络、筋骨间之风寒湿邪,蠲痹止痛。"气力状雄,风湿通用"(《本草蒙筌》)。适用于感受风寒湿邪所致肢体酸痛或风寒湿痹,一身尽痛者。

【用法用量】煎服,3~10g。

---

[1] 周祯祥.细辛古今研究与临床运用.北京:人民卫生出版社,2011:197

【使用注意】本品辛温,对于"温病头痛,发热口渴或骨疼,及伤寒发于春夏,阳证头痛,产后血虚火炎头痛,皆不宜服"(《本草经疏》)。

苍耳子
Cāngěrzǐ

本品始载于《神农本草经》。为菊科植物苍耳 *Xanthium sibiricum* Patr. 的干燥成熟带总苞的果实。秋季采收。本品气微,味微苦。以粒大、饱满、色黄棕者为佳。

【处方用名】苍耳子、菜耳实、炒苍耳子。

【性味归经】辛、苦,温;有毒。归肺经。

【功效主治】散风寒,通鼻窍,祛风湿。用于风寒头痛,鼻塞流涕,鼻衄,鼻渊,风疹瘙痒,湿痹拘挛。

【药征概述】本品辛温宣散,主入肺经,"能上达巅顶,疏通脑户之风寒,为头风痛之要药"(《本草正义》)。因其有毒,且发汗解表之力较弱,故一般风寒表证少用。多用于风寒感冒,头痛,鼻塞流涕明显者。又善通鼻窍,"治鼻渊、鼻息断不可缺"(《要药分剂》)。尤为治鼻渊鼻衄,鼻塞流涕之良药。

本品辛能散风,"苦能燥湿,温能通络,为祛风疗湿之圣药"(《本草求真》),"驱风湿周痹,四肢挛急者殊功"(《本草蒙筌》)。"乃主治风寒湿三气痹著之最有力而驯良者"(《本草正义》)。"故上中下一身风湿众病不可缺"(《本草汇言》)。适用于风寒湿痹,关节疼痛,四肢拘挛等。

此外,本品"尤治皮肤风"(《本草纲目》),"散疥癣细疮,遍身瘙痒者立效"(《本草蒙筌》),可用于风疹、疥癣等瘙痒性皮肤病。

【用法用量】煎服,3~10g。或入丸散。

【使用注意】本品"散气耗血,虚人勿服"(《本草从新》)。

【备注】关于苍耳子。本品原名"菜耳实",首载于《神农本草经》,列为上品。"一名胡菜,一名地葵"。《本草图经》谨按云:"诗人谓之卷耳,《尔雅》谓之苓耳,《广雅》谓之菜耳,皆以实得名也"。可见,本品以果实入药历史悠久,且别名甚多,但均不为现实所悉用。《本草蒙筌》曰:菜耳实,"一名苍耳实"。《本草新编》曰:"菜耳实,即苍耳子"。《本草正义》径直用"苍耳子"作为正名,现多从之。

辛夷
Xīnyí

本品始载于《神农本草经》。为木兰科植物望春花 *Magnolia biondii* Pamp.、玉兰 *Magnolia denudata* Desr. 或武当玉兰 *Magnolia sprengeri* Pamp. 的干燥花蕾。冬末春初花未开放时采收。本品气芳香,味辛凉而稍苦。以花蕾大、未开放、无枝梗、香气浓者为佳。

【处方用名】 辛夷、木笔花。

【性味归经】 辛，温。归肺、胃经。

【功效主治】 散风寒，通鼻窍。用于风寒头痛，鼻塞流涕，鼻衄，鼻渊。

【药征概述】 本品"辛温上达，能解肌散表；芳香清洁，能上窜头目，逐阳分之风邪，疏内窍之寒郁"（《本草汇言》）。因其发汗解表之力甚弱，故一般风寒表证少用。"功专去头风鼻病"（《本草撮要》）。可使"头风脑痛堪除，鼻塞窍室立通"（《药鉴》）。故为治鼻渊鼻衄、鼻塞流涕之要药。

【用法用量】 煎服，3~10g；本品有毛，易刺激咽喉，令人咳，故入汤剂宜用纱布包煎。外用适量。

【使用注意】 本品辛香"走窜，气虚火旺者忌服"（《本草备要》）。

【用药甄别】 苍耳子与辛夷。二者均能散风寒、通鼻窍，主治鼻渊鼻衄，鼻塞流涕等多种鼻病，常相须为用。然苍耳子有毒，又能祛风湿、止痹痛，可用于风湿痹痛、四肢拘挛；尚能祛风止痒，可用于风疹、疥癣等瘙痒性皮肤病。辛夷气味芳香，药性平和，善通鼻窍，故治鼻渊鼻衄及多种鼻病更为常用。

【备注】 关于辛夷。本品始载于《神农本草经》，列为上品。《本草经集注》云："形如桃子，小时气辛香，即《离骚》所呼辛夷者"。《唐本草》注云："此是树花未开时收之"。《本草拾遗》曰："此花，江南地暖正月开；北地寒二月开。初发如笔，北人呼为木笔。其花最早，南人呼为迎春"。由此可见，本品药用其花蕾，即花未开放时采收。因形似木笔，迎春而花，故《本草从新》曰："一名木笔花，一名迎春花"。

第二节　发散风热药

本类药物多属辛凉，以发散风热为主要功效。其发汗解表作用较发散风寒药缓和。主要适用于外感风热表证及温病初起邪在卫分，症见发热、微恶风寒、咽干口渴、头痛目赤、舌边尖红、舌苔薄黄、脉浮数等。

本节主要选介薄荷、牛蒡子、蝉蜕、桑叶、菊花、蔓荆子、柴胡、升麻、葛根、淡豆豉、浮萍、木贼、谷精草的本草药征。

薄荷
Bòhe

本品首载于《新修本草》。为唇形科植物薄荷 Mentha haplocalyx Briq. 的干燥地上部分。夏、秋二季茎叶茂盛或花开至三轮时，分次采割。本品揉搓后有特殊清凉香气，味辛凉。以叶多、色绿、气味浓者为佳。

【处方用名】薄荷。

【性味归经】辛,凉。归肺、肝经。

【功效主治】疏散风热,清利头目,利咽,透疹,疏肝行气。用于风热感冒,风温初起,头痛,目赤,喉痹,口疮,风疹,麻疹,胸胁胀闷。

【药征概述】本品入肺经,"辛凉而轻浮,故能散在上之风热"(《药鉴》)。"于头目肌表之风热郁而不散者,最能效力"(《本草思辨录》)。且发汗力强,"温病发汗用薄荷,犹伤寒发汗用麻黄也""服之能透发凉汗,为温病宜汗解者之要药"(《医学衷中参西录》)。适用于感风热表证或温病初起,症见头痛,发热,微恶寒等。

本品"味辛能散,性凉而清,通利六阳之会首,祛除诸热之风邪。取其性锐而轻清,善行头面"(《药品化义》)。"清头目咽喉口齿风热诸病"(《本草正》)。凡"风热上壅,斯为要药"(《本草经疏》)。适用于风热上攻之头痛目赤,咽喉肿痛,口疮等。

本品辛凉,质轻宣散,"善表瘾疹,愈皮肤瘙痒"(《医学衷中参西录》)。适用于风热束表之麻疹、风疹等出疹性疾病。入肝经,善能条达气机,疏畅肝郁。如"用香附以解郁,不若用薄荷解郁更神"(《本草新编》)。适用于肝郁气滞,胸闷,胁肋胀痛,月经不调等。

【用法用量】煎服,3~6g,宜后下;薄荷叶长于发汗解表,薄荷梗偏于行气和中。

【使用注意】本品"辛香伐气,非久能多服之品"(《本草正义》)。"多服久服,令人虚汗不止"(《本草通玄》)。

【典型案例】薄荷治外感气郁案。余尝遇人感伤外邪,又带气郁者,不肯服药,劝服薄橘茶立效。方用薄荷一钱、茶一钱、橘皮一钱,滚茶冲一大碗服。存之,以见薄荷之奇验也(《本草新编》)。

牛蒡子
Niúbàngzǐ

本品首载于《名医别录》。为菊科植物牛蒡 *Arctium lappa* L. 的干燥成熟果实。秋季果实成熟时采收。本品气微,味苦后微辛而稍麻舌。以粒大、饱满、色灰褐者为佳。

【处方用名】牛蒡子、炒牛蒡子、恶实、鼠粘子。

【性味归经】辛、苦,寒。归肺、胃经。

【功效主治】疏散风热,宣肺透疹,解毒利咽。用于风热感冒,咳嗽痰多,麻疹,风疹,咽喉肿痛,痄腮,丹毒,痈肿疮毒。

【药征概述】本品"味苦能清火,带辛能疏风"(《药品化义》)。主入肺经,为"散风除热解毒之要药"(《本草经疏》)。长于"解风温于上部"(《本草便读》),"开咽喉诸疾"(《本草汇言》),"利咽喉之痛"(《药鉴》)。适用于风热表证或温病初起而见咽喉红肿疼痛或咳嗽,咯痰不爽等。

本品辛能透散,苦寒清泄,能"宣疹痘于周身"(《本草便读》)。若"时行疹子,皮肤瘾疹,凡肺经郁火、肺经风热,悉宜用此"(《药品化义》)。适用于麻疹、风疹等出疹性疾病初期犹未透发者。因其"清泄之中,自能透发,且温热之病,大便自通,亦可少杀其势,故牛蒡最为麻疹之专药"(《本草正义》)。

本品辛散苦泄,"力解热毒"(《药品化义》)。能"散诸肿疮疡之毒"(《本草从新》)。善治热毒疮疡,颜面丹毒及痄腮等。因其性寒滑利,"能通大便,自大便以泻寒火之凝结"(《医学衷中参西录》),可使大便通畅而利于热毒清降,故上述热毒病症兼有大便秘结者最为适宜。

【用法用量】煎服,6~12g。

【使用注意】本品性冷滑利,"脾虚泄泻,为尤忌焉"(《本草求真》)。

【备注】关于牛蒡子。本品原名"恶实",始载于《名医别录》,列为中品。《本草纲目》释名曰:"其实状恶而多钩刺,故名"。《本草图经》曰:"恶实即牛蒡子也……实似葡萄核而褐色,外壳如栗球,小而多刺。鼠过之则缀惹不可脱,故谓之鼠黏子"。《本草衍义》曰:"恶实,是子也,今谓之牛蒡"。可见,"恶实"为历代本草之正名。牛蒡子虽为别名,出现较晚,但现以其为正名收载于历版《中国药典》。

蝉蜕
Chántuì

本品首载于《名医别录》。为蝉科昆虫黑蚱 *Cryptotympana pustulata* Fabricius 的若虫羽化时脱落的皮壳。夏、秋二季收集。本品气微,味淡。以体轻、完整、色黄亮者为佳。

【处方用名】蝉蜕、蝉衣、蝉退、虫退。

【性味归经】甘,寒。归肺、肝经。

【功效主治】散风除热,利咽,透疹,明目退翳,解痉。用于风热感冒,咽痛音哑,麻疹不透,风疹瘙痒,目赤翳障,惊风抽搐,破伤风。

【药征概述】本品质轻上浮,入肺经,"性微凉,能发汗,善解外感风热,为温病初得之要药"(《医学衷中参西录》)。"主疗皆一切风热之证"(《本草汇笺》)。适用于风热表证或温病初起,发热头痛等。因长于疏风热以宣肺利咽开音,故以风热郁肺,咽喉肿痛,声音嘶哑者尤为适宜。

本品轻宣透发,"善托瘾疹外出,有以皮达皮之力,故又为治瘾疹要药"(《医学衷中参西录》)。适用于麻疹透发不畅、风疹瘙痒等。入肝经,能凉散肝经风热,"消翳于目中"(《本草新编》),"去翳膜侵睛、胬肉满眦,眼科内诚奇"(《本草蒙筌》)。用于肝经风热所致的目赤肿痛,翳膜遮睛等。

本品甘寒,既能疏散风热以祛外风,又能凉肝定惊以息内风,可用"治小儿浑身壮热惊痫"(《药性论》)及"破伤风"(《本草纲目》),尤为治小儿惊痫夜啼常用之品。

【用法用量】煎服,3~6g。

【使用注意】孕妇慎用。

【典型案例】蝉蜕治音哑案。余友姚某,偶为外感所袭,音哑月余,余为拟方,用净蝉退二钱,滑石一两,麦冬四钱,胖大海五个,桑叶、薄荷叶各二钱,属其用水壶泡之代茶饮,一日音响,二日音清,三日全愈。以后又用此方治愈多人,屡试屡验(《医学衷中参西录》)。

【用药甄别】薄荷、牛蒡子与蝉蜕。三者性属寒凉,均能疏散风热、透疹、利咽,用于风热表证,温病初起;麻疹不畅,风疹瘙痒及咽喉肿痛等。然薄荷清轻凉散,发汗之力较强,故对外感风热,发热无汗者每多用之。又能清利头目、疏肝行气,用于风热上攻之头痛、目赤,肝郁气滞之胸闷、胁肋胀痛、月经不调等。牛蒡子辛散苦泄,兼能宣肺祛痰,对于风热或肺热咳嗽、咳痰不畅者较宜。内解热毒,兼能滑肠通便,对于痈肿疮毒、丹毒、痄腮、喉痹等热毒证兼大便秘结者尤为适宜。蝉蜕甘寒质轻,发汗之力不如薄荷,清热之力不如牛蒡子。又能息风止痉,用于小儿急慢惊风、破伤风等风动之证。

【备注】关于法象药理。所谓法象,即古代哲学术语。是对自然界一切事物现象的总称。《圣济经》曰:"万物皆有法象"。《药品化义》把药物体、色、气、味等性状特征视为"天地产物生成之法象"。它是事物在运动变化过程中反映在外的征象,是客观存在而真实可见的,也是可以认识和把握的。所谓法象药理,即根据药物的形、色、气味、质地等性状,以及产地、生态环境等自然特征来阐释其治病作用及奏效机制。《神农本草经百种录》曰:"凡药之用,或取其气,或取其味,或取其色,或取其形,或取其质,或取其性情,或取其所生之时,或取其所成之地,各以其所偏胜而即资之疗疾,故能补偏救弊,调和脏腑。深求其理,可自得之"。如"以皮达皮""以枝走肢""虫类搜风""介类潜阳""节以治骨""核以治丸"等,都是以"象"推"理"的一种思维模式和方法,不失为对药性理论的补充,有一定的实用价值。

桑叶
Sāngyè

本品首载于《神农本草经》。为桑科植物桑 *Morus alba* L. 的干燥叶。初霜后采收。本品气微,味淡、微苦涩。以叶大、色黄绿者为佳。

【处方用名】桑叶、冬桑叶、霜桑叶、蜜桑叶。

【性味归经】甘、苦,寒。归肺、肝经。

【功效主治】疏散风热,清肺润燥,清肝明目。用于风热感冒,肺热燥咳,头晕头痛,目赤昏花。

【药征概述】本品"气轻味薄,清芬凉爽,合于肺经清肃之令,能通皮毛而泄风透热,是为疏解风热之清灵妙品"(《脏腑药式补正》)。凡"风温暑热服之,肺气清肃,即能汗解"(《重庆堂随笔》)。适用于风热表证及温病初起。

本品入肺经,质轻能散肺经风热,苦寒"清金能止嗽"(《医林纂要》),甘寒能润燥肃肺。集散、清、润于一体,具有良好的止咳作用。可使风热得散,肺热得清,燥热得除,则咳嗽得已。大凡风热、肺热、燥热之咳嗽咸宜。

本品入肝经,能"泻肝经之气热"(《药笼小品》),"凡一切目疾头风等证,由于风热者皆可用之"(《本草便读》)。兼能益阴,凡风热、肝热及肝肾阴虚所致目疾皆宜,内服外用均可。

此外,尚能凉血止血,可用于多种血热出血。

【用法用量】煎服,5~10g;外用煎水洗眼;清肺润燥多蜜炙用,余生用。

【典型案例】桑叶治盗汗案。严州有僧,每就枕,汗出遍身,比旦,衣被皆透,二十年不能疗。监寺教采带露桑叶,焙干为末,空心米饮下二钱,数日而愈(《本草备要》)。

菊花
Júhuā

本品首载于《神农本草经》。为菊科植物菊 *Chrysanthemum morifolium* Ramat. 的干燥头状花序。9~11月花盛开时分批采收。本品气清香,味甘、微苦。以花朵完整、颜色鲜艳、香气浓郁者为佳。

【处方用名】菊花、甘菊黄、白菊花、黄菊花、滁菊花、杭菊花。

【性味归经】甘、苦,微寒。归肺、肝经。

【功效主治】散风清热,平肝明目,清热解毒。用于风热感冒,头痛眩晕,目赤肿痛,眼目昏花,疮痈肿毒。

【药征概述】本品味苦微寒,清香质轻,达表上浮,长于清疏肺经及在表之风热,"为去风热之要药"(《本经逢原》),适用于风热表证或温病初起。

本品清苦泄降,"入肝之用为长"(《本草便读》),"专制风木"(《本草经疏》)。能平肝阳,清肝热,兼"补阴养目"(《本经逢原》)。且"不甚燥烈,故于头目风火之疾尤宜焉"(《神农本草经百种录》)。"驱头风止头痛眩晕,清头脑第一;养眼血收眼泪翳膜,明眼目无双"(《本草蒙筌》)。适用于阴虚阳亢所致的头痛眩晕,风热上攻或肝火上炎所致的目赤肿痛,羞明多泪;肝肾精血不足,眼目昏花,视物模糊等。

本品苦寒,"能理血中热毒"(《本草正义》),具有清热解毒之功。"生捣最治疗疮,血线疔尤为要药"(《本草经疏》)。善治疮痈肿毒。惟清热解毒之力不及野菊花,故较少用之。

【用法用量】煎服,5~10g。疏散风热多用黄菊花,清肝明目、平抑肝阳多用白菊花;清热解毒多用野菊花。

【用药甄别】

1. 白菊花与黄菊花　二者药征相似,都能疏散风热、平肝明目、清热解毒。然白菊花味甘,清热力稍弱,长于平肝明目;黄菊花味苦,泄热力较强,常用于疏散风热。

2. 桑叶与菊花　二者味甘苦、性寒凉,归肺、肝经。均能疏散风热,清肝明目,兼能益阴。适用于风热表证,温病初起,及风热、肝热、肝肾阴虚所致的目赤肿痛,目暗昏花,常相须为用。然桑叶主入肺经,疏散风热之力较强,又善清肺润燥,并能凉血止血,凡风热、肺热或燥热伤肺之咳嗽,及血热出血皆宜。菊花主入肝经,清肝明目之力较强,又能平抑肝阳、清热解毒,可用于阴虚阳亢之头痛眩晕及热毒疮疡。

【备注】

1. 关于菊花与野菊花　菊花入药始于《神农本草经》,列为上品。《本草经集注》认为:"菊有两种。一种茎紫气香而味甘,叶可作羹者为真;一种青茎而大,作蒿艾气,味苦不堪食者,名苦薏,非真,其华(花)正相似,惟以甘苦别之尔"。《日华子本草》更明确指出:"菊有两种:花大气香,茎紫者为甘菊;花小气烈,茎青小者名野菊,味苦"。其后,历代本草又根据其花的颜色、质地、气味等不同,将菊花分为白、黄两种。如《本草图经》曰:"白菊,叶大似艾叶,茎青根细,花白蕊黄;其黄菊,叶似茼蒿,花蕊都黄"。《药品化义》云:"白色者,其体轻,味微苦,性气和平;……黄色者,其味苦重,清香气散"。至此,菊花(白菊花、黄菊花)、野菊花分作两个品种药用至今。

2. 关于药对　"药对"之名,始见于《雷公药对》,徐之才《药对》。然原书已佚,在后世的医籍中可见其部分内容。所谓药对,又称对药,主要是指相对固定的二味药物(不囿于二味药)的配对。大凡两药之配伍应用,能协同增效,减低毒性,或产生特殊效果者,皆称之为药对。如桑叶与菊花、荆芥与防风、麻黄与桂枝、桂枝与芍药、柴胡与黄芩等都是临床常用的药对。

3. 关于药队　又称"本草分队",是中药中一种特殊的分类方法(即按部分类)。《本草害利》曰:"取其用药如用兵之意。盖脏腑,即地理也,处方如布阵也,用药如用兵将也。病本在于何经,即以君药主将标于何经"。该书罗列常用药物,按脏腑分为心部、肝部、脾部、肺部、肾部、胃部、膀胱部、胆部、大肠部、小肠部、三焦部十一个药队,以补泻凉温为序,以猛将、次将别之,对临床有针对性的选择用药有一定的意义。

蔓荆子
Mànjīngzǐ

本品首载于《神农本草经》。为马鞭草科植物单叶蔓荆 *Vitex trifolia* L. var. *simplicifolia* Cham. 或蔓荆 *Vitex trifolia* L. 的干燥成熟果实。秋季果实成熟时采收。本品气特异而芳香,味淡、微辛。以粒大饱满、气香者为佳。

【处方用名】蔓荆子、蔓荆实、炒蔓荆子。

【性味归经】辛、苦,微寒。归膀胱、肝、胃经。

【功效主治】疏散风热,清利头目。用于风热感冒头痛,齿龈肿痛,目赤多泪,目暗不明,头晕目眩。

【药征概述】本品"气清味辛,体轻而浮,上行而散"(《本草纲目》)。凡"风在表而能散,热在上而能清"(《本草约言》)。尤散头面部之风热,为"主头面诸风疾之药"(《本草汇言》)。善治风热头痛及偏头痛,以及风热上攻之目赤肿痛,齿龈肿痛,目昏多泪。

此外,尚能发散风湿,通利关节,"除筋骨湿痹拘挛"(《本草易读》),可用于风湿痹痛。"入汤散中,屡用奏效,又不拘于头面上部也"(《本草汇言》)。

【用法用量】煎服,5~10g。

【备注】

1. 关于蔓荆子与牡荆子 蔓荆子原名"蔓荆实",始载于《神农本草经》,列为上品。曰:"小荆实亦等"。《唐本草》注云:"小荆实今人呼为牡荆子者是也。其蔓荆子大,故呼牡荆子为小荆实。亦等者,言其功用与蔓荆同也。蔓荆苗蔓生,故名蔓荆。生水滨。叶似杏叶而细,茎长丈余。花红白色。今人误以小荆为蔓荆,遂将蔓荆子为牡荆子也"。《本草衍义》曰:"蔓荆实,诸家所解,蔓荆、牡荆纷纠不一。《本经》既言蔓荆,明知是蔓生,即非高木也。既言牡荆,则自是木上生者"。由此可见,蔓荆子与牡荆子是两种药物,虽功用相似,但不能混为一物。

2. 关于蔓荆子的用法 《本草新编》曰:本品"因其体轻力薄,藉之易于上升也。倘单恃一味,欲取胜于顷刻,则不能也"。提示本品药力单薄,欲取速效者不宜。常配伍使用,借其上升之性,以助药力,可提高疗效。

柴胡
Cháihú

本品首载于《神农本草经》。为伞形科植物柴胡 *Bupleurum chinense* DC. 或狭叶柴胡 *Bupleurum scorzonerifolium* Willd. 的干燥根。分别习称"北柴胡"及"南柴胡"。春、秋二季采挖。本品气微香,味微苦。以根粗长、须根少者为佳。

【处方用名】柴胡、北柴胡、南柴胡、醋北柴胡、醋南柴胡。

【性味归经】辛、苦，微寒。归肝、胆、肺经。

【功效主治】疏散退热，疏肝解郁，升举阳气。用于感冒发热，寒热往来，胸胁胀痛，月经不调；子宫脱垂、脱肛。

【药征概述】本品辛散升浮，其性微寒，能达表散邪，凡"用此者，用其凉散"（《本草正》）。尤为"退热必用之药"（《本草纲目》）。对于外感发热，无论风热、风寒所致者皆宜。又"为少阳经表药"（《本草经疏》），能"行经于表里阴阳之间，奏效于寒热往来之会"（《长沙药解》）。若邪"外寒之在半表半里者，引而出之，使达于表，而寒邪自散"（《本草正义》）。故"治伤寒寒热往来为最要药"（《本草集要》）。

本品味辛能行，力"主疏肝"（《药品化义》）。能"条达木郁，疏畅气血"（《本草便读》），"行肝经逆结之气，止左胁肝气疼痛"（《滇南本草》），"凡病肝郁愦闷不平者，服之最灵"（《本草汇言》）。故为"郁症之要剂"（《本草新编》）。适用于肝失疏泄，气机郁滞所致的胸胁胀痛、情志抑郁及妇女月经不调、痛经等。若"于应用药中，加入少许柴胡，以为佐使而作向导，奏效甚捷"（《本草正义》）。

本品味薄气升，"主阳气下陷，能引清气上行"（《本草备要》），有升阳举陷之功。凡"清气之陷于阴分者，举而升之，使返其宅，而中气自振"（《本草正义》）。适用于中气不足，气虚下陷所致的久泻脱肛、子宫脱垂等内脏下垂。然本品升举阳气，并无补气之功。故"柴胡提气，必须于补气之药提之，始易见功，舍补气之药，实难奏效"（《本草新编》）。

【用法用量】煎服，3~10g。解表退热多生用，疏肝解郁宜醋炙用。

【使用注意】本品"其性升发，病人虚而气升者忌之，呕吐及阴火上者勿服"（《本经逢原》）。

【备注】关于柴胡劫肝阴。"柴胡劫肝阴"语出林北海重刊张司农《治暑全书》。其后，叶天士在《临证指南医案·幼科要略》曾引用之。由此迅速传开，影响颇大，争议亦较多。如江南名医徐灵胎对此提出了质疑。"此说何来，此老终身与柴胡为仇何也？"并以"杜撰"二字来阐明其观点。温病学家王孟英则认为，"叶氏引用，原非杜撰，洄溪（灵胎）妄评，殊欠考也"（《温热经纬》）。从本草记载来看，本品"其性升发，病人虚而气升者忌之，呕吐及阴火炎上者勿服。若阴虚骨蒸服之，助其虚阳上逆，势必耗尽真阴而后已"（《本经逢原》）。提示柴胡之用关键在辨证，若证属阴虚水亏或阴虚火旺、虚火上炎者，应慎用柴胡。至于柴胡劫肝阴之说，主要针对滥用柴胡时弊的一种纠偏。虽不免有矫枉过正，言过其实，但对临床安全合理用药起到了警示作用。

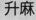 升麻
Shēngmá

本品首载于《神农本草经》。为毛茛科植物大三叶升麻 *Cimicifuga heracle-*

ifolia Kom.、兴安升麻 *Cimicifuga dahurica*（Turcz.）Maxim. 或升麻 *Cimicifuga foetida* L. 的干燥根茎。秋季采挖。本品气微，味微苦而涩。以个大、质坚、表面色黑褐者为佳。

【处方用名】升麻、炙升麻。

【性味归经】辛、微甘，微寒。归肺、脾、胃、大肠经。

【功效主治】发表透疹，清热解毒，升举阳气。用于风热头痛，齿痛，口疮，咽喉肿痛，麻疹不透，阳毒发斑，脱肛，子宫脱垂。

【药征概述】本品辛能透散，微寒清热，入肺经。能"去伤风于皮肤，散发热于肌肉"（《本草蒙筌》）。"透表发汗，其力颇大，惟表邪之郁遏者宜之"（《本草正义》）。适用于风热表证，发热头痛等。又能"发痘瘄于隐密之时，化斑毒于延绵之际"（《本草汇言》）。"化斑点疮疹，实建奇功"（《本草新编》）。常用于麻疹不透，阳毒发斑。

本品寒凉，能清热解毒，"凡肿毒之属殊效"（《本草图经》），可用于多种热毒证。因其入胃经，善"清胃火"（《质问本草》），解阳明热毒，"止头、齿、咽喉诸痛"（《本草新编》）。适用于阳明热盛之头痛、牙龈肿痛、口舌生疮、咽肿喉痛等。

本品"性气轻浮，善提清气"（《药品化义》），能"升举脾虚下陷之清阳"（《本草正义》），"提元气之下陷，举大肠之脱泄"（《本草正》）。"若气禀素弱，内伤元气，清阳陷遏，并宜此药活法治之"（《本草汇》），故为升阳举陷之要药。适用于中气不足，气虚下陷所致的久泻脱肛、子宫脱垂等内脏下垂病症。

【用法用量】煎服，3~10g。发表透疹、清热解毒多生用，升阳举陷宜炙用。

【使用注意】本品升浮发散，若麻疹已透，"见点后即忌用升麻"（《本草正义》）。"阴虚火动者忌之"（《本草便读》）。"若下元虚者，升之则下愈虚矣，慎之"（《本草发明》）。

葛根
Gěgēn

本品首载于《神农本草经》。葛根为豆科植物野葛 *Pueraria lobata*（Willd.）Ohwi 的干燥根。习称野葛。秋、冬二季采挖。本品气微，味微甜。以块大、质坚实、色白、粉性足、纤维少为佳。

【处方用名】葛根、野葛、煨葛根。

【性味归经】甘、辛，凉。归脾、胃、肺经。

【功效主治】解肌退热，生津止渴，透疹，升阳止泻，通经活络，解酒毒。用于外感发热头痛、项背强痛，口渴，消渴，麻疹不透，热痢，泄泻，眩晕头痛，中风偏瘫，胸痹心痛，酒毒伤中。

【药征概述】本品辛凉，入肺经。轻扬升散，"能解肌发表，开腠理出汗"

（《本草发明》）。凡外感发热，服之可奏热退身凉之效。因其善"解经气之壅遏"（《长沙药解》），疗项背之强急。故外感表证发热，项背强痛，无论风寒、风热均可运用。又能开腠疏表，助疹外透，使邪有出路，适用于麻疹初起，表邪外束，疹出不畅者。

本品入胃经。"能鼓胃气升腾而上，津液资生"（《本草便读》）。大凡口渴，无论外感、内伤皆宜。因其味甘性凉，长于"退热生津"（《本草求真》），故"凡热而兼渴者，此为最良"（《本草正》）。常用于热病津伤口渴及内热消渴。又能升举脾胃清阳之气而奏止泻之效，"为治清气下陷泄泻之圣药"（《本草从新》），主治脾虚泄泻。然本品"只以升举陷下之气，并非为清里而设"（《本草正义》）。若治湿热泻痢，须配黄连、黄芩等清热燥湿药同用。

本品味辛能行，"主宣通经脉之正气以散邪"（《本草崇原》），有活血通经之功。"诸痹皆起于气血不流畅，葛根辛甘和散，气血活，诸痹自愈也"（《本草经解》）。适用于中风偏瘫，胸痹心痛。

此外，本品"性善醒酒"（《医学衷中参西录》），"解中酒之苛毒"（《药鉴》）。凡"病酒及渴者，得之甚良"（《本草衍义》）。

【用法用量】煎服，10～15g。解肌退热、透疹、生津止渴多生用；升阳止泻宜煨用。

【使用注意】本品"性凉，易于动呕，胃寒者所当慎用"（《本草正》）。

【用药甄别】柴胡、升麻与葛根。三者皆为辛凉之品，能发表、升阳，用于外感表证，及清阳不升的病证。其中，柴胡、升麻重在升举下陷之阳气，主治气虚下陷之内脏脱垂；葛根偏在鼓舞脾胃清阳之气上升而收生津止渴、升阳止泻之功，主治热病津伤口渴、内热消渴，及脾虚泄泻。升麻、葛根又能透疹，常用于麻疹初起、疹出不畅。此外，柴胡长于退热，可用于外感发热及少阳寒热往来；又能疏肝解郁，用于肝郁气滞证。升麻善解阳明热毒，可用于齿痛口疮、咽喉肿痛、丹毒疖腮，及温毒发斑等多种热毒证。葛根兼能缓颈背之强痛，对外感表证兼见项背强痛者尤宜。又能活血通经，解酒毒，适用于中风偏瘫，胸痹心痛，及酒毒伤中。

【备注】

1. 关于粉葛与野葛　葛根始载于《神农本草经》，列为中品。《本草纲目》指出："葛有野生，有家种"两种。据考证[1]，古代本草所记载的葛根应为豆科葛属植物，可判定葛根为今豆科的野葛 *Pueraria lobata* 和粉葛 *Pueraria thomsonii*。2000年版及以前历版《中国药典》均作为葛根的基源收载。自2005年始，历版《中国药典》基于一品一名的考虑，将野葛作为葛根的正品，将粉葛从中单列出来。二者药征相似，药食皆宜。若作食用，以粉葛为宜；若作药用，以野葛为佳。

---

[1]　曾明,张汉明,郑水庆,等.中药葛根的本草学研究.中药材,2000,2(1):46

2. 关于葛根竭胃汁 "葛根竭胃汁"语出林北海重刊张司农《治暑全书》。叶天士在《临证指南医案·幼科要略》曾引用之。其对后世医学的影响并不亚于同出一处的"柴胡劫肝阴"。葛根首载于《神农本草经》。并将"主消渴"列为诸功用之首。因"能鼓胃气上行,生津止渴"(《本草从新》)。能"退热生津"(《本草求真》)。故"凡热而兼渴者,此为最良"(《本草正》)。可见,葛根非但不会"竭胃汁",反而还能生(升)津止渴,常用于热病津伤口渴及内热消渴证。因此,临证用药不必囿于"葛根竭胃汁"之说。

淡豆豉
Dàndòuchǐ

本品始载于《名医别录》。为豆科植物大豆 *Glycine max* (L.) Merr. 的成熟种子的发酵加工品。本品气香,味微甘。以粒大、饱满、色黑者为佳。

【处方用名】淡豆豉、豆豉、香豉。

【性味归经】苦、辛,凉。归肺、胃经。

【功效主治】解表,除烦,宣发郁热。用于感冒、寒热头痛,烦躁胸闷,虚烦不眠。

【药征概述】本品辛散轻浮,能疏散表邪,"发伤寒之表症,除时疾之肌热"(《本草易读》)。因其发散之力较缓,有发汗而不伤阴之说。大凡感冒,无论风寒、风热所致,以邪浅证轻者颇为适宜。

本品辛能宣散,凉能除热,为"宣郁之上剂也。凡病一切有形无形,壅胀满闷,停结不化,不能发越致疾者,无不宣之"(《本草汇言》)。"以热郁胸中,非宣剂无以除之"(《本草经疏》)。适用于外感热病,邪热内郁胸中,心胸烦闷,甚至懊憹不眠等。

【用法用量】煎服,6~12g。

【备注】关于淡豆豉。本品为黑大豆与表散药物同制发酵而成,由于加工所用辅料不同而性质各异。若与麻黄、紫苏同制,其性偏温,多用于风寒表证;与桑叶、青蒿同制,其性偏凉,多用于风热表证。各地使用不一,但《中国药典》规定为后者。

浮萍
Fúpíng

本品首载于《神农本草经》。为浮萍科植物紫萍 *Spirodela polyrrhiza* (L.) Schleid. 的干燥全草。6~9月采收。本品气微,味淡。以色绿、背紫者为佳。

【处方用名】浮萍。

【性味归经】辛,寒。归肺经。

【功效主治】宣散风热,透疹,利尿。用于麻疹不透,风疹瘙痒,水肿尿少。

【药征概述】本品辛寒,"其性轻浮,入肺经,达皮肤,所以能发扬邪汗"(《本草纲目》),有宣散风热,"辛凉解表"(《玉楸药解》)之功。"治时行热病,亦堪发汗"(《本草图经》),使邪热从表从汗而解。对于风热感冒,或时行热病,发热无汗者较宜。

本品味辛,轻浮外达,既可助麻疹透发,用于麻疹初起,疹出不畅。又"祛皮肤瘙痒之风"(《滇南本草》),适用于风邪郁于肌表,风疹瘙痒。

本品"轻浮最甚,故上宣肺气,外达皮毛,发汗泄热,下通水道"(《本草正义》),能"消水肿而利小便"(《药鉴》)。其"下水捷于通草"(《本经逢原》)。凡"因热郁小便闭结为患者,用此亦无不愈也"(《本草汇言》)。对于水肿,小便不利而兼有风热表证者用之最宜。

【用法用量】煎服,3~9g。外用适量,煎汤浸洗。

【使用注意】本品发汗力较强,故"表气虚而自汗者勿用"(《本草经疏》)。

【用药甄别】麻黄与浮萍。二者味辛,主入肺经。能外达皮毛以发汗解表,通调水道以利水消肿,皆可用于无汗之表证,及水肿、小便不利兼有表证者。然二者寒温有别,所用各有不同。麻黄辛温,以发散风寒为主,主治风寒表证;且能宣肺平喘,常用治肺气壅遏的咳嗽气喘。浮萍辛寒,以宣散风热为主,主治风热表证;且能透疹止痒,可用于麻疹不透以及风疹瘙痒等。

【备注】

1. 关于浮萍　《神农本草经》始载"水萍",列为中品。《唐本草》注云:"水萍者有三种,大者名苹。水中又有荇菜,亦相似,而叶圆。水上小浮萍,主火疮"。可见在唐代已有多种形态不同的植物称作"水萍"。《本草纲目》曰:"本草所用水萍,乃小浮萍,非大萍也"。并根据颜色不同将其分为两种:"一种背面皆绿者。一种面青背紫赤若血者,谓之紫萍,入药为良"。《本草乘雅半偈》明确指出:"面青背紫者,入药最良;面背皆绿者,不堪入药也"。《本草求真》不仅强调"用浮萍其背紫色"者,并以"浮萍"为正名,今多从之。

2. 关于浮萍发汗　历来有两种不同的观点:如《本草衍义补遗》认为,浮萍"发汗尤甚麻黄",具有较强的发汗作用。而《本草正义》则认为,浮萍"其质最轻,气味皆薄,虽曰发汗,性非温热,必无过汗之虑",发汗作用较缓和。目前多倾向于后一种观点。

木贼
Mùzéi

本品首载于《嘉祐本草》。为木贼科植物木贼 *Equisetum hyemale* L. 的干燥地上部分。夏、秋二季采割。本品气微,味甘淡、微涩,嚼之有沙粒感。以茎粗长、色绿、质厚、不脱节者为佳。

【处方用名】木贼、木贼草。

【性味归经】甘、苦,平。归肺、肝经。

【功效主治】疏散风热,明目退翳。用于风热目赤,迎风流泪,目生云翳。

【药征概述】本品苦平偏凉,主入肺肝经。"专主眼目风热,暴翳,止泪,取发散肝肺风邪也"(《本经逢原》),"为去翳明目要剂"(《本草求真》)。故风热感冒用之较少,"今惟治目医用之"(《植物名实图考》)。主要适用于风热上攻,目赤肿痛,羞明多泪,目生翳障等。

此外,尚能"止血"(《本草纲目》)。可"治下血、血痢、血崩、血痔诸症"(《本草正义》),尤以下部血热出血为宜。因其药力单薄,多配伍使用,或在复方中作辅助药用。

【用法用量】煎服,3~9g。

谷精草
Gǔjīngcǎo

本品首载于《本草拾遗》。为谷精草科植物谷精草 *Eriocaulon buergerianum* Koern. 的干燥带花茎的头状花序。秋季采收。本品气微,味淡。以花序大而紧密、色灰白、花茎短者为佳。

【处方用名】谷精草。

【性味归经】辛、甘,平。归肝、肺经。

【功效主治】疏散风热,明目退翳。用于风热目赤,肿痛羞明,眼生翳膜,风热头痛。

【药征概述】本品辛甘性平,体轻性浮,长于疏散肝经风热而明目退翳,"凡治目中诸病,加而用之,甚良。明目退翳之功,似在菊花之上"(《本草纲目》)。"为清热明目之品"(《滇南本草》),"治目散翳之上药"(《本草经疏》)。适用于肝经风热,目赤肿痛,羞明多泪,目生翳障等。

本品"其质轻清,故专行上焦,直达巅顶,能疏散头部风热"(《本草正义》)。为"祛风清火之药"(《本草汇言》),且无寒凉遏抑之虞。适用于风热上攻之头痛、牙痛等。

【用法用量】煎服,5~10g。

【用药甄别】木贼与谷精草。二者均性平偏凉,入肺肝经。能疏散风热,明目退翳,用于肝经风热,目赤肿痛,羞明多泪,目生翳障等。然木贼兼能凉血止血,可用于便血、血痢、血崩、血痔等下部血热出血。谷精草尚能疏散头面部风热,还用于风热上攻之头痛、牙痛等。

凡以清解里热为主要功效,常用于里热证的药物,称为清热药。

清热药多为苦寒,长于清泄里热,适用于外无表邪,内无积滞,机体活动亢进所表现的具有温热特点的证候。由于里热证有实热与虚热之分,气分与血分之异,故本章药物亦相应分为清热泻火药、清热燥湿药、清热解毒药、清热凉血药和清虚热药五节。

所谓清热,即药性寒凉,能清除火热之邪,以减轻或消除里热证的治疗作用。又称清泄里热、清解里热。其中,针对温热病气分实热证和各脏腑热证发挥治疗作用的功效,称清热泻火;性味苦寒,针对湿热诸证发挥治疗作用的功效,称清热燥湿,又称苦寒燥湿;清血分之热邪,针对营血分证发挥治疗作用的功效,称清热凉血,简称凉血;针对各种热毒证发挥治疗作用的功效,称清热解毒;针对各种虚热证发挥治疗作用的功效,称清虚热,又称退虚热。

本类药物性多寒凉,易伤脾胃,故脾胃虚弱,食少便溏者慎用。苦寒药物易化燥伤阴,故阴虚患者慎用。对于阴盛格阳或真寒假热证,不宜使用本章药物。

第一节　清热泻火药

本类药物多属甘寒或苦寒,以清泄温热病气分实热和各脏腑实热为主要功效。用于温热病气分实热证,症见高热、汗出、烦渴、脉洪大有力,甚或神昏谵语,以及热邪壅肺之咳嗽喘息,胃火上炎之头痛、牙痛,肝火上炎之目赤肿痛、头痛眩晕,心火上炎之口舌生疮等各脏腑实热证。

本节主要选介石膏、知母、芦根、天花粉、淡竹叶、栀子、夏枯草、决明子、密蒙花、青葙子的本草药征。

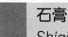

石膏
Shígāo

本品首载于《神农本草经》。为硫酸盐类矿物硬石膏族石膏,主含含水硫酸钙。本品气微,味淡。以块大、色白、纵面纤维状、有光泽者为佳。

【处方用名】石膏、生石膏、煅石膏。

【性味归经】甘、辛,大寒。归肺、胃经。

【功效主治】清热泻火，除烦止渴。外用收湿、生肌、敛疮、止血。用于外感热病，高热烦渴，肺热喘咳，胃火亢盛，头痛，牙痛。外治溃疡不敛，湿疹瘙痒，水火烫伤，外伤出血。

【药征概述】本品"辛能解肌，甘能缓热，大寒而兼辛甘则能除大热"（《本草经疏》）。"石膏之凉，虽不如冰。而其退热之力，实胜冰远甚"（《医学衷中参西录》）。"主解横溢之热邪，……化邪热之充斥"（《本经疏证》）。因其"专入阳明经，为退热祛邪之神剂"（《药品化义》）。若"阳明气分之热，已势成连衡，非得辛甘寒解肌之石膏，由里达表，以散其连衡之势，热焉得除而汗焉得止"（《本草思辨录》）。其清热泻火力强，可使热清火除，则津液复而烦渴止，为"止渴除烦之要药"（《本草经疏》）。适用于温热病邪在气分，邪正剧争，里热蒸迫，津液受伤所致的壮热，不恶寒，汗多、烦渴引饮、脉洪大等气分实热证。

本品大寒，入肺胃经，能"清肺胃之热"（《本草害利》），"退肺胃之火邪"（《本草便读》）。故上能清泄肺经之实热，用于热邪壅肺之咳逆喘促实证。中能清阳明有余之热，"胃火热极，非石膏不能降"（《本草新编》）。凡胃中积热，循经上犯之头痛如裂，壮热皮如火燥，及牙龈红肿疼痛，或牙周出血，甚至腐臭溃烂者，皆可用之。

本品煅后研末外用，寒凉之性大减，而收涩之力增强，能收湿、生肌、敛疮、止血。"愈金疮之溃烂"（《神农本草经读》），"敷金疮出血者甚效"（《医学衷中参西录》）。常用于溃疡不敛，湿疹瘙痒，水火烫伤，外伤出血等。

【用法用量】煎服，15～60g，宜先煎。外用适量，研末撒敷患处。内服宜生用，外用宜火煅研末。

【使用注意】本品"过于寒凉，恐伤胃气"（《本草新编》）。"胃虚弱者忌服，阴虚热者禁尝。若误用之，则败阳作泻，必反害人"（《本草正》）。

【典型案例】石膏治温病案。某女，年近六旬，得温病，脉数而洪实，舌苔黄而干，闻药气即呕吐。俾单用生石膏细末六两，以作饭小锅煎取清汤一大碗，恐其呕吐，一次只温饮一口，药下咽后，觉烦躁异常，病家疑药不对证。愚曰："非也，病重药轻故也"，饮至三次，遂不烦躁，阅四点钟尽剂而愈（《医学衷中参西录》）。

【备注】

1. 关于石膏大寒　本品首载于《神农本草经》，列为中品。书中记载其药性为"微寒"。《名医别录》谓能除"三焦大热"，将其药性定为"大寒"。现行《中药学》教材和《中国药典》多宗此说。然而，持反对者有之。如近代名医张锡纯云："《神农本经》谓其微寒，则性非大寒可知"（《医学衷中参西录》）。日本学者东洞吉益云："《名医别录》言石膏性大寒，自后医者怖之，遂至于置而不用焉"（《药征》）。北京四大名医孔伯华先生指出："一般皆认为其性大寒，实则石膏之性是凉而微寒。凡内伤外感,病确属热,投无不宜。奈何今之医者不究其药性,误信为大寒而不敢用。尝因摒医家如此,故病家见方中用石膏,亦畏之如虎,如此谬误流传,习而不察之弊,乃余所大惑而不能解也。直如摒玉液而弃金丹,致令病人不起,良可慨也"(《孔伯华医集》)。石膏为寒凉之品毋庸置疑。过于强调石膏的寒凉之性,将其定为"大寒",可能会带来一些负面影响,不利于石膏的临床应用和疗效的发挥。故《中华本草》将石膏药性定为"寒",既避免了石膏微寒与大寒之争,也符合石膏的临床用药实际。

2. 关于石膏解肌　石膏"解肌发汗"之说,出自《名医别录》,后世多有阐发。如《本草衍义补遗》谓"其辛也,能解肌出汗"。《本草正》谓其"辛能出汗解肌"。《本草备要》谓其"辛能发汗解肌"。何为解肌? 一般认为,解肌即解表,主要用于外感表证。如"麻黄疗伤寒,解肌第一"(《本草经集注》)。而石膏之解肌则不然。"主解横溢之热邪,此正石膏解肌之所以然"(《本草思辨录》)。"若认作麻黄、桂枝、葛根之解肌发汗等,便失主治寒热之从逆也"(《本草汇言》)。因此,石膏之解肌,特指清泻阳明火热之邪,主治肺胃气分实热证。与麻黄、桂枝、葛根之解肌不可同日而语。

3. 关于石膏剂量　《本草备要》曰:"用之鲜少,则难见功"。《医学衷中参西录》云:"夫石膏之质甚重,七八钱不过一大撮耳。以微寒之药,欲用一大撮扑灭寒温燎原之热,又何能有大效? 是以愚用生石膏以治外感实热,轻证亦必至两许;若实热炽盛,又恒重用至四五两,或七八两,或单用,或与他药同用,必煎汤三四茶杯,分四五次徐徐温饮下,热退不必尽剂。"提示石膏用量宜大,剂量过小难能奏效。

4. 关于石膏用法　石膏有生用与煅用之别。《中国药典》(2015 年版)将其作为两个药品单列。其中,石膏生用长于清热泻火,除烦止渴,以内服为主;石膏煅用偏于收湿、生肌、敛疮、止血,以外用为优。此处将其并为一条,在用法上加以区分。

知母
Zhīmǔ

本品首载于《神农本草经》。为百合科植物知母 *Anemarrhena asphodeloides* Bge. 的干燥根茎。春、秋二季采挖。本品气微,味微甜、略苦,嚼之带黏性。以条粗、质硬、断面色白黄者为佳。

【处方用名】知母、毛知母、盐知母。

【性味归经】苦、甘,寒。归肺、胃、肾经。

【功效主治】清热泻火,滋阴润燥。用于外感热病,高热烦渴,肺热燥咳,骨蒸潮热,内热消渴,肠燥便秘。

【药征概述】本品苦寒,主入气分,"清阳明独胜之热"(《本草便读》),功似石膏而力稍逊,亦为治阳明气分邪热之要药。凡"热病之在阳明,烦渴大汗,脉洪里热,佐石膏以扫炎熇"(《本草正义》)。适用于温热病邪在气分,高热烦渴等。

本品苦寒甘润,"为肺胃肾三经清气热之药"(《本草思辨录》)。"上则清肺金而泻火"(《本草纲目》),适用于肺热咳嗽,咯痰黄稠,或肺热阴伤,燥咳无痰或少痰者。中能"清胃以救津液"(《本草正义》)。"患人虚热口干,宜倍用之"(《本草蒙筌》)。适用于热病津伤口渴及内热消渴。下能"泻无根之肾火,疗有汗之骨蒸,止虚劳之阳胜,滋化源之阴生"(《药性赋》),为滋阴降火之要药。凡"阴虚火动之证,惟此可以治之"(《本草汇言》)。适用于肾阴不足,阴虚火旺之骨蒸潮热、虚烦盗汗、遗精等。总之,"知母须肺胃肾三经火盛阴亏之证,或热中消渴者,乃可用之"(《本草便读》)。

此外,本品"液滑能通大便"(《医学衷中参西录》),"润燥滑肠"(《本草备要》),尚可用于肠燥便秘。

【用法用量】煎服,6~12g。

【使用注意】本品"苦寒伤胃而滑肠,多服令人泻"(《本草备要》)。故"大便不实者忌之"(《本草易读》)。

【用药甄别】石膏与知母。二者药性寒凉,入气分,归肺胃经。均能清阳明气分之火热,主治气分证及肺胃热证,常相须为用。然石膏大寒,清热泻火力强,以治实热证为宜。煅后外用能收湿、生肌、敛疮、止血,常用于溃疡不敛,湿疹瘙痒,水火烫伤,外伤出血等。知母质地滋润,清热泻火之力不及石膏,滋阴润燥为石膏所不及,故凡实热、虚热皆宜。又长于滋肾降火,并能润肠通便,可用于阴虚火旺,骨蒸潮热,盗汗遗精以及肠燥便秘。

芦根
Lúgēn

本品首载于《名医别录》。为禾本科植物芦苇 *Phragmites communis* Trin. 的新鲜或干燥根茎。全年均可采挖。本品气微,味甘。以条粗均匀、色黄白、有光泽、无须根者为佳。

【处方用名】芦根、鲜芦根。

【性味归经】甘,寒。归肺、胃经。

【功效主治】清热泻火,生津止渴,除烦,止呕,利尿。用于热病烦渴,肺热咳嗽,肺痈吐脓,胃热呕哕,热淋涩痛。

【药征概述】本品"甘能益胃和中,寒能除热降火,热解胃和,则津液流通而渴止"(《本草经疏》)。其清热泻火之力不及石膏、知母,但清热不碍胃,生津不恋邪。适用于热病伤津,烦热口渴,及内热消渴。

本品寒能清热,甘可养阴,主入肺胃经,能"清降肺胃"(《玉楸药解》)。上则"清肺降火是其所能"(《本草求真》),可"使肺气清肃,则声音顿发"(《药品化义》),热咳自除。适用于风热犯肺之咳嗽,及邪热壅肺之咳嗽痰稠。因其质轻宣透,兼能祛痰排脓,可用于肺痈吐腥臭脓痰。中则"除热安胃,亦能下气"(《本草经疏》),有清胃止呕之功,凡"胃热火逆者宜之"(《本草汇》),对"胃阴不足而有火邪上逆为患者最宜"(《本草便读》)。适用于胃热呕哕。

此外,尚能"降火利水"(《本草再新》),可用于热淋涩痛,小便短赤等。

【用法用量】煎服,15~30g;鲜品加倍,或捣汁用。

【使用注意】"胃寒便溏呕吐者禁用"(《本草便读》)。

【备注】关于芦根与苇茎。《证类本草》引郭璞云:苇苇也,苇即芦之成者。……所谓芦苇,通一物也",说明芦与苇是同一植物。芦根为芦苇的根茎,苇茎为芦苇的嫩茎。二者同出一物,药征相近。但芦根长于生津止渴,苇茎长于清透肺热,多用于肺痈,略有侧重。药店中多无苇茎供应,可以芦根代之。鲜芦根多由病家自备。

天花粉
Tiānhuāfěn

本品首载于《神农本草经》。为葫芦科植物栝楼 *Trichosanthes kirilowii* Maxim. 或双边栝楼 *Trichosanthes rosthornii* Harms 的干燥根。秋、冬二季采挖。本品气微,味微苦。以色白、质坚实、粉性足者为佳。

【处方用名】天花粉、瓜蒌根、栝楼根。

【性味归经】甘、微苦,微寒。归肺、胃经。

【功效主治】清热泻火,生津止渴,消肿排脓。用于热病烦渴,肺热燥咳,内热消渴,疮疡肿毒。

【药征概述】本品味甘苦,性微寒,入胃经。能"行津液之固结,降烦热之燔腾"(《本草约言》)。功似芦根,其清热泻火不及。但"益胃生津,洵推妙品,最宜于老弱病后,无黏腻碍化之弊"(《本草正义》)。"栝楼根止渴,是增益其所无"(《本草思辨录》)。故"善能治渴,从补药而治虚渴,从凉药而治火渴,从气药而治郁渴,从血药而治烦渴,乃治渴之神药"(《本草汇言》)。尤宜于热病伤津,口燥烦渴,及阴虚内热,消渴多饮。

本品入肺经,能清肺中之邪热,"化肺中之燥痰,宁肺止嗽"(《医学衷中参西录》),为"治嗽之要药"(《药鉴》)。适用于燥热伤肺之干咳少痰,或痰中带血等。

本品苦凉,能解疮家之热毒,"排脓消肿,生肌长肉"(《雷公炮制药性解》)。凡"疗痈初起者,与连翘、山甲并用即消;疮疡已溃者,与黄芪、甘草并用,更能生肌排脓,即溃烂至深旁串他处,不能敷药者,亦可自内生长肌肉,徐徐将脓排出"(《医学衷中参西录》),故为外科常用之品。对于热毒疮疡,无论成脓或破溃与否均可运用。

【用法用量】煎服,10~15g。

【使用注意】本品其性寒降,"脾胃虚寒者禁用"(《本草备要》)。孕妇慎用,不宜与川乌、制川乌、草乌、制川乌、附子同用。

【用药甄别】芦根与天花粉。二者均入肺胃经,功能清热泻火,生津止渴,用于热病烦渴,肺热咳嗽。然芦根偏于清热,长于止呕,兼能透散,适用于胃热呕哕,肺痈吐脓;尚能清热利水,用于热淋涩痛,小便短赤等。天花粉长于生津,为治渴之要药;兼能润肺燥,可用于燥热伤肺之干咳少痰,或痰中带血等;又能消肿排脓,用于疮疡肿毒。

【备注】关于天花粉。本品原名"栝楼根",始载于《神农本草经》,列为上品。《唐本草》注云:"今用根作粉"。《本草纲目》释名曰:"其根作粉,洁白如雪,故谓之天花粉"。《本草蒙筌》曰:"天花粉,即栝蒌根"。《本草正义》云:"所谓天花粉者,即以蒌根切片用之,有粉之名,无粉之实"。可见,栝楼根与天花粉为一药二名,古今称谓有别。历版《中国药典》均用"天花粉"为其正名。

淡竹叶
Dànzhúyè

本品首载于《滇南本草》。本品为禾本科植物淡竹叶 *Lophatherum gracile* Brongn. 的干燥茎叶。夏季未抽花穗前采割。本品气微,味淡。以叶大、色绿、不带根及花穗者为佳。

【处方用名】淡竹叶。

【性味归经】甘、淡,寒。归心、胃、小肠经。

【功效主治】清热泻火,除烦止渴,利尿通淋。用于热病烦渴,小便赤涩淋痛,口舌生疮。

【药征概述】本品甘寒,入心胃经。能泻心火,清胃热,"除烦止渴"(《本草再新》)。适用于外感热病,心烦口渴。因其作用缓和,轻证多用;若重证则功力不济,多入复方,每作辅佐药用。

本品甘淡性寒,上能清心经之火,下能导小肠之热。"清上导下,可升可降"(《本草便读》)。使"小便利则心火因之而清",故为"泄火利水之良品"(《本草正义》)。凡"证因气壮火郁,小水不利,用无不宜"(《本草汇言》)。适用于心火上炎之舌尖红赤,口舌生疮;或心热下移于小肠之小便赤涩、尿道灼痛等。

【用法用量】煎服,6~10g。

【使用注意】本品"有走无守,孕妇禁服"(《本草从新》)。

【备注】关于竹叶与淡竹叶。竹叶始载于《神农本草经》,列为中品。《名医别录》称"淡竹叶"。《本草图经》曰:"箽竹、淡竹、苦竹,《本经》并不载所出州土,今处处有之。竹之类甚多,而入药者惟此三种",说明竹叶来源广泛。《本草备要》曰:"叶生竹上",且以淡竹之叶为良。故《中国药典》确定禾本科植物淡竹 *Phyllostachys nigra*(Lodd.)Munro var. *henonis*(Mitf.)Stapf ex Rendle 的干燥嫩叶为竹叶的药材来源。《本草纲目》另出"淡竹叶"一物,与《神农本草经》所载竹叶之别名存在着名实混淆。《得配本草》曰:"此非淡竹之叶,另是一种"。《本草正义》指出:"此非竹类也。生下湿地,细茎绿叶,有似于竹,故有此名"。《中国药典》确定禾本科植物淡竹叶 *Lophatherum gracile* Brongn. 的干燥茎叶为淡竹叶的药材来源。由此可见,凡明以前方中所用之竹叶或淡竹叶,均为今之竹叶。二者名称与药征相似,可以相互替代使用。

栀子
Zhīzi

本品首载于《神农本草经》。为茜草科植物栀子 *Gardenia jasminoides* Ellis 的干燥成熟果实。9~11月果实成熟呈红黄色时采收。本品气微,味微酸而苦。以皮薄、饱满、色红黄者为佳。

【处方用名】栀子、山栀、炒栀子、焦栀子。

【性味归经】苦,寒。归心、肺、三焦经。

【功效主治】泻火除烦,清热利尿,凉血解毒。外用消肿止痛。用于热病心烦,湿热黄疸,淋症涩痛,血热吐衄,目赤肿痛,火毒疮疡;外治扭挫伤痛。

【药征概述】本品味苦气寒,主入心经。"功专除烦泻火"(《本草撮要》)。"善去心中客热,虚烦不得眠,反复颠倒,心中懊憹"(《本草集要》)。又入三焦经,能"泻一切有余之火"(《本草经疏》),用于火毒炽盛,三焦俱热而见高热烦躁、神昏谵语者。

本品沉降下行,"大能降火从小便泄去"(《本草正》),以导湿热而收通淋、退黄之效。适用于湿热黄疸,小便短赤及湿热淋证,尿频尿急,溺时涩痛者。

本品入血分,"炒黑则能清血郁热"(《本草便读》)。适用于火热炽盛,灼伤血络,迫血热妄行所致的吐血、咯血、衄血、尿血等多种出血。"最清胃脘之血,炒黑末服,吹鼻治衄"(《本草备要》)。又能凉血解毒,可用于疮痈肿毒,红肿热痛者,内服外敷均可。

此外,本品"为末,烧酒调敷,善治跌打处青红肿疼,能消瘀血可知"(《医学衷中参西录》)。对外伤性扭挫伤痛,单用研末,醋调外敷,有消肿止痛之效。

【用法用量】煎服,6~10g。外用生品适量,研末调敷。焦栀子偏于凉血止血。

【使用注意】本品苦寒,"损胃伐气,虚者忌之"(《本草从新》)。

【备注】关于栀子。本品始载于《神农本草经》,列为中品。《名医别录》曰:"一名越桃"。《本草纲目》以"卮子"为正名,并释名曰:"卮,酒器也。卮子象之,故名。俗作栀"。主要根据其果实形状而得名。《本草经集注》云:"处处有。亦两、三种小异,以七棱者为良。经霜乃取之"。《本草图经》曰:"入药者山栀子,方书所谓越桃也。皮薄而圆小,刻房七棱至九棱者为佳。其大而长者,乃作染色。又谓之伏尸栀子,不堪入药用"。《本草蒙筌》曰:"家园栽者,肥大且长,只供染色之需,五棱六棱弗计。山谷产者,圆小又薄,堪为入药之用,七棱九棱方良"。说明栀子原植物不止一种,但以"七棱九棱"者为上,现多从之。

夏枯草
Xiàkūcǎo

本品首载于《神农本草经》。为唇形科植物夏枯草 *Prunella vulgaris* L. 的干燥果穗。夏季果穗呈棕红色时采收。本品气微,味淡。以色紫褐、穗大者为佳。

【处方用名】夏枯草、夏枯球。

【性味归经】辛、苦,寒。归肝、胆经。

【功效主治】清泻肝火,明目,散结消肿。用于目赤肿痛,目珠夜痛,头痛眩晕,瘰疬,瘿瘤,乳痈,乳癖,乳房胀痛。

【药征概述】本品苦寒,"独走厥阴,能解肝家郁火"(《本草便读》),凡"一切热郁肝经等症,得此治无不效"(《本草求真》)。适用于肝火上炎之目赤肿痛,或肝阳上亢之头痛眩晕。因其兼"补养厥阴血脉"(《本草通玄》),故对于肝阴不足,目珠疼痛,至夜尤甚者尤良。

本品辛散苦泄,"功专散结"(《本草便读》)。长于"破癥坚瘰瘤结气,散瘰疬鼠瘘头疮"(《本草蒙筌》),"为治瘰疬鼠瘘之要药"(《本草经疏》)。适用于肝郁化火,痰火蕴结之瘰疬,痰核,颈项瘿瘤,皮色不变,或肿或痛,及肝气郁结,痰热互结所致的乳痈、乳癖、乳腺胀痛等。

此外,本品"兼有和阳养阴之功,失血后不寐者服之即寐"(《重庆堂随笔》)。

【用法用量】煎服,9~15g。或熬膏服。

【使用注意】本品苦寒,"久服亦伤胃家"(《本草从新》),故脾胃寒弱者慎用。

决明子
Juémíngzǐ

本品首载于《神农本草经》。为豆科植物决明 *Cassia obtusifolia* L. 或小决明 *Cassia tora* L. 的干燥成熟种子。秋季采收。本品气微,味微苦。以籽粒饱满、色绿棕者为佳。

【处方用名】决明子、马蹄决明、炒决明子。

【性味归经】甘、苦、咸,微寒。归肝、大肠经。

【功效主治】清热明目,润肠通便。用于目赤涩痛,羞明多泪,头痛眩晕,目暗不明,大便秘结。

【药征概述】本品苦能泻,甘能补,主入肝经。因其善"治一切目疾,故有决明之名"(《本草备要》)。能"益肾水,清肝火,水生火退,则目自明"(《本草便读》),为明目之要药。"凡目病内外等证,无所不治"(《神农本草经百种录》);无论虚实目疾,均可应用。因能"滋益肝肾以镇潜补阴"(《本草正义》),故可用于阴虚阳亢之眩晕头痛。因其力薄,"惟多服久服,方可得效"(《本草正》)。

本品味苦通泄,质润滑利,入大肠经,能通肠腑之壅滞,润大肠之燥结,适用于肠燥津亏,大便秘结。

【用法用量】煎服,9~15g。

【使用注意】气虚便溏者不宜用。

【典型案例】决明子治目赤肿痛案。一十余岁童子,素有目疾已愈。又因衄血久而肝肾虚火俱动,致目赤左眼眦微痛,加减六味丸中入决明,而效甚速(《本草述》)。

密蒙花
Mìménghuā

本品首载于《开宝本草》。为马钱科植物密蒙花 *Buddleja officinalis* Maxim. 的干燥花蕾及其花序。春季花未开放时采收。本品气微香,味微苦、辛。以花蕾排列紧密、色灰褐、有细毛茸、质柔软者为佳。

【处方用名】密蒙花。

【性味归经】甘,微寒。归肝经。

【功效主治】清热泻火,养肝明目,退翳。用于目赤肿痛,多泪羞明,目生翳膜,肝虚目暗,视物昏花。

【药征概述】本品甘而微寒,主入肝经。能泻肝火,养肝血,明目退翳,"专理目疾"(《本草正》),"所主无非肝虚有热所致"(《本草经疏》)。"得此甘能补益,寒能除热,肝血足而诸症无不愈矣"(《本草求真》)。大凡目疾,不拘新久,无论虚实皆宜。适用于肝火上炎之目赤肿痛,多泪羞明,目生翳膜,以及肝虚有热之目暗干涩,视物昏花等。

【用法用量】煎服,3~9g。

青葙子
Qīngxiāngzǐ

本品首载于《神农本草经》。为苋科植物青葙 *Celosia argentea* L. 的干燥成熟种子。秋季采收。本品气微,无味。以粒饱满、色黑、光亮者为佳。

【处方用名】青葙子、草决明。

【性味归经】苦,微寒。归肝经。

【功效主治】清肝泻火,明目退翳。用于肝热目赤,目生翳膜,视物昏花,肝火眩晕。

【药征概述】本品苦寒,主入肝经。"能清肝火,治目疾"(《本草便读》)。"用之治目,往往有验,尤可征"(《本草纲目》)。凡"目科风热、肝火诸证,统以治之"(《本草正义》)。适用于风热上攻,或肝火上炎所致目赤肿痛、眼生翳膜。

此外,本品兼能"镇肝"(《日华子本草》),平抑肝阳,可用于肝阳上亢之眩晕头痛。

【用法用量】9~15g。

【使用注意】"瞳孔散大者勿服"(《本草从新》)。

【用药甄别】密蒙花与青葙子。二者均专入肝经,能清肝泻火,明目退翳。适用于肝火上炎之目赤肿痛,多泪羞明,目生翳膜。然密蒙花兼能养肝,可用于肝虚有热之目暗干涩,视物昏花等。青葙子兼能平抑肝阳,适用于肝阳上亢之眩晕头痛。

【备注】关于青葙子与决明子。青葙子,又名"草决明",始载于《神农本草经》,列为下品。《本草蒙筌》曰:"(青葙)子,名草决明,意谓功专治眼,特假别名以美之,非真为决明子也"。决明子,始载于《神农本草经》,列为上品。《本草经集注》曰:"(决明)子形似马蹄,呼为马蹄决明,用之当捣碎。又别有草决明,是姜蒿子,在下品中也"。《本草纲目》曰:"此马蹄决明也,以明目之功而名。又有草决明、石决明皆同功也。草决明即青葙子,陶氏所谓姜蒿是也"。由此可见,青葙子与决明子皆因有明目之功而得名"决明"。其中,"草决明"是"青葙子"的别名,"马蹄决明"是"决明子"的别名。

第二节 清热燥湿药

本类药物性味苦寒,苦能燥湿,寒能清热,以清热燥湿为主要功效,用于多种湿热证。症见身热不扬,头身困重,胸脘痞闷,黄疸尿赤,阴肿阴痒,舌苔黄腻等。多数药物兼能泻火解毒,可用于各脏腑之火热病证及热毒疮疡。

本节主要选介黄芩、黄连、黄柏、龙胆、苦参、秦皮、白鲜皮的本草药征。

黄芩
Huángqín

本品首载于《神农本草经》。本品为唇形科植物黄芩 *Scutellaria baicalensis* Georgi 的干燥根。春、秋二季采挖。本品气微,味苦。以条长、质坚实、色黄者为佳。

【处方用名】黄芩、炒黄芩、酒黄芩、黄芩炭、枯芩、子芩。

【性味归经】苦,寒。归肺、胆、脾、大肠、小肠经。

【功效主治】清热燥湿,泻火解毒,止血,安胎。用于湿温、暑温,胸闷呕恶,湿热痞满,泻痢,黄疸,肺热咳嗽,高热烦渴,血热吐衄,痈肿疮毒,胎动不安。

【药征概述】本品味苦燥湿,性寒胜热,清热燥湿力强,"通治一切湿热","内外女幼诸科之湿聚热结病证,无不治之"(《本草正义》)。尤善"清上中二焦火热与湿"(《本草求真》)。故凡湿温、暑湿、泻痢、黄疸等"皆湿热胜之病也,折其本则诸病自瘥矣"(《本草经疏》)。

本品"寒以胜热,折火之本"(《本草汇言》),可用于多种火热病证。因其主入肺经,"最善清肺经气分之热"(《医学衷中参西录》),"定肺热之喘嗽"(《本草正义》)。故凡"肺经之热,必须用之"(《本草新编》)。适用于邪热壅肺之咳嗽。又擅解火热之毒,可用于痈肿疮毒,咽喉肿痛等火毒炽盛证。

本品能泄亢盛之火热,"止上炎之失血"(《本草正义》),有凉血止血之功。适用于火毒炽盛,迫血妄行所致的吐血、衄血等。又能清胞宫之火,"去胎前之热"(《本草从新》),使"火退则胎安"(《本草便读》),"为安胎之圣药"(《本草集要》)。常用于妊娠"胎中有火热不安"(《滇南本草》)者。

【用法用量】煎服,3~10g。清热多生用,安胎多炒用,清上焦热可酒炙用,止血可炒炭用。

【使用注意】本品"苦寒伤胃,虚寒者均宜戒"(《本草从新》),"大肠无火滑泄者,最当慎用"(《本草正》)。

【典型案例】黄芩清肺止咳案。予(李时珍)年二十时,因感冒咳嗽既久,且犯戒,遂病骨蒸发热,肤如火燎,每日吐痰碗许,暑月烦渴,寝食几废,六脉浮洪。遍服柴胡、麦门冬、荆沥诸药,月余益剧,皆以为必死矣。先君偶思李东垣治肺热如火燎,烦躁引饮而昼盛者,气分热也。宜一味黄芩汤,以泻肺经气分之火。遂按方用片芩一两,水二钟,煎一钟,顿服。次日身热尽退,而痰嗽皆愈。药中肯綮,如鼓应桴,医中之妙,有如此哉(《本草纲目》)。

【备注】关于黄芩。本品始载于《神农本草经》,列为中品。黄芩以根入药,药材有条芩与枯芩两种。如《本草经集注》云:"圆者名子芩为胜,破者名宿芩,其腹中皆烂,故名腐肠,惟取深色坚实者为好"。《本草纲目》云:"芩,说文作荃,谓其色黄也。或云芩者黔也,黔乃黄黑之色也。宿芩乃旧根,多中空,外黄内黑,即今所谓片芩。……子芩乃新根,多内实,即今所谓条芩"。一般认为,生长年限较短,根圆,饱满坚实者,称为"子芩"或"条芩"。年限较长,药材体大而枯心甚或空心者,称为"枯芩"或"宿芩""片芩"。二者药征相似,现多不分用。

黄连
Huánglián

本品首载于《神农本草经》。为毛茛科植物黄连 *Coptis chinensis* Franch.、三角叶黄连 *Coptis deltoidea* C. Y. Cheng et Hsiao 或云连 *Coptis teeta* Wall. 的干燥根茎。分别习称"味连""雅连""云连"。秋季采挖。本品气微,味极苦。以身干粗壮、质坚实、断面红黄色者为佳。

【处方用名】黄连、味连、雅连、云连、川黄连、酒黄连、姜黄连、萸黄连。

【性味归经】苦,寒。归心、脾、胃、肝、胆、大肠经。

【功效主治】清热燥湿,泻火解毒。用于湿热痞满,呕吐吞酸,泻痢,黄疸,高热神昏,心火亢盛,心烦不寐,心悸不宁,血热吐衄,目赤,牙痛,消渴,痈肿疔疮;外治湿疹,湿疮,耳道流脓。

【药征概述】本品苦寒,"能除水火相乱之病。水火相乱者,湿热是也。凡药能去湿者必增热,能除热者必不能去湿。惟黄连能以苦燥湿,以寒除热,一举两得,莫神于此"(《神农本草经百种录》)。"能泄降一切有余之湿火"(《本草正义》)。清热燥湿之力胜于黄芩,可广泛用于湿热诸证。因其主入中焦,善清脾胃大肠之湿热,适用于湿热阻滞中焦之脘腹痞满。尤"为治痢之最"(《本草集要》)。"必其素禀阳脏,或多纵口腹,湿热为痢者,乃其所宜"(《本草正》),故为治湿热泻痢之要药。

本品苦寒直折,"专治诸火"(《本草正》),"清有余之实火"(《本草便读》)。凡"心脾肝肾之热,胆胃大小肠之火,无不治之"(《本草正义》),尤以泻心、胃之火见长。大凡心火上炎之口舌生疮,心火亢盛之心烦不寐,心悸不宁;热入心包,热盛动风之高热烦躁、神昏谵语及小儿高热惊厥;胃热呕吐,胃火牙痛,胃热炽盛,消谷善肌,烦渴多饮,及肝火犯胃之呕吐吞酸等,"惟初病气实热盛者,服之最良"(《本草蒙筌》)。

本品有良好的泻火解毒作用。能"解诸般热毒秽毒及肿毒疮疡"(《药鉴》),凡"诸疮肿毒必用之"(《本草集要》)。故"疮疡一科,世人几视为阳证通用之药"(《本草正义》)。可用于疮痈疔肿,热毒炽盛而见红肿热痛者。又"诸家失血而邪热有余,非此不凉"(《本草纂要》),尤善"止中部见血"(《本草求真》),适用于热盛迫血妄行之吐血、衄血。

此外,本品研末外掺,或调敷,可用治湿疹,湿疮,耳道流脓。

【用法用量】煎服,2~5g;外用适量。生用清热力较强,炒用能降低其苦寒性。酒黄连善清上焦火热,用于目赤,口疮;姜黄连清胃和胃止呕,用于寒热互结,湿热中阻,痞满呕吐;萸黄连舒肝和胃止呕,用于肝胃不和,呕吐吞酸。

【使用注意】本品大苦大寒,"虚寒为病大忌"(《本草害利》)。"中病即止,岂可久服"(《本草汇》)。

黄柏
Huángbò

本品首载于《神农本草经》。为芸香科植物黄皮树 *Phellodendron chinense* Schneid. 的干燥树皮。本品气微,味极苦,嚼之有黏性。以皮厚、断面色黄者为佳。

【处方用名】黄柏、川黄柏、盐黄柏、黄檗、黄柏炭。

【性味归经】苦,寒。归肾、膀胱经。

【功效主治】清热燥湿,泻火除蒸,解毒疗疮。用于湿热泻痢,黄疸尿赤,带下阴痒,热淋涩痛,脚气痿躄,骨蒸劳热,盗汗,遗精,疮疡肿毒,湿疹湿疮。

【药征概述】本品苦寒,"于清热之中,而兼燥湿之效"(《神农本草经读》),可用于多种湿热病证。因其性沉降,"独入肾与膀胱,清泄下焦湿火"(《本草便读》),故尤善"治下焦湿热诸证"(《重庆堂随笔》)。如"下痢赤白,后重迫痛;或小便黄赤,淋沥浑浊;或癃闭不通,胀满阻塞;或脚气攻冲,呕逆恶心;或五疸壅塞,遍身发黄,是皆湿热下侵也,俱用黄檗可以治之"(《本草汇言》)。"女子漏下赤白,阴伤蚀疮,皆湿热下注之病,苦胜湿而寒清热,故黄柏皆能治之"(《本草崇原》)。"湿热不清,膝胫疼痛,步履艰难,用此能清湿中之热"(《本草汇言》)。

本品不仅能清实热,解火毒,功同黄芩、黄连,每常相须为伍,其效益佳,用于多种火热及热毒病证。更善泻肾火,退虚热,"专治阴虚生内热诸证,功烈甚伟,非常药可比也"(《本草经疏》)。适用于肾阴不足,虚火上炎,骨蒸潮热,盗汗遗精等。

【用法用量】煎服,3～12g,外用适量。治湿热、热毒及脏腑实热证多生用;治阴虚火旺证多盐水炙用。

【使用注意】本品苦寒,"能损人气,减人食,命门真元之火一见而消亡,脾胃运行之职一见而沮丧。元气既虚,又用苦寒遏绝生机,莫此为甚"(《本草求真》)。

【用药甄别】黄芩、黄连与黄柏。三者均为苦寒之品,能清热燥湿、泻火解毒,可用于多种湿热、火毒之证,常相须为用。然黄芩主入上焦,长于清肺热,肺热咳嗽多用;并能止血、安胎,可用于血热出血,及胎热不安。黄连主入上、中焦,长于泻心火、清胃热,多用于心火亢盛及胃火炽盛诸证。黄柏主入下焦,长于泻肾火,退虚热,多用于阴虚内热及下焦湿热证。

【备注】

1. 关于黄柏　本品原名"檗木",首载于《神农本草经》,列为上品。《本草图经》曰:"檗木,黄檗也"。《本草纲目》释名曰:"檗木名义未详。《本经》言檗木及根,不言檗皮,岂古时木与皮通用乎? 俗作黄柏者,省写之谬也"。今多从之,以黄柏为正名。由于古今称谓有别,故在阅读古籍,查找资料时尤当注意辨名。

2. 关于黄柏补阴　此说大率源于金元时期。如朱丹溪云:"黄檗走至阴,有泻火补阴之功"(引自《本草纲目》)。对此,后世本草多持反对意见。如《本草正》曰:"黄柏,性寒润降,去火最速。丹溪言其制伏龙火,补肾强阴。然龙火岂沉寒可除? 水枯岂苦劣可补? 阴虚水竭,得降愈亡,扑灭元阳,莫此为甚。水未枯而火盛者,用以抽薪则可;水既竭而枯热者,用以补阴实难,当局者慎勿以为补剂"。《本草求真》云:"黄柏性禀至阴,味苦性寒,行隆冬肃杀之令,故独入至阴泻火,入膀胱泻热。……非谓真阴虚损,服此即有滋润之力也"。《本草思辨录》云:"盖苦燥之物,无不劫阴。以黄檗为滋阴之剂者,非也"。《长沙药解》云:"后世庸工,以此为滋阴补水之剂,著书立说,传流不息,误人多矣"。《得配本草》曰:"川柏补水,以其能清自下泛上之阴火,火清则水得坚凝,不补而补也"。由此可见,黄柏并无补阴之功。所谓补阴,实乃"坚阴",即泻火存阴之意。

龙胆
Lóngdǎn

本品首载于《神农本草经》。为龙胆科植物条叶龙胆 *Gentiana manshurica* Kitag.、龙胆 *Gentiana scabra* Bge.、三花龙胆 *Gentiana triflora* Pall. 或坚龙胆 *Gentiana rigescens* Franch. 的干燥根及根茎。前三种习称"龙胆",后一种习称

"坚龙胆"。春、秋二季采挖。本品气微,味甚苦。以条粗长、色黄或黄棕者为佳。

【处方用名】龙胆、龙胆草、坚龙胆。

【性味归经】苦,寒。归肝、胆经。

【功效主治】清热燥湿,泻肝胆火。用于湿热黄疸,阴肿阴痒,带下,湿疹瘙痒,肝火目赤,耳鸣耳聋,胁痛口苦,强中,惊风抽搐。

【药征概述】本品苦寒,"为利湿热之要剂"(《本草新编》),"与芩、连同功"(《本草正义》),可用于多种湿热病证。因"其气味厚重沉下,善清下焦湿热"(《本草汇笺》),故尤宜于湿热黄疸,阴肿阴痒,带下黄臭,阴囊湿疹,湿热淋证等下焦湿热病证。

本品大苦大寒,纯泻无补,主入肝经。"以荡涤肝胆之热为职"(《本草汇言》),"专清肝胆一切有余之邪火"(《本草便读》)。"凡属肝经热邪为患,用之神效"(《药品化义》)。故肝胆火盛之胁痛,口苦目赤,耳肿耳聋,以及肝经热盛,热极生风,高热惊厥,手足抽搐者均可运用。

总之,本品"清泄肝胆有余之火,疏通下焦湿热之结,足以尽其能事"(《本草正义》)。

【用法用量】煎服,3~6g。

【使用注意】本品苦寒,"大损胃气,无实火者忌之"(《本草从新》)。"勿空腹服。饵之令人溺不禁,以其太苦则下泄太甚故也"(《本草经疏》)。

【备注】

1. 关于龙胆　本品始载于《神农本草经》,列为上品。《本草经集注》曰:"状似牛膝,味甚苦,故以胆为名"。《蜀本草》注云:"叶似龙葵,味苦如胆,因以为名"。可见,本品因形态和药味而得名。在历代本草中,本品又有"草龙胆""龙胆草"等不同称谓。如《本草图经》记载:龙胆"俗呼为草龙胆"。《本草汇言》《本草求真》等均以"龙胆草"为正名。因其药用部位为"根及根茎",而不是全草。为了避免误解,故以"龙胆"为正名,现多从之。

2. 关于龙胆健胃　《医学衷中参西录》曰:"龙胆草味苦微酸,性寒,色黄属土,为胃家正药。其苦也,能降胃气,坚胃质;其酸也,能补益胃中酸汁,消化饮食。凡胃热气逆,胃汁短少,不能食者,服之可以开胃进食"。然须少量用之,大剂过服则易伤胃。

苦参
Kǔshēn

本品首载于《神农本草经》。为豆科植物苦参 *Sophora flavescens* Ait. 的干燥根。春、秋二季采挖。本品气微,味极苦。以条匀、断面色黄白、味极苦者为佳。

【处方用名】苦参。

【性味归经】苦，寒。归心、肝、胃、大肠、膀胱经。

【功效主治】清热燥湿，杀虫，利尿。用于热痢，便血，黄疸尿闭，赤白带下，阴肿阴痒，湿疹，湿疮，皮肤瘙痒，疥癣麻风。外治滴虫性阴道炎。

【药征概述】本品"大苦大寒，退热泄降，荡涤湿火，其功效与芩、连、龙胆皆相近，而苦参之苦愈甚，其燥尤烈"(《本草正义》)。因其性善下行，能"清湿热而通淋涩"(《长沙药解》)，走膀胱而利小便，若"非下焦湿火炽盛者，不宜用之"(《本草便读》)。适用于泻痢，黄疸，小便不利，淋沥涩痛等多种湿热病证。

本品苦能燥湿，寒能清热。因"热生风，湿生虫，故又能治风杀虫"(《本草纲目》)，为治瘙痒性皮肤病之要药。善治"遍身热，细疹痒痛，胸胫脐腹，近阴处皆然"(《本草集要》)。内服外洗均可，尤"宜用于洗方丸方中为佳"(《本草便读》)。适用于湿疹，湿疮，疥癣，皮肤瘙痒，及赤白带下，阴肿阴痒等。

此外，本品入心经，"专治心经之火"(《神农本草经百种录》)，有清心宁神之功。适用于心火亢盛之心悸不宁，脉数。

【用法用量】煎服，4.5~9g。外用适量，煎汤洗患处。

【使用注意】本品"其味大苦，气大寒，久服能损肾气，肾虚无大热者，勿服"(《本草经疏》)。不宜与藜芦同用。

【典型案例】苦参杀虫止痒案。有人病遍身风热细疹，痒痛不可任，连胸、颈、脐、腹及近隐处皆然，涎痰亦多，夜不得睡。以苦参末一两，皂角二两，水一升，揉滤取汁，银石器熬成膏，和苦参末为丸如梧桐子大。食后温水服二十至三十丸，次日便愈(《本草衍义》)。

【用药甄别】龙胆与苦参。二者均苦寒下行，功能清热燥湿，尤宜下焦湿热病证。然龙胆又长于泻肝胆之实火，用于肝胆火盛之胁痛，口苦目赤，耳肿耳聋，以及肝经热盛，热极生风，高热惊厥，手足抽搐等。苦参兼能利尿，善能杀虫止痒，为治瘙痒性皮肤病之要药；又能清心宁神，用于心火亢盛之心悸不宁。

秦皮
Qínpí

本品首载于《神农本草经》。为木犀科植物苦枥白蜡树 *Fraxinus rhynchophylla* Hance、白蜡树 *Fraxinus chinensis* Roxb.、尖叶白蜡树 *Fraxinus szaboana* Lingelsh. 或宿柱白蜡树 *Fraxinus stylosa* Lingelsh. 的干燥枝皮或干皮。春、秋二季剥取。本品气微，味苦。以条长、外皮薄而光滑者为佳。

【处方用名】秦皮。

【性味归经】苦、涩,寒。归肝、胆、大肠经。

【功效主治】清热燥湿,收涩止痢,止带,明目。用于湿热泻痢,赤白带下,目赤肿痛,目生翳膜。

【药征概述】本品苦寒兼涩,燥中有收,寒以治其热,燥以去其湿,涩以敛其散。有良好的清热燥湿,止痢止带之功。适用于湿热泻痢,里急后重及湿热下注,赤白带下等,"以此澄寒清碧下降之物,使浊气分清,散气收敛"(《本草汇言》),则诸症自平。

本品入肝经,"以其除肝热而平目,故治目疾"(《本草从新》)。若"煎汁澄净,点洗无时。白膜遮明,视物不见者旋效;赤肿作痛,流泪无休者殊功"(《本草蒙筌》)。适用于肝经郁火所致目赤肿痛、目生翳膜。

【用法用量】煎服,6~12g。外用适量,煎洗患处。

【使用注意】本品"其味最苦,胃虚少食者禁用"(《本经逢原》)。

【备注】关于秦皮。本品始载于《神农本草经》,列为中品。《名医别录》曰:"一名岑皮,一名石檀"。《本草纲目》曰:"秦皮,本作梣皮,其木小而岑高,故以为名。人讹为桪木,又讹为秦。或云本出秦地,故得秦名也"。由此可见,秦皮之"秦"或因"岑(梣)"之声误而讹传,或因出产于秦地而得名,且别名较多。尽管如此,但"秦皮"作为正名一直沿用至今。

白鲜皮
Báixiānpí

本品首载于《神农本草经》。为芸香科植物白鲜 *Dictamnus dasycarpus* Turcz. 的干燥根皮。春、秋二季采挖。本品有羊膻气,味微苦。以条大、皮厚、包灰白者为佳。

【处方用名】白鲜皮。

【性味归经】苦,寒。归脾、胃、膀胱经。

【功效主治】清热燥湿,祛风解毒。用于湿热疮毒,黄水淋漓,湿疹,风疹,疥癣疮癞,风湿热痹,黄疸尿赤。

【药征概述】本品苦燥湿,寒清热,"能于湿热大展其用"(《本草思辨录》)。尤善"外治皮毛肌肉湿热之毒"(《本草汇言》),"诸痛痒疮,服之亦大有捷效"(《本草正义》),故为治湿疮湿疹,疥癣疮癞,皮肤瘙痒之要药。

本品又能导湿热之邪从小便而出,治黄疸尿赤;"通利关节,胜湿除热"(《本草汇言》),治风湿热痹,"为诸黄风痹要药"(《本草纲目》)。

【用法用量】煎服,5~10g。外用适量,煎汤洗或研粉敷。

【使用注意】本品苦寒沉降之性,"下部虚寒之人,虽有湿证勿用"(《本草经疏》)。

第三节　清热解毒药

本类药物多为苦寒之品,以清解火热之毒为主要功效。适用于火热病邪郁结成毒所致的痈肿疮毒、丹毒、瘟毒、痄腮、咽喉肿痛、热毒下痢、癌肿、毒蛇咬伤、水火烫伤以及其他急性热病。

本节主要选介金银花、连翘、穿心莲、大青叶、板蓝根、青黛、贯众、蒲公英、紫花地丁、野菊花、重楼、土茯苓、鱼腥草、败酱草、射干、山豆根、马勃、青果、木蝴蝶、白头翁、马齿苋、鸦胆子、半边莲、山慈菇、熊胆粉、白蔹、绿豆的本草药征。

金银花
Jīnyínhuā

本品首载于《新修本草》。为忍冬科植物忍冬 *Lonicera japonica* Thunb. 的干燥花蕾或带初开的花。夏初花开放前采收。本品气清香,味淡、微苦。以花蕾大、含苞待放、色黄白、香气浓者为佳。

【处方用名】金银花、二花、银花、忍冬花、金银花炭。

【性味归经】甘,寒。归肺、心、胃经。

【功效主治】清热解毒,疏散风热。用于痈肿疔疮,喉痹,丹毒,热毒血痢,风热感冒,温病发热。

【药征概述】本品性寒,善能"清热,解诸疮"(《滇南本草》)。且清热而不伤气,化毒而不伤阴,为"外科治毒通行要剂"(《本草求真》)。"专治痈疽,诚为要药。未成则散,甚多拔毒之功;已成则溃,大有回生之力。或捣汁挼酒顿饮,或研烂拌酒厚敷,或和别药煎汤,随证轻重取效"(《本草蒙筌》)。故有"疮疡必用金银花"(《本草新编》)之说。适用于热毒疮疡,无论内痈或外痈皆宜,尤以治外痈为佳。

本品甘寒质轻,轻扬入肺,长于宣散透达。能疏散肺经之风热,为治风热感冒,温病发热之良药。又能透热转气,可使初入营分之热邪从气分转出而解,适用于邪热初入营分,身热夜甚,心烦少寐等。入血分,能凉血止痢。适用于热毒血痢,便下脓血者。

此外,本品经蒸馏制成金银花露,有清解暑热作用。"暑月以之代茶,饲小儿无疮毒,尤能散暑"(《本草纲目拾遗》)。适用于暑热烦渴,以及小儿热疖、痱子等。

【用法用量】煎服,6～15g。疏散风热、清泄里热用生品;炒炭多用于热毒血痢;露剂多用于暑热烦渴。

【使用注意】本品"其气寒凉,凡虚寒体及脾胃薄弱者勿服,恐有寒中腹痛,便溏泄泻之患"(《本草害利》)。

【用药甄别】金银花与忍冬藤。二者同出一物。金银花药用其花蕾或带初开的花,忍冬藤药用其茎枝。均能清热解毒,用于温病发热,热毒血痢,痈肿疮疡。然金银花又长于疏散风热,主治外感风热,温病初起。忍冬藤长于疏风通络,用于风湿热痹,关节红肿热痛。

【备注】

1. 关于金银花　本品以"忍冬"之名始载于《名医别录》,列为上品。《本草经集注》释名曰:"今处处皆有,似藤生,凌冬不凋,故名忍冬"。《本草纲目》曰:"三四月开花,长寸许,一蒂两花二瓣,一大一小,如半边状,长蕊。花初开者,花瓣俱色白;经二三日,则色变黄。新旧相参,黄白相映,故呼名金银花"。又曰:"忍冬,茎叶及花,功用皆同"。由此可见,金银花因其花的颜色"黄白相兼"而得名。因其茎叶及花皆可药用,故名称相混。如《本草经疏》曰:"忍冬,即金银花"。《本草从新》在"金银花"项下曰:"其藤叶名忍冬"。此后,忍冬之花与藤叶逐步分开,分别以"金银花"与"忍冬藤"之名入药。

2. 关于山银花　山银花为忍冬科植物灰毡毛忍冬 *Lonicera macranthoides* Hand. -Mazz. 、红腺忍冬 *Lonicera hypoglauca* Miq. 、华南忍冬 *Lonicera confusa* DC. 或黄褐毛忍冬 *Lonicera fulvotomentosa* Hsu et S. C. Cheng 的花蕾或带初开的花。2000 年版《中国药典》及以前历版,山银花一直作为金银花药用。自2005 年版《中国药典》以后,将金银花的正品定格为忍冬的花蕾或带初开的花,把山银花另作品种单列。金银花与山银花的性能、功效及临床运用相同。

连翘
Liánqiáo

本品首载于《神农本草经》。为木犀科植物连翘 *Forsythia suspensa* (Thunb.) Vahl 的干燥果实。秋季果实初熟尚带绿色时采收者,习称"青翘";果实熟透时采收者,习称"老翘"。本品气微香,味苦。"青翘"以色绿、不开裂者为佳;"老翘"以色黄、瓣大、壳厚者为佳。

【处方用名】连翘、青翘、老翘、连翘心。

【性味归经】苦,微寒。归肺、心、小肠经。

【功效主治】清热解毒,消肿散结,疏散风热。用于痈疽,瘰疬,乳痈,丹毒,风热感冒,温病初起,温热入营,高热烦渴,神昏发斑,热淋尿闭。

【药征概述】本品味苦性凉,"既有清热之功,又有散结之妙"(《本草约言》)。"能散诸经之客热,而消诸经之痈肿"(《药鉴》)。"一切血结气聚,无不调达而通畅也"(《药品化义》)。凡"瘰疬结核,诸疮痈肿,热毒炽盛。未溃可散,已溃解毒"(《本草汇言》)。故"为疮家圣药"(《本经逢原》)。无论外疡内痈,热毒壅盛者皆可运用,尤以治外痈擅长。

本品"凉而轻散"(《本草发明》),"能透表解肌,清热逐风,又为治风热要药"(《医学衷中参西录》)。适用于风热感冒,温病初起。又能透热转气,"温热入心营,非此不能治"(《本草害利》)。可用于热邪初入营分,身热夜甚,心烦少寐者。

本品苦寒通降,入心与小肠经。上可清心火,"治心经客热最胜"(《本草衍义》),适用于热入心包之高热神昏。下可"导小水,祛下焦之湿热"(《本草正义》),"通淋利水"(《本草发明》),常用于热淋尿闭。

【用法用量】煎服,6~15g。

【使用注意】本品苦寒碍胃,"久服有寒中之患"(《本草通玄》)。"多饵即减食,脾胃薄弱易作泄者勿服"(《本草害利》)。

【典型案例】连翘治风温案。曾治一少年,风温初得,俾单用连翘一两煎汤服,彻夜微汗,翌晨病若失(《医学衷中参西录》)。

【用药甄别】金银花与连翘。二者均能清热解毒,疏散风热,为表里双解之剂。适用于热毒疮疡,风热表证,温病初起,及热邪初入营分之证,常相须为用。然金银花疏散风热力强,炒炭能凉血止痢,用治热毒血痢。连翘消肿散结力强,素有"疮家圣药"之誉。兼能清心、利尿,用于热入心包之高热神昏,及热淋尿闭。

【备注】

1. 关于连翘　本品始载于《神农本草经》,列为下品。但未明确其药用部位。《本草经集注》曰:"处处有,今用茎连花、实也"。说明本品来源广泛,入药部位为地上全草。至唐代,连翘多用地上部分,也有单用果实者。如《唐本草》注云:"此物有两种:大翘,小翘。大翘叶狭长如水苏,花黄可爱生下湿地,著子似椿实之未开者,作房翘出众草。其小翘生岗原之上,叶、花、实皆似大翘而小细。山南人并用之,今京下惟用大翘子,不用茎、花也"。宋以后,本品多以果实入药。如《本草衍义》曰:"今止用其子,折之,其间片片相比如翘,应以此得名尔"。《本草原始》曰:"连翘去蒂瓤任用",今多从之,药用其果实。

2. 关于连轺　本品以"翘根"之名始于《神农本草经》。《本草纲目》曰:"连轺亦作连苕,即本经下品翘根是也"。《医学衷中参西录》指出:"仲景方中所用之连轺,乃连翘之根,即《神农本草经》之翘根也。其性与连翘相近,其发表之力不及连翘,而其利水之力则胜于连翘,故仲景麻黄连轺赤小豆汤用之,以治瘀热在里,将发黄,取其能导引湿热下行也"。连轺与连翘二者同出一物,药用部位有别。《本草经集注》云:"(翘根)方药不复用,俗无识者"。可见,连轺临床少用。《本经逢原》指出:"如无根,以实代之"。故凡方中用连轺者,可用连翘代之。

3. 关于连翘止呕　《药笼本草》记载:"治吐乳,不问攻补之药中必加连翘一味。……不啻治小儿吐乳,治大人呕吐及胎前恶阻,应手而有效。"现代药理研究证实[1],连翘可能通过中枢和外周多重机制而发挥止呕作用。张氏[2]用连翘止呕,验之临床二十余载,每用辄效。说明连翘具有较好的止呕作用,可资临床借鉴。

4. 关于金银花、连翘透热转气 所谓"透热转气",源于《外感温热篇》:"入营犹可透热转气"。即将初入营分的邪热向外透发,使之转出气分而解。如清营汤,方中金银花、连翘既能清热解毒,又能轻宣透热,为表里双解之剂。利用其轻宣透热之功,以透邪外达,给邪气以出路,能有效扭转病机,缩短病程,有利于疾病的治疗和康复。

穿心莲
Chuānxīnlián

本品首载于《岭南采药录》。为爵床科植物穿心莲 *Andrographis paniculata* (Burm. f.) Nees 的干燥地上部分。秋初茎叶茂盛时采割。本品气微,味极苦。以色绿、叶多者为佳。

【处方用名】穿心莲、一见喜。

【性味归经】苦,寒。归心、肺、大肠、膀胱经。

【功效主治】清热解毒,凉血,消肿。用于感冒发热,咽喉肿痛,口舌生疮,顿咳劳嗽,泄泻痢疾,热淋涩痛,痈肿疮疡,毒蛇咬伤。

【药征概述】本品寒能清热,苦能燥湿,可广泛用于实热,热毒,及湿热诸证。入心经,能清解热毒,凉血消肿,用于痈肿疮疡,口舌生疮。入肺经,能清肺热,利咽喉,"理内伤咳嗽"(《岭南采药录》)。用于感冒发热,咽喉肿痛,肺热咳嗽。入大肠、膀胱经,能清湿热,用于湿热泻痢,热淋涩痛。尚能"解蛇毒"(《岭南采药录》),用于毒蛇咬伤。

【用法用量】煎服,6~9g。因其味甚苦,入汤剂易致恶心呕吐,故多作丸、片剂服用。外用适量。

【使用注意】本品苦寒伤胃,故脾胃虚寒者慎用。

大青叶
Dàqīngyè

本品首载于《名医别录》。为十字花科植物菘蓝 *Isatis indigotica* Fort. 的

[1] 马洪新,卢燕,林艳艳,等.连翘对水貂呕吐模型止呕作用的研究.中药药理与临床,2011,27(3):74

[2] 张忍.连翘止呕谈.湖南中医杂志,1986,(2):29

干燥叶。夏、秋二季分2~3次采收。本品气微,味微酸、苦、涩。以叶大、色绿者为佳。

【处方用名】大青叶、大青。

【性味归经】苦、寒。归心、胃经。

【功效主治】清热解毒,凉血消斑。用于温病高热,神昏,发斑发疹,痄腮,喉痹,丹毒,痈肿。

【药征概述】本品味苦性寒,主入心胃经。为"清热解毒之上品"(《本草正义》)。"能解心胃热毒"(《本草纲目》),"疗瘟疫时行热病"(《本草便读》)。对"天行时疫尤多用之"(《本草蒙筌》)。适用于心胃火盛,瘟毒上攻之痄腮喉痹,咽喉肿痛,口舌生疮及血热毒盛之丹毒、痈肿等,"凡以热兼毒者,皆宜捣汁用之"(《本草正》)。

本品入血分,能"散血分邪热,是其所长"(《本草便读》)。因其质轻,"兼行肌表"(《本草便读》)。具有表里双解、气血两清之效。"专主温邪热病,实热蕴结"(《本草正义》)。可用于温热病卫、气、营、血等各个阶段。尤善"除时疾之大狂,消阳毒之发斑"(《本草易读》),适用于温病高热,神昏,发斑发疹等。

【用法用量】煎服,9~15g。外用鲜品适量,捣烂敷患处或捣汁内服。

【使用注意】本品苦寒,"不可施之虚寒脾弱之人"(《本草经疏》)。

【备注】关于大青叶。本品作为正名在古本草中未见记载。《名医别录》始载"大青"之名,列为中品。曰:"三四月采茎",即以茎入药。《唐本草》注云:"大青用叶兼茎,不独用茎也"。《本草求真》云:"蓝叶与茎,即名大青"。说明大青之叶与茎均入药,蓝的叶与茎即是大青。早在《神农本草经》中就有"蓝"入药的记载,谓之"蓝实"。《本草经集注》云:"尖叶者为胜"。即大青以用叶为佳。《唐本草》注云:"蓝实有三种"。"如陶所引,乃是菘蓝,其汁抨为淀者。按《经》所用,乃是蓼蓝实也。其苗似蓼,而味不辛者"。《本经逢原》曰:"《本经》取用蓝实,乃大青之子,是即所谓蓼蓝也。……而茎叶性味不异,主治皆同"。由此可见,菘蓝和蓼蓝都是大青的主要药材来源。其子与叶同作药用,功用无异,以叶用更佳,现多从之。历版《中国药典》分别以"大青叶"(菘蓝)和"蓼大青叶"(蓼科植物蓼蓝 *Polygonum tinctorium* Ait. 的干燥叶)为正名收载,二者药征相似。

板蓝根
Bǎnlángēn

本品首载于《新修本草》。为十字花科植物菘蓝 *Isatis indigotica* Fort. 的干燥根。秋季采挖。本品气微,味微甜后苦涩。以条长、粗大、体实者为佳。

【处方用名】板蓝根、北板蓝根。

【性味归经】苦，寒。归心、胃经。

【功效主治】清热解毒，凉血利咽。用于温疫时毒，发热咽痛，温毒发斑，痄腮，烂喉丹痧，大头瘟疫，丹毒，痈肿。

【药征概述】本品苦寒，"辟瘟解毒能凉血"（《本草便读》）。药征与大青叶相似，亦为表里双解，气血两清之品，适用于温热病卫、气、营、血的各个阶段。对于温疫时疾，未病可防，已病可治，单用或入复方均可。

本品善"解诸毒恶疮，散毒去火"（《分类草药性》），"治天行大头热毒"（《本草述》），以利咽见长。既可用于温疫时毒，发热咽痛，温毒发斑，又可用于大头瘟疫，头面红肿、咽喉不利，及丹毒、痄腮等。

【用法用量】煎服，9～15g。

【使用注意】体虚而无实火热毒者忌服，脾胃虚寒者慎用。

【备注】关于北板蓝根与南板蓝根。板蓝根为临床常用中药。1990 年版《中国药典》以前均以菘蓝和马蓝作为板蓝根的正品入药。1995 年版《中国药典》以后则分别收载。将十字花科植物菘蓝 *Isatis indigotica* Fort. 的干燥根定为板蓝根的正品，习称"北板蓝根"，为全国多数地区习用；将爵床科植物马蓝 *Baphicacanthus cusia*（Nees）Bremek. 的干燥根茎及根定名为"南板蓝根"，为南方地区所习用。二者药征相似，但同中有异，应区分使用。

青黛
Qīngdài

本品首载于《药性论》。为爵床科植物马蓝 *Baphicacanthus cusia*（Nees）Bremek.、蓼科植物蓼蓝 *Polygonum tinctorium* Ait. 或十字花科植物菘蓝 *Isatis indigotica* Fort. 的叶或茎叶经加工制得的干燥粉末、团块或颗粒。本品微有草腥气，味淡。以蓝色均匀、体轻能浮于水面、火烧时产生紫红色烟雾的时间较长者为佳。

【处方用名】青黛、建青黛。

【性味归经】咸，寒。归肝经。

【功效主治】清热解毒，凉血消斑，泻火定惊。用于温毒发斑，血热吐衄，胸痛咳血，口疮，痄腮，喉痹，小儿惊痫。

【药征概述】本品咸寒入血，能"除热解毒，兼能凉血"（《要药分剂》），善"治血分之郁火"（《本草便读》）而凉血消斑。功似大青叶、板蓝根，但解热之力稍逊。适用于温毒发斑，血热吐衄，及痄腮喉痹等。

本品专入肝经，"大泻肝经实火及散肝经火郁"（《本草求真》），有泻火定惊之效。适用于肝热生风之惊痫抽搐。因兼泻肺热，"清上膈痰火最效"（《本草蒙筌》),故可用于治肝火犯肺之咳嗽胸痛,痰中带血等。

【用法用量】内服 1~3g,宜入丸散用。外用适量。

【使用注意】本品"性凉,中寒者勿使"(《本草从新》)。

【鉴别应用】大青叶、板蓝根与青黛。大青叶为菘蓝叶;板蓝根为菘蓝根;青黛为马蓝、蓼蓝或菘蓝的茎叶经加工制得的粉末。三者大体同出一源,皆能清热解毒、凉血消斑,用于热毒发斑及疔腮肿痛、热毒痈肿等。然大青叶偏于凉血消斑,对于温热病热入营血之发斑、神昏、壮热、烦燥等多用。板蓝根偏于解毒利咽,对于大头瘟毒、头面红肿、咽喉不利等多用。青黛偏于清泻肝火、定惊,用于肝火犯肺之咳嗽咯血及惊风抽搐。

贯众
Guànzhòng

首载于《神农本草经》。为鳞毛蕨科植物粗茎鳞毛蕨 *Dryopteris crassirhizoma* Nakai 或紫萁科植物紫萁 *Osmunda japonica* Thunb. 的根茎和叶柄残基。前者为绵马贯众,后者为紫萁贯众。春、秋二季采挖。本品气特异,味初淡而微涩,后渐苦、辛。以个大、质坚实、叶柄残基断面棕绿色者为佳。

【处方用名】贯众、绵马贯众、紫萁贯众、贯众炭。

【性味归经】苦,微寒;有小毒。归肝、胃经。

【功效主治】清热解毒,止血,杀虫。用于时疫感冒,风热头痛,温毒发斑,疮痈肿毒,崩漏下血,虫积腹痛。

【药征概述】本品味苦微寒,长于"解邪热之毒,辟时疫之气"(《本草辑要》)。"病因内感而发之于外者多效"(《本草纲目》)。主要用于时疫感冒,温毒发斑等。既可用作治疗,也可作为预防用药。若"疫发之时,以此药置水中,令人饮此水则不传染"(《本草经疏》)。"毒未至可以预防,已至可以善解,毒已成可以速祛。……惟毒来之重,单用贯众则力薄势绝,必须佐以攻毒之药,始易奏功耳"(《本草新编》)。

本品入血分,有凉血止血之功,炒炭味涩,兼能收敛止血。可用于血热所致的吐血、衄血、便血、崩漏下血等多种出血。尤以"治血痢下血,甚有捷效"(《本草正义》)。

本品能"杀三虫"(《神农本草经》)。"三虫皆由湿热所生,苦寒除湿热,则三虫自死"(《本草经疏》)。可用于蛔虫、钩虫、绦虫等多种肠道寄生虫病。

【用法用量】煎服,5~10g。清热解毒宜生用;止血宜炒炭用。外用适量。

【使用注意】本品有小毒,用量不宜过大。"病人虚寒无实热者,勿服"(《本草经疏》)。

【备注】关于贯众。本品首载于《神农本草经》,列为下品。《本草纲目》

释名曰:"此草叶茎如凤尾,其根一本而众枝贯之,故草名凤尾,根名贯众"。长期以来,中药贯众的来源比较复杂,存在着品种混乱现象。在历版《中国药典》中,贯众的基源及收载情况也多有出入。如 1977 年版《中国药典》分为"绵马贯众"和"紫萁贯众"两种,1985—1990 年版《中国药典》皆不收载,1995—2005 年版《中国药典》仅收录"绵马贯众"一种,2010 年版《中国药典》又增加了"紫萁贯众",以后皆从之。二者药征基本相似,故此处一并介绍,仍以"贯众"名之。一般而言,古代本草中,以"贯众"命名;在历版《中国药典》中,以"绵马贯众"和"紫萁贯众"命名。故在阅读古本草时应加以注意。

蒲公英
Púgōngyīng

本品首载于《新修本草》。为菊科植物蒲公英 *Taraxacum mongolicum* Hand.-Mazz.、碱地蒲公英 *Taraxacum borealisinense* Kitam. 或同属数种植物的干燥全草。春至秋季花初开时采挖。本品气微,味微苦。以叶多、色绿、根长者为佳。

【处方用名】蒲公英、黄花地丁。

【性味归经】苦、甘,寒。归肝、胃经。

【功效主治】清热解毒,消肿散结,利尿通淋。用于疔疮肿毒,乳痈,瘰疬,目赤,咽痛,肺痈,肠痈,湿热黄疸,热淋涩痛。

【药征概述】本品苦寒,"善能消疮毒,而又善于消火,故可两用之也"(《本草新编》)。善"治一切疔疮痈疡,红肿热毒诸证,可服可敷,颇有效验"(《本草正义》)。凡热毒壅盛之内痈外疡,内服外敷皆宜。因其主入肝、胃经,兼能通乳,"治乳痈乳疖,红肿坚块,尤有捷效。鲜者捣汁温服,干者煎服,一味亦可治之,而煎药方中,亦必不可缺此"(《本草正义》),故历来视为治乳痈之要药。

本品又能利小便,清湿热。"为通淋妙品。诸家不言治淋,试之甚验"(《本草备要》)。凡"淋症多属热结,用此可以通解"(《本草求真》)。故可用于热淋涩痛。取其清热利湿之功,亦可用于湿热黄疸。

此外,尚能清肝明目,可用于肝火上炎所致的目赤肿痛。

【用法用量】煎服,10~15g。外用鲜品适量捣敷或煎汤熏洗患处。

【使用注意】用量过大可致缓泻。

紫花地丁
Zǐhuādìdīng

本品首载于《救荒本草》。为堇菜科植物紫花地丁 *Viola yedoensis* Makino

的干燥全草。春、秋二季采收。本品气微,味微苦而稍黏。以色绿、根黄者为佳。

【处方用名】紫花地丁、地丁。

【性味归经】苦、辛,寒。归心、肝经。

【功效主治】清热解毒,凉血消肿。用于疔疮肿毒,痈疽发背,丹毒,毒蛇咬伤。

【药征概述】本品苦泄辛散,寒能清热,入心肝血分。能清热解毒,凉血消痈散结。长于"泻疔疮之毒壅"(《本草便读》)。"专为痈肿疔毒通用之药"(《本草正义》),主治"一切痈疽发背、疔肿瘰疬、无名肿毒、恶疮"(《本草纲目》)。"惟血热壅滞,红肿焮发之外疡宜之"(《本草正义》),尤以"治疔疮毒壅为胜"(《本草便读》)。

此外,本品尚能解蛇毒,治毒蛇咬伤。可用鲜品捣汁内服,或捣烂外敷。

【用法用量】煎服,15~30g。外用鲜品适量,捣烂敷患处。

【使用注意】本品苦寒,"(疮疡)漫肿无头,不赤不肿者禁用,以其性寒,不利于阴疽也"(《本经逢原》)。

【用药甄别】紫花地丁与蒲公英。二者均为苦寒之品,善能清热解毒,消痈散结,凡热毒壅盛所致之疮痈肿毒,不论内痈外痈均可应用,尤以治外痈为佳,每常相须为用。然蒲公英兼能通乳,为治乳痈之要药;又能利湿通淋、清肝明目,常用治热淋涩痛、湿热黄疸及肝热目赤肿痛等。紫花地丁以治疔毒为佳,又解蛇毒,用治毒蛇咬伤。

【备注】关于蒲公英与紫花地丁。二者在历代本草中均有"地丁"的称谓。在宋、明时期,"地丁"多作为蒲公英别名。如《本草衍义》云:蒲公草,今地丁也"。《图经本草》云:蒲公草"俗呼为蒲公英"。《本草纲目》以蒲公英为正名,曰:"俗称蒲公丁,又呼黄花地丁"。明末清初之际,"地丁"多为紫花地丁的正名。如《本草原始》在"地丁"条下云:"花开有紫、白两种。根直如钉,入药用紫花者,故俗每呼为紫花地丁"。《本草便读》云:"紫花地丁即地丁草之茎,色紫而开紫花者,性味主治与蒲公英相同"。由此出现了"地丁"名实混淆问题。有鉴于斯,历版《中国药典》分别以"蒲公英"和"紫花地丁"为正名以别之。

野菊花
Yějúhuā

本品首载于《日华子本草》。为菊科植物野菊 *Chrysanthemum indicum* L. 的干燥头状花序。秋、冬二季花初开放时采摘。本品气芳香,味苦。以完整、色黄、气香者为佳。

【处方用名】野菊花。

【性味归经】苦、辛,微寒。归肝、心经。

【功效主治】清热解毒,泻火平肝。用于疔疮痈肿,目赤肿痛,头痛眩晕。

【药征概述】本品辛散苦泄,性寒清热。长于清热解毒,消痈散肿,力胜菊花,"为外科痈肿药"(《本草求真》)。适用于热毒壅盛所致痈疽疔疖,咽喉肿痛,内服外敷均可。

本品苦凉兼辛,主入肝经,长于泻肝火、平肝阳,兼能疏风热,清头目。适用于风热上攻之目赤肿痛,肝阳上亢之头痛眩晕。

此外,本品内服并煎汤外洗,也用于湿疹、湿疮等湿热火毒所致之皮肤病。

【用法用量】煎服,9~15g。外用适量,煎汤外洗或制膏外涂。

【用药甄别】野菊花与菊花。二者均能疏风热,解热毒,清肝热,平肝阳,功用相似。然野菊花以清热解毒见长,对于热毒疮疡多用。菊花以疏散风热、平肝明目为优,兼益肝阴,对于风热表证或温病初起之发热头痛,肝阳上亢之头痛眩晕,肝火上炎或肝经风热所致目赤肿痛,以及肝肾阴虚之眼目昏花多用。

重楼
Chónglóu

本品首载于《神农本草经》。为百合科植物云南重楼 *Paris polyphylla* Smith var. *yunnanensis*(Franch.)Hand. -Mazz. 或七叶一枝花 *Paris polyphylla* Smith var. *chinensis*(Franch.)Hara 的干燥根茎。秋季采挖。本品气微,味微苦、麻。以切面色白、粉性足者为佳。

【处方用名】蚤休、白蚤休、七叶一枝花、重楼、草河车。

【性味归经】苦,微寒;有小毒。归肝经。

【功效主治】清热解毒,消肿止痛,凉肝定惊。用于疔疮痈肿,咽喉肿痛,蛇虫咬伤,跌扑伤痛,惊风抽搐。

【药征概述】本品苦寒,善能清热解毒,消肿止痛。"专治痈疡,古今无不推重"(《医学衷中参西录》)。主"一切无名肿毒,攻各种疮毒痈疽、发背痘疔等症最良"(《滇南本草》)。"惟阳发红肿大痛者为宜"(《本草正义》)。适用于热毒疮疡及一切无名肿毒,症见红肿热痛者。又善"去蛇毒"(《神农本草经》),凡"虫蛇之毒,得此治之即休"(《本草纲目》)。为治毒蛇咬伤之要药。

本品"苦寒降泄,能息风阳而清气火,则气血不冲,脑经不扰,而癫疾惊痫,摇头弄舌诸病可已"(《本草正义》)。故可用于热极生风,惊痫抽搐。

此外,本品消肿止痛,尚可用于跌打损伤,瘀血肿痛。

【用法用量】煎服,3~9g。外用适量,研末调敷。

【使用注意】本品乃"苦寒之品,中病即止,不宜多服"(《本草从新》)。

【本注】关于重楼。本品原名"蚤休",首载于《神农本草经》,列为下品。《唐本草》注云:"今谓重楼者是也,一名重台,南人名草甘遂"。《本草图经》曰:"蚤休,即紫河车也,俗呼重楼金线"。《本草纲目》释名曰:"蛇虫之毒,得此治之即休,固有蚤休、螫休诸名"。又引"俗谚云:七叶一枝花,深山是我家,痈疽如遇者,一似手拈拿"。《本经逢原》曰:"蚤休即草紫河车,金线重楼,俗名七叶一枝花"。《植物名实图考》在蚤休条下曰:"通呼为草河车,亦曰七叶一枝花"。自古以来,本品的别名较多,皆不外乎根据其生态、形态、效用等命名。其中,重楼名称虽然晚于蚤休,但应用比较广泛,历版《中国药典》均以"重楼"为正名。

土茯苓
Tǔfúlíng

本品首载于《本草纲目》。为百合科植物光叶菝葜 *Smilax glabra* Roxb. 的干燥块茎。夏、秋二季采挖。本品气微,味微甘、涩。以断面淡棕色、粉性足者为佳。

【处方用名】土茯苓。

【性味归经】甘、淡,平。归肝、胃经。

【功效主治】解毒,除湿,通利关节。用于梅毒及汞中毒所致的肢体拘挛,筋骨疼痛;湿热淋浊,带下,痈肿,瘰疬,疥癣。

【药征概述】本品甘淡性平,长于"清湿热,利关节,止拘挛,除骨痛"(《本经逢原》)。"专治杨梅疮毒深入百络,关节疼痛,甚至腐烂"(《本草正义》)。又"治杨梅疮毒误服轻粉成疾者,服此能去轻粉之毒"(《本草分经》)。故有解梅毒和汞毒之功,"以治恶疮为要药"(《植物名实图考》)。适用于梅毒或因梅毒服汞剂中毒而致肢体拘挛,筋骨疼痛者。

本品平而偏凉,长于"利湿去热,能入络,搜剔湿热之蕴毒"(《本草正义》),常用于湿热下注之带下、淋浊,湿热蕴毒之湿疹湿疮、痈肿疮毒等。

【用法用量】煎服,15~60g。

【使用注意】"凡服此者不可饮茶茗,犯之确能脱发"(《本草正义》)。

鱼腥草
Yúxīngcǎo

本品首载于《名医别录》。为三白草科植物蕺菜 *Houttuynia cordata* Thunb. 的新鲜全草或干燥地上部分。鲜品全年均可采割,干品夏季茎叶茂盛花穗多时采割。本品具鱼腥气,味涩。以叶多、色绿、有花穗、鱼腥气浓者为佳。

【处方用名】鱼腥草、蕺菜。

【性味归经】辛，微寒。归肺经。

【功效主治】清热解毒，消痈排脓，利尿通淋。用于肺痈吐脓，痰热喘咳，热痢，热淋，痈肿疮毒。

【药征概述】本品味辛能散，微寒清热。长于"散热毒痈肿"(《本草纲目》)，大凡外疡内痈均宜。因其专入肺经，"善理热痰于肺内"(《药镜》)。能清宣肺热，消痈排脓，既可用于肺热咳嗽，尤为"治痰热蕴肺，发为肺痈吐脓血之要药"(《本草经疏》)。

本品上能清宣肺热，通调水道；下能渗泄水湿，清热利窍，可导湿热之邪从小便排除而通淋浊，实大便。适用于湿热蕴结之小便淋痛，及湿热泻痢。

【用法用量】煎服，15～25g，不宜久煎。鲜品用量加倍，水煎或捣汁服。外用适量，捣敷或煎汤熏洗患处。

【使用注意】虚寒证及阴性疮疡忌服。

【备注】关于鱼腥草。本品原名"蕺"，始载于《名医别录》，列为下品。《新修本草》谓之"菹菜"，《本草图经》称之"蕺菜"。《本草纲目》释名为"鱼腥草"。认为"菹、蕺音相近也，其叶腥气，故俗称鱼腥草"。历版《中国药典》均以"鱼腥草"为正名。

败酱草
Bàijiàngcǎo

本品首载于《神农本草经》。为败酱草科植物黄花败酱 *Patrinia scabiosaefolia* Fisch. 或白花败酱 *patrinia villose* Juss. 的干燥全草。夏季花开时采集。本品气特异，味微苦。以根长、叶多而色绿、气浓者为佳。

【处方用名】败酱草、败酱。

【性味归经】辛、苦，微寒。归胃、大肠、肝经。

【功效主治】清热解毒，消痈排脓，祛瘀止痛。用于肠痈，肺痈，痈肿疔疮，产后瘀阻腹痛。

【药征概述】本品辛苦微寒，能"泻热解毒，破血排脓，为外科专药"(《药性切用》)。凡内外痈肿皆宜，尤以治肺痈、肠痈等内痈为佳。因其主入大肠经，故"为治肠痈之上药"(《本草分经》)。大凡肠痈，"败酱独当其锋，可一鼓而愈"(《本草汇言》)。

本品辛散行滞，"能破凝血，疗产后诸病"(《本草从新》)。尤以治"产后诸痛，当以瘀露作痛者为宜"(《本草正义》)。多用于产后瘀阻腹痛。

【用法用量】煎服,6~15g。外用适量。

【使用注意】本品为"苦寒之物,若久病胃虚脾弱,泄泻不食之证,一切虚寒下脱之疾,咸忌之"(《本草汇言》)。

【用药甄别】鱼腥草与败酱草。二者均能清热解毒,消痈排脓,凡内外痈肿皆宜,尤以治内痈为佳。然鱼腥草专入肺经,为治肺痈吐脓之要药;兼能利尿通淋,用于小便淋痛,湿热泻痢。败酱草主入大肠经,为治肠痈腹痛之要药;兼能祛瘀止痛,用于产后瘀阻腹痛。

【备注】关于败酱草。本品以"败酱"之名始见于《神农本草经》,列为中品。《名医别录》谓:"八月采根,暴干"。《本草经集注》释名曰:"叶似豨莶,根形似柴胡,气如败豆酱,故以为名"。可见,本品因其气味而得名,早期以根入药。现多用其"全草"入药,1977年版《中国药典》以"败酱草"之名收载。然而,1985年后历版《中国药典》均未收载本品。

射干
Shègàn

本品首载于《神农本草经》。为鸢尾科植物射干 *Belamcanda chinensis* (L.) DC. 的干燥根茎。春初刚发芽或秋末茎叶枯萎时采挖。本品气微,味苦、微辛。以粗壮、质硬、断面色黄者为佳。

【处方用名】射干。

【性味归经】苦,寒。归肺经。

【功效主治】清热解毒,祛痰,利咽。用于热毒痰火郁结,咽喉肿痛,痰涎壅盛,咳嗽气喘。

【药征概述】本品苦能泄降,寒能清热。长于解毒利咽,善"疗咽喉热毒,攻散疮痈,一切热毒等症"(《滇南本草》)。尤为"治喉痹咽痛要药"(《本经逢原》)。若"治喉痛,切一片含之,效"(《本草衍义补遗》)。因其兼能祛痰,故对痰热壅盛之咽喉肿痛尤宜。

本品苦寒,能清肺热,"降火消痰"(《本草便读》),凡"热痰寒饮,喘逆上气,皆能治之"(《本草正义》)。主要用于痰热壅肺之咳嗽气喘。通过配伍,亦可用于寒饮射肺之咳嗽气喘,痰多清稀者。如《伤寒论》治"咳逆上气,喉中水鸡声"之射干麻黄汤,乃肺中寒饮上入喉间,为呼吸之气所激,则作声如水鸡。本品与麻黄、细辛等为伍,共奏温肺散寒,化饮止咳之功。

【用法用量】煎服,3~10g。

【使用注意】本品苦寒,"其性善降,服之必泻,虚人禁用"(《本经逢原》)。"若脾胃虚寒,切忌"(《本草求真》)。

【备注】关于射干。本品"一名乌扇",始载于《神农本草经》,列为下品。

即"乌扇"为"射干"之别名。在仲景《伤寒杂病论》中二名皆用。如射干麻黄汤中用"射干",在鳖甲煎丸中用"乌扇"。历版《中国药典》均以"射干"为正名,而"乌扇"之名逐渐被淡化而不用。

山豆根
Shāndòugēn

本品首载于《开宝本草》。为豆科植物越南槐 *Sophora tonkinensis* Gagnep. 的干燥根和根茎。秋季采挖。本品有豆腥气,味极苦。以根条粗壮、外色棕褐、质坚、味苦者为佳。

【处方用名】山豆根、苦豆根、广豆根、南豆根。

【性味归经】苦,寒;有毒。归肺、胃经。

【功效主治】清热解毒,消肿利咽。用于火毒蕴结,乳蛾喉痹,咽喉肿痛,齿龈肿痛,口舌生疮。

【药征概述】本品苦寒降泄,能"直折火毒之上炎"(《本草正义》),"为解毒清热之上药"(《本草经疏》)。可用于咽喉、口齿等上部火热病证。尤善解毒利咽。凡"一切喉证之属于火者,得苦降之性,自然热除病退"(《本草便读》)。故为"解咽喉肿痛第一要药"(《本草求真》)。适用于咽喉肿痛、喉痹、喉蛾、喉痈、急喉风等属热毒蕴结者。

【用法用量】煎服,3~6g。

【使用注意】本品苦寒,"脾虚食少而泻者,切勿沾唇"(《本草汇》)。"虚火炎肺、咽喉肿痛者禁用"(《得配本草》)。

【备注】

1. 关于山豆根 本品始载于《开宝本草》,列为下品。《本草图经》云:"山豆根,生剑南山谷,今广西亦有,以忠州、万州者佳"。《本草蒙筌》曰:"各处山谷俱有,广西出者独佳"。《植物名实图考》云:"《开宝本草》始著录,今以为治喉痛要药,以产广西者良。江西、湖南别有山豆,皆以治喉之功得,非一种"。由此可见,山豆根的植物来源比较复杂。其中,以广西者为佳,又称"广豆根",历来被视为山豆根的正品。如 1963 年版《中国药典》以"广豆根"为正名收载,1977—1990 年版《中国药典》名"山豆根(广豆根)",1995 年后历版《中国药典》均以"山豆根"为正名载入。

2. 关于山豆根的毒性 《开宝本草》明确记载本品"无毒"。其后历代本草或直言其无毒,或无毒性记载。从历版《中国药典》来看,1963 年版和 1977 年版《中国药典》未记载山豆根有毒。自 1985 年版《中国药典》始,首次以法典的形式明确山豆根"有毒",以后历版《中国药典》皆从之。

马勃
Mǎbó

本品首载于《名医别录》。为灰包科真菌脱皮马勃 *Lasiosphaera fenzlii* Reich. 、大马勃 *Calvatia gigantea*（Batsch ex Pers. ）Lloyd. 或紫色马勃 *Calvatia lilacina*（Mont. et Berk. ）Lloyd 的干燥子实体。夏、秋二季子实体成熟时及时采收。本品气似尘土，无味。以个大、皮薄、饱满、松泡有弹性者为佳。

【处方用名】马勃。

【性味归经】辛，平。归肺经。

【功效主治】清肺利咽，止血。用于风热郁肺咽痛，音哑、咳嗽；外治鼻衄，创伤出血。

【药征概述】本品味辛能散，性平偏凉，轻宣入肺，"有轻清解散上焦邪热之功"（《本草便读》），以收清肺解毒利咽之效，"为咽喉肿痛要药"（《药性切用》）。尤宜于风热上壅之咽喉肿痛，咳嗽失音。

本品辛平而散，入血分，能散瘀止血。"敷诸疮甚良，止吐血亦效"（《本草易读》）。可用于吐血、衄血、创伤出血等体内外多种出血。内服外用皆宜，尤以"外用敷疮最为稳妥"（《本草分经》）。

【用法用量】煎服，2~6g，布包煎；或入丸、散。外用适量，研末撒，或调敷患处，或作吹药。

【用药甄别】山豆根、射干与马勃。三者均入肺经。能清热利咽，为治疗咽喉肿痛之常用药。然山豆根苦寒降泄，清热解毒力强，以治乳蛾喉痹，咽喉肿痛属热毒蕴结者为佳；也可用于火热上攻之牙龈肿痛，口舌生疮。射干兼能祛痰，以痰热壅盛之咽喉肿痛尤宜；又能清肺热，降气消痰以平喘止咳，适用于痰热壅肺之咳嗽气喘。马勃味辛能散，以治风热郁肺之咽喉肿痛为优；并能止血，可用于吐血、衄血、外伤出血等体内外多种出血。

青果
Qīngguǒ

本品首载于《日华子本草》。为橄榄科植物橄榄 *Canarium album* Raeusch. 的干燥成熟果实。秋季采收。本品气微，果肉味涩，久嚼微甜。

【处方用名】青果、橄榄。

【性味归经】甘、酸，平。归肺、胃经。

【功效主治】清热解毒，利咽，生津。用于咽喉肿痛，咳嗽痰黏，烦热口渴，鱼蟹中毒。

【药征概述】本品性平偏凉，入肺经。能清热解毒，利咽消肿，"治一切喉火上炎"(《滇南本草》),"治咽喉之痛"(《本草易读》)。适用于风热上攻或热毒壅盛所致的咽部红肿疼痛、失音声哑。

本品性平偏凉以清热,甘酸化阴以生津。"能生津止渴,酒后嚼之最宜"(《本草求真》)。适用于胃热津伤,及酒后之烦热口渴。

此外,本品"能解一切鱼蟹毒"(《本草纲目》),可用于进食鱼蟹中毒。

【用法用量】5～10g。

木蝴蝶
Mùhúdié

本品首载于《本草纲目拾遗》。为紫葳科植物木蝴蝶 *Oroxylum indicum* (L.) Vent. 的干燥成熟种子。秋、冬二季采收。本品气微,味微苦。以张大、色白、有光泽、翼柔软如绸者为佳。

【处方用名】木蝴蝶、千张纸。

【性味归经】苦、甘,凉。归肺、肝、胃经。

【功效主治】清肺利咽,疏肝和胃。用于肺热咳嗽,喉痹,音哑,肝胃气痛。

【药征概述】本品苦凉清热,体轻善升,主入肺经。能清宣肺热,利咽开音,适用于肺热咳嗽,及风热邪毒上犯所致的咽喉肿痛,声音嘶哑等。

本品味苦能泄,入肝胃经,能疏肝理气、和胃止痛。善"治心气痛,肝气痛"(《本草纲目拾遗》)。适用于肝气郁滞或肝胃不和所致胁腹胀痛。

【用法用量】1～3g。

【用药甄别】青果与木蝴蝶。二者均能清热利咽,用于邪热伤肺所致之失音咽痛。然青果又能清热生津,用于胃热津伤,及酒后之烦热口渴。兼解鱼蟹之毒。木蝴蝶又能疏肝和胃,用于肝气郁滞或肝胃不和所致胁腹胀痛。

白头翁
Báitóuwēng

本品首载于《神农本草经》。为毛茛科植物白头翁 *Pulsatilla chinensis* (Bge.) Regel 的干燥根。春、秋二季采挖。本品气微,味微苦涩。以条粗长、质坚实、外表灰黄色、头部有白毛者为佳。

【处方用名】白头翁。

【性味归经】苦,寒。归胃、大肠经。

【功效主治】清热解毒,凉血止痢。用于热毒血痢,阴痒带下。

【药征概述】本品苦寒泄降,走胃肠,入血分。能清热毒,"解湿毒"(《本草汇言》),凉血止痢。"通治实热毒火之滞下赤白,日数十次者,颇见奇效"(《本草正义》),为治痢要药。"毒痢有此获功,热毒下痢紫血鲜血者宜之"

(《本草经疏》)。证诸临床,大凡湿热或热毒泻痢皆宜。

此外,煎汤内服,外洗,"治因热之带证甚效"(《医学衷中参西录》)。可用于湿热带下阴痒。

【用法用量】煎服,10~15g。

【使用注意】本品苦寒降泄,"胃寒不思饮食及下利完谷,虚寒泻泄等症,俱忌"(《本草汇》)。

【备注】关于白头翁。本品始载于《神农本草经》,列为下品。历代皆以"白头翁"为正名沿用至今。然而,历代本草关于白头翁的名称由来及植物形态却存在分歧。如《本草经集注》云:"近根处有白茸,状似人白头,故以为名"。《新修本草》注云:"实大者如鸡子,白毛寸余皆披下,以纛头,正似白头老翁,故名焉。今言近根有白茸,陶似不识"。《本草图经》曰:"叶生茎端,上有细白毛而不滑泽,近根有白茸,正似白头老翁,故名焉"。《植物名实图考》曰:"然则草之有毛者,以翁名之皆可"。据调查[1,2],在我国药材市场上称白头翁的植物有30多种,主要涉及蔷薇科、玄参科、唇形科、菊科、石竹科、毛茛科等6个科,品种混乱现象是很严重的。历版《中国药典》将毛茛科植物白头翁 *Pulsatilla chinensis*(Bge.)Regel 定为白头翁正品。

马齿苋
Mǎchǐxiàn

本品首载于《本草经集注》。为马齿苋科植物马齿苋 *Portulaca oleracea* L. 的干燥地上部分。夏、秋二季采收。本品气微,味微酸。以株小、质嫩、整齐少碎、叶多、青绿色者为佳。

【处方用名】马齿苋。

【性味归经】酸,寒。归肝、大肠经。

【功效主治】清热解毒,凉血止血,止痢。用于热毒血痢,痈肿疔疮,湿疹,丹毒,蛇虫咬伤,便血,痔血,崩漏下血。

【药征概述】本品性寒滑利,入大肠经。能清大肠热毒,滑肠中垢积,并能"凉血散热"(《本草经疏》),善"止诸痢赤白"(《本草易读》)。为治热毒痢疾,下痢脓血,里急后重之常用药,亦可用于崩漏、便血、痔血等下部血热出血。

本品"善解痈肿热毒"(《本草正义》)。凡"一切恶疮皆疗,诸般丹毒悉医"(《本草易读》)。既可内服,亦可外治。更"长于外治,故以之敷痈散肿,

[1] 梁勇满,赵容,许亮,等.中药白头翁本草考证与中国白头翁属植物分类.中国实验方剂学杂志,2017,23(5):249

[2] 陈雷.中药白头翁同名异物本草考证与鉴别.内蒙古中医药,2009,(16):35

为尤贵耳"(《本草便读》)。适用于热毒疮疡。若捣敷患处,也可用于蛇虫咬伤。

【用法用量】煎服,10~15g。外用适量,捣敷患处。

【使用注意】本品性寒滑利,"凡脾胃虚寒,肠滑作泄者,勿用煎饵"(《本草经疏》)。

鸦胆子
Yādǎnzi

本品首载于《本草纲目拾遗》。为苦木科植物鸦胆子 *Brucea javanica*(L.) Merr. 的干燥成熟果实。秋季果实成熟时采收。本品气微,味极苦。以粒大、饱满、种仁白色、油性足者为佳。

【处方用名】鸦胆子。

【性味归经】苦,寒;有小毒。归大肠、肝经。

【功效主治】清热解毒,截疟,止痢,外用腐蚀赘疣。用于痢疾,疟疾;外治赘疣,鸡眼。

【药征概述】本品味极苦,性寒凉,主入大肠经,"最能清血分之热及肠中之热","凡痢之偏于热者,用之皆有捷效,而以治下鲜血之痢,泻血水之痢则尤效"(《医学衷中参西录》)。适用于热毒血痢,便下脓血,里急后重等。入肝经,有较强的杀虫截疟之功,对各种类型的疟疾均可应用,尤以间日疟及三日疟效果较好。

本品外用"能腐肉"(《本草求原》),"去皮肤恶毒"(《岭南采药录》)。若"去皮,取白仁之成实者,杵为末,以烧酒和涂少许,小作疮即愈"(《医学衷中参西录》)。凡赘疣、鸡眼等均以鸦胆子仁捣烂涂敷患处,可使赘疣脱落,鸡眼腐烂。

【用法用量】内服,0.5~2g,以龙眼肉包裹或装入胶囊包裹吞服。外用适量。

【使用注意】本品有小毒,"虽似大苦大寒,非可恒用,而在应用之时,所服无多"(《本草正义》)。外用注意用胶布保护好周围正常皮肤,以防止对正常皮肤的刺激。孕妇及小儿慎用。胃肠出血及肝肾病患者,应忌用或慎用。

【用药甄别】马齿苋、鸦胆子与白头翁。三者性寒,入大肠经,能清热解毒,凉血止痢,为治痢疾的常用药物。然马齿苋药食兼备,作用缓和,以治赤痢脓血为主;鸦胆子有毒,以治休息痢为优;白头翁为治痢之专药,无论赤痢、休息痢皆宜。此外,马齿苋又可用治崩漏、便血、痔血等下部血热出血,白头翁尚可用于湿热带下阴痒。鸦胆子兼能截疟,外用有腐蚀赘疣作用。常用于疟疾,及赘疣、鸡眼等。

半边莲
Bànbiānlián

本品首载于《滇南本草》。为桔梗科植物半边莲 *Lobelia chinensis* Lour. 的干燥全草。夏季采收。本品气微特异,味微甘而辛。以茎叶色绿、根黄者为佳。

【处方用名】半边莲。

【性味归经】辛,平。归心、小肠、肺经。

【功效主治】清热解毒,利尿消肿。用于痈肿疔疮,蛇虫咬伤,臌胀水肿,湿热黄疸,湿疹湿疮。

【药征概述】本品味辛能散,性平偏凉。既能解热毒,治"一切疮毒最良"(《滇南本草》)。又能解蛇毒,治"蛇虺伤,捣汁饮,以滓围涂之"(《本草纲目》)。兼能利水消肿,除湿清热,适用于水湿停蓄之大腹水肿,小便不利,湿热黄疸,以及湿热蕴伏,浸淫肌肤所致的湿疹湿疮。

【用法用量】煎服,9~15g,鲜品 30~60g。外用适量。

【使用注意】虚证水肿忌用。

山慈菇
Shāncígū

本品首载于《嘉祐本草》。为兰科植物杜鹃兰 *Cremastra appendiculata* (D. Don) Makino、独蒜兰 *Pleione bulbocodioides* (Franch.) Rolfe 或云南独蒜兰 *Pleione yunnanensis* Rolfe 的干燥假鳞茎。前者习称"毛慈菇",后二者习称"冰球子"。夏、秋二季采挖。本品气微,味淡,带黏性。以个大、饱满、断面黄白色、质坚实者为佳。

【处方用名】山慈菇、山茨菇。

【性味归经】甘、微辛,凉。归肝、脾经。

【功效主治】清热解毒,化痰散结。用于痈肿疔毒,瘰疬痰核,蛇虫咬伤,癥瘕痞块。

【药征概述】本品味辛能散,寒能清热,"散坚消结,化痰解毒,其力颇峻"(《本草正义》)。长于"消痈肿疮瘘疔毒,兼疗瘰疬结核,解诸毒蛊毒蛇毒,亦治狂狗咬伤"(《本草易读》)。故凡热毒壅盛之疮痈肿毒,痰火郁结之瘰疬痰核,蛇虫咬伤,以及多种肿瘤,癥瘕痞块等皆可运用。"用此外敷,固可解散,内服亦可调治"(《本草求真》)。

【用法用量】煎服,3~10g。外用适量。

【使用注意】本品为"寒凉之品,不得过服也"(《本草汇》)。

熊胆粉
Xióngdǎnfěn

本品首载于《新修本草》。为熊科动物黑熊 *Selenarctos thibetanus* Cuvier 经胆囊手术引流胆汁而得的干燥品。本品气清香，味极苦，有黏舌感。

【处方用名】熊胆粉。

【性味归经】苦，寒。归肝、胆、心经。

【功效主治】清热解毒，息风止痉，清肝明目。用于痈肿疮毒，惊痫抽搐，目赤翳障。

【药征概述】本品苦寒，清热解毒力强。常用于热毒蕴结所致之痈肿疮毒，尤善治痔疮肿痛。如"五十年痔不瘥，涂熊胆取瘥乃止，神效，一切方不及"(《外台秘要》)。

本品"极苦寒而能走肝胆二经，泻有余之热"(《本草经疏》)。"清火定惊之功，较胜诸胆"(《雷公炮制药性解》)。适用于肝火炽盛，热极生风所致的惊痫抽搐。又能"退热邪而明目"(《本草便读》)，"去目翳至效"(《本草征要》)。适用于肝热目赤肿痛、羞明流泪及目生翳障等。

此外，本品尚能"疗时气热盛变为黄疸，暑月久痢"(《新修本草》)，"主小儿五疳，杀虫，治恶疮"(《药性论》)。

【用法用量】内服，0.25～0.5g，入丸、散，由于本品有腥苦味，口服易引起呕吐，故宜用胶囊剂。外用适量，调涂患处。

【使用注意】本品苦寒，"凡实热证用之咸宜，苟涉虚家，便当严禁"(《本经逢原》)。

【备注】关于熊胆与熊胆粉。熊胆是我国传统稀有贵重中药材，已有一千多年的应用历史。在古代主要采取"猎熊取胆"的方法。既影响野生熊的资源保护，又难以满足医疗需要。1988 年，《中华人民共和国野生动物保护法》颁布实施。棕熊、黑熊被列为"国家二级保护动物"和"濒危野生动植物种国际贸易公约"。因为数量稀少，禁止猎杀。为解决熊胆资源问题，1988 年，原卫生部颁布了《关于下达"引流熊胆"暂行管理办法的通知》，明确指出："人工'引流熊胆'与天然熊胆内在质量基本相同，可供药用"。"'引流熊胆'商品名暂定为'熊胆粉'，以与天然熊胆区别"。

白蔹
Báiliǎn

本品首载于《神农本草经》。为葡萄科植物白蔹 *Ampelopsis japonica* (Thunb.) Makino 的干燥块根。春、秋二季采挖。本品气微，味甘。以肥大、断面粉红色、粉性足者为佳。

【处方用名】白蔹。

【性味归经】苦,微寒。归心、胃经。

【功效主治】清热解毒,消痈散结,敛疮生肌。用于痈疽发背,疔疮,瘰疬,烧烫伤。

【药征概述】本品味苦能泄,"寒能除热,杀火毒,散结气,生肌止痛"(《本草从新》)。"为疗肿痈疽家要药"(《本草经疏》)。大凡疮疡,"未脓可消,已脓可拔,脓尽可敛"(《本草汇言》),故无论肿疡、溃疡皆宜,内服外用均可。尤"多治外科,敷背痈疔肿最妙"(《本草发明》)。"为外科所用要药"(《本草求真》)。

此外,本品取其解毒,敛疮生肌之功,也可用于烧烫伤及手足皲裂。

【用法用量】5~10g。外用适量,煎汤洗或研成极细粉敷患处。

【使用注意】"阴疽色淡不起,胃气弱者,非其所宜"(《本经逢原》)。不宜与川乌、制川乌、草乌、制草乌、附子同用。

绿豆
Lǜdòu

本品首载于《日华子本草》。为豆科一年生草本植物绿豆 *Phaseolus radiatus* L. 的干燥成熟种子。秋季采收。本品气微,嚼之具豆腥气。以粒大、饱满、色绿者为佳。

【处方用名】绿豆。

【性味归经】甘,寒。归心、胃经。

【功效主治】清热解暑,利水,解毒。用于暑热烦渴,水肿,痈肿疮毒,药食中毒。

【药征概述】本品甘寒,能"解暑止渴,利小便"(《随息居饮食谱》),为夏令常用祛暑之佳品。适用于暑热烦渴,水肿,小便不利等,可单用本品煎汤或煮粥食。

本品"性善解毒,故凡一切痈肿等症,无不用此奏效。并解一切草木、金石、砒霜等毒"(《本草求真》)。可广泛用于痈肿疮毒、药食中毒等。

总之,"此专为天行暑热、金石丹火诸毒热者设也"(《本草汇言》)。

【用法用量】15~30g。外用适量。本品"功在绿皮,去壳即壅气"《本草从新》。"若愈病,须和皮,故不可去"(《食疗本草》)。提示本品入药当连皮同用。

【使用注意】本品性寒,"多食久食,必有寒滞胃肠,致生满胀之患"(《本草汇言》)。"胃寒者不宜食"《本草从新》。

第四节　清热凉血药

本类药物多为苦甘咸寒之品,归心、肝经,以清解营分、血分热邪为主要功效。主要用于温热病热入营、血所致诸证。其中,营分证以身热夜甚,心烦不寐,斑疹隐隐,舌绛等为主要表现。血分证以发热,神昏谵语,抽搐或手足蠕动,斑疹、吐衄,舌质深绛等为主要表现。

本节主要选介生地黄、玄参、牡丹皮、赤芍、水牛角、紫草的本草药征。

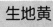

生地黄
Shēngdìhuáng

本品首载于《神农本草经》。为玄参科植物地黄 *Rehmannia glutinosa* Libosch. 的干燥块根。秋季采挖。本品气微,味微甜、微苦。以块大、体重、断面乌黑者为佳。

【处方用名】生地、生地黄、干地黄。

【性味归经】甘,寒。归心、肝、肾经。

【功效主治】清热凉血,养阴生津。用于热入营血,温毒发斑,吐血衄血,热病伤阴,舌绛烦渴,津伤便秘,阴虚发热,骨蒸劳热,内热消渴。

【药征概述】本品性寒,入血分,以"凉血为最"(《本草发明》),为清热凉血之要药。适用于温热病热入营血之身热夜甚,斑疹吐衄等。因善"通彻诸经之血热"(《药品化义》),"专于凉血止血"(《本草新编》)。"血热则妄行,此药俱能凉之"(《本草约言》)。"凡吐血,咯血,衄血,蓄血,溺血,崩中带下,审其症果因于热成者,无不用此调治"(《本草求真》)。故可用于血热妄行诸出血证。

本品甘寒质润,"能滋阴清火"(《医学衷中参西录》)。大抵真阴亏损,相火不能潜藏,"患人虚而多热加用之"(《本草集要》)。适用于阴虚内热,潮热骨蒸,及温病后期,余热未尽,阴津已伤,邪伏阴分,夜热早凉等虚热证。又能养阴生津止渴,用于热病伤阴,烦渴多饮,内热消渴等。

本品"滋润寒凉,最滑大肠,火旺土燥者宜之。伤寒阳明病,腑燥便结,多服地黄脓汁,滋胃滑肠,胜用承气,鲜者尤捷"(《长沙药解》)。若"因热邪闭结而舌干焦黑,大小便秘,不胜攻下者,用此于清热药中,通其秘结最妙,以其有润燥之功而无滋润之患也"(《本经逢原》)。故对于"老人津液枯绝,大肠燥结不润者,皆当用之"(《本草汇》),有增水行舟之效。

【用法用量】煎服,10~15g。

【使用注意】本品"性寒而润,脾虚泄泻,胃虚食少,均在禁例"(《本草从

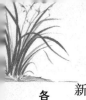

新》)。

【备注】

1. 关于地黄的古今称谓　《神农本草经》始载"干地黄",列为上品。《本草图经》把地黄分为生地黄与熟地黄两种。曰:"二月、八月采根,蒸三、二日令烂,暴干,谓之熟地黄;阴干者是生地黄"。《本草纲目》以"地黄"为正名,分列干地黄、生地黄和熟地黄三种。曰:"《本经》所谓干地黄者,即生地黄之干者也""《别录》复云生地黄者,乃新掘鲜者,故其性大寒。其熟地黄乃后人复蒸晒者"。《本草原始》以"生地黄"为正名,分列干地黄与鲜地黄两种。《本草述》曰:"按《本经》,地黄有干有生,盖采得即用者为生,晒干收者为干,是干地黄即生地黄之干者也。后人复蒸晒九次,然后用之,是为熟地黄"。《本草害利》曰:鲜生地"掘取鲜根洗净,竹刀切片,或捣汁用"。由此可见,古之地黄为鲜地黄、生地黄与熟地黄之统称。古今之鲜地黄、熟地黄所指相一致。古之干地黄,即今之生地黄;古之生地黄,涵盖了今之鲜地黄与生地黄两种。

2. 关于鲜地黄与生地黄　历版《中国药典》以"地黄"为正名。明确记载:为玄参科植物地黄 *Rehmannia glutinosa* Libosch. 的新鲜或干燥块根。秋季采挖,除去芦头、须根及泥沙,鲜用;或将地黄缓缓烘焙至约八成干。前者习称"鲜地黄",后者习称"生地黄"。二者药征基本相似。然鲜地黄多汁,清热生津效佳,热甚伤津者多用;生地黄清热力稍逊,长于滋阴,阴虚血热者多用。因鲜地黄质润多液,难以保存,故临床多用者为干地黄(生地黄)。

玄参
Xuánshēn

本品首载于《神农本草经》。为玄参科植物玄参 *Scrophularia ningpoensis* Hemsl. 的干燥根。冬季茎叶枯萎时采挖。本品气特异似焦糖,味甘、微苦。以条粗壮、质坚实、断面色黑者为佳。

【处方用名】玄参、元参、黑参。

【性味归经】甘、苦、咸,微寒。归肺、胃、肾经。

【功效主治】清热凉血,滋阴降火,解毒散结。用于热入营血,温毒发斑,热病伤阴,舌绛烦渴,津伤便秘,骨蒸劳嗽,目赤,咽痛,白喉,瘰疬,痈肿疮毒。

【药征概述】本品咸寒,入血分,"清泄血热,洵是专长"(《脏腑药式补正》)。适用于温热病热入营分,身热夜甚,心烦不寐,斑疹隐隐,舌绛脉数等。

本品苦甘咸寒,质地滋润,既能滋阴降火,又能生津润燥。且"寒而不峻,润而不腻,性情与知、柏、生地近似,而较为和缓,流弊差轻"(《本草正义》)。适用于热病伤津之口渴,肠燥津亏之便秘。又"入肺以清肺家燥热,解毒消火,最宜于肺病结核、肺热咳嗽"(《医学衷中参西录》)。适用于阴虚肺燥之咽喉干痛,干咳少痰或痰中带血,及肺肾阴虚,劳嗽骨蒸。

本品苦寒善解热毒,能"清咽喉之肿,泻无根之火"(《本草品汇精要》),为治"咽喉肿痛之专药"(《本经逢原》),"统治咽喉肿痛"(《药鉴》)。大凡咽喉肿痛,白喉等无论热毒壅盛,或虚火上炎所致者皆宜。咸寒软坚散结,既能"散周身痰结热痈,逐颈项咽喉痹毒、瘰疬结核"(《本草正》),又"能外行经隧而消散热结之痈肿",尤"为治瘰疬结核之主药"(《本草正义》)。适用于痰火郁结之瘰疬痰核,热毒蕴结之痈肿疮毒。

此外,本品"能益水以滋肝木,故能明目"(《医学衷中参西录》)。适用于肝肾阴虚之目赤目昏。

【用法用量】煎服,9~15g。

【使用注意】本品"其性寒滑,脾虚泄泻者禁用"(《本经逢原》)。不宜与藜芦同用。

【用药甄别】生地黄与玄参。二者均为甘寒质润之品,能清热凉血、养阴生津,用于温热病热入营血、热病伤阴、阴虚内热等证,常相须为用。然生地黄凉血、养阴力强,故血热出血、内热消渴多用。玄参泻火解毒力强,适用于咽痛痈肿,尤为治咽喉肿痛之要药;又能软坚散结,常用于瘰疬痰核。

牡丹皮
Mǔdānpí

本品首载于《神农本草经》。为毛茛科植物牡丹 *Paeonia suffruticosa* Andr. 的干燥根皮。秋季采挖。本品气芳香,味微苦而涩。以条粗长、皮厚、无木心、断面白色、粉性足、结晶多、香气浓者为佳。

【处方用名】牡丹皮、粉丹皮、丹皮。

【性味归经】苦、辛,微寒。归心、肝、肾经。

【功效主治】清热凉血,活血化瘀。用于热入营血,温毒发斑,吐血衄血,夜热早凉,无汗骨蒸,经闭痛经,跌扑伤痛,痈肿疮毒。

【药征概述】本品苦寒清热,入血分。"最泄诸血之火伏"(《本草易读》),"能去血中之热"(《药品化义》),为"凉血热之要药"(《本草经疏》)。适用于温热病热入营血,温毒发斑,吐血衄血等。

本品辛行苦泄,善能活血化瘀,"行血滞而不峻"(《本草正》),"故有瘀血留著作痛者宜之"(《本经逢原》)。适用于经闭痛经,跌扑伤痛等多种瘀血证。因其长于"通血脉,除血热"(《本草思辨录》),故对血热瘀滞之证最为适宜。亦可用治热毒疮疡。"痈疮者,热壅血瘀而成也,凉血行血,故疗痈疮"(《本草经疏》)。

本品"能泻阴中之火"(《本草求真》),"后人乃专以黄柏治相火,不知牡丹之功更胜也"(《本草纲目》)。"乃治骨蒸之圣药,原不必分有汗、无汗也"(《本草新编》)。适用于温病后期,热伏阴分,夜热早凉,及阴虚发热,骨蒸潮热。

【用法用量】煎服,6~12g。清热凉血宜生用,活血祛瘀宜酒炙用。

【使用注意】血虚有寒、月经过多及孕妇不宜用。"然气香而浊,极易作呕,胃弱者服之即吐"(《重庆堂随笔》)。

【备注】关于牡丹皮。本品原名"牡丹",始载于《神农本草经》,列为中品。《名医别录》谓:"二月、八月采根"。《雷公炮炙论》曰:"凡使,采得后日干,用铜刀劈破去骨了,细锉如大豆许"。《本草经集注》曰:"色赤者为好,用之去心"。《本草衍义》明确指出:"牡丹,用其根上皮"。由此可见,本品以根皮入药。《本草纲目》在牡丹"发明"项中直呼为"牡丹皮",今多从之。

赤芍
Chìsháo

本品首载于《神农本草经》。为毛茛科植物芍药 *Paeonia lactiflora* Pall. 或川赤芍 *Paeonia veitchii* Lynch 的干燥根。春、秋二季采挖。本品气微香,味微苦、酸涩。以条粗长、断面粉白色、粉性大者为佳。

【处方用名】赤芍、赤芍药、京赤芍。

【性味归经】苦、微寒。归肝经。

【功效主治】清热凉血,散瘀止痛。用于热入营血,温毒发斑,吐血衄血,目赤肿痛,肝郁胁痛,经闭痛经,癥瘕腹痛,跌扑损伤,痈肿疮疡。

【药征概述】本品苦寒清热,善走血分。"用此清热凉血"(《药品化义》),功同牡丹皮而力稍逊。治疗温热病热入营血,斑疹紫暗,血热吐血衄血等,二者常相须为用。

本品"主通利,专入肝家血分"(《本草经疏》),"善行血中之滞"(《本经逢原》)。适用于肝郁胁痛,经闭痛经,癥瘕腹痛,跌扑损伤,及痈疽疮疡等。因其"能凉血逐瘀"(《本草求真》),故"一切血热血滞者,皆可用之"(《本草便读》)。对血热瘀滞之证尤为适宜。

本品"专泻肝火"(《药品化义》),能"除热明眼目"(《雷公炮制药性解》)。大凡"暴赤眼者,或洗或服,皆当用赤芍"(《本草约言》)。适用于肝热目赤肿痛,羞明多眵,或目生翳障。

【用法用量】煎服,6~12g。

【使用注意】孕妇及月经过多者不宜用。不宜与藜芦同用。

【用药甄别】赤芍与牡丹皮。二者均为苦,微寒之品,能清热凉血,活血散瘀,适用于温热病热入营血,温毒发斑,吐血衄血,及多种瘀血证,常相须为用。然赤芍以活血散瘀为优,专入肝经,能清泄肝火,用于肝经热盛之目赤肿痛。牡丹皮以清热凉血见长,又善清透阴分伏热而退虚热,适用于夜热早凉,无汗骨蒸等虚热证。

水牛角
Shuǐniújiǎo

本品首载于《名医别录》。为牛科动物水牛 *Bubalus bubalis* Linnaeus 的角。本品气微腥,味淡。以灰褐色者为佳。

【处方用名】水牛角、水牛角粉。

【性味归经】苦,寒。归心、肝经。

【功效主治】清热凉血,解毒,定惊。用于温病高热,神昏谵语,发斑发疹,吐血衄血,惊风,癫狂。

【药征概述】本品苦寒,入心肝血分,长于清血分之热邪而凉血定惊。既可"治热病昏迷,麻痘斑疹,吐血,衄血,血热,溺赤"(《陆川本草》),又可"疗时气寒热头痛"(《名医别录》)。"治热毒风并壮热"(《日华子本草》)。适用于温病热闭心包,热盛动风之高热烦躁,神昏谵语,痉厥,以及血热毒盛,迫血妄行之斑疹紫暗,吐血衄血等。

【用法用量】镑片或粗粉煎服,15~30g,宜先煎 3 小时以上。水牛角浓缩粉冲服,每次 1.5~3g,每日 2 次。

【使用注意】脾胃虚寒者忌用。

【备注】关于取消犀牛角和虎骨药用标准。犀牛和虎是国际上重点保护的濒危野生动物,被列为我国已签署了的《濒危野生动植物种国际贸易公约》附录一物种。《国务院关于禁止犀牛角和虎骨贸易的通知》(国发〔1993〕39号)指出:从 1993 年起,国家严禁进出口犀牛角和虎骨,禁止出售、收购、运输、携带、邮寄犀牛角和虎骨,取消犀牛角和虎骨药用标准,今后不得再用犀牛角和虎骨制药。因此,凡古方中用犀角者,皆以水牛角代用之。

紫草
Zǐcǎo

本品首载于《神农本草经》。为紫草科植物新疆紫草 *Arnebia euchroma* (Royle) Johnst. 或内蒙紫草 *Arnebia guttata* Bunge 的干燥根。春、秋二季采挖。本品气特异,味微苦、涩。以条粗大、色紫、皮厚者为佳。

【处方用名】紫草、紫草根。

【性味归经】甘、咸,寒。归心,肝经。

【功效主治】清热凉血,活血解毒,透疹消斑。用于血热毒盛,斑疹紫黑,麻疹不透,疮疡,湿疹,水火烫伤。

【药征概述】本品性寒入血,"长于凉血活血"(《本草纲目》),又善解热毒,透疹消斑。"今医家多用治伤寒时疾,发疮疹不出者,以此作药,使其发出"(《本草图经》)。凡斑疹、麻疹,"但见血紫血热,及热毒深者,俱宜用之"(《药鉴》)。因"血热则毒闭,得紫草凉之,则血行而毒出"(《本草从新》)。适用于温毒发斑,麻疹不透,颜色紫暗者。若"误以为宣发之药,不论毒闭与否辄用,殊失用药意义矣"(《本草求真》)。

此外,本品凉血、活血、解毒,"凡外疡家血分实热者,皆可用之。且一切血热妄行之实火病,及血痢、血痔、溲血、淋血之气壮邪实者,皆在应用之列"(《本草正义》)。诸如疮疡湿疹,水火烫伤,及多种血热出血等,内服外用皆宜,尤以外用为佳。

【用法用量】煎服,5～10g。外用适量,熬膏或用植物油浸泡涂擦。

【使用注意】本品性寒而滑利,脾虚便溏者忌服。

第五节　清虚热药

本类药物多为苦寒或甘寒之品,归肝、肾经。以清虚热为主要功效。适用于肝肾阴虚,虚火内扰所致骨蒸潮热、手足心热、虚烦不眠、遗精盗汗、舌红少苔、脉细而数,以及热病后期,余热未清,阴液已伤所导致的夜热早凉、热退无汗、舌红绛,脉细数者。

本类药物重在清退虚热以治标,而不能滋养阴液以治本。故在使用本类药物时,常与滋阴药配伍,以期标本兼治。

本节主要选介青蒿、白薇、地骨皮、银柴胡、胡黄连的本草药征。

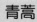 青蒿
Qīnghāo

本品首载于《神农本草经》。本品为菊科植物黄花蒿 *Artemisia annua* L. 的干燥地上部分。秋季花盛开时采割。本品气香特异,味微苦。以色绿、叶多、香气浓者为佳。

【处方用名】青蒿、黄花蒿。

【性味归经】苦、辛,寒。归肝、胆经。

【功效主治】清虚热,除骨蒸,解暑,截疟,退黄。用于温邪伤阴,夜热早凉,阴虚发热,骨蒸劳热,暑邪发热,疟疾寒热,湿热黄疸。

【药征概述】本品苦寒清热,辛香透散,长于清透阴分伏热,"能别骨中之火行于肌表"(《本草新编》),为清退虚热之要药。"以治劳热骨蒸,可谓恰如

其当"(《本草思辨录》)。适用于温邪伤阴,夜热早凉,阴虚发热,骨蒸劳热,或低热日久不退。又能解暑,"尤能泄暑热之火"(《本草新编》),"解暑涤热之功优于藿佩"《本草从新》。适用于夏令外感暑热,发热烦渴,头痛胸闷等。

本品"气芳香疏达,与柴胡相仿佛"(《本草思辨录》)。擅长截疟,能缓解疟疾发作时的寒战壮热,为治疟疾寒热之要药。单用鲜品捣汁服用有效。

此外,本品"能利水道,与绵茵陈不甚相远"(《本经逢原》)。"苦寒清热,而又含芳香清冽之气,故能醒脾胃而理湿热"(《本草正义》)。常用于治湿热黄疸。

【用法用量】煎服,6~12g,后下;或鲜用绞汁服。

【使用注意】本品"性颇阴寒,胃虚者不可投也"(《本草汇》)。

【备注】

1. 关于青蒿与黄花蒿 "青蒿"最早作为"草蒿"的别名收载于《神农本草经》,列为下品。青蒿治疟,历史悠久,早在晋代《肘后备急方》中就有明确记载。"青蒿"与"黄花蒿"分别作为中药正名则始于《本草纲目》。其中,青蒿"治疟疾寒热",黄花蒿却无治疟的记载。从而导致了中药青蒿基源与应用的混乱。《植物名实图考》认为:"青蒿,《本经》下品,与黄花蒿无异"。现代研究证实[1],蒿属植物中只有黄花蒿 *Artemisia annua* 一种含青蒿素,具有抗疟作用。与《本草纲目》所记载的青蒿功用相吻合。著名本草学家赵燏黄先生[2]将青蒿和黄花蒿定为同一个种:*Artemisia annua*,得到了学术界的普遍认同。自1985年版《中国药典》以来,均以"青蒿"为正名,菊科植物黄花蒿 *Artemisia annua* 为其药用的唯一来源。至于《本草纲目》将"黄花蒿"另作一药,有别于"青蒿",是否为同名异物,有待研究。

2. 关于青蒿素 中国科学家屠呦呦因青蒿素研究成果获得2015年诺贝尔生理学或医学奖。她从中医典籍《肘后备急方》所载"青蒿一握,以水二升渍,绞取汁,尽服之"中获得灵感,创造性地从植物黄花蒿茎叶中发现了青蒿素,开创了疟疾治疗的新方法,世界数亿人因此受益。世界卫生组织认为,青蒿素联合疗法是目前治疗疟疾最有效的手段,也是抵抗疟疾耐药性效果最好的药物,中国作为抗疟药物青蒿素的发现方及最大生产方,在全球抗击疟疾进程中发挥了重要作用。屠呦呦的获奖感言为:"青蒿素是传统中医药送给世界人民的礼物"[3]。原国务院副总理刘延东在中国中医科学院成立六十

[1] 胡世林.青蒿的本草考证.亚太传统医药,2006,(1):28

[2] 赵燏黄.整理本草研究国药之方案及其实例.祁州药之研究.北京大学医学杂志,1941,3(1):31

[3] 王思北,吴晶.屠呦呦.青蒿素是传统中医药送给世界人民的礼物.新华网,2015-10-06

周年纪念大会上指出："青蒿素是中医药为人类健康作出的重要贡献"[1]。

白薇
Báiwēi

本品首载于《神农本草经》。为萝藦科植物白薇 *Cynanchum atratum* Bge. 或蔓生白薇 *Cynanchum versicolor* Bge. 的干燥根及根茎。春、秋二季采挖。本品气微,味微苦。以根粗长,条匀、色黄棕者为佳。

【处方用名】白薇、炒白薇。

【性味归经】苦、咸,寒。归胃、肝、肾经。

【功效主治】清热凉血,利尿通淋,解毒疗疮。用于温邪伤营发热,阴虚发热,骨蒸劳热,产后血虚发热,热淋,血淋,痈疽肿毒。

【药征概述】本品苦寒,不燥不泄。"于清热之中,已隐隐含有养阴性质"(《本草正义》)。能"清虚火,除血热"(《要药分剂》),有清热凉血之功,尤以退虚热见长。"诚清热队中不可多得之品。凡阴虚有热者,自汗盗汗者,久疟伤津者,病后阴液未复,余热未清者,皆为必不可少之药。而妇女血热又为恒用之品"(《本草正义》)。适用于热病后期,阴液未复而余热未清,夜热早凉,或阴虚发热,骨蒸潮热;产后血虚发热,低热不退,以及多种不明原因的发热。

本品寒能清热,苦能泄降,入血凉血,"能除热则水道通利而下矣"(《本草经疏》),适用于热淋、血淋。又能解毒疗疮,治血热毒盛的疮痈肿毒,以及毒蛇咬伤。

此外,本品益阴除热,尚可用于阴虚外感风热表证。

【用法用量】煎服,5~10g。

【使用注意】脾胃虚寒、食少便溏者不宜服用。

地骨皮
Dìgǔpí

本品首载于《大观本草》。为茄科植物枸杞 *Lycium chinense* Mill. 或宁夏枸杞 *Lycium barbarum* L. 的干燥根皮。春初或秋后采挖。本品气微,味微甘而后苦。以块大、肉厚、无木心者为佳。

【处方用名】地骨皮。

【性味归经】甘,寒。归肺、肝、肾经。

【功效主治】凉血除蒸,清肺降火。用于阴虚潮热,骨蒸盗汗,肺热咳嗽,咯血,衄血,内热消渴。

---

[1] 刘延东.开创中医药事业发展新局面.中国中医药报,2015-12-29

【药征概述】本品"甘寒清润,不泥不滞"(《本草汇言》),主入肝、肾经。长于"去下焦肝肾虚热"(《本草纲目》),"专清阴中之热"(《脏腑药式补正》)。"能退伏热以除蒸"(《本草便读》)。"凡人真阴中有火,自相蒸烁,而见有汗骨蒸,宜此对待之"(《本草述钩元》)。适用于阴虚内热,骨蒸盗汗。

本品入血分,善清泄血分之实热,"能止吐血、衄血"(《医学衷中参西录》)。适用于血热妄行所致的吐血、衄血、咯血等。入肺经,长于清肺热,"疗肺热有余咳嗽"(《药品化义》)。凡"肺为热伤作嗽者,服之可愈"(《医学衷中参西录》)。适用于肺热咳嗽。

此外,本品甘寒不燥,能"解消渴"(《本草正》),可用于阴虚内热之消渴。

【用法用量】煎服,10~15g。

【使用注意】外感风寒发热及脾虚便溏者不宜用。

【备注】关于地骨皮的用法。《本草新编》曰:"世人知地骨皮之可以退热,而不知多用,故见功实少耳。……欲退阴虚火动、骨蒸劳热之症,用补阴之药,加地骨皮或五钱或一两,始能凉骨中之髓,而去肾中之热也"。提示本品退虚热,不仅剂量宜大,且每与补阴药同用,标本兼顾,相得益彰。

银柴胡
Yíncháihú

本品首载于《本草纲目》。为石竹科植物银柴胡 Stellaria dichotoma L. var. *lanceolata* Bge. 的干燥根。春、夏间植株萌发或秋后茎叶枯萎时采挖;栽培品于种植后第三年9月中旬或第四年4月中旬采挖。本品气微,味甘。以根条细长、外皮淡黄色、断面黄白色者为佳。

【处方用名】银柴胡。

【性味归经】甘,微寒。归肝、胃经。

【功效主治】清虚热,除疳热。用于阴虚发热,骨蒸劳热,小儿疳热。

【药征概述】本品味甘性凉,"不独清热,兼能凉血"(《本经逢原》),故有清热凉血,退热除蒸之功。且"退热而不苦泄,理阴而不升腾,固虚热之良药"(《本草正义》)。常用于阴虚发热,骨蒸劳热,小儿疳积发热。

【用法用量】煎服,3~10g。

【用药甄别】柴胡与银柴胡。二者名称相似,均能退热。然柴胡长于疏散退热,主治外感发热,少阳寒热往来;并能疏肝解郁,升举阳气,用于肝郁气滞证及脾虚气陷证。银柴胡长于清虚热,除疳热,主治阴虚发热,疳积发热。

【备注】关于柴胡与银柴胡。柴胡最早以"茈胡"之名载入《神农本草经》,列为上品。《唐本草》注云:"茈是古柴字"。《本草图经》首次以"柴胡"为正名收载,沿用至今。并指出:"以银州者为胜"。《本草别说》亦云:"柴胡,唯银夏者最良"。说明柴胡的道地产区为古银州地区,而银州柴胡为柴胡中之上品。据尚志钧等[1]考证,银柴胡,始名于《本草纲目》。之前,因依附于柴胡条下,通称为柴胡或银州柴胡。明清以降,柴胡与银柴胡正式区分使用。如《本草经疏》云:"按今柴胡俗用有两种,色白黄而大者,为银柴胡,用以治劳热骨蒸;色微黑而细者,用以解表发散"。将银柴胡与柴胡从名称和功效上进行了区分。《本草纲目拾遗》将银柴胡独立为一味药。历版《中国药典》已将二者单列,为临床正确选用银柴胡与柴胡提供了国家标准。

胡黄连
Húhuánglián

本品首载于《新修本草》。为玄参科植物胡黄连 *Picrorhiza scrophulariiflora* Pennell 的干燥根茎。秋季采挖。本品气微,味极苦。以条粗、质脆、苦味为佳。

【处方用名】胡黄连。

【性味归经】苦,寒。归肝、胃、大肠经。

【功效主治】退虚热,除疳热,清湿热。用于骨蒸潮热,小儿疳热,湿热泻痢,黄疸尿赤。

【药征概述】本品苦寒,"大伐脏腑骨髓淫火热邪"(《本草求真》)。有退虚热、除疳热,除骨蒸之效。"统治小儿热疳热劳,一切虚羸怪异热病"(《本草汇言》)。适用于阴虚发热,骨蒸潮热,盗汗,及小儿疳积发热。

本品苦能燥湿,寒能清热。因"沉降之性尤速,故清导下焦湿热,其力愈专,其效较川连为捷"(《本草正义》)。常用于湿热泻痢,黄疸,痔疮肿痛等下部湿热病证。

总之,本品"大寒至苦,极清之性,能清热,自肠胃以及于骨,一切湿火邪热,阴分伏热所生诸病,莫不消除"(《本草汇言》)。

【用法用量】煎服,3~10g。

【使用注意】本品"极苦大寒,弱体不能胜耳"(《药笼小品》)。"脾阴胃气俱弱,切勿妄投"(《本草害利》)。

【用药甄别】黄连与胡黄连。二者均为苦寒,能清热燥湿,主治多种湿热证。然黄连尚能泻火解毒,可广泛用于湿热火毒诸证,尤善清心火,泻胃热,适用于心、胃火炽盛证。胡黄连又能退虚热,除疳热,以治阴虚发热,疳积发热为优。

---

[1] 刘晓龙,尚志钧.银州柴胡的原植物再讨论.中药材,1994,17(9):40

凡以泻下通便为主要功效,常用于里实积滞证的药物,称为泻下药。

泻下药多为苦寒沉降,主归大肠经。能引起腹泻,或滑利大肠以促使排便,排除胃肠积滞、燥屎,体内积水、停饮及有害物质(毒、痰、虫、瘀),适用于里实积滞证。因其作用强弱及运用范围不同,故本章药物又分为攻下药、润下药和峻下逐水药三节。

所谓泻下,即能引起腹泻,或滑利大肠以促使排便,以减轻或消除里实积滞证的治疗作用。其中,泻下力强,针对实热积滞,大便秘结发挥治疗作用的功效,称攻下,又称攻下导滞、攻积导滞;泻下力缓,针对肠燥秘结发挥治疗作用的功效,称润下,又称润肠通便;能引起剧烈腹泻,针对胸腹积水发挥治疗作用的功效,称峻下,又称峻下逐水、泻水逐饮。

泻下药以通为用,必须辨清证候,审查虚实,分别选用攻下药、润下药和峻下逐水药。因积滞内停,易壅塞气机;气机不畅,可加剧积滞。故运用泻下药常需配伍行气药,以消除气滞胀满,增强泻下通便作用。本章药物以攻下药与峻下逐水药作用较峻猛,或具有毒性,易伤正气和脾胃,故年老体虚或脾胃虚弱者慎用,妇女胎前产后及月经期忌用。应用作用较强的泻下药时,以"得泻"为度,慎勿过剂,以免损伤正气,甚至造成虚脱。

第一节　攻　下　药

本类药物多属苦寒,性沉降,主入胃、大肠经。以泻下、泻火为主要功效,主要适用于实热积滞,大便秘结。亦常用于热病高热神昏,谵语发狂;火热上炎所致的头痛、目赤、咽喉肿痛、牙龈肿痛以及火热炽盛所致的吐血、衄血、咯血等上部出血证。上述里热证,无论有无便秘,均可应用。

本节主要选介大黄、芒硝、番泻叶、芦荟的本草药征。

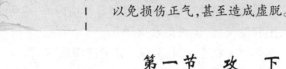

大黄
Dàhuáng

本品首载于《神农本草经》。为蓼科植物掌叶大黄 *Rheum palmatum* L.、

唐古特大黄 *Rheum tanguticum* Maxim. ex Balf. 或药用大黄 *Rheum officinale* Baill. 的干燥根和根茎。秋末茎叶枯萎或次春发芽前采挖。本品气清香，味苦而微涩，嚼之黏牙，有沙粒感。以外表黄棕色、锦纹及星点明显、体重、质坚实、有油性、气清香、味苦而微涩、嚼之黏牙者为佳。

【处方用名】大黄、酒大黄、熟大黄、大黄炭。

【性味归经】苦，寒。归脾、胃、大肠、肝、心包经。

【功效主治】泻热攻积，清热泻火，凉血解毒，逐瘀通经，利湿退黄。用于实热积滞便秘，血热吐衄，目赤咽肿，痈肿疔疮，肠痈腹痛，瘀血经闭，产后瘀阻，跌打损伤，湿热痢疾，黄疸尿赤，淋证，水肿；外治烧烫伤。

【药征概述】本品苦寒，"专入阳明胃府大肠"（《本草求真》），"通肠胃诸物之壅塞"（《本草约言》），能"荡涤肠胃，推陈致新"（《神农本草经》），"是在肠胃之病，无不荡涤尽已"（《本经疏证》），故为泻下攻积之要药。凡胃肠积滞，大便秘结，无论寒热虚实，皆可应用。因其苦寒通泄，为"除实热燥结，下有形积滞之要品"（《本草经疏》）。"惟腑病多热者最宜"（《本草求真》）。尤擅治实热积滞便秘。因其"荡涤肠胃之力，莫与为比，下痢家停滞甚捷"（《长沙药解》）。故对于湿热壅滞肠中之腹痛泻痢，或热结旁流，大便泻而不爽，里急后重者，皆借其通泻之力，使肠腑积滞或热结有下泄之路，则不治痢而痢自止，此乃"通因通用"之法。

本品苦寒沉降，既能直折上炎之火，又能导热下行。适用于目赤、咽喉肿痛，口舌生疮等上部火热病证。凡"一切上病治下，釜底抽薪，法用之得当，亦其效如神"（《药笼小品》）。无论有无便秘皆宜，内服外用均可。"又善解疮疡热毒"（《医学衷中参西录》）。适用于痈肿疔疮，肠痈腹痛等外疡内痈，热毒壅盛者。若单用，或配地榆粉，用麻油调敷，也可治水火烫伤。

本品入血分，既"大泻血分实热"（《要药分剂》），又"破一切瘀血"（《医学衷中参西录》），有凉血止血、通利血脉之用。"止血而不留瘀，尤为妙药"（《血证论》），可用于体内外多种出血。因其"止血顺降，不伤于迅，颇有捷效"（《脏腑药式补正》）。故尤宜于吐血、衄血等上部血热出血。行血而不伤正，故为治疗瘀血证的常用药物。凡瘀血经闭，产后瘀阻，跌打损伤等血滞诸疾，无论新瘀、宿瘀皆宜。

本品苦寒，沉而不浮，直达下焦，"兼利小便"（《医学衷中参西录》），"可从小便以导湿热"（《本草正》），有退黄、通淋、消肿之效。适用于湿热黄疸，淋证，水肿等。

【用法用量】煎服，3～15g。外用适量，研末调敷患处。大黄生用泻下力强，欲攻下者宜生用；酒大黄善清上焦血分热毒，用于目赤咽肿，齿龈肿痛；熟大黄泻下力缓，泻火解毒，用于火毒疮疡；大黄炭凉血化瘀止血，用于血热有瘀出血。入汤久煎则泻下力减弱，后下或用开水泡服则泻下力强。

【使用注意】"凡病在气分，及胃寒血虚，病妊娠产后，并勿轻用。其性苦寒，能伤元气，耗阴血故也"(《本草纲目》)。因其色素易从乳汁排泄，导致婴幼儿不明原因的腹泻，故哺乳期妇女不宜使用大黄。

【典型案例】大黄泻热通便案。梁武帝因发热欲服大黄。姚僧坦曰：大黄乃是快药，至尊年高，不可轻用。常弗从，几至委顿。梁武帝常有心腹疾，诸医咸谓宜用平药，可渐宣通。僧坦曰：脉洪而实，此有宿妨，非用大黄无瘥理。帝从之遂愈(《本草纲目》)。

【备注】

1. 关于大黄止血 《本草衍义补遗》曰："本经(心经)之阳亢甚无辅，以致血妄行飞越，故用大黄泄去亢甚之火，使之平和，则血归经而自安"。《血证论》曰：大黄"止血而不留瘀，尤为妙药"。《医学衷中参西录》曰："降胃止血之药，以大黄为最要"。由此可见，大黄具有泻火、凉血、行瘀等多种止血功能，对于血热有瘀之出血最为适宜。从临床来看[1]，大黄治疗上消化道出血尤有卓效。具有止血迅速，疗效卓著等特点，且优于西药一般止血药，其应用亦不受虚证、实证的影响。

2. 关于大黄的用法 大黄为泻下攻积之要药，历代医药学家对其用法十分考究。如《本草正》云："大黄，欲速者生用，泡汤便吞；欲缓者熟用，和药煎服"。《本草新编》云："大黄过煮，则气味全散，攻毒不勇，攻邪不急，有用而化为无用矣。大黄之妙，全在生用为佳。将群药煎成，再投大黄，略煎一沸即服，功速而效大，正取其迅速之气而用之也。不可畏其猛烈，过煎煮以去其峻利也"。《医学衷中参西录》云："凡气味俱厚之药，皆忌久煎，而大黄尤甚，且其质经水泡即软，煎一两沸药力皆出，与他药同煎宜后入，若单用之开水浸服即可，若轧作散服之，一钱之力可抵煎汤者四钱"。提示本品生用、后下或泡服，攻下之力强，和药煎服则泻下力缓。

芒硝
Mángxiāo

本品首载于《名医别录》。为硫酸盐类矿物芒硝族芒硝，经加工精制而成的结晶体。主含含水硫酸钠($Na_2SO_4 \cdot 10H_2O$)。本品气微，味咸。以无色、透明、呈结晶状者为佳。

【处方用名】芒硝。

---

[1] 焦东海,刘春堂,舒鸿年,等.对上消化道出血虚证能否应用大黄止血的探讨.中医杂志,1980,21(1):36

【性味归经】咸、苦,寒。归胃、大肠经。

【功效主治】泻热通便,润燥软坚,清火消肿。用于实热积滞,腹满胀痛,大便燥结,肠痈肿痛;外治乳痈,痔疮肿痛。

【药征概述】本品"味咸软坚,故能通燥结;性寒降下,故能去火烁"(《药品化义》)。主入大肠经。"无坚不磨,无结不散,无热不荡,无积不推,可谓直往无前,物无留碍之性"(《本草经疏》)。"除积热,有峻泄之勇"(《本草约言》)。既能泻热通肠,又善软坚润燥大便,故为治里热燥结之要药。大凡胃肠实热积滞,腹满胀痛,大便燥结者,有推陈致新之妙。

本品外用有清热消肿之功。如"外用化水点眼,或煎汤熏洗,能明目消翳,愈目疾红肿"(《医学衷中参西录》);"研末,吹喉痹不通,并治重舌鹅口"(《得配本草》);"洗阴囊可以祛湿,洗痔疮可以却疼"(《本草新编》)。可用于目赤、咽痛、口疮、痔疮等多种热毒证。

此外,本品外敷尚能回乳,可用治乳痈肿痛。

【用法用量】6~12g,一般不入煎剂,待汤剂煎得后,溶入汤剂中服用。外用适量,研末敷,或化水点眼。

【使用注意】孕妇禁用。不宜与硫黄、三棱同用。

【用药甄别】大黄与芒硝。二者均为苦寒攻下之品,主治实热积滞便秘,常相须为用。然大黄泻下攻积力强,可用于各种积滞便秘,尤为治热结便秘之要药。兼能泻火解毒,清泄湿热,用治火热炎上或湿热下注诸证;还能凉血止血,活血化瘀,用于血热出血及血瘀诸证。芒硝长于润燥软坚泻下,为治里热燥结之要药。外用能清热消肿,回乳,常用于口、眼、咽喉、痔疮等多种热毒证及乳痈肿痛。

【备注】

1. 关于朴硝、芒硝与玄明粉 朴硝为天然产品加热水溶解,去渣冷却后析出的结晶;芒硝系指用朴硝与萝卜共煮后,所得重结晶;玄明粉是指芒硝经风化失去结晶水而成白色粉末,又名风化硝。三者同源异流,功用相似,"皆通大肠之实结"(《得配本草》)。因炮制方法不同而名称有异,其药性峻缓有别。《本草蒙筌》认为,朴硝"力紧",芒硝"力缓",玄明粉"缓而又缓"。临床应用当区别对待。一般而言,朴硝为其粗制品,杂质较多,故临床多作外用,治疗疮痈肿毒、乳痈初起等;芒硝质地较纯,泻下力强,主要用于实热积滞、大便燥结等;玄明粉质地最纯,但临床多外用治口腔、眼部疾患。

2. 关于硝石与芒硝 硝石,原作"消石",始载于《神农本草经》,列为上品。云:消石"一名芒消",即芒消为消石的异名。《本草经集注》曰:"按《神农本经》无芒消,只有消石,名芒消尔"。芒硝,原作"芒消",始载于《名医别录》,列为上品。云:芒消"生于朴消"。《雷公炮炙论》云:"芒消是朴消中炼出形似麦芒者,号曰芒消",即芒消为朴消的炼制品。由此可见,《名医别录》之芒消与《神农本草经》之消石"一名芒消",实为同名异物,不可混淆。

番泻叶
Fānxièyè

本品首载于《饮片新参》。为豆科植物狭叶番泻 *Cassia angustifolia* Vahl 或尖叶番泻 *Cassia acutifolia* Delile 的干燥小叶。9 月采收。本品气微弱而特异,味微苦,稍有黏性。以叶片大、完整、色绿、梗少、无泥沙杂质者为佳。

【处方用名】番泻叶、泻叶。

【性味归经】甘、苦,寒。归大肠经。

【功效主治】泻热行滞,通便,利水。用于热结积滞,便秘腹痛,水肿胀满。

【药征概述】本品苦寒,主入大肠经。能"泄热,利肠腑,通大便"(《饮片新参》)"。其泻下之力不及大黄、芒硝,但功用专一,且多单用、泡服,是一味安全、有效、使用方便的泻下药。可用于多种原因所致的便秘,"不论慢性或临时性便秘均有效"(《中国药用植物图鉴》),尤以治热结便秘最宜。此外,尚能行水消胀,可用于腹水肿胀。

【用法用量】煎服,2~6g,宜后下,或温开水泡服,小剂量可起缓泻作用,大剂量则可攻下。

【使用注意】妇女哺乳期、月经期及孕妇忌用。

【备注】关于番泻叶的用法。本品的有效成分易溶于水,故一般不入汤剂,宜泡服。若泡服,一定要掌握好水温。据报道[1],本品有效成分能溶出的最适宜水温为 95~100℃。随着水温降低,导泻作用逐渐减弱;低于 70℃ 的水浸泡,几乎不能导泻。正确用法是:用开水(95~100℃)加盖冲泡 5~10 分钟。

芦荟
Lúhuì

本品首载于《药性论》。为百合科植物库拉索芦荟 *Aloe barbadensis* Miller、好望角芦荟 *Aloe ferox* Miller 或其他同属近缘植物叶的汁液经浓缩的干燥物。全年可采。本品有特殊臭气,味极苦。以色黑绿、质脆、有光泽、气味浓者为佳。

【处方用名】芦荟、老芦荟。

---

[1] 王小才.口服番泻叶液未能导泻 79 例分析.湖北中医杂志,1988,(1):54

【性味归经】苦,寒。归肝、胃、大肠经。

【功效主治】泻下通便,清肝泻火,杀虫疗疳。用于热结便秘,惊风抽搐,小儿疳积;外治癣疮。

【药征概述】本品苦寒降泄,"近世以芦荟为更衣药"(《要药分剂》),"治大便不通"(《本草经疏》)。其泻下通便之功与大黄相似,可用于热结便秘之证。因其"味极苦,气极寒,诸苦寒药无出其右者"(《本草汇言》)。故一般少作泻下药用。

本品主入肝经,"专主泻肝涤热"(《本草通玄》)。"凡属肝脏为病有热者,用之必无疑也"(《本草汇言》)。适用于肝经火盛之头晕头痛、烦躁易怒、惊痫抽搐等。因其凉肝、通便兼容,故对于肝经热甚兼便秘者尤宜。

本品"大苦大寒,功专杀虫除疳"(《本草求真》),"杀小儿疳蛔"(《药性论》)。凡"小儿疳热积滞非此不除"(《本经逢原》)。适用于虫积腹痛、面色萎黄、形瘦体弱的小儿疳积。

本品外用,能杀虫止痒,"治湿痒,搔之有黄汁者"(《本草图经》)。若"同甘草为末,治头项顽癣甚效"(《本经逢原》)。

【用法用量】入丸散服,2~5g。外用适量,研末敷患处。

【使用注意】本品"苦寒之性,脾胃虚者犯之,洞泄不止。故凡小儿脾胃虚弱,不思食,及泄泻者,禁用"(《本草害利》)。

【典型案例】芦荟治癣案。余少年曾患癣,初在颈项间,后延上左耳,遂成湿疮。……卖药人教用芦荟一两研,炙甘草半两末,相和令匀,先以温浆水洗癣,乃用旧干帛子拭干,便以二味合和傅之,立干,便瘥,神奇(《本草图经》引刘禹锡方)。

第二节　润　下　药

本类药物多为植物种子或种仁,富含油脂,味甘质润,药性平和,能润滑大肠,促进排便而不致峻泻。适用于年老津枯、产后血虚、热病伤津及失血等所致的肠燥便秘。

本节主要选介火麻仁、郁李仁的本草药征。

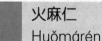

火麻仁
Huǒmárén

本品首载于《神农本草经》。为桑科植物大麻 *Cannabis sativa* L. 的干燥成熟果实。秋季采收。本品气微,味淡。以粒大、种仁饱满者为佳。

【处方用名】火麻仁、麻子仁、麻仁、炒火麻仁。

【性味归经】甘,平。归脾、胃、大肠经。

【功效主治】润肠通便。用于血虚津亏,肠燥便秘。

【药征概述】本品质润多脂,"甘平滑利,柔中有刚,能入脾滋其阴津,化其燥气"(《本草思辨录》)。润燥滑肠,兼能补虚。"盖以胃府燥结,非此不解"(《本草求真》)。"凡年老血液枯燥、产后气血不顺、病后原气未复,或禀弱不能运行者皆治"(《药品化义》)。适用于老人、产后、病后体虚之津枯血少引起的肠燥便秘。

【用法用量】煎服,10~15g,打碎入煎。

【使用注意】本品"滑利下行,走而不守也,肠滑者尤忌"(《本草从新》)。

【备注】关于火麻仁。《神农本草经》首载"麻蕡""麻子"之名,但对其具体药用部位未作详细描述。著名本草学家尚志钧等考证认为[1],麻蕡应是大麻科植物大麻 Cannabis sativa L. 雌株的花或花序,也可能包括幼嫩的果实或果序。麻子是大麻连壳果实,麻仁是大麻的果实经加工脱壳后的果仁,又称大麻仁、火麻仁。《本草纲目》指出:大麻"壳有毒而仁无毒也"。古今临床多用"麻仁"而不用"麻子",如《伤寒论》麻子仁丸。历版《中国药典》均将"火麻仁"列为正名,并在其【炮制】项中强调要"除去杂质及果皮"。说明火麻仁药用其脱壳后的果仁,而不是连壳的果实。国家药品监督管理局官网将火麻仁列入"既是食品又是药品的物品名单",进而说明火麻仁是一味药性平和,药食两用之品。

郁李仁
Yùlǐrén

本品首载于《神农本草经》。为蔷薇科植物欧李 Prunus humilis Bge.、郁李 Prunus japonica Thunb. 或长柄扁桃 Prunus pedunculata Maxim. 的干燥成熟种子。前两种习称"小李仁",后一种习称"大李仁"。夏、秋二季采收。本品气微,味微苦。以颗粒饱满、完整、浅黄白色、不泛油者为佳。

【处方用名】郁李仁、李仁。

【性味归经】辛、苦、甘,平。归脾、大肠、小肠经。

【功效主治】润肠通便,下气利水。用于津枯肠燥,食积气滞,腹胀便秘,水肿,脚气,小便不利。

【药征概述】本品质润性降,能"润达幽门,而关格有转输之妙"(《本草征要》),兼行大肠之气滞。"专治大肠气滞,燥涩不通"(《本草纲目》),为润肠通便之要药。适用于大肠气滞,肠燥便秘。若"有闭结难用硝、黄者,用此代

[1] 刘晓龙,尚志钧.《神农本草经》麻蕡的本草考证.江西中医药,1992,23(5):40

之最宜"(《本草真诠》)。

　　本品能"利小便水道"(《神农本草经》)，使"小便利则水气悉从之而出"（《本草经疏》），以"消面目四肢大腹水气浮肿"(《本草正》)。适用于水肿，脚气，小便不利等水气泛滥之证。

　　总之，本品"性专下降，善导大肠燥结，利周身水气"(《本草经疏》)。

　　【用法用量】煎服，6～10g，打碎入煎。

　　【使用注意】本品"下后多令人津液亏损，燥结愈甚，……津液不足者，慎勿轻用"(《本草经疏》)。

　　【用药甄别】火麻仁与郁李仁。二者均为种仁类药物，质润多脂，能润肠燥，通大便，适用于肠燥津亏之便秘。然火麻仁兼能滋养补虚，故对老人、虚人、产后所致津亏血虚之肠燥便秘者尤为常用。郁李仁兼行大肠气滞，适用于大肠气滞，肠燥便秘。又能利水消肿，用于水肿胀满、脚气浮肿等。总之，火麻仁走后阴，通大便，兼能补虚；郁李仁走二阴，通二便，兼能行气。

第三节　峻下逐水药

　　本类药物多为苦寒有毒，药力峻猛，服药后能引起剧烈腹泻。能使体内留滞的水湿从大便排出。部分药物兼能利尿。适用于全身水肿，大腹胀满，以及停饮等证而正气未衰者。

　　本类药攻伐力强，副作用大，易伤正气，临床应用当"中病即止"，不可久服，使用时应注意顾护正气。体虚者慎用，孕妇忌用。还要注意本类药物的炮制、剂量、用法及禁忌等，以确保用药安全、有效。

　　本节主要选介甘遂、京大戟、芫花、商陆、牵牛子、巴豆霜的本草药征。

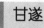

甘遂
Gānsuì

　　本品首载于《神农本草经》。为大戟科植物甘遂 *Euphorbia kansui* T. N. Liou ex T. P. Wang 的干燥块根。春季开花前或秋末茎叶枯萎后采挖。本品气微，味微甘而辣。以肥大、色白、粉性足者为佳。

　　【处方用名】甘遂、醋甘遂。

　　【性味归经】苦，寒；有毒。归肺、肾、大肠经。

　　【功效主治】泻水逐饮，消肿散结。用于水肿胀满，胸腹积水，痰饮积聚，气逆喘咳，二便不利，风痰癫痫，痈肿疮毒。

　　【药征概述】本品苦寒性降，"专于行水，攻决为用"(《本草衍义》)。"故能通水,透达所结之处,除水结胸腹"(《本草发明》)。"使之尽从谷道而出,为下水湿第一要药"(《本草求真》)。因其攻逐水饮,直捣巢穴,作用迅猛,故适宜于水饮停聚,水肿、臌胀、胸胁停饮等形证俱实者。

本品"能泄肾经湿气,治痰之本也"(《本草纲目》)。"其行痰之力,亦百倍于他药"(《医学衷中参西录》)。可用于顽痰凝结,癫痫发狂。"服后,大便连泻七八次,降下痰涎若干,癫狂顿愈"(《医学衷中参西录》)。然非形证俱实者,不可轻投。

本品外用能消肿散结,治疮痈肿毒。

【用法用量】0.5~1.5g,炮制后多入丸散用。外用适量,生用。内服醋制用,以减低毒性。

【使用注意】本品峻下伤阴,"损真极速,大实大水可暂用之,否则宜禁"(《本草从新》)。孕妇忌用。不宜与甘草同用。

【备注】

1. 关于甘遂的用法与禁忌 《医学衷中参西录》指出:"凡用甘遂,宜为末,水送服。或用其末,调药汤中服。若入汤剂煎服,必然吐出。又凡药中有甘遂,不可连日服之,必隔两三日方可再服,不然亦多吐出。又其性与甘草相犯,用者须切记"。提示甘遂不入汤剂,宜入散服;且中病即止,不可过服或久服;反甘草。研究表明[1],甘遂逐水的有效成分为溶于乙醇而不溶于水的树脂样物,一般只宜作丸散剂服用,有效成分能在胃肠中吸收,发挥其泻下逐水作用;若作汤剂,有效成分不溶出,服用后很难发挥泻下作用。可见甘遂不宜入煎剂,以服丸散剂为宜。

2. 关于十八反 据考证[2],目前流行最广,时间最早的"十八反"歌诀是成书较晚的《儒门事亲》。曰:"本草明言十八反,半蒌贝蔹及攻乌,藻戟遂芫俱战草,诸参辛芍叛藜芦"。歌诀对三组药物的配伍作出了明确的限制性规定。历版《中国药典》在传承的基础上,并不断扩充其相反范围,形成了刚性约束。雷氏等[3]认为,早期对于"十八反"的研究结果倾向于全盘否定。随着认识的不断深化,"十八反"作为配伍禁忌不宜轻易否定,正逐步形成共识。但"十八反"作为配伍禁忌是有条件的,广泛地增加毒性,未必是"十八反"的普遍规律。因此,在未能揭示"十八反"科学内涵的前提下,不要轻易地加以否定。在临证处方时,如果没有充分的把握和用药经验,应尽量避免使用,以免导致不良后果。

[1] 文昌凡,何忠莲.中药用法与功效的关系.成都中医药大学学报,1998,21(4):7

[2] 高晓山.小议中药十八反内容的争议.中医文献杂志,1996,19(6):30

[3] 雷载权,张廷模.中华临床中药学.北京:人民卫生出版社,1988:136

京大戟
Jīngdàjǐ

本品首载于《神农本草经》。为大戟科植物大戟 *Euphorbia pekinensis* Rupr. 的干燥根。秋、冬二季采挖。本品气微,味微苦涩。以切面色白者为佳。

【处方用名】大戟、京大戟、醋京大戟。

【性味归经】苦,寒;有毒。归肺、脾、肾经。

【功效主治】泻水逐饮,消肿散结。用于水肿胀满,胸腹积水,痰饮积聚,气逆喘咳,二便不利,痈肿疮毒,瘰疬痰核。

【药征概述】本品苦寒降泄,"乃逐水峻剂,上古已以戟名,其猛可知"(《本草正义》)。能"逐诸有余之水湿、湿热及留饮、伏饮在中下二焦"(《本草汇言》)。其泻水逐饮作用类似甘遂而力稍逊,适用于水饮停聚,水肿,臌胀,胸胁停饮而正气未衰者。

本品能消肿散结,适用于热毒壅滞之痈肿疮毒,痰火凝结之瘰疬痰核。内服外用均可,以外用为主。

【用法用量】煎服,1.5~3g;入丸散服,每次1g。外用适量,生用。内服醋制,以减低毒性。

【使用注意】本品"阴寒善走,大损真气,非元气壮实,水湿伏留,不可浪施"(《本草从新》)。孕妇忌用。不宜与甘草同用。

【备注】关于红大戟与京大戟。《神农本草经》始载大戟,列为下品。《本草纲目》释名曰:"其根辛苦,戟人咽喉"。据本草考证[1],《本经》所载大戟为大戟科植物大戟,是历代沿用的大宗品种。《中国药典》2015年版以"京大戟"收载。因其"春生红芽"(《本草图经》),后世医方书又有"红芽大戟"之别称[2]。无独有偶,在民国时期,又有一种大戟的新品种,出自《药物出产辨》。云:"红牙大戟,产广西南宁"。该品种系茜草科植物红大戟 *Knoxia valerianoides* Thorel et Pitard 的根,《中国药典》2015年版以"红大戟"收载。由于"红芽大戟"与"红牙大戟"药物基源有别,仅"芽"与"牙"一字之差,容易造成混乱。故《中国药典》将其作为两个品种单列,分别以"京大戟"与"红大戟"之名别之。二者药征基本相似,然京大戟泻下逐水力强,红大戟消肿散结力胜。

---

[1] 何霖,王家葵,范春燕.大戟、京大戟的本草考证.中药材,2009,32(5):816

[2] 李兴华."红芽大戟"的名实考证.中药材,2013,36(2):322

芫花
Yuánhuā

本品首载于《神农本草经》。为瑞香科植物芫花 *Daphne genkwa* Sieb. et Zucc. 的干燥花蕾。春季花未开放时采收。本品气微，味甘、微辛。以花淡紫色或灰紫色者为佳。

【处方用名】芫花、醋芫花。

【性味归经】苦、辛，温；有毒。归肺、脾、肾经。

【功效主治】泻水逐饮；外用杀虫疗疮。用于水肿胀满，胸腹积水，痰饮积聚，气逆喘咳，二便不利；外治疥癣秃疮，痈肿，冻疮。

【药征概述】本品"功用专在破泄积水"（《本草正》），"大通里外水道"（《本草求真》）。"专泻上下水邪"（《本草便读》）。"能直达水饮窠囊隐僻处，取效甚捷"（《本经逢原》）。虽功似甘遂、京大戟而力稍逊。其以泻胸胁水饮见长，适用于水肿胀满，胸腹积水，形证俱实者。

本品温能散寒，"主行肺之气下降"（《药义名辨》），能"消胸膈痰沫善唾，咳逆上气能止"（《本草蒙筌》）。故"主咳逆上气，喉鸣喘"（《神农本草经》）。可用于肺气壅实，寒饮内停之咳嗽喘息。因其毒大，故一般咳喘痰多者罕用。

本品外用能杀虫疗疮，用于疥癣秃疮，痈肿，冻疮。

【用法用量】煎服，1.5~3g；醋芫花研末吞服，一次0.6~0.9g，每日一次。外用适量。内服醋制用，以降低毒性。

【使用注意】本品"惟其多毒，虚者不可轻用"（《本草正》）。"久服令人虚"（《本草约言》）。孕妇忌用。不宜与甘草同用。

【用药甄别】甘遂、京大戟与芫花。三者均为有毒之品，功能泻水逐饮，作用峻猛，用于水肿胀满，胸腹积水，痰饮积聚而正气未衰者。然甘遂作用最强，芫花毒性最剧。此外，甘遂、京大戟尚消肿散结，可治疮痈肿毒；芫花外用可杀虫疗疮，用治头疮顽癣等。

商陆
Shānglù

本品首载于《神农本草经》。为商陆科植物商陆 *Phytolacca acinosa* Roxb. 或垂序商陆 *Phytolacca americana* L. 的干燥根。秋季至次春采挖。本品气微，味稍甜，久嚼麻舌。以块片大、色白者为佳。

【处方用名】商陆、醋商陆。

【性味归经】苦，寒；有毒。归肺、脾、肾、大肠经。

【功效主治】逐水消肿，通利二便。外用解毒散结。用于水肿胀满，二便不通;外治痈肿疮毒。

【药征概述】本品苦寒通降,能通利二便,功专行水。"其性下行最峻,有排山倒海之势,功与大戟、芫花、甘遂相同"(《本草求真》)。"降者能行逆折横流之水,通者能行壅瘀停蓄之水"(《本经疏证》)。使水湿之邪从二便排除,"善治水肿胀满之病,神效非常"(《长沙药解》)。适宜于水肿臌胀,二便不利之实证。

本品外用能以毒攻毒,有消肿散结之功。"总敷无名肿毒"(《本草蒙筌》)。凡肿毒、瘰疬、恶疮等均可用之捣敷或涂擦。

【用法用量】煎服,3~9g。醋制以降低毒性。外用适量,煎汤熏洗。

【使用注意】本品"但可治阳水实邪,若脾肾虚寒属阴水者,不宜用之"(《本草便读》)。孕妇忌用。

牵牛子
Qiānniúzǐ

本品首载于《名医别录》。为旋花科植物裂叶牵牛 *Pharbitis nil*(L.)Choisy 或圆叶牵牛 *Pharbitis purpurea*(L.)Voigt 的干燥成熟种子。秋末果实成熟、果壳未开裂时采收。本品气微,味辛、苦,有麻感。以颗粒饱满者为佳。

【处方用名】牵牛子、白丑、黑丑、二丑、丑牵牛、炒牵牛子。

【性味归经】苦,寒;有毒。归肺、肾、大肠经。

【功效主治】泻水通便,消痰涤饮,杀虫攻积。用于水肿胀满,二便不通,痰饮积聚,气逆喘咳,虫积腹痛。

【药征概述】本品苦寒降泄,"善泄湿热,通利水道,亦走大便"(《本草正义》)。"专治水肿,最利二便"(《本草易读》)。若"是真正水邪,用牵牛利之,始效验如响"(《本草新编》)。其逐水之力虽不及甘遂、京大戟和芫花,但仍属峻下逐水之品,故以治水肿、臌胀,二便不利等水湿壅盛而正气未衰者为宜。

本品入肺经,能泻降肺气,祛痰逐饮,"治上焦痰饮,除壅滞气逆"(《本经逢原》)。使痰饮蠲除,肺气宣通,则喘咳自平。适用于痰饮积聚,气逆喘咳。兼能杀虫,"少则动大便"(《本草蒙筌》),有助虫体从大便排除。可用于蛔虫、绦虫等虫积腹痛者。

【用法用量】煎服,3~6g。入丸散服,每次1.5~3g。本品炒用药性减缓。

【使用注意】本品"大泄元气,凡虚弱之人须忌之"(《本草正》)。"妊娠不可服"(《本草品汇精要》)。不宜与巴豆、巴豆霜同用。

【用药甄别】商陆与牵牛子。二者均苦寒通降,能通利二便,逐水之力较强。适用于水肿、臌胀,二便不利之实证。然商陆外用能消肿散结,用于肿毒、瘰疬、恶疮等。牵牛子兼能泻降肺气,祛痰逐饮,用于痰饮积聚,气逆喘咳。尚能杀虫,可用于蛔虫、绦虫等虫积腹痛者。

【备注】关于牵牛子。本品首载于《名医别录》,列为下品。《本草经集注》释名曰:"此药始出田野,人牵牛易药,故以名之"。《本草纲目》曰:"近人隐其名为黑丑,白者为白丑,盖以丑属牛也"。故牵牛子又有白丑、黑丑、二丑等不同称谓。现以牵牛子为正名。

巴豆霜
Bādòushuāng

首载于《神农本草经》。为大戟科植物巴豆 *Croton tiglium* L. 的炮制加工品。

【处方用名】巴豆霜。

【性味归经】辛,热;有大毒。归胃、大肠经。

【功效主治】峻下冷积,逐水消肿,豁痰利咽;外用蚀疮。用于寒积便秘,乳食停滞,腹下膨胀,二便不通,喉风,喉痹;外治痈肿脓成不溃,疥癣恶疮,疣痣。

【药征概述】本品"禀火性之急速,兼辛温之走散,入肠胃而能荡涤一切有形积滞之物,则闭塞开,水谷道利"(《本草经疏》),"诚斩关夺门之将"(《本草蒙筌》)。能"祛脏腑沉寒,通大便寒结"(《本草求真》)。适用于寒积便秘,病起急骤,气血未衰,形证俱实者。"峻用则有戡乱劫病之功,微用亦有抚缓调中之妙"(《本草纲目》)。可用于小儿乳食停滞,痰多惊悸者。

本品"味甚辛敛,气甚热烈,性甚刚猛,攻关拔固,功过牵、黄,摧滞逐实,力浮硝、戟。追逐一切有形留着久顽不逊之疾"(《本草汇言》),取其强烈泻下作用以逐体内积水,消腹水臌胀。可用于腹水臌胀,二便不通之实证。

本品能祛痰涎,利咽喉以使呼吸通畅。适宜于喉痹痰涎壅塞气道,呼吸困难,甚则窒息欲死者。如《千金方》记载:"治喉痹,已死有余气者。巴豆去皮,针线穿,咽入喉中,牵出",可祛痰利咽。外用有较强的腐蚀性,能"去恶肉"(《神农本草经》),"消死肌弩肉,点疣痣疥癞"(《长沙药解》)。适用于痈肿脓成不溃,或溃后腐肉不脱,疥癣恶疮,疣痣等。

【用法用量】0.1~0.3g,多入丸散用。外用适量。

【使用注意】"巴豆禀火烈之气,沾人肌肉无有不灼烂者。试以少许轻擦完好之肤,须臾即发出一泡,况肠胃柔脆之质,下咽则徐徐而走,且无论下后耗损真阴,而腑脏被其熏灼,能免无溃烂之患耶。凡一概汤散丸剂,切勿轻投,即不得已急证,欲借其开通道路之力,亦须炒熟,压令油极净,入分许即止,不得多用"(《本草经疏》)。孕妇禁用;不宜与牵牛子同用。

【用药甄别】大黄与巴豆。二者均能荡涤肠胃,推陈致新,有斩关夺门之力,凡胃肠积滞便秘、泻痢皆可运用。"但大黄性寒,腑病多热者宜之;巴豆性热,脏病多寒者宜之"(《本草备要》)。大黄又能清热泻火,凉血解毒,逐瘀通经,利湿退黄。用于血热吐衄,目赤咽肿,痈肿疔疮,肠痈腹痛,瘀血经闭,产后瘀阻,跌打损伤,湿热痢疾,黄疸尿赤,淋证,水肿;外治烧烫伤。巴豆又能逐水消肿,豁痰利咽;外用蚀疮。用于腹下膨胀,二便不通,喉风,喉痹;外治痈肿脓成不溃,疥癣恶疮,疣痣。

【典型案列】巴豆止泻案。一老妇年六十余,病溏泄已五年,肉食、油物、生冷犯以即作。遍服调脾、升提,止涩诸药,入腹则泄反甚。延余诊之,脉沉而滑,此乃脾胃久伤,冷积凝滞所致。法当以热下之,则寒去利止。遂用蜡匮巴豆丸药五十丸与服,二日大便不通亦不利,其泄遂愈。自是每用治泄痢积滞诸病,皆不泻而病愈者近百人。妙在配合得宜,药病相对耳。苟用所不当用,则犯轻用损阴之戒矣。王海藏言其可以通肠,可以止泻,此发千古之秘也(《本草纲目》)。

【备注】关于巴豆与巴豆霜。巴豆为大戟科植物巴豆 Croton tiglium L. 的成熟果实。《本草纲目》释名曰:"此物出巴蜀,而形如菽豆,故以名之"。《本草分经》曰:"去油名巴豆霜"。即巴豆霜为巴豆的炮制加工品。二者同出一物,因炮制而分之为二。1963 年版和 1977 年版《中国药典》以巴豆为正名,将巴豆霜作为炮制品列入巴豆名下。其后历版《中国药典》均将巴豆与巴豆霜作为两个品种单列,并明确巴豆仅作为外用。即"外用蚀疮。用于恶疮疥癣,疣痣"。把原巴豆的功用赋予巴豆霜,对临床安全用药具有重要的指导意义。由此可见,巴豆与巴豆霜药征相似。巴豆有大毒,不作内服,仅作外用。内服必须制霜使用,即用巴豆霜为宜。

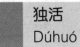

第四章 祛风湿药

凡以祛除风寒湿邪为主要功效，常用于痹证的药物，称祛风湿药。

本类药物味多辛苦，主入肝、脾、肾经。能祛除经络、筋骨、关节间的风寒湿邪，适用于风、寒、湿、热等外邪侵袭人体，闭阻经络，气血运行不畅所致的，以肌肉、筋骨、关节发生酸痛、麻木、重着、屈伸不利，甚或关节肿大灼热等痹证。因其药性有寒、温之异，部分药物兼有补肝肾、强筋骨的作用，故本章药物一般分为祛风寒湿药、祛风湿热药和祛风湿强筋骨药三节。

所谓祛风湿，即祛除经络、筋骨、关节间的风寒湿邪，以减轻或消除各种痹证的治疗作用，又称蠲痹、除痹、宣痹。其中，舒筋，即舒缓筋脉，以解除关节拘急，屈伸不利的治疗作用；活络，即通利脉络，以缓解肌肤麻木或偏瘫的治疗作用，又称通络。

痹证属慢性疾患，多需要长期用药治疗。故祛风湿药一般多制成酒剂或丸剂服用。酒可增强祛风湿药的功效。丸者缓也，符合慢病缓治的需要。本类药物多辛香苦燥，易耗伤阴血，故阴虚血亏者应慎用。

第一节 祛风寒湿药

本类药物温性居多，既能祛风除湿，又有较明显的散寒止痛作用。适用于肢体关节疼痛，或游走不定，或遇寒加剧，或酸痛重着等风寒湿痹。本类药物经配伍也可用于风湿热痹。

本节主要选介独活、威灵仙、川乌、蕲蛇、木瓜、蚕沙、伸筋草、青风藤、徐长卿的本草药征。

独活
Dúhuó

本品首载于《神农本草经》。为伞形科植物重齿毛当归 *Angelica pubescens* Maxim. f. *biserrata* Shan et Yuan 的干燥根。春初苗刚发芽或秋末茎叶枯萎时采挖。本品有特异香气，味苦、辛、微麻舌。以条粗壮、油润、香气浓者为佳。

【处方用名】独活。

【性味归经】辛、苦,微温。归肾、膀胱经。

【功效主治】祛风除湿,通痹止痛。用于风寒湿痹,腰膝疼痛,少阴伏风头痛,风寒挟湿头痛。

【药征概述】本品辛散苦燥,气香温通,功善祛风湿,通经络,止痹痛,"凡风寒湿邪之痹于肌肉,着于关节者,非利用此气雄味烈之品,不能直达于经脉骨节之间,故为风痹痿软诸大证必不可少之药"(《本草正义》)。凡风寒湿痹,无论新久,用之皆宜。因其主入肾经,性善下行,"专理下焦风湿"(《本草正》),"故两足湿痹,不能动履,非此莫痊"(《本草蒙筌》),以治下半身之风湿痹痛,症见腰膝、腿足关节疼痛者尤宜。

本品辛能发散,苦能燥湿,温能祛寒,主入足太阳膀胱经,为"解散肌表风寒湿邪之药"(《本草便读》)。能"散肌表八风之邪,利周身百节之痛"(《本草经疏》)。适用于外感风寒夹湿之表证,症见恶寒发热,头痛身重,一身尽痛者。

此外,本品尚能祛风止痛、止痒,用于少阴头痛,皮肤瘙痒等。

【用法用量】煎服,3~10g;外用适量。

【使用注意】本品药性温燥,易耗伤阴液,故阴虚血燥者慎用。

【用药甄别】羌活与独活。二者均为辛苦温之品,能祛风湿、止痛、解表,适用于风寒湿痹,外感风寒挟湿表证等,常相须为用。然羌活散寒解表力强;性主上行,偏于治上半身之风湿痹痛。独活散寒解表之力稍逊;性主下行,长于治下半身之风湿痹痛。

【备注】关于独活与羌活。独活,"一名羌活",始载于《神农本草经》,列为上品。可见,最早羌活是以独活的异名出现的。《新修本草》从功用上对独活、羌活进行了初步的区分,曰:"疗风宜用独活,兼水宜用羌活"。《本草品汇精要》把羌活从独活中分离出来单列,使之成为两个独立的药物。云:"按旧本羌独不分,混而为一,然其形色、功用不同,表里行径亦异,故分为二则,各适其用也"。《本草纲目》则认为"独活、羌活乃一类两种",又将其合为一条。《本草新编》云:"羌活与独活,本是两种,而各部《本草》俱言为一种者,误"。可见独活、羌活在古本草中常出现分合混用的现象。尽管如此,但在药材商品和临床上,二者依然是区分的[1]。故历版《中国药典》均将其作为两个品种单列。

---

[1] 单锋,袁媛,郝近大,等.独活、羌活的本草源流考.中国中药杂志,2014,39(17):3399

威灵仙
Wēilíngxiān

本品首载于《新修本草》。为毛茛科植物威灵仙 *Clematis chinensis* Osbeck、棉团铁线莲 *Clematis hexapetala* Pall. 或东北铁线莲 *Clematis manshurica* Rupr. 的干燥根及根茎。秋季采挖。本品气微,味淡。以根长、色黑、无地上残基者为佳。

【处方用名】威灵仙。

【性味归经】辛、咸,温。归膀胱经。

【功效主治】祛风湿,通经络。用于风湿痹痛,肢体麻木,筋脉拘挛,屈伸不利。

【药征概述】本品辛散温通,"性猛急,善走而不守,宣通十二经脉"(《药品化义》)。能祛风湿,通经络,"惟风寒湿三气之留凝隧络,关节不利诸病,尚为合宜"(《本草正义》)。因其性善走窜,"通经达络,无处不到,诚为风药中之善走者也"(《本草求真》)。故尤宜于风邪偏盛之行痹,症见肢体麻木,筋脉拘挛,屈伸不利,无论上下皆宜。

此外,本品具有宣通经络止痛之功,可用于治跌打伤痛、头痛、牙痛、胃脘痛等多种痛证。

【用法用量】煎服,6～10g。

【使用注意】本品"多服疏人真气,虚者禁用,以其专能宣通故耳"(《本草发明》)。

【典型案例】威灵仙祛风通络案。先时,商州有人重病,足不履地者数十年,良医殚技莫能疗,所亲置之道傍,以求救者,遇一新罗僧见之,告曰:此疾一药可活,但不知此土有否? 因为之入山求索,果得,乃威灵仙也。使服之,数日能步履。其后山人邓思齐知之,遂传其事(《威灵仙传》)。

【备注】关于威灵仙治骨鲠。《药笼小品》云:"治诸骨鲠颇验。威灵仙用糖酒煎一碗,一气饮下,诸骨尽销"。《药品化义》谓"其力猛,亦能软骨"。5～7版《中药学》教材均在威灵仙功效项下明确记载其"治骨鲠"。说明本品确有治骨鲠的效用,但作为一个独立的功效表述似属不妥。加之现代医学的治疗手段和方法先进而有效,故《中国药典》不再收录。

川乌
Chuānwū

首载于《神农本草经》。为毛茛科植物乌头 *Aconitum carmichaeli* Debx. 的干燥母根。主产于四川。6 月下旬至 8 月上旬采挖。本品气微,味辛辣、麻舌。以饱满、质坚实、断面色白者为佳。

【处方用名】川乌、制川乌。

【性味归经】辛、苦,热;有大毒。归心、肝、肾、脾经。

【功效主治】祛风除湿,温经止痛。用于风寒湿痹,关节疼痛,心腹冷痛,寒疝作痛及麻醉止痛。

【药征概述】本品辛苦性热,药力强悍,能祛风湿,"通经络,利关节,寻蹊达径,而直抵病所,宜其入风寒湿痹之证,或骨内冷痛及积邪入骨,年久痛发"(《本草汇言》)。因其性热,"驱逐寒湿之力甚捷"(《长沙药解》)。故对于寒邪偏胜、疼痛较剧之痛痹最为适宜。

本品辛散温通,功能温煦脏腑,"力能疏通痼阴沍寒,确是妙药"(《本草正义》)。"必须沉寒痼冷,足以相当"(《本草述钩元》)。尤以止痛之功著称,善"破诸积冷痛"(《本草发明》)。常用于心腹冷痛,寒疝疼痛等多种寒凝疼痛。古方亦常以本品作为麻醉止痛药。

【用法用量】煎服,1.5~3g;宜先煎、久煎。

【使用注意】本品性热大毒,"非真是寒湿者不可妄用"(《本草正义》)。内服一般应炮制用,生品内服宜慎;酒浸、酒煎服易致中毒,应慎用。孕妇禁用。不宜与半夏、瓜蒌、瓜蒌子、瓜蒌皮、天花粉、川贝母、浙贝母、平贝母、伊贝母、湖北贝母、白蔹、白及同用。

【备注】

1. 关于川乌和草乌　二者统称为"乌头",首载于《神农本草经》,列为下品。《本草经集注》释名曰:"乌头与附子同根,春时茎初生,有脑形似乌鸟之头,故谓之乌头"。谢氏等[1]采用本草文献研究并结合实地调查方法对川乌头和草乌头的分化源流进行考证。发现唐以前统称为乌头。川乌头与草乌头的分化始于宋代临床方书,在本草中明确区分使用始于明代。如《本草纲目》有感于"诸家不分乌头有川、草两种,皆混杂注解,今悉正之"。曰:"乌头之野生于他处者,俗谓之草乌头"。"草乌头、射罔,乃至毒之药。非若川乌头、附子,人所栽种,加以酿制,杀其毒性之比"。由此可见,乌头有川乌头与草乌头之分,草乌头系野生,毒性较大;川乌头系人工栽培,主产于四川。历版《中国药典》已将其作为两个品种区分使用。

2. 关于中药"毒"　历来有两种观点。一是泛指药物或指药物的偏性。如《儒门事亲》曰:"凡药有毒也,非大毒、小毒谓之毒"。《类经》曰:"药以治病,因毒为能,所谓毒者,因气味之偏也"。凡药皆毒,无药不偏。"以偏纠偏"是中药治病的基本原理,属于广义毒性的范畴。二是指药物对机体的伤害

[1]　谢晋,王德群.川乌头与草乌头分化源流考.安徽中医学院学报,2009,28(5):10

性。如《诸病源候论》曰:"凡药物云有毒及大毒者,皆能变乱,于人为害,亦能杀人"。此为少数有毒药物所特有的特性,属于狭义毒性的范畴。现行《中国药典》和《中药学》教材在部分药物下标注的"大毒""有毒"和"小毒"等,都是指狭义的毒性,对临床安全用药具有重要的警示作用。

蕲蛇
Qíshé

本品首载于《雷公炮炙论》。为蝰科动物五步蛇 *Agkistrodon acutus* (Güenther)的干燥体。多于夏、秋二季捕捉,剖开蛇腹,除去内脏,洗净,用竹片撑开腹部,盘成圆盘状,干燥后拆除竹片。本品气腥,味微咸。以头尾齐全、条大、花纹明显、内壁洁净者为佳。

【处方用名】蕲蛇、蕲蛇肉、酒蕲蛇。

【性味归经】甘、咸,温;有毒。归肝经。

【功效主治】祛风,通络,止痉。用于风湿顽痹,麻木拘挛,中风口眼㖞斜,半身不遂,抽搐痉挛,破伤风,麻风,疥癣。

【药征概述】本品性善走窜,"内走脏腑,外彻皮肤,透骨搜风,截惊定搐"(《本草求真》)。为祛风通络之要药。"故能治一切风病"(《本经逢原》)。"凡疠风、疥癣、㖞僻、拘急、偏痹不仁,因风所生之证,无不借其力以获瘥"(《本草经疏》)。适用于风邪偏盛之行痹及日久难愈之顽痹,中风之口眼㖞斜,半身不遂,手足麻木,小儿急慢惊风,破伤风之抽搐痉挛,以及麻风、疥癣等。尤"为风痹、惊搐、癫癣恶疮要药"(《本草纲目》)。

【用法用量】煎汤,3~9g;研末吞服,一次1~1.5g,一日2~3次。

【使用注意】"中风口面㖞斜,半身不遂,定缘阴虚血少内热而发,与得之风湿者殊异,非所宜也"(《本草经疏》)。

【备注】

1. 关于蕲蛇　本品原名"白花蛇",始载于《雷公炮炙论》,列为下品。《本草衍义》释名曰"诸蛇鼻向下,此蛇鼻向上,背有方胜花纹,以此得名"。《本草图经》曰:"白花蛇,生南地及蜀郡诸山中,今黔中及蕲州、邓州皆有之"。说明白花蛇的药源广泛。《本草纲目》云:"入药独取蕲产者""今惟以蕲蛇擅名"。蕲蛇为著名的四大"蕲药"(蕲蛇、蕲艾、蕲竹、蕲龟)之一。《中国药典》收载本品始于1963年版,名"白花蛇(蕲蛇)";1977年版删去了"白花蛇",以"蕲蛇"为正名;以后历版《中国药典》皆从之,将蕲蛇的基源定为蝰科动物五步蛇 *Agkistrodon acutus* (Güenther)的干燥体。但在早期的《中药学》教材(1977年版)中,本品与金钱白花蛇(为眼镜蛇科动物银环蛇 *Bungarus mul-ticinctus* Blyth 的幼蛇干燥体)曾一度均作为白花蛇药用。为了避免混淆,《中国药典》已将蕲蛇与金钱白花蛇作为两个品种单列，以示区别。不再用"白花蛇"这个名称。

2. 关于乌梢蛇　乌梢蛇为游蛇科动物乌梢蛇 *Zaocys dhumnades*（Cantor）的干燥体。性平，"功用与蕲蛇同，无毒而力浅"（《本草分经》），可作为蕲蛇的代用品使用。

木瓜
Mùguā

本品首载于《名医别录》。为蔷薇科植物贴梗海棠 *Chaenomeles speciosa*（Sweet）Nakai 的干燥近成熟果实。夏、秋二季果实绿黄时采收。本品气微清香，味酸。以外皮抽皱、肉厚、内外紫红色、质坚实、味酸者为佳。

【处方用名】木瓜、宣木瓜。

【性味归经】酸，温。归肝、脾经。

【功效主治】舒筋活络，和胃化湿。用于湿痹拘挛，腰膝关节酸重疼痛，暑湿吐泻，转筋挛痛，脚气水肿。

【药征概述】本品"温能通肌肉之滞"（《本草经疏》），芳香能"醒脾胃筋骨之湿"（《本草求真》），味酸入肝能舒筋缓急，"最疗转筋"（《本草经集注》）。凡"风寒痹湿之邪，服之能宣达"（《本草便读》）。湿浊中阻之吐泻转筋，遇此则舒缓，"脚气湿肿得此能安"（《本草约言》）。故为治湿痹拘挛，吐泻转筋，脚气肿痛之要药。

此外，本品尚能"消食"（《本草拾遗》），"酸能生津"（《本草备要》），可用于消化不良，津伤口渴。

【用法用量】煎服，6~9g。

【使用注意】胃酸过多者不宜用，内有郁热，小便短赤者忌服。

【典型案例】木瓜舒筋活络案。广德顾安中，患香港脚筋急腿肿。因附舟，以足阁一袋上，渐觉不痛，乃问舟子袋中何物？曰：宣州木瓜也。及归制木瓜袋用之顿愈（《本草纲目》）。

【备注】

1. 关于木瓜　本品原名"木瓜实"，始载于《名医别录》，列为中品。《本草纲目》引郭璞注云："木实如小瓜，酢而可食，则木瓜之名，取此义也。或云：木瓜味酸，得木之正气故名"。《本草图经》记载："今处处有之，而宣城者为佳。……宣州人种莳尤谨，遍满山谷。始实成，则镞纸花薄其上，夜露日暴，渐而变红，花文如生。本州以充上贡焉"。由此可见，木瓜分布较广，以安徽宣城（即今之宣州）所产者品质较好，为道地药材。在古代以充上贡之品，故又名"宣木瓜"。

2. 关于木瓜祛风湿　本品首载于《名医别录》，并将其"主湿痹邪气"列为功用之首。《本草乘雅》对此给予了充分肯定，认为木瓜"主湿痹邪气，湿伤于下者，取效甚捷"，说明木瓜具有祛风湿的作用，尤对于湿痹疗效卓著。虽然历版《中药学》教材均无一例外地将木瓜置于"祛风湿药"一章中，可用于风湿痹痛，却无"祛风湿"的功效表述，不免令人费解。既然肯定木瓜是祛风湿药，就应该有祛风湿的功效，否则就不是祛风湿药。因此，作为祛风湿药之一的木瓜理应有祛风湿的功效。在新近出版的全国高等中医药规划教材《中药学》[1]和《临床中药学》[2]中，已于木瓜"功效"项下增加了"祛风湿"的表述，对规范木瓜的功效，指导临床用药，具有重要的意义。

蚕沙
Cánshā

本品首载于《本草经集注》。为蚕蛾科昆虫家蚕 *Bombyx mori* L. 幼虫的干燥粪便。夏季收集。本品气微，味淡。以粒大、色黑、无杂质者为佳。

【处方用名】蚕沙、蚕矢、晚蚕沙。

【性味归经】甘、辛，温。归肝、脾、胃经。

【功效主治】祛风除湿，舒筋活络，和胃化湿。用于风湿痹痛，吐泻转筋。

【药征概述】本品辛散温通性燥，"燥能胜风去湿"（《本草纲目》）。"多有祛风除湿之能"（《本草求真》），"功专治风湿为病"（《本草撮要》）。因其作用缓和，大凡风湿痹痛，无论寒热新久皆可应用。

本品入中焦，能化脾胃湿浊以止吐泻；入肝经，能舒筋以缓解脚腓之挛急。适用于湿浊中阻所致吐泻转筋。

此外，本品能祛风止痒。"凡一切皮肤等疾，因于风湿而至者，无不得此以为调治"（《本草求真》），故可用于风疹、湿疹瘙痒等。

【用法用量】煎服，5~15g；宜布包入煎。外用适量。

伸筋草
Shēnjīncǎo

本品首载于《本草拾遗》。为石松科植物石松 *Lycopodium japonicum* Thunb. 的干燥全草。夏、秋二季茎叶茂盛时采收。本品气微，味淡。以茎长、色黄绿者为佳。

【处方用名】伸筋草。

---

［1］　张廷模.中药学.北京:高等教育出版社,2010:204

［2］　周祯祥,唐德才.临床中药学.北京:中国中医药出版社,2016:105

【性味归经】微苦、辛,温。归肝、脾、肾经。

【功效主治】祛风除湿,舒筋活络。用于关节酸痛,屈伸不利。

【药征概述】本品辛温善行,微苦燥湿,主入肝经。能祛风湿,舒筋活络。"主人久患风痹,腰膝疼冷"(《本草拾遗》)。适用于风湿痹痛,筋脉拘急,关节伸屈不利。取其舒筋活络之功,亦可用于跌打损伤,瘀肿疼痛。

【用法用量】煎服,3~12g。

【使用注意】孕妇慎用。

青风藤
Qīngfēngténg

本品首载于《本草纲目》。为防己科植物青藤 *Sinomenium acutum* (Thunb.) Rehd. et Wils. 及毛青藤 *Sinomenium acutum* (Thunb.) Rehd. et Wils. var. *cinereum* Rehd. et Wils. 的干燥藤茎。秋末冬初采割。本品气微,味苦。以外皮色绿褐、切面放射状纹理明显者为佳。

【处方用名】青风藤。

【性味归经】苦、辛,平。归肝、脾经。

【功效主治】祛风湿,通经络,利小便。用于风湿痹痛,关节肿胀,麻痹瘙痒。

【药征概述】本品味苦辛,性平偏温,为藤蔓之属,入肝脾经。能"温达肝脾,用使搜风兼胜湿;味归辛苦,功能蠲痹并舒筋";"凡藤蔓之属,皆可通经入络,此物味苦平善治风疾,故一切历节麻痹皆治之,浸酒尤妙"(《本草便读》)。为散风寒湿痹之药。"故风病柔弱无力,并劲强偏废之证,久服常服,大建其功"(《本草汇言》)。适用于风寒湿痹,关节疼痛,屈伸不利,四肢麻木等。

此外,本品味苦降泄,尚能通利小便,治疗水肿,脚气湿肿。

【用法用量】煎服,6~12g。

徐长卿
Xúchángqīng

本品首载于《神农本草经》。为萝藦科植物徐长卿 *Cynanchum paniculatum* (Bge.) Kitag. 的干燥根及根茎。秋季采挖。本品气香,味微辛凉。以香气浓者为佳。

【处方用名】徐长卿。

【性味归经】辛,温。归肝、胃经。

【功效主治】祛风,化湿,止痛,止痒。用于风湿痹痛,胃痛胀满,牙痛,腰痛,跌扑损伤;风疹,湿疹。

【药征概述】本品辛香,行散温通,入肝、胃经。长于祛风,尤擅止痛。痛者,不通也。凡风湿、寒凝、气滞、血瘀所致血脉不通诸痛皆宜。尤"能除风湿,最效"(《生草药性备要》)。对风湿痹痛效佳。又能祛风止痒,适用于风淫湿侵所致的瘙痒性皮肤病。尚能解蛇毒,用于毒蛇咬伤。

【用法用量】煎服,3~12g,后下。外用适量。

【备注】关于徐长卿。本品"一名鬼督邮",始载于《神农本草经》,列为上品。《本草纲目》释名曰:"徐长卿,人名也,常以此药治邪病,人遂以此名之"。据考证[1],徐长卿的别名较多,总数多达 50 余种。其中,鬼督邮作为本品的别名,易致名实混淆。如《本草经集注》曰:"鬼督邮之名甚多"。《蜀本草》曰:"徐长卿、赤箭之类,亦一名为鬼督邮,但主治不同,宜审用也"。故今仍用"徐长卿"作为本品的正名。

第二节 祛风湿热药

本类药物性多寒凉,主入肝经。既能祛风除湿,又有良好的清热消肿作用,适用于风湿热痹,关节红肿热痛等,经配伍也可用于风寒湿痹。

本节主要选介秦艽、防己、桑枝、豨莶草、臭梧桐叶、络石藤、老鹳草、雷公藤、丝瓜络的本草药征。

秦艽
Qínjiāo

本品首载于《神农本草经》。为龙胆科植物秦艽 *Gentiana macrophylla* Pall.、麻花秦艽 *Gentiana straminea* Maxim.、粗茎秦艽 *Gentiana crassicaulis* Duthie ex Burk. 或小秦艽 *Gentiana dahurica* Fisch. 的干燥根。前三种分别习称"秦艽"和"麻花艽",后一种习称"小秦艽"。春、秋二季采挖。本品气特异,味苦、微涩。以质实、色棕黄、气味浓厚者为佳。

【处方用名】秦艽、炒秦艽、酒秦艽。

【性味归经】辛、苦,平。归胃、肝、胆经。

【功效主治】祛风湿,清湿热,止痹痛,退虚热。用于风湿痹痛,中风半身不遂,筋脉拘挛,骨节酸痛,湿热黄疸,骨蒸潮热,小儿疳积发热。

【药征概述】本品辛能散风,苦能燥湿,"能祛风除湿"(《本草经疏》),"通达关节,流通脉络,亦治风寒湿痹之要药"(《本草正义》)。"然散风湿之

[1] 张永清,闫萍.徐长卿本草考证.中医研究,2005,18(6):54

药多燥。此独偏润。故又为风药中润剂"(《本草便读》)。大凡风湿痹痛,无问寒热新久均可配伍应用。因其性平偏凉,兼能清热,故尤宜于风湿热痹。本品祛风通络,还用于中风半身不遂。

本品质润不燥,能退虚热而无损阴津,为治虚热证之要药。适用于骨蒸日晡潮热,小儿疳积发热等。兼能利小便,清湿热,使"水道通则湿下逐"(《本草经解》),可收"退热退黄,利湿通淋"(《本草害利》)之效。适用于湿热黄疸,小便淋痛。

【用法用量】煎服,3~10g。

【用药甄别】秦艽与防风。二者均为风药中之润药,能祛风胜湿止痛,用于风湿痹痛,寒热皆宜。然秦艽又能清湿热,退虚热,通经络,用于湿热黄疸,骨蒸潮热,小儿疳积发热,以及风中经络,手足不遂。防风以祛风见长,又能解表、止痉、止痒。凡外感表证,无论风寒、风热或外感夹湿之感冒咸宜。也可用于风疹瘙痒,治破伤风等。

防己
Fángjǐ

本品首载于《本草经集注》。为防己科植物粉防己 *Stephania tetrandra* S. Moore 的干燥根。秋季采挖。本品气微,味苦。以质坚实、粉性足、去净外皮者为佳。

【处方用名】防己、粉防己。

【性味归经】苦,寒。归膀胱、肺经。

【功效主治】祛风止痛,利水消肿。用于风湿痹痛,水肿脚气,小便不利,湿疹疮毒。

【药征概述】本品祛风止痛,能解"手足挛急之疾,关节肿痛之苛"(《本草易读》),为治风湿痹痛之常用药。因其性寒清热,故对风湿热痹尤宜。

本品苦寒降泄,入膀胱经。"功专行水决渎,以达于下"(《医林纂要》),"清利湿热是其专职"(《本草正义》)。若"膀胱蕴热,水道不通,则水湿留于络中而见肌肤浮肿,此能利水泄热,溲溺通而肿自已"(《本草正义》)。因其"多降下,善泄善走,长于除湿,治下焦腰下至足之疾"(《本草汇言》)。故尤善治水肿脚气,小便不利等下半身水湿停留之证。

此外,本品清利湿热,也可用于治疗湿热为患之湿疹、疮毒。

【用法用量】煎服,5~10g。

【使用注意】本品"大苦大寒,能伤胃气"(《本草经疏》)。故胃纳不佳及阴虚体弱者慎服。

【用药甄别】防风与防己。二者均能祛风湿,止痹痛,用治风湿痹证。然防风以祛风见长。药性平和,微温不燥,甘缓不峻,为风药中之润剂。凡外感表证、风湿痹痛、破伤风、皮肤痒疹等内、外之风病,无论属寒属热皆宜,有解表、胜湿、止痉、止痒之功。防己性寒,以治风湿热痹尤佳;又能清利湿热,善治水肿脚气,小便不利等下半身水湿停留之证。

【备注】关于取消广防己药用标准。原国家食品药品监督管理局 2004 年发布的药品不良反应信息通报(第 6 期)指出:目前,马兜铃科的药材关木通、马兜铃、青木香、寻骨风、广防己、朱砂莲已检出马兜铃酸。原国家食品药品监督管理局 2004 年发布的《关于加强广防己等 6 种药材及其制剂监督管理的通知》(国食药监注〔2004〕379 号)指出:取消广防己(马兜铃科植物广防己 *Aristolochia fangchi* Y. C. Wu ex L. D. Chou et S. M. Hwang 的干燥根)药用标准,凡国家药品标准处方中含有广防己的中成药品种应于 2004 年 9 月 30 日前将处方中的广防己替换为《中国药典》2000 年版一部收载的防己(防己科植物粉防己 *Stephania tetrandra* S. Moore 的干燥根)。

桑枝
Sāngzhī

本品首载于《本草图经》。为桑科植物桑 *Morus alba* L. 的干燥嫩枝。春末夏初采收。本品气微,味淡。以质嫩、断面黄白色者为佳。

【处方用名】桑枝、炒桑枝。

【性味归经】微苦,平。归肝经。

【功效主治】祛风湿,利关节。用于风湿痹痛,肩臂、关节酸痛麻木。

【药征概述】本品微苦性平,能祛风湿,"达四肢,行经络,利关节"(《本草便读》),"除风寒湿痹诸痛"(《本草纲目》)。大凡痹证,无问新久、寒热均可应用。因其性上行,偏走上肢,故尤宜于上肢之痹痛,肩臂关节疼痛麻木者。

此外,本品尚能"利小便"(《本草图经》),可用于水肿,小便不利。

【用法用量】煎服,9~15g。

【典型案例】桑枝治臂痛案。许叔微云:尝病臂痛,诸药不效,服此(桑枝一小升切炒。水三升,煎二升,一日服尽)数剂寻愈(《本草纲目》)。

豨莶草
Xīxiāncǎo

本品首载于《新修本草》。为菊科植物豨莶 *Siegesbeckia orientalis* L.、腺梗豨莶 *Siegesbeckia pubescens* Makino 或毛梗豨莶 *Siegesbeckia glabrescens* Makino 的干燥地上部分。夏、秋二季花开前及花期均可采割。本品气微,味微苦。

叶多、枝绿、色深绿者为佳。

【处方用名】豨莶草、酒豨莶草。

【性味归经】辛、苦,寒。归肝、肾经。

【功效主治】祛风湿,利关节,解毒。用于风湿痹痛,筋骨无力,腰膝酸软,四肢麻痹,半身不遂,风疹湿疮。

【药征概述】本品"苦能燥湿,寒能除热,辛能散风"(《本草求真》)。"祛风除湿,是其本功"(《本草便读》)。兼能"通利机关,和调血脉,尤为纯粹,凡风寒湿热诸痹,多服均获其效"(《本草正义》)。尤"治风湿四肢麻痹,骨节冷痛,腰膝无力甚效"(《本经逢原》)。因其性寒,故以治风湿热痹最宜。又善能搜风,"展风痹麻木之不仁"(《药镜》)。"善治中风口眼㖞斜"(《本草正》)。适用于风中经络,肢体麻木、口眼㖞斜,甚至半身不遂等。

本品既能祛肌肤风热或湿热,又能解诸毒。凡"麻疔恶毒,恶疮浮肿,虎伤狗咬,蜘蛛虫毒,或捣烂封之,或煎汤,或散敷并良"(《本草正》)。用于疮痈肿毒,风疹湿疮,虫蛇咬伤等。

【用法用量】煎服,9~12g。治痹证、半身不遂宜制用;治风疹湿疮、疮痈肿毒宜生用。

【备注】

1. 关于豨莶草　本品原名"豨莶",始载于《新修本草》,列为下品。《证类本草》引钟针又言:"彼土人呼猪为豨,呼臭为莶气,缘此药如猪莶气,故以为名"。关于其药用部位,《本草图经》曰:"夏采叶,暴干用";又曰:"去粗茎,留枝、叶、花、实,蒸暴,两说不同"。《证类本草》引成讷云:"其叶当夏五月已来收,每去地五寸,剪刈,以温水洗泥土,摘其叶及枝头"。《本草蒙筌》曰:本品"气作猪臭,故名豨莶。五六七月采收,枝叶花实俱有,惟去粗茎"。《本草备要》曰:"去粗茎,留枝叶花实"。可见,古人对豨莶草的药用部位具有明确的要求。强调本品采收要"去地五寸"(即离地面五寸剪刈),"去粗茎"。即去除根茎和粗茎的地上部分入药。由于历版《中国药典》仅记载药用"地上部分",以致目前市场上的商品豨莶草的粗茎比例相当大,约占43%[1],不符合古本草的用药规范。

2. 关于豨莶草之补　《本草通玄》曰:"按豨莶苦寒之品,且有毒,令人吐。以为生寒熟温,理或有之。以为生泻熟补,未感尽信。岂有苦寒搜风之剂,一经蒸者,便有补益之功耶?……古人所谓补者,亦以邪气去则正气昌,非谓其本性能补耳",其说甚明。

---

[1]　刘丹阳,胡慧华.豨莶草入药部位的文献考证.中国药房,2007,18(36):2876

臭梧桐叶
Chòuwútóngyè

本品首载于《本草纲目》。为马鞭草科植物海州常山 *Clerodendron trichotomum* Thunb. 的干燥叶。夏季采收。本品气异臭，味苦、涩。以花枝干燥、叶色绿者为佳。

【处方用名】臭梧桐、臭梧桐叶。

【性味归经】甘、苦，平。归肝经。

【功效主治】祛风除湿，平肝止痛。用于风湿痹痛，半身不遂，眩晕头痛，风疹湿疮。

【药征概述】本品辛散苦燥，能祛风湿，通经络，止痹痛。因其性平和缓，"能治一切风湿"(《本草纲目拾遗》)。无论偏寒偏热均可选用。又能祛肌肤风热或湿热而止痒，用于风疹湿疮，皮肤瘙痒，可单用煎汤外洗。

本品性凉入肝，能凉肝热，平肝阳，适用于肝阳上亢，头痛眩晕。

此外，本品祛风，通经活络，尚可用于风中经络之口眼㖞斜，半身不遂。

【用法用量】煎服，5～15g；研末服，每次3g。外用，适量。

络石藤
Luòshíténg

本品首载于《神农本草经》。为夹竹桃科植物络石 *Trachelospermum jasminoides* (Lindl.) Lem. 的干燥带叶藤茎。冬季至次春采割。本品气微，味微苦。以叶多、色绿者为佳。

【处方用名】络石藤。

【性味归经】苦，微寒。归心、肝、肾经。

【功效主治】祛风通络，凉血消肿。用于风湿热痹，筋脉拘挛，腰膝酸痛，喉痹，痈肿，跌扑损伤。

【药征概述】本品"善走经脉，通达肢节"(《本草正义》)，"宣风通络"(《本草便读》)。"能使血脉流通，经络调达，筋骨强利"(《本草汇言》)。"凡病患筋脉拘挛，不易屈伸者，服之无不获效"(《要药分剂》)。适用于风湿痹痛，筋脉拘挛，屈伸不利者。因其性微寒，故以治热痹尤宜。

本品性微寒入血，能凉血清热，散肿消痈。主"痈肿不消，喉舌肿，水浆不下"(《神农本草经》)。适用于热毒壅盛之咽喉肿痛，痈肿疮毒。取其通络，散肿之功，也用于跌扑伤痛。

【用法用量】煎服，6～12g。

老鹳草
Lǎoguàncǎo

本品首载于《救荒本草》。为牻牛儿苗科植物牻牛儿苗 *Erodium stephanianum* Willd. 、老鹳草 *Geranium wilfordii* Maxim. 或野老鹳草 *Geranium carolinianum* L. 的干燥地上部分。夏、秋二季果实近成熟时采割。本品气微，味淡。以色深绿、花果多者佳。

【处方用名】老鹳草。

【性味归经】辛、苦，平。归肝、肾、脾经。

【功效主治】祛风湿，通经络，止泻痢。用于风湿痹痛，麻木拘挛，筋骨酸痛，泄泻痢疾。

【药征概述】本品辛散苦燥，能"去风，疏经活血，健筋骨，通脉络。损伤痹症，麻木皮风，浸酒常饮，大有效"（《本草纲目拾遗》）。适用于风湿痹痛，麻木拘挛；跌打损伤，瘀肿疼痛等。

此外，本品苦平偏凉，能"清热止泻"（《全国中草药汇编》），可用于湿热泻痢。

【用法用量】煎服，9～15g。

雷公藤
Léigōngténg

本品首载于《本草纲目拾遗》。为卫矛科植物雷公藤 *Tripterygium wilfordii* Hook. f. 的干燥根皮。春、秋二季采集。本品气微，味苦。以块大、断面红棕色者为佳。

【处方用名】雷公藤。

【性味归经】苦，寒；有毒。归肝、肾经。

【功效主治】祛风除湿，活血通络，消肿定痛。用于风湿痹痛，关节僵硬，屈伸不利，腰膝疼痛，皮肤瘙痒。

【药征概述】本品性猛有毒，"其性最烈"（《本草纲目拾遗》）。长于"祛风活络，破瘀镇痛"（《福建药物志》），为治风湿顽痹要药。且苦寒清热力强，消肿止痛功著，故尤宜于关节红肿热痛、肿胀难消、晨僵、功能受限，甚至关节变形者。

本品苦寒清热解毒，并能以毒攻毒，消肿止痛，可用于热毒疮疡。又苦燥能祛湿，祛风能止痒，可用于顽癣、湿疹、疥疮、皮炎、皮疹等多种皮肤疾患。

【用法用量】煎汤，1～3g，宜先煎。

【使用注意】内脏有器质性病变及白细胞减少者慎服;孕妇忌用。

【备注】关注雷公藤制剂的用药安全。2012年,原国家食品药品监督管理局发布的药品不良反应信息通报(第46期)指出:鉴于雷公藤制剂有效成分同时又是毒性成分且治疗窗较窄,连续服用可出现肝、肾、血液系统和生殖系统等损害,建议在患者服用该类药物时,必须在医师的指导下使用,用药初期从最小剂量开始。严格控制用药剂量和疗程,一般连续用药不宜超过三个月。用药期间应定期随诊并注意检查血、尿常规,加强心电图和肝肾功能监测。儿童、育龄期有孕育要求者、孕妇和哺乳期妇女禁用;心、肝、肾功能不全者禁用;严重贫血、白细胞和血小板降低者禁用;胃、十二指肠溃疡活动期及严重心律失常者禁用。

丝瓜络
Sīguāluò

本品首载于《本草纲目》。为葫芦科植物丝瓜 *Luffa cylindrica*(L.)Roem. 的干燥成熟果实的维管束。夏、秋二季果实成熟、果皮变黄、内部干枯时采收。本品气微,味淡。以个大、完整、筋络清晰、质韧、色淡黄白、无种子者为佳。

【处方用名】丝瓜络。

【性味归经】甘,平。归肺、胃、肝经。

【功效主治】祛风,通络,活血,下乳。用于痹痛拘挛,胸胁胀痛,乳汁不通,乳痈肿痛。

【药征概述】本品甘缓性平,体轻通利,善能祛风活血通络,"解风寒湿热蛊毒留滞经络"(《本草求真》)。适用于风湿痹痛,筋脉拘挛。多作辅药,或入复方使用。

本品入肝胃经,能"通经络,行血脉,下乳汁"(《本草纲目》),适用于气血瘀滞之胸胁胀痛,乳络不通之产后乳少或乳汁不下,乳痈肿痛等。

【用法用量】煎服,5~12g。

第三节 祛风湿强筋骨药

本类药物性温或平,味多辛、甘、苦,主入肝肾经,除能祛风湿外,兼有补肝肾、强筋骨的作用,适用于风湿日久,肝肾虚损,腰膝酸软,脚弱无力等症。亦可用于肾虚腰痛,骨痿,软弱无力者。

本节主要选介桑寄生、五加皮、狗脊、千年健的本草药征。

桑寄生
Sāngjìshēng

本品首载于《神农本草经》。为桑寄生科植物桑寄生 *Taxillus chinensis* (DC.) Danser 的干燥带叶茎枝。冬季至次春采割。本品气微,味涩。以枝细嫩、红褐色、叶多者为佳。

【处方用名】桑寄生、桑上寄生。

【性味归经】苦、甘,平。归肝、肾经。

【功效主治】祛风湿,补肝肾,强筋骨,安胎元。用于风湿痹痛,腰膝酸软,筋骨无力,崩漏经多,妊娠漏血,胎动不安,头晕目眩。

【药征概述】本品苦甘性平,苦而不燥,主入肝肾经,能"补肝肾,除风湿,强筋骨"(《本草求真》),为强壮性祛风湿药。"统治筋骨间风寒湿痹"(《本草便读》),"却背强腰痛笃疾"(《本草蒙筌》,"为腰膝痛痹专药"(《药性切用》)。对痹证日久,伤及肝肾,腰膝酸软,筋骨无力者尤宜。

本品既能补益肝肾之虚,又"能滋养血脉于空虚之地"(《神农本草经百种录》),"为补肾补血要剂"(《本草求真》)。"能令胎牢固,主怀妊漏血不止"(《药性论》)。素有"安胎圣药"(《本经逢原》)之称。适用于肝肾亏虚,冲任不固之妊娠下血,胎动不安。

【用法用量】煎服,9~15g。

【备注】关于桑寄生与槲寄生。《神农本草经》首载"桑上寄生",列为上品。《本草经集注》云:"桑上者,名桑上寄生尔"。《唐本草》注云:"此多生槲、榉、柳、水杨、枫等树上"。《本草备要》曰:"他树多寄生,以桑上采者为真"。说明桑上寄生为多源植物,以寄生于桑树上者为佳。《日华子本草》云:"在桑上者极少"。《本草蒙筌》曰:"惟桑寄生最难得"。据考证[1],桑上寄生之名缘于该植物寄生于桑树上。但自古至今实际采于桑树上的桑寄生极少,多源于桑寄生科的槲寄生。历版《中国药典》将桑寄生与槲寄生[为桑寄生科植物槲寄生 *Viscum coloratura* (Komar.) Nakai 的干燥带叶茎枝]单列,二者药征相似。

五加皮
Wǔjiāpí

本品首载于《神农本草经》。为五加科植物细柱五加 *Acanthopanax gracilistylus* W. W. Smith 的干燥根皮。夏、秋二季采收。本品气微香,味微辣而苦。

---

[1] 王惠民,郝俊.桑寄生的本草考证.中药材.2000,23(10):649

以皮厚、气香、断面灰白色为佳。

【处方用名】五加皮、南五加皮。

【性味归经】辛、苦，温。归肝、肾经。

【功效主治】祛风除湿，补益肝肾，强筋壮骨，利水消肿。用于风湿痹痛，筋骨痿软，小儿行迟，体虚乏力，水肿，脚气。

【药征概述】本品"辛能散风，温能除寒，苦能燥湿"（《本草经疏》），入肝肾二经。"功专壮筋骨，除风湿"（《本草撮要》）。能"治一切痿痹，除诸般风湿，舒肢节挛急，助筋骨坚强"（《本草易读》），为强壮性祛风湿药。既"为治风痹湿痹良药"（《医林纂要》），又可用于肝肾不足，筋骨痿软，腰痛脚弱，及小儿行迟。对于风湿痹痛兼有肝肾亏虚者尤为适宜。

本品兼能利水消肿，用于水肿脚气，小便不利。

【用法用量】煎服，5~10g。

【使用注意】本品温散苦燥，"下部无风寒湿邪而有火者，不宜用；肝肾虚而有火者，亦忌之"（《本草经疏》）。

【用药甄别】五加皮与桑寄生。二者均入肝肾经，能祛风除湿，补益肝肾，强筋健骨，为强壮性祛风湿药。适用于风湿痹痛兼有肝肾亏损，腰膝酸软，筋骨无力等。然五加皮兼能利水消肿，用于水肿、脚气等。桑寄生尚能补肝肾，益精血，固冲任，安胎元，适用于肝肾亏虚，冲任不固之妊娠下血，胎动不安。

狗脊
Gǒujǐ

本品首载于《神农本草经》。为蚌壳蕨科植物金毛狗脊 *Cibotium barometz* (L.) J. Sm. 的干燥根茎。秋、冬二季采挖。本品味淡、微涩。以肥大、质坚实无空心、外表略有金黄色茸毛者为佳。

【处方用名】狗脊、金毛狗脊、烫狗脊。

【性味归经】苦、甘，温。归肝、肾经。

【功效主治】祛风湿，补肝肾，强腰膝。用于风湿痹痛，腰膝酸软，下肢无力。

【药征概述】本品苦甘温，主入肝肾经。长于"温养肝肾，能驱除风寒湿三气，为健腰膝，利关节，通经脉之药"（《本草正义》）。且温而不燥，走而不泄。"凡邪气之在骨节间者，皆能治之。老人精血衰，则筋骨空隙中尤不能舒展，故于此药为尤宜"（《神农本草经百种录》）。"凡腰背强而机关不利者，此药主之"（《本草汇笺》）。对"肝肾虚而有风寒湿邪痹着关节者，最为相宜"（《本草便读》）。适宜于风寒湿痹，或兼有肝肾不足，症见腰膝酸软，下肢无力，或腰痛脊强，不能俯仰者。

本品能温补固涩,"疗失溺不节"(《名医别录》)。"又能固摄冲带,坚强督任,疗治女子经带淋露,功效甚宏,诚虚弱衰老恒用之品"(《本草正义》)。适用于肾虚不固之尿频、遗尿,及冲任虚寒之带下清稀。

此外,本品外用能"止诸疮血出"(《本草纲目拾遗》),可用于外伤出血。

【用法用量】煎服,6~12g。

【使用注意】"肾虚有热,小水不利,或短涩黄赤,口苦舌干,皆忌之"(《本草经疏》)。

【备注】关于狗脊。本品始载于《神农本草经》,列为上品。《本草图经》曰:本品"根黑色""其茎、叶似贯众而细,其根长而多歧,似狗脊骨,故以名之。其肉青绿,春秋采根,暴干用。今方亦用金毛者"。《本草纲目》曰:"狗脊有二种:一种黑色,如狗脊骨;一种有金黄色,如狗形,皆可入药"。《本草正义》曰:"狗脊本有二种:一种似狗之脊骨,古之所用也;一种有金毛而极似狗形,今谓之为金毛狗脊"。由此可见,狗脊与金毛狗脊均可入药,后者尤为多用。历版《中国药典》将其确定为"狗脊"唯一的品种来源。

千年健
Qiānniánjiàn

本品首载于《本草纲目拾遗》。为天南星科植物千年健 *Homalomena occulta*(Lour.)Schott 的干燥根茎。春、秋二季采挖。本品气香,味辛、微苦。以切面红棕色、香气浓者为佳。

【处方用名】千年健。

【性味归经】苦、辛,温。归肝、肾经。

【功效主治】祛风湿,健筋骨。用于风寒湿痹,腰膝冷痛,拘挛麻木,筋骨痿软。

【药征概述】本品辛温走窜,入肝肾经,长于"祛风湿痹痛,强筋骨"(《饮片新参》)。"用之于宣通经络,祛风逐痹,颇有应验"(《本草正义》),亦为强壮性祛风湿药。用于风湿痹痛,筋骨无力,拘挛麻木。尤以"老人最宜食此药"(《本草纲目拾遗》)。

【用法用量】煎服,5~10g。或酒浸服。

凡气味芳香,性偏温燥,以化湿运脾为主要功效,常用于湿阻中焦证的药物,称芳香化湿药,简称化湿药。

本类药物多辛香温燥,主入脾、胃经。能芳香化浊,健运脾胃,适用于湿浊内阻,脾为湿困,运化失常所致的脘腹痞满、呕吐泛酸、大便溏薄、食少体倦、口甘多涎、舌苔白腻等。

所谓化湿,即气味芳香,性偏温燥的药物治疗湿阻中焦证的作用,又称芳香化湿、芳香化浊、化湿和中、化湿健脾、化湿运脾、化湿醒脾、化湿和胃。其中,温燥之性较强,以治疗寒湿中阻为主者,又称燥湿。

本类药物多辛香温燥,易耗气伤阴,对阴虚津亏及气虚者慎用。又因芳香辛烈,多含挥发油,故入汤剂宜后下。

本章主要选介广藿香、佩兰、苍术、厚朴、砂仁、豆蔻、草豆蔻、草果的本草药征。

广藿香
Guǎnghuòxiāng

本品首载于《名医别录》。为唇形科植物广藿香 *Pogostemon cablin* (Blanco) Benth. 的干燥地上部分。枝叶茂盛时采割。本品气香特异,味微苦。以叶多、香气浓者为佳。

【处方用名】藿香、广藿香。

【性味归经】辛,微温。归脾、胃、肺经。

【功效主治】芳香化浊,和中止呕,发表解暑。用于湿浊中阻,脘痞呕吐,暑湿表证,湿温初起,发热倦怠,胸闷不舒,寒湿闭暑,腹痛吐泻,鼻渊头痛。

【药征概述】本品"性味辛温,禀清和芬烈之气,故主脾胃,进饮食,辟秽气为专用"(《本草汇言》)。且"芳香而不嫌其猛烈,温煦而不偏于燥热,能祛除阴霾湿邪而助脾胃正气,为湿困脾阳,倦怠无力,饮食不甘,舌苔浊垢者最捷之药"(《本草正义》)。"若脾胃不和,用之助胃而进饮食,有醒脾开胃之功"(《药品化义》)。适用于湿阻中焦,脾失健运之脘腹痞闷,少食作呕,神疲体倦,舌苔厚腻等。

本品"馨香气正能助脾醒胃以辟诸恶。故凡外来恶气内侵,而见霍乱呕吐不止者,须用此投服"(《本草求真》)。长于化湿浊,畅中焦,"止呕吐尤效"(《本草新编》)。"治脾胃吐逆,为最要之药"(《图经本草》)。可用于治疗多种呕吐,对湿浊中阻之呕吐最为适宜。

本品辛温能解在表之风寒,芳香能化在里之湿浊,为暑湿时令要药,善"解时行疫气"(《本草正义》),为暑月时令要药。适用于暑月外感风寒,内伤生冷所致之恶寒发热,头痛脘闷,呕恶吐泻之暑湿证。

【用法用量】煎服,3~10g。鲜品加倍。

【使用注意】本品"性锐而香散,不宜多服"(《药品化义》);"阴虚火旺及胃热、胃虚作呕者,戒用"(《本草从新》)。

【备注】关于广藿香。本品原名"藿香",始载于《名医别录》,列为上品。《本草纲目》释名曰:"豆叶曰藿,其叶似之,故名"。在明以前的本草中,只有"藿香"而无"广藿香"之名。清以降,"广藿香"之名逐步出现。如《本经逢原》在"沉香"条下曰:"同广藿香、香附,治诸虚寒热"。《药性切要》以"广藿香"为正名收载。据《中华本草》考证[1]:明代以前所称的"藿香",必系今日《中国药典》收载之"广藿香"无疑。《滇南本草》所载之"土藿香"即今之"藿香"。1977年版《中国药典》和《中华本草》均将广藿香与藿香分作两个药品单列,二者药征基本相似。1985年后历版《中国药典》仅收载了"广藿香"。

佩兰
Pèilán

本品首载于《神农本草经》。为菊科植物佩兰 *Eupatorium fortunei* Turcz. 的干燥地上部分。夏、秋二季分两次采割。本品气芳香,味微苦。以质嫩、叶多、色绿、香气浓郁者为佳。

【处方用名】佩兰、兰草。

【性味归经】辛,平。归脾、胃、肺经。

【功效主治】芳香化湿,醒脾开胃,发表解暑。用于湿浊中阻,脘痞呕恶,口中甜腻,口臭,多涎,暑湿表证,湿温初起,发热倦怠,胸闷不舒。

【药征概述】本品性平而不温燥,芳香以化湿浊,以去陈腐见长。"凡胃有陈腐之物,及湿热蕴结于胸膈,皆能荡涤而使之宣散,故口中时时溢出甜水者,非此不除"(《本草正义》)。适用于口中甜腻、多涎、口臭、舌苔垢腻之脾瘅证。

本品辛平性散,味香气清,外散表邪,内化湿浊,故有发表解暑之功,"与藿香同为夏令治理中焦之要药"(《本草正义》)。其发表之力不及广藿香,也

---

[1] 国家中医药管理局中华本草编委会.中华本草(精选本).上海:上海科学技术出版社,1998:1637

可用于外感暑湿或湿温初起,发热倦怠,胸闷不舒等。

【用法用量】煎服,3~10g。鲜品加倍。

【用药甄别】佩兰与广藿香。二者均味辛气香,入脾胃肺经。能内化脾胃湿浊之邪,外散在表的风寒之邪,为暑湿时令常用之品。凡湿阻中焦,暑湿表证,或湿温初起常相须为用。然佩兰性平,化湿力强,又善治脾经湿热之脾瘅证。广藿香性微温,发表解暑之力优于佩兰,又善止呕,善治外寒内湿之阴暑证及湿阻中焦之呕吐。

【备注】关于佩兰。本品原名"兰草",始载于《神农本草经》,列为上品。《本草纲目》引〔志曰〕:"叶似马兰,故名兰草"。引"唐瑶经验方言:江南人家种之,夏月采置发中,令头不腻,故名省头草"。《本草再新》名"佩兰叶",《本草撮要》以"佩兰"为正名收载。因其夏月佩之辟秽,气香如兰,故名。现多从之。

苍术
Cāngzhú

本品首载于《神农本草经》。为菊科植物茅苍术 *Atractylodes lancea* (Thunb.) DC. 或北苍术 *Atractylodes chinensis* (DC.) Koidz. 的干燥根茎。春、秋二季采挖。本品气香特异,味微甘、辛、苦。以个大、质坚实、断面朱砂点多、香气浓者为佳。

【处方用名】苍术、茅苍术、北苍术、麸炒苍术。

【性味归经】辛,苦,温。归脾、胃、肝经。

【功效主治】燥湿健脾,祛风散寒,明目。用于湿阻中焦,脘腹胀满,泄泻,水肿,脚气痿躄,风湿痹痛,风寒感冒,夜盲,眼目昏涩。

【药征概述】本品苦温燥湿,辛香运脾,气味浓厚,"逐邪除湿,其功最大"(《本草发明》),为"脾家治湿之妙剂"(《本草纂要》)。"凡湿困脾阳,倦怠嗜卧,肢体酸软,胸膈满闷,甚至膜胀而舌浊厚腻者,非茅苍术芳香猛烈不能开泄。而痰饮弥漫,亦非此不化"(《本草正义》)。适用于湿阻中焦,脘腹胀满,及脾虚湿聚,水湿内停的痰饮或外溢的水肿。

本品辛温开腠,"发汗解表最验"(《本草易读》);"芳香辟秽,胜四时不正之气,故时疫之病多用之"(《本草正义》)。适用于恶寒发热,头身重疼等风寒挟湿之感冒为佳。因其"能发汗而去风寒湿气"(《本经逢原》),尤以祛湿见长。故治风寒湿痹以湿盛之着痹为宜。

此外,尚能明目,用于夜盲症及眼目昏涩。

【用法用量】煎服,3~9g。

【使用注意】本品其气香烈,温散之性有余,故"阴虚血燥者忌之"(《本草便读》）。

厚朴
Hòupò

本品首载于《神农本草经》。为木兰科植物厚朴 *Magnolia officinalis* Rehd. et Wils. 或凹叶厚朴 *Magnolia officinalis* Rehd. et Wils. var. *biloba* Rehd. et Wils. 的干燥干皮、根皮及枝皮。4~6月剥取。本品气香，味辛辣、微苦。以皮厚、肉细、油性足、断面紫棕色、气味浓厚者为佳。

【处方用名】厚朴、川厚朴、姜厚朴。

【性味归经】苦、辛，温。归脾、胃、肺、大肠经。

【功效主治】燥湿消痰，下气除满。用于湿滞伤中，脘痞吐泻，食积气滞，腹胀便秘，痰饮喘咳。

【药征概述】本品"性味辛温，能散去寒湿之邪；带苦能降，泄肠胃之实。因脾胃恶湿，以此燥之，专平胃气，主泻中焦壅滞。若胸腹胀满，郁而不散；食积于胃，羁而不行，非此不能调达舒畅"（《药品化义》）。"主治多在中焦"（《本草思辨录》），"最消胀满"（《长沙药解》），"专治腹胀结气者"（《本草发明》）。为燥湿，下气，除满之要药。凡湿阻、食积、气滞所致脘腹胀满，食欲不振，大便不利等咸宜。尤擅"泄有余之胀满"（《本草约言》），故以治实胀为宜。

本品苦温燥湿以消痰，其性主降以下气，"消痰下气，力厚气雄"（《本草思辨录》）。能"降冲逆而止嗽，破壅阻而定喘"（《长沙药解》）。适用于痰湿内阻，肺气壅逆之喘咳胸闷。对于痰气搏结于咽喉所致的梅核气，亦可配伍使用。

【用法用量】煎服，3~10g。

【使用注意】本品"行气峻猛，虚者勿服"（《本经逢原》）。"孕妇服之，大损胎气"（《本草从新》）。

【典型案例】厚朴消除胀满案。愚二十余岁时，于中秋之月，每至申酉时腹中作胀。后于将作胀时，但嚼服厚朴六、七分许，如此二日，胀遂不作（《医学衷中参西录》）。

【用药甄别】厚朴与苍术。二者均辛苦温燥，入脾胃经。功能燥湿健脾，主治湿阻中焦证，常相须为用。然厚朴温燥之性不及苍术，长于行气消胀除满，凡湿阻中焦、胃肠积滞、气机失畅之脘腹胀满皆宜；并能消痰下气平喘，用治咳喘痰多。苍术为燥湿健脾之要药，又能祛风湿、解表，对于风寒挟湿之表证，风湿痹痛以湿胜者最宜。尚能明目，用治夜盲症。

砂仁
Shārén

本品首载于《药性论》。为姜科植物阳春砂 *Amomum villosum* Lour.、绿壳砂 *Amomum villosum* Lour. var. *xanthioides* T. L. Wu et Senjen 或海南砂 *Amomum longiligulare* T. L. Wu 的干燥成熟果实。夏、秋间采收。本品气芳香而浓烈，味辛凉、微苦。以个大、坚实、仁饱满、气香浓者为佳。

【处方用名】砂仁、缩砂仁。

【性味归经】辛，温。归脾、胃、肾经。

【功效主治】化湿开胃，温脾止泻，理气安胎。用于湿浊中阻，脘痞不饥，脾胃虚寒，呕吐泄泻，妊娠恶阻，胎动不安。

【药征概述】本品辛温气香，主入脾胃二经，既能芳化中焦之湿浊，又能温行脾胃之滞气。"醒脾调胃，快气调中，则于腹痛痞胀有功"（《本草求真》）。凡湿阻中焦，或脾胃气滞之证皆宜，尤宜于寒湿气滞之证。

本品"以苏其脾胃之气，则补药尤能消化，而生精生气，更易易也"（《本草新编》），故常与补益药同用，可使之补而不滞。兼能"安气滞之胎"（《本草正》）。"妊妇气滞者宜服"（《本经逢原》）。"若胎气腹痛，恶阻食少，胎胀不安，以此运行和气"（《药品化义》）。适用于气滞所致的妊娠恶阻，胎动不安。

本品性温，长于暖中焦而止寒痛，温脾胃而止吐泻。"若呕吐恶心，寒湿冷泻，腹中虚痛，以此温中调气"（《药品化义》）。且"性温而不伤于热，行气而不伤于克"（《本草汇笺》）。适用于脾胃虚寒之腹痛，呕吐，泄泻。

【用法用量】煎服，3~6g，后下。

【使用注意】本品"气味辛温，阳药也。凡腹痛属火，泄泻得之暑热，胎动由于血热，咽痛由于火炎，小儿脱肛由于气虚，肿满由于湿热，上气咳嗽由于火冲迫肺，而不由于寒气所伤，皆须详察鉴别，难以概用"（《本草经疏》）。

【备注】关于砂仁。本品原名"缩沙蜜"，始载于《药性论》，列为下品。《本草纲目》称缩砂蜜、缩砂、缩砂仁。《本草蒙筌》在缩砂蜜的附图中注曰："新州缩砂蜜，即砂仁"。《本草备要》曰："砂仁，即缩砂密"。《得配本草》曰："缩砂密，俗呼砂仁"。由此可见，本品曾有缩沙蜜、缩砂蜜、缩砂、缩砂仁、砂仁等不同称谓，现均以"砂仁"为正名。

豆蔻
Dòukòu

本品首载于《开宝本草》。为姜科植物白豆蔻 *Amomum kravanh* Pierre ex Gagnep. 或爪哇白豆蔻 *Amomum compactum* Soland ex Maton 的干燥成熟果实。

按产地不同分为"原豆蔻"和"印尼白蔻"。本品气芳香,味辛凉略似樟脑。以粒大、果皮薄而色洁白、饱满、气味浓者为佳。

【处方用名】豆蔻、豆蔻仁。

【性味归经】辛,温。归肺、脾、胃经。

【功效主治】化湿行气,温中止呕,开胃消食。用于湿浊中阻,不思饮食,湿温初起,胸闷不饥,寒湿呕逆,胸腹胀痛,食积不消。

【药征概述】本品辛温气香,善化湿浊,行气滞,"能行能运"(《本草汇言》),主要作用于上中焦。故可用于湿阻中焦、脾胃气滞,脘腹胀满,食欲不振,及湿温初起,头痛身重、胸闷不饥等。又能"温暖脾胃"(《药鉴》),和中降逆,开胃消食,"凡呕吐呃逆等证,因于寒滞者皆可用之"(《本草便读》)。因其"最驱膈上郁浊,极疗恶心呕哕"(《玉楸药解》),故对于寒湿呕逆最为适宜。

【用法用量】煎服,3~6g,后下。

【使用注意】本品辛温气香,"凡火升作呕,因热腹痛,法咸忌之"(《本草经疏》)。

【用药甄别】豆蔻与砂仁。二者均辛温气香,能化湿、温中、行气,凡湿阻、气滞、寒凝于中焦之证皆宜。然砂仁偏于行气,又能理气安胎,用于气滞所致妊娠恶阻,胎动不安。每与补益药同用,可使之补而不滞。豆蔻长于化湿,湿浊中阻者每多用之。

【备注】

1. 关于豆蔻　本品始载于《名医别录》,列为上品。《本草纲目》按扬雄方言云:"凡物盛多曰蔻。豆蔻之名,或取此义。豆象形也"。由此可见,豆蔻之名混乱自古有之,所指有三:一是草豆蔻。如《唐本草》注云:豆蔻"今注此草豆蔻也"。《本草图经》曰:"豆蔻,即草豆蔻也"。《本草衍义》曰:"豆蔻,草豆蔻也,气味极辛,微香"。二是草果。如《植物名实图考》曰:"豆蔻,《别录》上品,即草果"。三是白豆蔻和草豆蔻。如《中华本草》指出[1]:古时豆蔻有两种,一为进口者,即今之白豆蔻;一为国产者,即今之草豆蔻。《本草述钩元》曰:"白豆蔻、草豆蔻、肉豆蔻、草果,按草实中,凡名豆蔻者三"。为了避免混淆,建议取消"豆蔻"之名。

2. 关于白豆蔻　本品始载于《开宝本草》,曰:"出伽古罗国,呼为多骨"。《本草图经》曰:"白豆蔻,出伽古罗国,今广州、宜州亦有之,不及蕃舶者佳"。由此可见,白豆蔻主要来源于国产与进口两种,以后者为佳。历版《中国药

---

[1]　国家中医药管理局中华本草编委会.中华本草(精选本).上海:上海科学技术出版社,1998:2258

典》将其定名为"豆蔻",似属不妥。易与草豆蔻、草果相混,建议恢复"白豆蔻"为正名。

3. 关于豆蔻的用法 《本草通玄》云:本品"其功全在芳香之气,一经火炒,便减功力。即入汤液,但当研细,待诸药煎好,乘沸点服尤妙"。提示本品入药当生用,入煎当后下,或研末,乘沸点服。否则,其功力皆减,不利于疗效的发挥。

草豆蔻
Cǎodòukòu

本品首载于《名医别录》。为姜科植物草豆蔻 *Alpinia katsumadai* Hayata 的干燥近成熟种子。夏、秋二季采收。本品气香,味辛、微苦。以个大、饱满、质结实、气味浓者为佳。

【处方用名】草豆蔻。

【性味归经】辛,温。归脾、胃经。

【功效主治】燥湿健脾,温中止呕。用于寒湿内阻,脘腹胀满冷痛,嗳气呕逆,不思饮食。

【药征概述】本品"辛能破滞,香能入脾,温热能祛寒燥湿"(《本草经疏》)。长于"去脾胃积滞之寒邪,止心腹新旧之冷痛"(《本草约言》)。"与砂仁相仿,而性气颇烈"(《玉楸药解》)。温燥之性较强,行气之力稍逊。"脾胃多寒湿郁滞者,与之相宜"(《本草通玄》)。"专主中膈不和,吞酸吐水,心疼肚痛,泄泻积冷,凡一切阴寒凝滞之病悉主治"(《本草汇言》)。对于"口食寒物胃脘作疼,或湿郁成病者用之神效"(《本经逢原》)。适用于寒湿困脾,气机不畅,脘腹胀满冷痛,嗳气呕逆,不思饮食等。

【用法用量】煎服,3~6g。

【使用注意】本品"辛燥耗血,阴不足者忌"(《药笼小品》)。

草果
Cǎoguǒ

本品首载于《宝庆本草折衷》。本品为姜科植物草果 *Amomum tsao-ko* Crevost et Lemaire 的干燥成熟果实。秋季采收。本品有特异香气,味辛、微苦。以个大、饱满、色红棕、气味浓者为佳。

【处方用名】草果、炒草果仁、姜草果仁。

【性味归经】辛,温。归脾、胃经。

【功效主治】燥湿温中,截疟除痰。用于寒湿内阻,脘腹胀痛,痞满呕吐,疟疾寒热,温疫发热。

【药征概述】本品气浓味厚，"辛温燥烈，善除寒湿而温燥中宫，故为脾胃寒湿主药"（《本草正义》）。适用于寒湿偏盛之脘腹冷痛，呕吐泄泻，舌苔浊腻等。

本品芳香辟浊，温脾燥湿，有驱痰除疟之功。"凡是疟疾，多湿痰蒙蔽为患，故寒热往来，纠缠不已，治宜开泄为先。草果善涤湿痰，而振脾阳，更以知母辅之，酌量其分量，随时损益，治疟颇有妙义，固不必专为岚瘴立法"（《本草正义》）。适用于疟疾寒热，尤以寒湿偏盛者为宜。

总之，凡"寒与湿之为病也，用草果并能治之"（《本草汇言》）。

【用法用量】煎服，3~6g。

【使用注意】本品香燥味浓，辛烈过甚。"虚人服之，每易作吐耳"（《本草便读》）。"老弱虚羸，切宜戒之"（《本草蒙筌》）。

【用药甄别】草豆蔻与草果。二者均为辛香温燥之品，能燥湿温中，用于寒湿内阻之证。然草豆蔻温燥之性稍逊，兼能行气，故寒湿气滞者宜之。草果温燥之性较强，行气之力不足，故以寒湿偏盛者为宜。又能截疟除痰，可用于疟疾寒热。

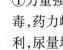

第六章 利水渗湿药

凡以通利水道,渗泄水湿为主要功效,常用于各种水湿内停病证的药物,称利水渗湿药。

本类药物味多甘淡,主入膀胱、肾、脾经,能通利小便,渗泄水湿,适用于水湿内停所致的小便不利、水肿、泄泻、痰饮、淋证、黄疸、湿疮、带下、湿温等。根据其作用特点及临床应用不同,本章药物又分为利水消肿药、利尿通淋药和利湿退黄药三节。

所谓利湿,即药味甘淡,能通利小道,渗泄水湿,用于水湿内停证的作用,又称利水渗湿、淡渗利湿、利水。其中,主要针对水肿、小便不利发挥治疗作用的功效,称利水消肿、利尿消肿;主要针对小便淋沥涩痛发挥治疗作用的功效,称利尿通淋;主要针对黄疸发挥治疗作用的功效,称利湿退黄。

利水渗湿药易耗伤津液,对阴亏津少、肾虚遗精遗尿者,应慎用或禁用。有些药物有较强的滑利作用,孕妇应慎用。

【备注】关于祛湿、化湿、燥湿、渗湿。所谓祛湿,即祛除各种湿邪的功效统称。其中,气味芳香的药物能祛除湿邪者,称为化湿,或芳香化湿。苦燥的药物能祛除湿邪者,称为燥湿;部分芳香化湿的药物,因其温燥之性较强,亦称为燥湿。甘淡的药物能通利小便而祛除湿邪者,称为渗湿,或利水渗湿。

第一节 利水消肿药

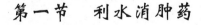

本类药物性多平或微寒,味多甘淡,服药后能使小便畅利,尿量增加,水肿消退,故以利水消肿为主要功效。适用于水湿内停之水肿、小便不利,以及泄泻、痰饮等。

本节主要选介茯苓、薏苡仁、猪苓、泽泻、香加皮的本草药征。

【备注】关于利水消肿药与峻下逐水药。均可用于水肿。其区别在于:①力量强弱不同:利水消肿药多甘淡性平,作用缓和;峻下逐水药多苦寒有毒,药力峻猛。②祛邪途径不同:利水消肿药功专利小便,服药后能使小便畅利,尿量增加;峻下逐水药长于通大便,服药后能引起剧烈腹泻,使体内留滞的水湿从大便排出。③运用范围不同:利水消肿药主要用于水肿、小便不利之轻证;峻下逐水药主要用于胸腹积水之重证。

茯苓
Fúlíng

本品首载于《神农本草经》。为多孔菌科真菌茯苓 *Poria cocos*（Schw.）Wolf 的干燥菌核。多于 7~9 月采挖。本品气微,味淡。以体重坚实、外皮色棕褐、皮纹细、无裂隙、断面白色细腻、黏牙力强者为佳。

【处方用名】茯苓、云苓、云茯苓、白茯苓、赤茯苓、茯苓皮、茯苓块、茯神。

【性味归经】甘、淡,平。归心、肺、脾、肾经。

【功效主治】利水渗湿,健脾,宁心。用于水肿尿少,痰饮眩悸,脾虚食少,便溏泄泻,心神不安,惊悸失眠。

【药征概述】本品甘淡渗湿,"功专行水"（《本草分经》）,"最为利水除湿要药"（《本草求真》）。且药性平和,无寒热之偏,利水而不伤阴。故凡水肿、小便不利,无论寒热虚实,用之咸宜。

本品"味独甘淡,甘则能补,淡则能渗"（《药品化义》）。"为补利兼优之品"（《要药分剂》）。入脾经,能健脾渗湿。适用于脾虚湿盛之食少倦怠,便溏泄泻。又"能化胃中痰饮为水液,引之输于脾而达于肺,复下循三焦水道以归膀胱,为渗湿利痰之主药"（《医学衷中参西录》）。可用于湿痰咳嗽,痰饮眩晕。

本品入心经,"善安心神"（《药性论》）。"益心脾不可阙也"（《本草衍义》）。适用于心脾两虚,气血不足之心悸怔忡,健忘失眠,及心肾不交之神志不宁。

【用法用量】煎服,10~15g。

【使用注意】"病人肾虚,小水自利,或不禁,或虚寒精清滑,皆不得服"。（《本草经疏》）

【用药甄别】茯苓与土茯苓。二者名称相似,均能除湿,用于湿证。然茯苓长于利水渗湿,用于水肿、小便不利及停饮等水湿病证;又能健脾、宁心,用于脾虚食少,便溏泄泻,以及心脾两虚,或心肾不交之心悸,失眠,健忘等。土茯苓偏于解毒,除湿,通利关节,用于梅毒或因梅毒服汞剂中毒而致肢体拘挛、筋骨疼痛者,尤为治梅毒的要药。

【典型案例】茯苓治痰饮眩晕案。一妇人,头目眩晕、心中怔忡、呕吐涎沫,有时觉气上冲,昏愦不省人事。他医治以安神之药无效,继又延医十余人皆服药无效,危险已至极点。……遂俾单用茯苓一两煎汤服之,服后甫五分钟,病即轻减,旋即煎渣再服,益神清气爽,连服数剂,病即全愈。后每遇类此证者,投此方皆可奏效（《医学衷中参西录》）。

【备注】

1. 关于茯苓菌核 菌核是分子生物学上的专业术语,指真菌生长到一定阶段,菌丝体不断地分化,相互纠结在一起形成一个颜色较深而坚硬的菌丝体组织颗粒。茯苓为真菌茯苓的干燥菌核,多寄生在松树的松根上。为不规则的块状,大小不一。据荆楚网消息,2014 年 6 月 11 日,湖北罗田县九资河镇炉子山村农民方汉江意外地挖起了一个特大茯苓,重 127.8 斤,是当之无愧的"茯苓王"。早在 2008 年,罗田"九资河茯苓"获得国家地理标志保护产品,被誉为"茯苓之乡"。

2. 关于茯苓药用部位及功用 根据其药用部位不同,茯苓又分为茯苓皮、赤茯苓、白茯苓、茯神、茯神木。其中,茯苓菌核的外皮名茯苓皮,皮内侧处淡红色部分名赤茯苓,白色部分名白茯苓,抱有松根者名茯神,松根名茯神木。茯苓皮、赤茯苓偏于利水渗湿,水肿、小便不利者多用;茯神、茯神木长于宁心安神,善治心神不安;白茯苓优于健脾补中,脾虚诸证多用之。

3. 关于茯苓的用法 《医学衷中参西录》云:"茯苓若作煎剂,其切作块者,终日煎之不透。必须切薄片,或捣为末,方能煎透"。提示茯苓当切片或捣末入煎,方有利于提高临床疗效。

薏苡仁
Yiyǐrén

本品首载于《神农本草经》。为禾本科植物薏苡 *Coix lacryma-jobi* L. var. *Mayuen* (Roman.) Stapf 的干燥成熟种仁。秋季采收。本品气微,味微甜。以粒大、饱满、色白者为佳。

【处方用名】薏苡仁、苡仁米、苡仁、苡米、麸炒薏苡仁。

【性味归经】甘、淡,凉。归脾、胃、肺经。

【功效主治】利水渗湿,健脾止泻,除痹,排脓,解毒散结。用于水肿,脚气,小便不利,脾虚泄泻,湿痹拘挛,肺痈,肠痈,赘疣,癌肿。

【药征概述】本品淡能渗湿,"最善利水,又不损耗真阴之气"(《本草新编》);"味甘能入脾补脾"(《本草经疏》),且补而不滋腻。能渗能补,药性平和。"除湿而不如二术助燥,清热而不如芩连辈损阴,益气而不如参术辈犹滋湿热,诚为益中气要药"(《本草述》)。凡"泄痢水肿用之"(《本草纲目》)。适用于脾虚泄泻,及脾虚湿盛之水肿,脚气,小便不利。因其善能祛湿,性偏寒凉。故可用于湿温初起或暑温夹湿之湿重于热者。

本品"最泻经络风湿"(《长沙药解》),"除筋骨邪气不仁"(《本草经疏》)。可使"湿去则脾胃健而筋骨利,痹愈则拘挛退而脚膝安"(《本经逢原》)。"疗湿痹有神"(《本草新编》),故对于湿痹"筋急拘挛,屈伸不便者最效"(《本草蒙筌》)。

本品"色白入肺,微寒清热"(《本草从新》),能清肺热而消痈脓。对于"咳嗽涕唾,脓血并出者极佳"(《本草蒙筌》)。适用于肺痈咳吐脓痰,也可用于肠痈腹痛。

此外,本品"煎服之破毒肿"(《药性论》),能解毒散结,可用于赘疣、癌肿等。

【用法用量】煎服,9～30g。清利湿热宜生用,健脾止泻宜炒用。"凡用之,须倍于他药,此物力势和缓,须倍加用即见效"(《本草衍义》)。亦可作粥食用,为食疗佳品。

【使用注意】"若津枯便秘,阴寒转筋,及有孕妇女,不宜妄用,以性专下泄也"(《本草求真》)。

【用药甄别】茯苓与薏苡仁。二者均为甘淡之品,药性平和。既能渗湿,又能健脾,适用于水肿、小便不利,及脾虚湿盛之证。然茯苓还能宁心安神,用于心脾两虚之心悸、失眠。薏苡仁尚能祛湿除痹,以治湿痹筋脉挛急者为宜;兼能清热排脓,解毒散结,可用于肺痈、肠痈,及赘疣、癌肿等。

猪苓
Zhūlíng

本品首载于《神农本草经》。为多孔菌科真菌猪苓 *Polyporus umbellatus* (Pers.) Fries 的干燥菌核。春、秋二季采挖。本品气微,味淡。以个大、外皮黑色、断面色白、体较重者为佳。

【处方用名】猪苓。

【性味归经】甘、淡,平。归肾、膀胱经。

【功效主治】利水渗湿。用于小便不利,水肿,泄泻,淋浊,带下。

【药征概述】本品甘淡渗湿,其性沉降,主入肾与膀胱经。"功专于行水,凡水湿在肠胃、膀胱、肢体、皮肤者,必须猪苓以利之"(《本草新编》)。"渗利泻水,较之茯苓更捷"(《长沙药解》)。"利水诸药,无如此快"(《本草害利》)。可广泛用于水肿,泄泻,淋浊,带下等水湿滞留或湿浊下注之证。

【用法用量】煎服,6～12g。

【使用注意】本品"行水之功多"(《本草衍义》)。"多用能亡津液,久服必损肾气,昏人眼目,无湿证者勿服"(《本草害利》)。

泽泻
Zéxiè

本品首载于《神农本草经》。为泽泻科植物泽泻 *Alisma orientale* (Sam.)

Juzep. 的干燥块茎。冬季茎叶开始枯萎时采挖。本品气微，味微苦。以块大、黄白色、光滑、质充实、粉性足者为佳。

【处方用名】泽泻、盐泽泻。

【性味归经】甘、淡，寒。归肾、膀胱经。

【功效主治】利水渗湿，泄热，化浊降脂。用于小便不利，水肿胀满，泄泻尿少，痰饮眩晕，热淋涩痛；高脂血症。

【药征概述】本品"气味淡泊而体质又轻，故最善渗泄水道，专能通行小便"（《本草正义》）。"可逐膀胱三焦停水"（《本草经集注》），凡"上中下三焦停水之证，并皆治之"（《本草汇言》）。故为"利水道、通淋、除湿之捷药"（《本草发明》）。大凡水湿内停之水肿、小便不利，湿盛泄泻，以及痰饮停聚，清阳不升之头目昏眩等，"皆用泽泻行利停水为最要药"（《本草求真》）。

本品甘淡性寒，长于"泻膀胱及肾经火邪"（《本草分经》）而利湿泄热。凡"因湿热所生之病，靡不除矣"（《本草经疏》）。"相火妄动而遗泄者，得泽泻清之而精自藏"（《本草通玄》）。"若下焦湿热致精泄者，用之当"（《本草发明》）。故可用于湿热蕴于下焦之小便淋涩，及相火妄动之遗精等。

此外，本品渗湿行痰而化浊降脂，可用于高脂血症。

【用法用量】煎服，6~10g。

【使用注意】本品善逐水病，若"病人无湿，肾虚精滑，目虚不明，切勿轻与"（《本草从新》）。

【备注】关于泽泻补阴不足。《药性赋》云："泽泻利水通淋而补阴不足"。泽泻甘淡性寒，能渗泄水湿，利水通淋，为学术界普遍认同。但对其"补阴不足"则有不同看法，主要有两种学术观点。一种认为泽泻补阴之不足，有补阴作用。另一种认为泽泻不足以补阴，否定其有补阴作用。究竟孰是熟非，曾一度成为学术界争论的焦点。诚然，"泽泻其功尤长于行水"（《本草衍义》）。"因能利水道，令邪水去，则真水得养"（《药品化义》）。若"误犯令人虚极"（《本草经疏》）。"久服则降令太过，清气不升，真阴潜耗"（《本草纲目》）。"岂此渗泄之剂真能补哉？"（《本草发明》）由是可见，泽泻非但不能补阴，反而利水能损阴。即便是补阴名方六味地黄丸中用泽泻，旨在渗利水湿，减轻滋补药的阴柔腻滞之性，并非补阴。故《本草从新》曰："泽泻善泻，古称补虚者误矣"。

香加皮
Xiāngjiāpí

本品首载于《四川中药志》。为萝藦科植物杠柳 *Periploca sepium* Bge. 的干燥根皮。春、秋二季采收。本品有特异香气，味苦。以条粗、皮厚、呈卷筒

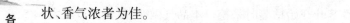

状、香气浓者为佳。

【处方用名】香加皮、北五加皮。

【性味归经】辛、苦,温。有毒。归肝、肾、心经。

【功效主治】利水消肿,祛风湿,强筋骨。用于下肢浮肿,心悸气短,风寒湿痹,腰膝酸软。

【药征概述】本品性温,能温助心肾,利水消肿,用于水肿、小便不利,尤多用于下肢水肿,心悸气短者。辛散苦燥,能"祛风湿,壮筋骨,强腰膝"(《陕甘宁青中草药选》),"治风寒湿痹,腰膝拘挛,筋骨疼痛"(《四川中药志》)。

【用法用量】煎服,3~6g。

【使用注意】本品有毒,不宜过量使用。

【备注】关于五加皮与香加皮。《神农本草经》最早记载五加皮,但无五加皮形状的相关描述。《名医别录》认为"五叶者良"。据考证[1],《名医别录》中的"五叶者良"的五加,也就是《神农本草经》中的正品五加为细柱五加是毫无疑问的。从本草记载的五加形态、物候等描述来看,历代五加属植物一直为中药五加皮的来源,细柱五加为五加皮药材的主流质优品种[2],习称"南五加皮"。另有一种以萝藦科植物杠柳的根皮,习称"北五加皮"。赵燏黄先生[3]指出:"外形稍似五加皮,且芳香性之气味较胜,故作南五加皮之代用品也"。自1977年版《中国药典》始,五加皮与香加皮分别作为两个品种单列,以后历版《中国药典》均从之。二者药征基本相似,均能祛风湿,强筋骨,利水消肿。然五加皮长于祛风湿,补肝肾,强筋骨,无毒;香加皮偏于利水消肿,有毒。临证应注意区别使用。

第二节 利尿通淋药

本类药物性多寒凉,味多甘淡或苦,主入膀胱经,善走下焦,尤能清利下焦湿热,以利尿通淋见长。主要用于湿热蕴结下焦,膀胱气化失司之热淋、血淋、石淋、膏淋等多种淋证。

本节主要选介车前子、滑石、木通、通草、瞿麦、萹蓄、地肤子、海金沙、石韦、冬葵子、灯心草、萆薢的本草药征。

---

[1] 宋学华,徐国钧.中药五加皮的本草考证.新中医,1986,(8):53

[2] 何晓丽,王德群.中药五加皮药材辨析.安徽中医学院学报,2008,27(3):51

[3] 赵燏黄.本草药品实地之观察.福州:福建科学技术出版社,2006:76

车前子
Chēqiánzǐ

本品首载于《神农本草经》。为车前科植物车前 *Plantago asiatica* L. 或平车前 *Plantago depressa* Willd. 的干燥成熟种子。夏、秋二季采收。本品气微，味淡。以粒大、均匀饱满、色棕红者为佳。

【处方用名】车前子、车前仁、盐车前子。

【性味归经】甘，寒。归肝、肾、肺、小肠经。

【功效主治】清热利尿通淋，渗湿止泻，明目，祛痰。用于热淋涩痛，水肿胀满，暑湿泄泻，目赤肿痛，痰热咳嗽。

【药征概述】本品"甘寒滑利，性专降泄，故有去湿热利小便之功"（《本草便读》），其"祛秽浊而澄清，利小便而不泄精气"（《本草汇言》），"为利水第一良品"（《药品化义》）。适用于淋证、水肿，小便不利。因其性寒，尤善"通尿管热淋涩痛"（《本草正》），故为治热淋，小便淋沥涩痛之要药。

本品长于利水道而分清浊，决水旁流而实大便，有"利小水而实大便"（《药鉴》）之功。"凡泻痢暴下病，小便不利而痛者，用车前子为末，米饮服二钱，利水道，分清浊，而谷赃止矣"（《本经逢原》）。证诸临床，本品以治湿盛之水泻为宜，尤多用于婴幼儿腹泻。

本品入肝经。能"道（疏导）肝热之上冲，治眼目之赤痛"（《本草约言》），使肝热除则目自明，有清肝明目之效。适用于肝火上炎之目赤肿痛。入肺经，能清肺热，化痰浊，适用于肺热咳嗽，痰多黄稠者。

【用法用量】煎服，9~15g。宜包煎。

【使用注意】本品"滑利有余，苟非小便短赤，涩而不利，不宜多服"（《本草正义》）。

【典型案例】车前子治泄案。欧阳公常得暴下病，国医不能治。夫人买市人药一帖，进之而愈。力叩其方，则车前子一味为末，米饮服二钱匕。云：此药利水道而不动气，水道利则清浊分，而谷藏自止矣（《本草纲目》）。

滑石
Huáshí

本品首载于《神农本草经》。为硅酸盐类矿物滑石族滑石，主含含水硅酸镁$[Mg_3(Si_4O_{10})(OH)_2]$。本品气微，味淡。以粉细、色白者为佳。

【处方用名】滑石、滑石粉。

【性味归经】甘、淡，寒。归膀胱、肺、胃经。

【功效主治】利尿通淋，清热解暑。外用祛湿敛疮。用于热淋，石淋，尿热涩痛,暑湿烦渴,湿热水泻;外治湿疹,湿疮,痱子。

【药征概述】本品"体滑主利窍,味淡主渗利"(《药品化义》)。"沉降下行,祛湿热从小肠膀胱而出"(《本草便读》)。能"清水湿之源"(《得配本草》),"通水道之淋涩"(《长沙药解》)。凡"因热小便不利者,滑石最为要药"(《医学衷中参西录》)。适用于湿热下注之小便不利,尿淋涩痛等。尤以"淋家多用"(《本草衍义》),在诸淋中,又"偏主石淋为要药"(《本草衍义补遗》)。

"暑多挟湿,滑石能清热兼能利湿"(《医学衷中参西录》),使暑热水湿从小便而去。所谓解暑,即"暑病恒以湿为病,而治湿即所以治暑"(《金匮要略心典》)之意。故"夏月犯暑口渴者,必须用之以解"(《本草新编》)。适用于暑热烦渴、小便短赤等。

本品外用有清热收湿,敛疮止痒之功。可用治湿疹、湿疮、痱子等。

【用法用量】煎服,10~20g,先煎。外用适量。

【使用注意】本品渗湿利水,消暑除热。"若病人因阴精不足内热,以致小水短少赤涩或不利;烦渴身热,由于阴虚火炽水涸者,皆禁用"(《本草经疏》)。孕妇慎用。

【用药甄别】车前子与滑石。二者均为甘寒之品,能清热利尿通淋,为治湿热淋证所常用。然车前子偏治热淋。且长于渗湿止泻,用于湿盛之水泻;又能清肝明目,清肺祛痰,用于肝热目赤肿痛,肺热咳嗽痰多。滑石偏治石淋。又能清热解暑,用于暑热烦渴、小便短赤;外用能收湿敛疮,用治湿疮、湿疹、痱子等。

木通
Mùtōng

本品首载于《神农本草经》。为木通科植物木通 *Akebia quinata*(Thunb.)Decne.、三叶木通 *Akebia trifoliata*(Thunb.)Koidz. 或白木通 *Akebia trifoliata*(Thunb.)Koidz. var. *australis*(Diels)Rehd. 的干燥藤茎。秋季采收。本品气微,味微苦而涩。以切面黄白色、具放射状纹者为佳。

【处方用名】木通。

【性味归经】苦,寒。归心、小肠、膀胱经。

【功效主治】利尿通淋,清心除烦,通经下乳。用于淋证,水肿,心烦尿赤,口舌生疮,经闭乳少,湿热痹痛。

【药征概述】本品苦寒,"善泄降祛湿,而专治湿热之蕴结不通"(《本草正义》)。"入膀胱经,逐水气,利小便"(《本草新编》),"为利小便,清淋浊之要药"(《医学衷中参西录》)。适用于淋证,水肿。尤"为热淋尿痛专药"(《药性切用》)。又归心与小肠经。上清心经之热以除烦,下导小肠之火以利尿,"为心与小肠要剂"(《本草汇言》)，凡"心火为邪，用木通导赤"(《药品化义》)。适用于心火上炎之口舌生疮，或心火下移于小肠之心烦尿赤等。

本品能"行经下乳"(《药品化义》)，适用于血瘀经闭、产后乳少或乳汁不通。"以猪前蹄一只，浓煮清汤，去浮面之油，和入木通汁饮之，于行血之中，隐寓养阴之法，通乳而不致伤阴，堪为良法"(《本草正义》)。

此外，本品能"通利九窍血脉关节"(《神农本草经》)，"治周身拘挛，肢体痹疼"(《医学衷中参西录》)。尤以治湿热痹痛为宜。

【用法用量】煎服，3~6g。

【使用注意】本品"性通利，凡精滑不梦自遗，及阳虚气弱，内无湿热者，禁用。妊娠忌之"(《本草经疏》)。

【备注】关于取消关木通药用标准。原国家药品监督管理局《关于取消关木通药用标准的通知》(国药监注〔2003〕121号)指出：决定取消关木通(马兜铃科)药用标准。凡生产龙胆泻肝丸(含浓缩丸、水丸)、龙胆泻肝胶囊(含软胶囊)、龙胆泻肝颗粒、龙胆泻肝片的企业务必于2003年4月30日前将处方中的关木通替换为《中国药典》2000年版(2002年增补本)中收载的木通(木通科)，其他国家标准处方中含有关木通的中成药品种务必于2003年6月30日前替换完毕。原国家药品监督管理局《关于加强含关木通中药制剂监督管理的通知》(食药监市函〔2004〕34号)指出：凡是2003年4月30日以后生产的含关木通的龙胆泻肝丸(含浓缩丸、水丸)、龙胆泻肝胶囊(含软胶囊)、龙胆泻肝颗粒、龙胆泻肝片，一律按假药查处。凡是2003年6月30日以后生产的其他国家标准处方中含有关木通的中药制剂，一律按假药查处。

通草
Tōngcǎo

本品首载于《本草拾遗》。为五加科植物通脱木 *Tetrapanax papyrifer* (Hook.) K. Koch 的干燥茎髓。秋季采收。本品气微，味淡。以条粗壮、色洁白、有弹性者为佳。

【处方用名】通草。

【性味归经】甘、淡，微寒。归肺、胃经。

【功效主治】清热利尿，通气下乳。用于湿热淋证，水肿尿少，乳汁不下。

【药征概述】本品"色白而气寒，味淡而体轻，凡阴窍涩而不利，水肿闭而不行，用此立通"(《本草汇言》)。其"清热利水，性与木通相似，但无其苦，则泄降之力缓而无峻厉之弊。虽能通利，不甚伤阴，湿热之不甚者宜之"(《本草正义》)。常用于湿热淋证，水肿尿少之轻证。

本品"入阳明胃经，通气上达而下乳汁"(《本草纲目》)，适宜于产后乳少或乳汁不通。

【用法用量】煎服,3~5g。

【使用注意】本品"其性寒降,中寒者勿服,虚脱人及孕妇均忌"(《本草害利》)。

【备注】关于木通与通草的古今称谓。"通草"之名,始载于《神农本草经》,列为中品。《本草经集注》云:"茎有细孔,两头皆通。含一头吹之,则气出彼头者良"。《药性论》直接以"木通"名之。说明唐以前,通草即木通。至宋,通草之名开始出现混乱。如《本草图经》曰:通草"今人谓之木通,而俗间所谓通草,乃通脱木也"。明以降,木通与通草区分使用。如《本草纲目》将通草与通脱木分列二条论述,分别以"木通"与"通草"为别名。并明确指出"有细细孔,两头皆通,故名通草,即今所谓木通也。今之通草,乃古之通脱木也。宋本混注为一,名实相乱,今分出之"。由此可见,今之"木通",古称"通草";今之"通草",古称"通脱木",在阅读古代医籍和本草著作时应予以注意。

瞿麦
Qúmài

本品首载于《神农本草经》。为石竹科植物瞿麦 *Dianthus superbus* L. 或石竹 *Dianthus chinensis* L. 的干燥地上部分。夏、秋二季花果期采割,本品气微,味淡。以色青绿、花未开放者为佳。

【处方用名】瞿麦。

【性味归经】苦,寒。归心、小肠经。

【功效主治】利尿通淋,活血通经。用于热淋、血淋、石淋,小便不通,淋沥涩痛,经闭瘀阻。

【药征概述】本品苦寒,入心与小肠经。"专主通利"(《本草约言》)。能"降心火,利小肠,逐膀胱邪热,为治淋要药"(《本草备要》)。"必实有湿热壅滞者为宜"(《本草正义》)。适用于热淋、血淋、石淋等诸淋小便不通,淋沥涩痛。

本品性善下降,"力可行瘀"(《本草便读》),有活血通经之功。适用于血热瘀阻之经闭或月经不调。

【用法用量】煎服,9~15g。

【使用注意】本品性利善下,"胎前产后,一切虚人患小水不利,法并禁用"(《本草经疏》)。

【备注】关于瞿麦。本品始载《神农本草经》,列为中品,但对其药用部位没有记载。《名医别录》曰:"立秋采实,阴干"。《雷公炮炙论》更明确指出:"凡使,只用蕊壳,不用茎、叶。若一时使,即空心令人气咽,小便不禁"。可见,本品早期用实(包括果实、果壳和花),而不用茎叶。《本草经集注》释名曰:"子颇似麦,故名瞿麦"。进而指出"今市人惟合茎、叶用,而实正空壳无复子尔"。《本草图经》曰:"立秋后合子、叶收采,阴干用"。说明本品茎、实、叶均可作为药用,今多从之。

萹蓄
Biǎnxù

本品首载于《神农本草经》。为蓼科植物萹蓄 *Polygonum aviculare* L. 的干燥地上部分。夏季叶茂盛时采收。本品气微,味微苦。以质嫩、叶多、色灰绿者为佳。

【处方用名】萹蓄。

【性味归经】苦,微寒。归膀胱经。

【功效主治】利尿通淋,杀虫,止痒。用于热淋涩痛,小便短赤,虫积腹痛,皮肤湿疹,阴痒带下。

【药征概述】本品微寒清热,沉降下行,主入膀胱经。长于"清利膀胱,渗泻湿热"(《玉楸药解》),有利尿通淋之功。"凡属湿热壅闭为患,如物扁而易藏,蓄而不出者,此药推而下流"(《本草汇言》)。适用于湿热下注膀胱诸淋,尤宜于热淋。

本品苦寒降泄,"能通利三焦,搜抉隐微湿热之病"(《本草思辨录》),能"除湿热杀虫"(《本草求真》)。对于"湿热疮疡,浸淫痛痒,红肿四溢,脓水淋漓等症尤其专职"(《本草正义》)。适用于湿疹湿疮、阴痒带下等,外用内服皆宜。

【用法用量】煎服,9~15g。外用适量。

【使用注意】本品"惟湿阻热结为宜。而气虚之病,皆非其治"(《本草正义》)。

【用药甄别】瞿麦与萹蓄。二者均为苦寒之品,能利尿通淋,治湿热下注,小便不通,淋沥涩痛等,常相须为用。然瞿麦兼能活血通经,可用于血热瘀阻之经闭或月经不调。萹蓄兼能杀虫止痒,用于湿疹湿疮、阴痒带下等。

地肤子
Difūzǐ

本品首载于《神农本草经》。为藜科植物地肤 *Kochia scoparia*(L.)Schrad. 的干燥成熟果实。秋季采收。本品气微,味微苦。以饱满、色灰绿者为佳。

【处方用名】地肤子。

【性味归经】辛、苦,寒。归肾、膀胱经。

【功效主治】清热利湿,祛风止痒。用于小便涩痛,阴痒带下,风疹,湿疹,皮肤瘙痒。

【药征概述】本品苦寒降泄,主入肾与膀胱经。"祛下焦湿热浊垢,利窍行水,是其本功"(《本草便读》)。"凡小便因热而见频数,及或不禁,用此苦以入阴,寒以胜热,而使湿热尽从小便而出"(《本草求真》)。适用于膀胱湿热,小便不利、淋沥涩痛。

本品苦寒能祛湿热之邪,味辛能散肌肤之风。"能煎洗一切疮疥"(《得配本草》),"浴身却皮肤瘙痒热疹"(《本草蒙筌》),具有良好的祛风止痒之功。"其主用多在皮肤"(《本草征要》),为治风疹、湿疹、阴痒等常用药物。内服外用皆宜,尤以外用为佳。

【用法用量】煎服,9~15g。外用适量,煎汤外洗。

【使用注意】本品苦寒,湿热内蕴者可用。"若虚寒气滞,大非所宜"(《本草正义》)。

海金沙
Hǎijīnshā

本品首载于《嘉祐本草》。为海金沙科植物海金沙 Lygodium japonicum (Thunb.) Sw. 的干燥成熟孢子。秋季采收。本品气微,味淡。以色棕黄、体轻、手捻光滑者为佳。

【处方用名】海金沙。

【性味归经】甘、咸,寒。归膀胱、小肠经。

【功效主治】清利湿热,通淋止痛。用于热淋,石淋,血淋,膏淋,尿道涩痛。

【药征概述】本品性寒清热,主入膀胱、小肠经。"专于利水通淋"(《本草正义》),"凡血淋、石淋、沙淋,极有效验"(《本草便读》)。尤以止尿道疼痛擅长。"凡小肠热闭而见五淋疼痛不止者,服之使热尽从小便而出"(《本草求真》)。故治"小便热淋,茎痛为要药"(《本经逢原》)。常用于诸淋尿道涩痛。因其通利水道,也可用于水肿、小便不利。

【用法用量】煎服,6~15g。宜包煎。

【使用注意】本品"寒降之性,如肝肾虚寒,下元不固,以致遗滑淋浊,茎中不痛者,不可用也"(《本草便读》)。

石韦
Shíwéi

本品首载于《神农本草经》。为水龙骨科植物庐山石韦 Pyrrosia sheareri

（Bak.）Ching、石韦 *Pyrrosia lingua*（Thunb.）Farwell 或有柄石韦 *Pyrrosia peti-olosa*（Christ）Ching 的干燥叶。全年均可采收。本品气微，味微涩苦。以叶厚、完整者为佳。

【处方用名】石韦。

【性味归经】甘、苦，微寒。归肺、膀胱经。

【功效主治】利尿通淋，清肺止咳，凉血止血。用于热淋，血淋，石淋，小便不通，淋沥涩痛，肺热喘咳，吐血，衄血，尿血，崩漏。

【药征概述】本品苦寒下行，入膀胱经。"利小便水道之功为尤擅"（《本经疏证》）。长于"通膀胱而利水湿，善能通淋"（《本草分经》）。"凡膀胱一切火郁气闭之证，用此立清"（《本草汇言》）。故为治诸淋涩痛，小便不利之常用药物。入血分，善清分血之热而有凉血止血之功。故以治血淋为佳，也适用于吐血、衄血、尿血、崩漏等血热妄行之多种出血。

本品入肺经，能"清肺气，主劳热，下咳逆"（《本草汇言》），可用于肺热咳喘。

【用法用量】煎服，6~12g。

【使用注意】阴虚血燥者慎用。

冬葵子
Dōngkuízǐ

本品首载于《神农本草经》。为锦葵科植物冬葵 *Malva verticillata* L. 的干燥成熟种子。夏、秋季种子成熟时采收。本品气微、味涩。以子粒饱满、干燥无杂质者为佳。

【处方用名】冬葵子。

【性味归经】甘，寒。归大肠、小肠、膀胱经。

【功效主治】利尿通淋，下乳，润肠通便。用于热淋，小便不通，淋沥涩痛，乳汁不通、乳房胀痛，肠燥秘结。

【药征概述】本品甘寒滑利通窍，主入小肠、膀胱经，能"滑窍而开癃闭，利水而泻膀胱"（《长沙药解》），适用于热淋涩痛，水肿尿少。又"能宣导积壅"（《本草发明》），"下乳汁"（《药性论》），"消散初起奶痈"（《长沙药解》）。对于产后乳汁不通、乳房胀痛，及乳痈初起，"用此药炒香为末，热酒调服三钱，立时消"（《本草汇言》）。

本品质润滑利，能"润大便"（《本草便读》），有缓泻之功。适用于肠燥津亏，大便秘结。

【用法用量】煎服，10~15g。

【使用注意】本品"不可施于虚羸中寒之体，以其甘寒滑利也。中虚气陷者,尤宜禁之"(《本草便读》)。孕妇慎用。

【备注】关于冬葵子与苘(音 qǐng)麻子。冬葵子始载于《神农本草经》,列为上品。《本草图经》释名曰:"其子是秋种葵,覆养经冬,至春作子者,谓之冬葵子,古方入药用最多"。苘麻子首载于《新修本草》,又名"苘实"。二者性能功用相差较大,在古本草中一直作为两种中药分别使用。然而,1977 年版和 1985 年版《中国药典》均将苘麻子与冬葵子混为一物,即"苘麻子(冬葵子)"为锦葵科植物苘麻 *Abutilon theophrasti* Medic 的干燥成熟种子。以致在商品和临床应用方面存在严重的混乱现象,药材公司售出的冬葵子均为苘麻子,中医处方开出冬葵子药房配发的也是苘麻子[1]。有鉴于斯,自 1990 年版《中国药典》始,保留了"苘麻子",取缔了"冬葵子"之名。

灯心草
Dēngxīncǎo

本品首载于《开宝本草》。为灯心草科植物灯心草 *Juncus effusus* L. 的干燥茎髓。夏末至秋季采收。本品气微,味淡。以条长、粗壮、色白、有弹性者为好。

【处方用名】灯心草、灯心炭。

【性味归经】甘、淡,微寒。归心、肺、小肠经。

【功效主治】清心火,利小便。用于心烦失眠,尿少涩痛,口舌生疮。

【药征概述】本品"其质轻通,其性寒,味甘淡,故能通利小肠热气下行从小便出,小肠为心之腑,故亦除心经热也"(《本草经疏》)。"既通水道,则小便无壅滞之苦,小肠既通利,而心中之热随之下行,入于膀胱,从前阴而出矣"(《本草新编》)。故可用于心火上炎之口舌生疮,热扰心神之心烦失眠,以及心火移热于小肠之热淋涩痛。因其质轻力薄,常作辅助药用。

此外,本品"火烧为灰,取少许吹喉中,治急喉痹甚捷"(《本草衍义补遗》)。"烧灰涂乳上,饲小儿,止夜啼"(《本经逢原》)。

【用法用量】煎服,1~3g。

【使用注意】本品性专通利,"气虚小便不禁者忌服"(《本草求真》)。

萆薢
Bìxiè

本品首载于《神农本草经》。为薯蓣科植物绵萆薢 *Dioscorea spongiosa*

---

[1] 崔熙,李松林,王琳琳,等. 冬葵子和苘麻子使用变迁考.中国医药学报,1992,7(1):19

J. Q. Xi, M. Mizuno et W. L. Zhao、福州薯蓣 *Dioscorea futschauensis* Uline ex R. Kunth 或粉背薯蓣 *Dioscorea hypoglauca* Palibin 的干燥根茎。前二者称绵萆薢，后者称粉萆薢。本品气微，味微苦。以片大而薄、切面黄白色者为佳。

【处方用名】萆薢、绵萆薢、粉萆薢。

【性味归经】苦，平。归肾、胃经。

【功效主治】利湿去浊，祛风除痹。用于膏淋、白浊、带下，风湿痹痛，关节不利，腰膝疼痛。

【药征概述】本品苦平，主入胃经。善"治阳明之湿而固下焦，故能去浊分清"（《本草纲目》），凡"男子白浊，茎中作痛，女子白带，病由胃中浊气下流所致，以此入胃驱湿，其症自愈"（《药品化义》）。尤为治小便混浊，白如米泔之膏淋要药。

本品能"祛风除湿"（《本草经疏》），"主腰背痛强，骨节风寒湿周痹"（《神农本草经》）。因其性平，以"治湿为长，治风次之，治寒则尤其次也"（《本草便读》）。故以治湿邪偏盛之着痹最为适宜。

【用法用量】阴虚血燥者慎用。煎服，10~15g。

【使用注意】"下部无湿，阴虚火炽，以致溺有余沥，茎中痛，及肾虚腰痛，并不宜服"（《本草经疏》）。

【备注】关于萆薢。本品始载于《神农本草经》，列为中品。在历代本草中，多以"萆薢"为正名。《本草从新》虽然提出了"粉萆薢"之名，但仍以"萆薢"冠之。历版《中国药典》将其分列为"绵萆薢""粉萆薢"两种。因其药征相似，故在此一并介绍，仍沿用"萆薢"之名。

第三节　利湿退黄药

本类药物性味多苦寒，主入肝、胆经。以清热利湿、利胆退黄为主要功效，主要用于湿热黄疸，症见目黄、身黄、小便黄等；寒湿偏盛之阴黄亦可配伍应用。

本节主要选介茵陈、金钱草、虎杖、地耳草、垂盆草的本草药征。

茵陈
Yīnchén

本品首载于《神农本草经》。为菊科植物滨蒿 *Artemisia scoparia* Waldst. et Kit. 或茵陈蒿 *Artemisia capillaris* Thunb. 的干燥地上部分。春季幼苗高 6~10cm 时采收或秋季花蕾长成时采割。前者习称"绵茵陈"，后者称"花茵陈"。本品气清香，味微苦。以质嫩、绵软、色灰白、香气浓者为佳。

【处方用名】茵陈、茵陈蒿、绵茵陈、花茵陈。

【性味归经】苦、辛,微寒。归脾、胃、肝、胆经。

【功效主治】清利湿热,利胆退黄。用于黄疸尿少,湿温暑湿,湿疮瘙痒。

【药征概述】本品苦寒,能"利水道而泻湿淫,消瘀热而退黄疸"(《长沙药解》)。"为治湿病黄疸之要药"(《本草便读》)。"投于外感之阳黄阴黄皆宜"(《本草述钩元》)。"果是真黄疸,可用之为君"(《本草新编》)。纵观《伤寒》《金匮》二书,几若无疸不茵陈者"(《本经疏证》)。故无论湿热郁蒸之阳黄,或寒湿郁滞之阴黄均可配伍运用,"总以茵陈为君,随佐使之寒热,而理黄证之阴阳也"(《本草通玄》)。因其药性苦寒,以"治寒少而属湿热为多"(《本草发明》),故尤以湿热黄疸最宜。

本品"苦寒沉降,能清热利湿,湿热去则诸证自退矣"(《本草汇言》)。"故凡下焦湿热瘙痒,及足胫跗肿,湿疮流水,并皆治之"(《本草正义》)。若"遍身风痒,疮疥不计多少,煎浓汁洗之立瘥"(《本草约言》)。用于湿疮瘙痒,亦可用于湿温或暑湿。

【用法用量】煎服,6~15g。外用适量,煎汤熏洗。

【使用注意】本品"专走气分而利湿热,若蓄血发黄,非此能治也"(《本经逢原》)。

【用药甄别】茵陈与栀子。二者均能清利肝胆湿热而退黄疸,用于湿热黄疸,常相须为用。然茵陈蒿以清利湿热,利胆退黄见长,无论阳黄、阴黄皆用之为君。也可用于湿温暑湿,湿疮瘙痒。栀子长于清泻三焦之火而除烦,又入血分,能凉血解毒,用于热病烦闷,血热吐衄,以及热毒疮疡等。外用能消肿止痛,用于扭挫伤痛。

【备注】

1. 关于茵陈蒿与山茵陈　本品原名"茵陈蒿",始载于《神农本草经》,列为上品。《本草拾遗》释名曰:本品"虽蒿类,苗细经冬不死,更因旧苗而生,故名因陈,后加蒿字也"。《本草图经》曰:"春初生苗,高三、五寸,似蓬蒿而叶紧细,无花实,秋后叶枯,茎秆经冬不死,至春更因旧苗而生新叶,故名茵陈蒿。五月、七月采茎叶阴干,今谓之山茵陈"。又曰:"今南方医人用山茵陈,乃有数种。……以本草论之,但有茵陈蒿,而无山茵陈"。由此可见,山茵陈不仅是茵陈蒿的别名,还包括其他数种,存在着异物同名的问题。因此,自古以来,均把茵陈蒿(茵陈)作为本品的药用正名。

2. 关于茵陈蒿与绵茵陈　《本经逢原》记载:茵陈有"绵茵陈"与"山茵陈"(茵陈蒿)两种,主要根据其采收期和药用部位而区分。其中,茵陈蒿药用其茎叶为主,多于"五月及立秋采"(《名医别录》)。绵茵陈药用其幼苗,阴干后柔软如绵而得名。谢宗万先生考证认为[1],可以正品茵陈的幼苗统称为绵茵陈,秋季采收的地上部分称茵陈蒿。

3. 关于茵陈的用法　早在《伤寒论》和《金匮要略》茵陈蒿汤中就明确提出"先煮茵陈"。《本草思辨录》诠释说:"茵陈发扬芳郁,禀太阳寒水之气,善解肌表之湿热,欲其驱邪由小便而去,必得多煮,以厚其力"。说明茵陈先煎,旨在去其轻扬外散之气,以厚其味,使其专于苦降,不达表而直入里,以利湿热从小便而出,则黄疸自去。

金钱草
Jīnqiáncǎo

本品首载于《本草纲目拾遗》。为报春花科植物过路黄 *Lysimachia christinae* Hance 的干燥全草。夏、秋二季采收。本品气微,味淡。以叶大、色绿者为佳。

【处方用名】金钱草、大金钱草。

【性味归经】甘、咸,微寒。归肝、胆、肾、膀胱经。

【功效主治】利湿退黄,利尿通淋,解毒消肿。用于湿热黄疸,胆胀胁痛,石淋,热淋,小便涩痛,痈肿疔疮,蛇虫咬伤。

【药征概述】本品甘淡渗湿,微寒清热,能清肝胆之火,除下焦湿热,有清热利湿退黄之效。适用于湿热蕴结肝胆,失于疏泄之黄疸。入肾与膀胱经,以通淋排石见长,为治石淋要药,也为治肝胆结石,胆胀胁痛所常用。尚能解热毒,又解蛇毒,消肿止痛,适用于热毒疮疡,毒蛇咬伤等。

【用法用量】阴虚血燥者慎用。煎服,15~60g。鲜品加倍。

【用药甄别】金钱草、海金沙与石韦。三者均能利尿通淋,用于多种淋证。然金钱草长于通淋排石,为治石淋之要药。海金沙长于通淋止痛,尤善止尿道疼痛,为治诸淋涩痛之要药。石韦兼能凉血止血,尤宜于血淋。金钱草又长于清热利湿退黄,善治湿热黄疸,肝胆结石,胆胀胁痛;解毒消肿,用于痈肿疔疮、毒蛇咬伤。石韦可用于多种血热出血,又能清肺止咳,用于肺热咳喘。

【备注】关于金钱草。全国各地作金钱草药用的植物品种较多。目前已知的有8科11种之多[2]。最常见者有5个品种:如唇形科植物活血丹(连钱草),为江苏、浙江一带习用,称"江苏金钱草";豆科植物广金钱草,为广东、广西一带习用,称"广金钱草";伞形科植物白毛天胡荽,为江西一带习用,称"江西金钱草";旋花科植物马蹄金,为四川部分地区习用,称"小金钱草"。在诸

[1] 谢宗万.茵陈品种的本草考证.中药材,1988,11(2):50
[2] 谢宗万.中药材品种论述.上海:上海科学技术出版社,1984:389

多品种中,历版《中国药典》将产于四川的报春花科植物过路黄 *Lysimachia christinae* Hance 的全草定为"金钱草"正品。

虎杖
Hǔzhàng

本品首载于《名医别录》。为蓼科植物虎杖 *Polygonum cuspidatum* Sieb. et Zucc. 的干燥根茎及根。春、秋二季采挖。本品气微,味微苦、涩。以粗壮、坚实、断面色黄者为佳。

【处方用名】虎杖。

【性味归经】微苦,微寒。归肝、胆、肺经。

【功效主治】利湿退黄,清热解毒,散瘀止痛,止咳化痰。用于湿热黄疸,淋浊,带下,风湿痹痛,痈肿疮毒,水火烫伤,经闭,癥瘕,跌打损伤,肺热咳嗽。

【药征概述】本品苦寒,长于走下焦,"利小便"(《滇南本草》),使湿热从小便而出,有清热利湿之功,适用于黄疸、淋浊、带下等湿热下注之证。入肝经,"主利月水,破留血癥及扑损瘀血"(《本草发明》)。具有活血行瘀,通经消癥之功,适用于经闭、痛经、癥瘕、跌打损伤,以及风湿痹痛。入肺经,能清降肺气,止咳化痰,宜于肺热咳嗽。又能"攻诸毒肿"(《滇南本草》),常用于痈肿疮毒,水火烫伤及毒蛇咬伤,内服外用皆宜。兼能泻热通便,可用于热结便秘。

【用法用量】阴虚血燥者慎用。煎服,9~15g。外用适量。

【使用注意】"有孕人勿服,破血"(《药性论》)。

【典型案例】虎杖治淋案。一妇人患砂石淋者十三年矣。每漩痛楚不可忍,溺器中小便下砂石,剥剥有声,百方不效,偶得此方(虎杖净洗,碎之,以一合,用水五盏,煎一盏,去滓。用麝香、乳香少许,研调下)啜之,一夕而愈,目所见也(《普济方》)。

【用药甄别】虎杖与大黄。二者均能泻热通便、清热解毒、利湿退黄、活血散瘀,适用于热结便秘、热毒疮疡、水火烫伤、湿热黄疸及多种瘀血证。然虎杖泻下之力不及大黄,兼能清降肺气,止咳化痰,宜于肺热咳嗽。大黄为泻下攻积之要药,凡积滞便秘、泻痢皆宜。又能凉血止血,宜于吐血、衄血等上部血热出血。

【备注】关于虎杖。本品原名"虎杖根",始载于《名医别录》,列为中品。《雷公炮炙论》以"虎杖"为正名收载。《本草纲目》释名曰:"杖言其茎,虎言其斑也"。由此可见,本品药用其根茎及根,并依茎斑而得名。在历代本草中,本品别名较多。如《本草拾遗》"一名苦杖"。《药性论》"一名大虫杖"。《日华子本草》"又名酸杖,又名斑杖"。现统一规范为虎杖。

地耳草
Dìěrcǎo

本品首载于《生草药性备要》。为藤黄科植物地耳草 *Hypericum japonicum* Thunb. ex Murray 的干燥全草。春、秋二季采集。本品气无,味微苦。以色黄绿、带花者为佳。

【处方用名】地耳草、田基黄。

【性味归经】苦、辛,平。归肝、胆经。

【功效主治】清热利湿,散瘀消肿。用于湿热黄疸,疮疖痈肿,跌打损伤。

【药征概述】本品苦寒,入肝胆经,能清热利湿退黄疸,用于湿热黄疸。味苦能泄,味辛能散,善解热毒,"消阳症结疽"(《质问本草》);能散瘀消肿,"解一切蛇虫毒"(《生草药性备要》),善"理跌打、蛇伤"(《岭南采药录》)。适用于热毒疮疡,跌打损伤及毒蛇咬伤。

【用法用量】煎服,15~30g。外用适量。

【使用注意】阴虚血燥者慎用。

垂盆草
Chuípéncǎo

本品首载于《本草纲目拾遗》。为景天科植物垂盆草 *Sedum sarmentosum* Bunge 的干燥全草。夏、秋二季采收。本品气微,味微苦。以叶多、色绿者为佳。

【处方用名】垂盆草。

【性味归经】甘、淡,凉。归肝、胆、小肠经。

【功效主治】利湿退黄,清热解毒。用于湿热黄疸,小便不利,痈肿疮疡。

【药征概述】本品甘淡利湿,性凉清热,主入肝胆经,能"退湿热,兼治淋症"(《天宝本草》)。有清热利湿,退黄通淋之功,适用于湿热黄疸,小便不利。

本品既解火热之毒而消痈,又解虫蛇之毒而疗伤。"治诸毒及汤烙伤疔痈等症,虫蛇螫咬"(《本草纲目拾遗》)。对于痈肿疮疡、水火烫伤及虫蛇咬伤,内服外用均可,尤以鲜品为佳。

【用法用量】煎服,15~30g。

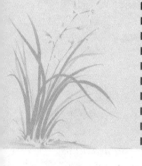

第七章 温里药

凡以温里祛寒为主要功效,常用于里寒证的药物,称温里药,又名祛寒药。

本类药物多味辛而性温热,偏走脏腑,长于温散在里之寒邪,适用于寒邪直中脏腑或阳气不足,所表现的具有冷、凉特点的证候。如恶寒,肢冷,喜暖,口淡不渴,痰、涎、涕清稀,小便清长,大便稀溏等。

所谓温里,即温热药物能减轻或消除里寒证的治疗作用,又称温里祛寒。其中,能温里祛寒,针对中焦、肺、肝、肾、心等各脏腑的寒证发挥治疗作用的功效,则分别称为温中、温肺、暖肝、温肾、温心阳。此外,主要针对四肢厥逆、脉微欲绝之亡阳证发挥治疗作用的功效,称回阳救逆,简称回阳。针对阳虚证发挥治疗作用的功效,称助阳、补火助阳。

温里药多辛热燥烈,易耗阴动火,故天气炎热时或素体火旺者当减少用量;热伏于里,热深厥深,真热假寒证禁用;凡实热证、阴虚火旺、津血亏虚者忌用;孕妇慎用。

本章主要选介附子、干姜、肉桂、吴茱萸、小茴香、丁香、高良姜、花椒、荜茇、荜澄茄的本草药征。

附子
Fùzǐ

本品首载于《神农本草经》。为毛茛科植物乌头 *Aconitum carmichaeli* Debx. 的子根的加工品。6月下旬至8月上旬采挖。本品气微,味咸而麻,刺舌。以个大、质坚实、灰黑色、表面光滑者为佳。

【处方用名】附片、黑顺片、白附片、淡附片、炮附片。

【性味归经】辛、甘,大热;有毒。归心、肾、脾经。

【功效主治】回阳救逆,补火助阳,散寒止痛。用于亡阳虚脱,肢冷脉微,心阳不足,胸痹心痛,虚寒吐泻,脘腹冷痛,肾阳虚衰,阳痿宫冷,阴寒水肿,阳虚外感,寒湿痹痛。

【药征概述】本品辛甘大热,为纯阳燥烈之品,能逐退在内之阴寒,急回外越之阳气,"补垂绝之火种,续将断之阳根"(《长沙药解》)。"服之能使心脉跳动加速"(《医学衷中参西录》)。"为回阳救逆第一品药"(《神农本草经读》)。"凡属阳虚阴极之候,肺肾无热证者,服之有起死之殊功"(《本草汇言》)。"非身表凉而四肢厥者不可僭用。如用之者,以其治四逆也"(《汤液本草》)。适用于四肢厥冷,脉微欲绝等阳气衰微,阴寒内盛之亡阳证。

本品"其性善走,故为通行十二经纯阳之要药。外则达皮毛而除表寒,里则达下元而温痼冷,彻内彻外,凡三焦经络,诸脏诸腑,果有真寒,无不可治"(《本草正义》)。"凡一切沉寒痼冷之症,用此无不奏效"(《本草求真》)。故为补火助阳之要药。大凡心、脾、肾诸脏阳气衰弱诸证,以及卫阳不足者均宜。

本品气雄性悍,走而不守,能温经通络,散寒止痛。"主风寒湿三气,凝固不行,为踒躄拘挛,为膝痛脚疼,为手臂冷麻诸证,因此药气暴力峻,禀雄壮之质,擅能冲开道路,流通血气,则前证自除"(《本草汇言》)。适用于风寒湿痹、周身骨节疼痛。因其性大热,故尤善治寒痹痛剧者。

此外,本品"大能引火归源,制伏虚热"(《本草正》),凡"诸病真阳不足,虚火上升,咽喉不利,饮食不入,服寒药愈甚者,附子乃命门主药,能入其窟穴而招之,引火归源,则浮游之火自熄矣"(《本草汇言》)。

【用法用量】煎服,3~15g;先煎,久煎。

【使用注意】本品"乃气虚阳分之药,入阴虚内热者服之,祸不旋踵"(《药品化义》)。"孕妇忌煎,坠胎甚速"(《本草蒙筌》)。不宜与半夏、瓜蒌、瓜蒌子、瓜蒌皮、天花粉、川贝母、浙贝母、平贝母、伊贝母、湖北贝母、白蔹、白及同用。

【用药甄别】附子与乌头。二者同出一物,皆为辛热、有毒之品。长于散寒止痛,善治寒凝诸痛,尤以治寒痹痛剧者为宜。然附子为其子根,以回阳救逆、补火助阳擅长,为治亡阳证和阳虚诸证之要药。乌头为其母根,止痛力优,尚用于跌打损伤,瘀肿疼痛。古方亦常用作为麻醉止痛药。

【备注】

1. 关于附子破癥坚积聚 语出《神农本草经》。附子为辛温大热之品,其性善走,通十二经,素以温里祛寒称著。所治癥坚积聚血瘕,乃寒凝血瘀所致也。《本草经疏》诠释曰:"癥坚积聚血瘕,皆血分虚寒,凝而不行所成。血得热则行,故能疗之"。《本草正义》曰:"乌、附、天雄,古人皆谓能破癥坚积聚,以积聚癥瘕为病,固有因于寒湿壅结之一证,非此大辛大温,不能破除此痼阴寒冱。非谓凡是癥结痈肿,皆可通治",其说可从。

2. 关于乌头、乌喙、附子、侧子与天雄 《唐本草》注云:"似乌鸟头为乌头,两歧者为乌喙,细长乃至三、四寸者为天雄,根傍如芋散生者名附子,傍连生者名侧子,五物同出而异名"。《蜀本草》注云:"乌头傍出附子,附子傍出侧子"。可见,乌头为元种母根,因形似乌鸟头得名。附子为子根,附乌头而生得名。《本草纲目》曰:侧子"生于附子之侧,故名";《本草别说》谨按云:"天雄者始种乌头,而不生诸附子、侧子之类。经年独生长大者是也"。《本草经集注》曰:乌头"有两歧,共蒂状如牛角,名乌喙。喙即乌之口也"。诸药同出一物,分之有五。《本草图经》指出:"本只种附子一物,至成熟后有此四物,收时仍一处造酿方成。……元种者,母为乌头,其余大、小者皆为附子"。故今多以附子与乌头为正名,为临床所常用。

干姜
Gānjiāng

本品首载于《神农本草经》。为姜科植物姜 *Zingiber Officinale* Rose. 的干燥根茎。冬季采挖。本品气香、特异,味辛辣。以质坚实、断面色黄白、粉性足、气味浓者为佳。

【处方用名】干姜、干姜片。

【性味归经】辛,热。归脾、胃、肾、心、肺经。

【功效主治】温中散寒,回阳通脉,燥湿消痰。用于脘腹冷痛,呕吐泄泻,肢冷脉微,寒饮喘咳。

【药征概述】本品辛热燥烈,主入中焦,"专散里寒"(《药品化义》),"大温中气"(《本草发明》),"为暖中散冷专药"(《药性切用》)。凡中焦寒证,无论外寒内侵的寒实证,抑或阳气不足、寒从内生的虚寒证均可使用。

本品入心肾经,为"回阳通脉之品"(《要药分剂》)。适用于心肾阳虚,阴寒内盛之亡阳厥逆,脉微欲绝者。"合以附子同投,则能回阳立效,故书则有附子无姜不热之句,与仲景四逆、白通、姜附汤皆用之"(《本草求真》)。既可增强附子回阳之力,又可减低附子之毒。

本品入肺、脾经,上能温肺以散寒化饮,中能温脾以行水消痰。"温脾肺,是治咳之来路,来路清则咳之源绝矣"(《本经疏证》),故"肺饮蓄痰嗽可愈"(《本草便读》)。适用于寒饮喘咳,形寒背冷,痰多清稀等。

【用法用量】煎服,3~10g。

【使用注意】本品辛热燥烈,阴虚内热、血热妄行者忌用,孕妇慎用。

【用药甄别】附子与干姜。二者均能温里散寒,回阳救逆,主治里寒证及亡阳证,常相须为用。然附子其性善走,可温助一身之阳气。上助心阳以通脉,中温脾阳以散寒,下补肾阳以益火,旁通关节而止痛。为补火助阳、散寒止痛之要药。凡心、脾、肾阳虚诸证,及寒凝诸痛等皆宜。干姜长于守中,为温中散寒之要药。主治脾胃寒证,无论虚实皆宜。又能温肺化饮,用于寒饮喘咳,痰多清稀等。

【备注】关于生姜与干姜。二者来源相同,均为姜的根茎。何谓生姜与干姜,有两种不同的观点。①生姜与干姜是嫩与老的区别:如《医学衷中参西录》云:"将鲜姜种于地中,秋后剖出,去皮,晒干为干姜。将姜上所生之芽种于地中,秋后剖出其当年所生之姜为生姜。是以干姜为母姜,生姜为子姜,干姜老而生姜嫩也"。②生姜与干姜不是"嫩"与"老"的不同,而是在栽培管理上有区别:姜是根茎类植物,是茎就有趋光性,在生姜的种植管理中就要不断地培土,把它埋于土壤中,生姜因为要见光就拼命地长,内在成分蓄积不够,所以姜个大,质地脆软,此时为生姜;而欲得干姜,就不用总培土掩埋,这时姜的根茎上部分是处于见光状态的,它不再疯长,而是对内在成分的蓄积积累,所以姜体积小,但质地坚实、厚重,此为干姜[1]。历版《中国药典》以姜的新鲜根茎为生姜,以姜的干燥根茎为干姜。

肉桂
Ròuguì

本品首载于《神农本草经》。为樟科植物肉桂 *Cinnamomum cassia* Presl 的干燥树皮。多于秋季剥取。本品气香浓烈,味甜、辣。以外表面细致、皮厚体重、不破碎、油性大、香气浓、甜味浓而微辛、嚼之渣少者为佳。

【处方用名】肉桂、官桂。

【性味归经】辛、甘,大热。归肾、脾、心、肝经。

【功效主治】补火助阳,引火归原,散寒止痛,温通经脉。用于阳痿宫冷,腰膝冷痛,肾虚作喘,虚阳上浮,眩晕目赤,心腹冷痛,虚寒吐泻,寒疝腹痛,经闭痛经。

【药征概述】本品辛甘大热,纯阳温散,入肾经。能"益火消阴,大补阳气,下焦火不足者宜之"(《本经逢原》)。为治命门火衰之要药。适用于肾阳不足,命门火衰之阳痿,宫冷,腰膝冷痛,夜尿频多,滑精遗尿等。

本品辛散温通,能"温通血脉"(《医学衷中参西录》)。去沉痼寒冷,凡诸病"因寒因滞而得者,用此治无不效"(《本草求真》)。适用于心腹冷痛,寒疝腹痛,经闭痛经等寒凝诸痛。

本品"下行而补肾,能导火归原"(《本草汇》),引下元虚衰所致上浮无根之火回归于肾中。"若下焦虚寒,法当引火归元者,则此为要药"(《本草正》)。"从治咳逆结气,目赤肿痛,格阳喉痹,上热下寒等证"(《本草从新》)。"用肉桂以大热其命门,则肾内之阴寒自散,以火拈火,而龙雷收藏于顷刻,有不知其然而然之神"(《本草新编》)。故凡虚阳上浮诸证,每与辨治方中少佐以本品,可收引火归原之效。

此外,本品"有鼓舞血气之能。……惟以峻补血气之内加以肉桂,以为佐

---

[1] 姚东云,刘永芹,刘淑彦,等.小议生姜与干姜之别.中国乡村医药杂志,2011,18(11):40

使。如十全大补,人参养营之类用此,即是此意"(《本草求真》)。故对久病体虚,气血亏虚诸证,以之"加于大队补药之中,自有神效"(《成方便读》),能增强或提高补益药的效果,有如"催化剂"的作用。

【用法用量】煎服,1~5g,后下。

【使用注意】阴虚火旺者忌服,有出血倾向及孕妇慎用。不宜与赤石脂同用。

【用药甄别】肉桂与桂枝。二者同出一物,均为辛甘温,能散寒止痛、温经通脉,用治寒邪凝滞之胸痹心痛、胃寒冷痛、血寒经闭痛经,产后腹痛,风湿痹痛等诸痛。然肉桂药用其树皮,长于温里寒,以治里寒证为优;又能补火助阳、引火归原,用治肾阳不足、命门火衰之阳痿宫冷,下元虚衰、虚阳上浮之虚喘、眩晕、面赤等;并能鼓舞气血生长,用于气血亏虚证。桂枝药用其嫩枝,长于散表寒,用治风寒表证;又能助阳化气,用治心悸,痰饮,水肿等。

【备注】关于官桂。"官桂"之名始见于《图经本草》。何谓官桂?主要有两种观点:一以产地命名。如《汤液本草》云:"《衍义》所言,不知缘何而得官之名,予考《本草》有出观、宾、宜、韶、钦诸州者佳,世人以笔画多而懒书之,故只作官也"。《本草发明》云:"官贵,出观、宾,品类最高,故以官名,亦取其音同也",意即官桂乃观(州)所出桂的讹写。二以质量命名。如《本草衍义补遗》云:"官桂者,桂多品,取其品之高者,可以充用而名之贵之之辞也"。《本草纲目》曰:"曰官桂者,乃上等供官之桂也"。《本草蒙筌》云:"官桂,品极高而堪充进贡"。由此可见,官桂即肉桂,乃肉桂中质量上乘之佳品。无论以产地命名也好,以质量命名也罢,总之,官桂之名现已少用。

吴茱萸
Wúzhūyú

本品首载于《神农本草经》。为芸香科植物吴茱萸 *Euodia rutaecarpa*(Juss.)Benth.、石虎 *Euodia rutaecarpa*(Juss.)Benth. var. *officinalis*(Dode)Huang 或疏毛吴茱萸 *Euodia rutaecarpa*(Juss.)Benth. var. *bodinieri*(Dode)Huang 的干燥近成熟果实。8~11月果实尚未开裂时采收。本品气芳香浓郁,味辛辣而苦。以粒小、饱满坚实、色绿、香气浓郁者为佳。

【处方用名】吴茱萸、制吴茱萸。

【性味归经】辛、苦,热;有小毒。归肝、脾、胃、肾经。

【功效主治】散寒止痛,降逆止呕,助阳止泻。用于厥阴头痛,寒疝腹痛,寒湿脚气,经行腹痛,脘腹胀痛,呕吐吞酸,五更泄泻。

【药征概述】本品辛散苦泄,主入肝经。善"散厥阴之寒"(《本草便读》),"为肝寒要药"(《本草思辨录》)。适用于寒邪凝滞肝脉之厥阴头痛,寒疝腹痛,经行腹痛等,也可用于寒湿外侵,脚气肿痛。

本品"辛温暖脾胃而散寒邪"(《本草经疏》),"下气最速"(《本草衍义》),长于降逆止呕,可用于外寒内侵,胃失和降之呕吐。因其"疏肝气有偏长"(《本草征要》),"顺折肝木之性,治吞吐酸水如神"(《本草蒙筌》)。故尤宜于肝寒犯胃之呕吐吞酸。

本品性热苦燥,既能暖脾肾而助阳止泻,又能"燥肠胃而止久滑之泻"(《本草汇》)。适用于脾肾虚寒,五更泄泻。如"四神丸中用吴茱萸者,非尽去寒也,亦借其性燥以去湿耳"(《本草新编》)。

此外,本品外用能引热下行。如治"咽喉口舌生疮者,以茱萸末醋调,贴两足心,移夜便愈。其性虽热,而能引热下行,盖亦从治之义"(《本草纲目》)。

【用法用量】煎服,2~5g;外用适量。

【使用注意】本品辛热燥烈,易耗气动火,故不宜多用、久服。"病非寒滞有湿者勿用"(《本草从新》)。孕妇慎用。

小茴香
Xiǎohuíxiāng

本品首载于《药性论》。为伞形科植物茴香 *Foeniculum vulgare* Mill. 的干燥成熟果实。秋季采收。本品有特异香气,味微甜、辛。以粒大饱满、黄绿色、气味浓者为佳。

【处方用名】小茴香、盐小茴香。

【性味归经】辛,温。归肝、肾、脾、胃经。

【功效主治】散寒止痛,理气和胃。用于寒疝腹痛,睾丸偏坠,痛经,少腹冷痛,脘腹胀痛,食少吐泻。

【药征概述】本品辛香温散,入肝、肾经,能温肾暖肝,行气止痛,适用下焦寒凝诸痛。尤"治膀胱冷痛疝气尤奇"(《雷公炮制药性解》)。故为治寒疝腹痛、睾丸肿痛之要药。入脾胃经,能温散中焦之寒,调理脾胃之气,为"温中快气之药"(《本草汇言》),适宜于胃寒气滞之脘腹胀痛,食少吐泻等。

【用法用量】煎服,3~6g。外用适量。盐小茴香暖肾散寒止痛。用于寒疝腹痛,睾丸偏坠,经寒腹痛。

【使用注意】本品辛散温燥,阴虚火旺者慎用。

丁香
Dīngxiāng

本品首载于《药性论》。为桃金娘科植物丁香 *Eugenia caryophyllata* Thunb. 的干燥花蕾。当花蕾由绿色转红时采摘。本品气芳香浓烈,味辛辣、有麻舌感。以个大粗壮、鲜紫棕色、香气浓郁、富有油性者为佳。

【处方用名】丁香、公丁香。

【性味归经】辛,温。归脾、胃、肺、肾经。

【功效主治】温中降逆,补肾助阳。用于脾胃虚寒,呃逆呕吐,食少吐泻,心腹冷痛,肾虚阳痿。

【药征概述】本品辛温气香,"温中健胃,大有神功"(《本草通玄》)。"治胃寒及脾胃冷气不和"(《本草衍义》)。尤善降胃气,"最止呕哕"(《玉楸药解》)。凡一切呕哕呃逆反胃,"服此逐步开关,直入丹田,而使寒去阳复,胃开气缩,不致上达而为病矣"(《本草求真》)。故为治胃寒呕吐、呃逆之要药。

本品入肾经。能"暖下焦腰膝寒疼,壮阳道,抑阴邪"(《本草正》)。"起丈夫阳弱,愈女子阴冷"(《玉楸药解》)。有温肾助阳之功,适用于肾虚阳痿。

【用法用量】1~3g,内服或研末外用。

【使用注意】本品"气味辛温,一切有火热证者忌之。非属虚寒,概勿施用"(《本草经疏》)。不宜与郁金同用。

高良姜
Gāoliángjiāng

本品首载于《名医别录》。为姜科植物高良姜 *Alpinia officinarum* Hance 的干燥根茎。夏末秋初采挖。本品气香,味辛辣。以分枝少、色红棕、气香味辣者为佳。

【处方用名】高良姜。

【性味归经】辛,热。归脾、胃经。

【功效主治】温胃止呕,散寒止痛。用于脘腹冷痛,胃寒呕吐,嗳气吞酸。

【药征概述】本品辛热,主入中焦。"温中却冷,大有殊功"(《本草新编》)。"能温脾胃而散邪,故凡有寒邪停冷之候者,宜服"(《本草约言》)。"专主中宫真寒重症"(《本草正义》)。既能散中焦之寒凝而止痛,又能除胃中之冷逆而止呕。故"胃中冷逆,及心脾冷痛者用之"(《本草汇笺》)。尤"善医心腹之疼"(《本草征要》),"除中脘作痛如冰"(《药性切用》)。为治胃寒冷痛之要药。

【用法用量】煎服,3~6g。

【使用注意】本品辛热,"宜于治寒,而不宜于治热也""倘内热之人误服之,必至变生不测,又不可不慎也"(《本草新编》)。

【用药甄别】丁香与高良姜。二者均能温中散寒,用于胃寒呕逆,脘腹冷痛。然丁香性温,以温中降逆擅长,为治胃寒呕吐、呃逆之要药。又有温肾助阳之功,用于肾虚阳痿。高良姜性热,以散寒止痛为优,为治胃寒冷痛之要药。

花椒
Huājiāo

本品首载于《神农本草经》。为芸香科植物青椒 *Zanthoxylum schinifolium* Sieb. et Zucc. 或花椒 *Zanthoxylum bungeanum* Maxim. 的干燥成熟果皮。秋季采收。本品气香,味微甜而辛。以粒大、色紫红、香气浓烈者为佳。

【处方用名】花椒、蜀椒、川椒、炒花椒。

【性味归经】辛、温。归脾、胃、肾经。

【功效主治】温中止痛,杀虫止痒。用于脘腹冷痛,呕吐泄泻,虫积腹痛;外治湿疹,阴痒。

【药征概述】本品辛散温燥,入脾胃经,长于"行中道以能温中"(《本经疏证》),"却心腹冷痛"(《本草蒙筌》),"最治呕吐,善医泄利"(《长沙药解》)。凡中焦为患,"证属寒凝,诚为要剂"(《雷公炮制药性解》)。故无论外寒内侵,或脾胃虚寒,脘腹冷痛、呕吐泄泻均可运用。

本品辛温,内服能驱蛔止痛。"凡人呕吐,服药不纳者,必有蛔在膈间,蛔闻药而动,动则药出而蛔不出,但于呕吐药中加炒川椒十粒,盖蛔见椒则头伏也"(《本草纲目》)。适用于虫积腹痛呕吐。若煎汤外洗,有燥湿杀虫止痒之效,适宜于妇人阴痒,湿疹瘙痒等。

【用法用量】煎服,3~6g。外用适量,煎汤熏洗。

【使用注意】"阴虚火旺之人,在所大忌"(《本草从新》)。

荜茇
Bìbá

本品首载于《雷公炮炙论》。为胡椒科植物荜茇 *Piper longum* L. 的干燥近成熟或成熟果穗。9~10月间果穗由绿变黑时采收。本品有特异香气,味辛辣。以肥大、饱满、坚实、色黑褐、气味浓者为佳。

【处方用名】荜茇。

【性味归经】辛,热。归胃、大肠经。

【功效主治】温中散寒,下气止痛。用于脘腹冷痛,呕吐,泄泻,寒凝气滞,胸痹心痛,头痛,牙痛。

【药征概述】本品辛热,主入胃、大肠经。能温胃府沉冷,祛大肠寒凝,"概治虚冷之病"(《本草述钩元》)。"凡病属寒起,皆可以投"(《本草求真》)。因其长于散寒凝,降胃气,止疼痛,故"冷气呕逆,心腹满痛者宜之"(《本草汇笺》)。适用于脘腹冷痛,呕吐,泄泻及寒凝气滞之胸痹心痛等。

本品辛香走窜,能温散止痛,"为头痛、鼻渊、牙痛要药"(《本草纲目》),

多作外用。如"研末嗅鼻,随左右,治偏头痛,及鼻流清涕,并擦牙疼"(《得配本草》)。

【用法用量】煎服,1~3g。外用适量,研末塞龋齿孔中。

【使用注意】本品"多服走泄真气,令人肠虚下重"(《本草衍义》)。

荜澄茄
Bìchéngqié

本品首载于《雷公炮炙论》。为樟科植物山鸡椒 *Litsea cubeba* (Lour.) Pers. 的干燥成熟果实。秋季采收。本品气芳香,味稍辣而微苦。以粒大、油性足、香气浓者为佳。

【处方用名】荜澄茄。

【性味归经】辛,温。归脾、胃、肾、膀胱经。

【功效主治】温中散寒,行气止痛。用于胃寒呕逆,脘腹冷痛,寒疝腹痛,寒湿郁滞,小便浑浊。

【药征概述】本品辛散温通,"入脾胃,温中散逆"(《本草便读》)。"暖脾胃,止呕吐哕逆"(《本草纲目》)。兼能行气止痛,适用于寒凝气滞之脘腹疼痛、呕吐、呃逆等。

本品入下焦,"能暖肾与膀胱之气"(《本草述》)。适用于寒疝腹痛,以及下焦虚寒之小便不利或寒湿郁滞之小便浑浊。

【用法用量】煎服,1~3g。

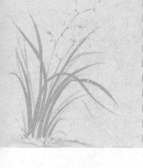

第八章 理气药

凡以疏理气机为主要功效，常用于气滞证或气逆证的药物，称为理气药，又谓行气药。其中行气力强者，又称破气药。

本类药物多辛苦温而芳香，主入脾、胃、肝、肺经。长于疏理气机，适用于气机阻滞，运行不畅；或气机失调，气上冲逆所致的胀满疼痛，咳嗽喘促，呕逆呕吐等气滞、气逆证。

所谓行气，即调理气机，治疗气机运行不畅所致胀满疼痛的作用。行气力强者，又称破气。其中，主要针对脾胃气滞证发挥治疗作用的功效，称理气健脾，又称行气健脾、理气调中、行气宽中；主要针对肝郁气滞证发挥治疗作用的功效，称疏肝解郁，又称疏肝理气，行气解郁；主要针对肺气壅滞证发挥治疗作用的功效，称理气宽胸，又称行气宽胸。

理气药多辛温香燥，易耗气伤阴，故气虚阴亏者慎用。作用峻猛的破气药孕妇慎用。本类药物多为芳香之品，故入汤剂一般不宜煎煮过久，以免挥发性成分散失，影响疗效。

本章主要选介陈皮、青皮、枳实、木香、沉香、香附、川楝子、乌药、荔枝核、佛手、香橼、玫瑰花、薤白、大腹皮、土木香、甘松、柿蒂的本草药征。

陈皮
Chénpí

本品首载于《神农本草经》。为芸香科植物橘 *Citrus reticulata* Blanco 及其栽培变种的干燥成熟果皮。秋季采收。本品气香，味辛、苦。以瓣大、完整、色鲜、油润、质柔软、气浓、辛香、味稍甜后感苦辛者为佳。

【处方用名】陈皮、橘皮、陈橘皮、广陈皮、新会皮。

【性味归经】苦、辛，温。归脾、肺经。

【功效主治】理气健脾，燥湿化痰。用于胸脘胀满，食少吐泻，咳嗽痰多。

【药征概述】本品辛温气香，主入中焦。长于"理气散寒，宽中行滞，健运肠胃，畅利脏腑，为脾胃之圣药"（《本草汇言》）。且"温中而不燥，行气而不峻"（《药品化义》），适用于各种原因所致的脾胃气滞证。因其味苦，又"能燥脾家之湿"(《本草经疏》)。故对于脘腹胀满,不思饮食,口淡乏味,舌苔白腻等寒湿阻滞中焦者最为适宜。

本品"以其能燥湿理气,亦治痰之本"(《本草便读》),"消痰饮极有殊功"(《本草纲目》)。凡"痰实气壅服妙"(《本草蒙筌》)。可用于各种痰证,尤以治湿痰、寒痰为宜。

此外,本品常与补益药同用,可使之补而不滞。

【用法用量】煎服,3~10g。

【备注】

1. 关于陈皮　本品原名"橘皮",始载于《神农本草经》。习惯认为新鲜橘皮味较辛辣,气烈而燥,当以放置陈久者为好。如《本草纲目》云:"他药贵新,惟此(橘皮)贵陈"。《药品化义》云:"取其陈久,燥气全消"。其中,以广东新会所产者为佳品,奉为道地药材。如《药物出产辨》云:"产广东新会为最"。《本草害利》云:"广东新会皮为胜,陈久者良,故名陈皮"。又称"广陈皮"或"新会皮"。

2. 关于"六陈"　《本草经集注》曰:"凡狼毒、枳实、橘皮、半夏、麻黄、吴茱萸,皆欲得陈久者良。其余须精新也"。《证类本草》在狼毒条下今按别本注云:"(狼毒)与麻黄、橘皮、吴茱萸、半夏、枳实为六陈也"。后世在此基础上汇编成了"六陈歌诀",其影响深远。如《药鉴》曰:"枳壳陈皮并半夏,茱萸狼毒及麻黄,六般之药宜陈久,人用方知功效良"。明确指出六种药物宜放置陈久者为好。值得注意的是:"陈",是一个相对的时间概念,并非药物贮存的时间愈久愈好。如何把握"陈久"之度,尚待深入研究。

青皮
Qīngpí

本品首载于《珍珠囊》。为芸香科植物橘 *Citrus reticulata* Blanco 及其栽培变种的干燥幼果或未成熟果实的果皮。5~6 月收集自落的幼果,习称"个青皮";7~8 月采收未成熟的果实,习称"四花青皮"。本品气香,味苦、辛。以外皮青、内白、皮厚者为佳。

【处方用名】青皮、青橘皮、醋青皮。

【性味归经】苦、辛,温。归肝、胆、胃经。

【功效主治】疏肝破气,消积化滞。用于胸胁胀痛,疝气疼痛,乳癖,乳痈,食积腹痛,脘腹胀痛。

【药征概述】本品辛散温通,苦泄下行,入肝胆经,"专疏肝气"(《药品化义》),破滞气,药力较峻。善"治肝气郁积,胁痛多怒,久疟结癖,疝痛乳肿"(《本草备要》)等。"尤胁下郁怒痛甚者须投"(《本草新编》)。适用于肝郁气滞之胸胁胀痛,乳癖,乳痈,疝气疼痛等。

本品入胃经,"削坚破滞是其所长"(《本草经疏》)。能"下滞气而消食,破坚癖而祛胀"(《本草易读》)。有较强的破气、消食、止痛之功,适用于食积气滞,脘腹胀痛。取其破气散结之功,可用于气滞血瘀之癥瘕积聚,久疟痞块。

【用法用量】煎服,3~10g。醋炙后疏肝止痛力增强。

【使用注意】本品性烈耗气,故"老弱虚羸,尤当全戒"(《本草蒙筌》)。"肝脾气虚者,概勿施用"(《本草经疏》)。孕妇慎用。

【用药甄别】陈皮与青皮。二者同出一物,均为苦辛温之品,功能理气,治疗气滞证。然陈皮作用和缓,主入中焦,长于行气健脾,主治脾胃气滞证。又能燥湿化痰,用于各种痰证,尤以治湿痰、寒痰为宜。青皮作用峻猛,主入肝胆,长于疏肝破气,主治肝郁气滞证。又能消积化滞,适用于食积气滞之脘腹胀痛。

枳实
Zhǐshí

本品首载于《神农本草经》。为芸香科植物酸橙 *Citrus aurantium* L. 及其栽培变种或甜橙 *Citrus sinensis* Osbeck 的干燥幼果。5~6月采收。本品气清香,味苦、微酸。以外果皮绿褐色、果肉厚、色白、瓤小、质坚实、香气浓者为佳。

【处方用名】枳实、麸炒枳实。

【性味归经】苦、辛、酸,微寒。归脾、胃经。

【功效主治】破气消积,化痰散痞。用于积滞内停,痞满胀痛,泻痢后重,大便不通,痰滞气阻,胸痹,结胸,脏器下垂。

【药征概述】本品辛行苦降,主入脾胃经。"专泄胃实"(《药品化义》),破胃肠之气结,"荡涤郁陈,功力峻猛,一切腐败壅阻之物,非此不消"(《长沙药解》)。凡食积、湿热、热结等胃肠积结气滞之脘腹痞满胀痛,泻痢后重,大便不通等皆可应用。善"化日久之稠痰,削年深之坚积"(《雷公炮制药性解》)。适用于痰浊痹阻,气结在胸之胸痹、结胸。

总之,本品"破积有雷厉风行之势,泻痰有推墙倒壁之威"(《本草害利》)。不仅药力峻猛,而且作用迅速。

此外,本品与补气、升阳药同用,也可用于胃下垂、子宫脱垂、脱肛等脏器下垂。

【用法用量】煎服,3~10g。

【使用注意】本品"大损真元,非邪实者,不可误用。孕妇及气血虚者禁用"(《得配本草》)。

【用药甄别】

1. 枳实与枳壳　二者同出一物,均能理气,治疗气滞证。然枳实力强,善破胃肠之结气而消积导滞,凡胃肠积结气滞(食积、湿热、热结)之腹满胀痛、便秘、泻痢后重等均可运用。并能化痰散痞,用于痰阻气机之胸痹、结胸。枳壳力缓,长于行气、宽中、除胀,对于脾胃气滞之脘腹胀满者多用。

2. 枳实与青皮　二者均为破气之品,能破气消积,用于食积气滞,脘腹胀痛。然枳实长于破胃肠之气结,凡食积、湿热、热结等胃肠积结气滞之证皆宜;又能化痰散痞,痰滞气阻之胸痹,结胸。青皮长于破肝气之郁滞,适用于肝郁气滞诸证。

【备注】关于枳实与枳壳。"枳实"始载于《神农本草经》,列为中品。"枳壳"出现稍晚,始载于《药性论》。《本草衍义》曰:"枳实,枳壳,一物也。小则其性酷而速,大则其性详而缓"。《本草蒙筌》曰:枳实"本与枳壳一物,因收迟早异名。枳实秋收,枳壳冬采"。《本草纲目》以"枳"为正名,下分枳实与枳壳。曰:"枳乃木名,从只,谐声也。实乃其子,故曰枳实。后人因小者性速,又呼老者为枳壳。生者皮厚而实,熟者壳薄而虚,正如青橘皮、陈橘皮之义"。又曰:"枳实、枳壳气味俱同,上世亦无分别,魏、晋以来,始分实、壳之用"。《本草便读》曰:"枳实即枳壳之初生而未熟者"。《本草思辨录》曰:"枳壳乃枳实之老而壳薄者"。由此可见,枳实、枳壳同出一物,主要根据其成熟程度及采收期不同而别之。枳实为其幼果,枳壳为其成熟的果实。

木香
Mùxiāng

本品首载于《神农本草经》。为菊科植物木香 *Aucklandia lappa* Decne. 的干燥根。秋、冬二季采挖。本品气香特异,味微苦。以质坚实、油性足、香气浓者为佳。

【处方用名】木香、广木香、云木香、煨木香。

【性味归经】辛、苦,温。归脾、胃、大肠、三焦、胆经。

【功效主治】行气止痛,健脾消食。用于胸胁、脘腹胀痛,泻痢后重,食积不消,不思饮食。

【药征概述】本品辛散温行,气味芳香。能"散滞气于肺上膈,破结气于中下焦"(《本草蒙筌》),"乃三焦气分之药"(《本草纲目》)。"管统一身上下内外诸气,独推其功"(《本草汇言》),故为"调诸气之要药"(《本草发明》)。"专治气滞诸痛,于寒冷结气尤其所宜"(《本草正义》)。因其"和胃气如神,行肝气最捷"(《本草蒙筌》),"为两脏之所喜"(《本草便读》)。故对于胸胁,脘腹胀痛者尤为常用。

本品善行大肠滞气。"大肠气闭则后重,故下焦气滞用之,为塞者通之也"(《药品化义》)。大凡泻痢腹痛,里急后重为必用之品,使气调则后重自除。然"止可少用之为佐使"(《本草新编》)。因其不在止痢,重在行滞,故用量不宜过大。

此外,本品"入于滋补队中,可无窒滞碍化之弊"(《脏腑药式补正》)。可使滋补药补而不滞。

【用法用量】煎服,3~6g。宜后下。"凡入理气药,只生用之。若欲实大肠药,须以面裹煨,面熟为度"(《本草通玄》)。故本品行气宜生用;实肠止泻宜煨用。

【备注】关于木香与青木香。木香,始载于《神农本草经》,列为上品。《名医别录》云:"一名蜜香。生永昌山谷"。永昌:即云南保山地区。说明木香原产于我国云南。又名"云木香"。梁代《本草经集注》云:"此即青木香也。永昌不复贡,今皆从外国舶上来"。说明陶弘景时代,木香主要靠进口,一名"青木香"。实为优质木香,因颜色乌黑而得名。经海上由广州输入而行销内地,故又名"广木香",为菊科植物。另有马兜铃科植物青木香,唐代《新修本草》以"独行根"为正名,又名"土青木香""兜零根"。明代《本草蒙筌》则直呼"(马兜铃)根名青木香"。《本草经疏》曰"独行根,一名青木香"。由此出现了"青木香"同名异物。《本草求真》云:"舶船上来形如枯骨,味苦粘舌者良,名青木香,非今所用马兜铃根者是也"。《本草述钩元》曰:"木香,本名蜜香。昔人谓之青木香。后因马兜铃根呼为青木香,乃呼此为南木香、广木香以别之"。可见,明代前后所谓青木香是不同的。明以前所谓青木香,即为菊科植物木香;明以后所谓青木香,即为马兜铃科植物马兜铃的根。前者为临床所习用,后者已取消其药用标准(见土木香)。如始载于唐代《外台秘要》的苏合香丸(原名"乞力伽丸")中的青木香,即为今之木香。在阅读古医药书籍时应加以甄别应用。

沉香
Chénxiāng

本品首载于《名医别录》。为瑞香科植物白木香 *Aquilaria sinensis*(Lout.)Gilg 含有树脂的木材。全年均可采收。本品气芳香,味苦。以色黑、质重、油足、香气浓者为佳。

【处方用名】沉香、沉水香。

【性味归经】辛、苦,微温。归脾、胃、肾经。

【功效主治】行气止痛,温中止呕,纳气平喘。用于胸腹胀闷疼痛,胃寒呕吐呃逆,肾虚气逆喘急。

【药征概述】本品"辛温香窜,治诸冷气逆气,气郁气结,殊为专功"(《本草汇言》）。且"温而不燥,行而不泄"（《本草求真》）。"行滞气有细密之功,调诸气无耗散之失"（《本草约言》）。尤以温散胸腹之寒凝而行气止痛见长。凡寒凝气滞之胸腹胀痛,不论虚实均可配伍使用。

本品味苦质重沉降,入脾胃经。能"祛寒开胃"（《本草述钩元》）,"理诸气而调中"（《本草备要》）,"安呕逆之气"（《本草新编》）。适用于寒邪犯胃,或脾胃虚寒之呕吐、呃逆。入肾经,能温肾纳气,降逆平喘。"凡下焦虚寒,以致气不归元,上逆而为喘急者,皆宜用耳"（《本草便读》）。适用于下元虚冷、肾不纳气之虚喘。

【用法用量】煎服,1~5g,宜后下。

【使用注意】本品性温沉降,故"阴亏火旺者,切勿沾唇"（《本草从新》）。"气虚下陷人,不可多服"（《本经逢原》）。

香附
Xiāngfù

本品首载于《名医别录》。为莎草科植物莎草 *Cyperus rotundus* L. 的干燥根茎。秋季采挖。本品气香,味微苦。以个大、质坚实、色棕褐、香气浓者为佳。

【处方用名】香附、香附子、醋香附。

【性味归经】辛、微苦、微甘,平。归肝、脾、三焦经。

【功效主治】疏肝解郁,理气宽中,调经止痛。用于肝郁气滞,胸胁胀痛,疝气疼痛,乳房胀痛,脾胃气滞,胸脘痞闷,胀满疼痛,月经不调,经闭痛经。

【药征概述】本品辛香行散,善能调气,"专治气结为病"（《本草正义》）,"乃气病之总司"（《本草纲目》）。主入肝经,能"散郁结有余之气而使之和平"（《本草汇言》）,为疏肝解郁之要药。善"治肝家诸证"（《玉楸药解》）。适用于肝气郁结之胸胁胀痛,疝气疼痛,乳房胀痛等。兼入脾经,尚能理气宽中,适用于脾胃气滞,脘腹痞闷,胀满疼痛等。

本品行气,善能解郁调经。"盖女性偏滞,多气多郁,非此不能疏散"（《本草发明》）。"妇人多郁,气行则郁解,故服之尤效"（《本草求真》）。适用于肝郁气滞之月经不调,经闭痛经等。故为"妇女气病要剂"（《本草汇言》）,"女科之主帅"（《本草纲目》）。

【用法用量】煎服,6~10g。醋炙止痛力增强。

【使用注意】本品为"香燥之品,阴虚气不滞者忌之"（《本草便读》）。"少血之人,并新产耗气之妇,亦所禁服"（《本草汇》）。

【用药甄别】木香与香附。二者均能行气止痛,可用于脾胃气滞之脘腹胀痛,肝气郁结之胁肋胀痛。然木香主入中焦,以行脾胃之气见长,为治脾胃气滞证之要药;又善行大肠滞气,为治泻痢后重之良药。香附主入肝,以行肝经之郁为优,为疏肝解郁之要药;又能调经止痛,为治肝郁气滞,月经不调,经闭痛经等之要药。

【备注】关于香附。本品原名"莎草根",始载于《名医别录》,列为中品。《唐本草》注云:"此草,根名香附子。……荆襄人谓之莎草根"。《本草图经》曰:"莎草根,又名香附子"。《本草衍义》曰:"莎草,其根上如枣核者,又谓之香附子"。《本草蒙筌》曰:"香附子,即莎草根"。《本草纲目》释名曰:"其根相附连续而生,可以合香,故名香附子"。由此可见,本品因气香,根似附子而得名。药用部位为"根茎"而非种子,故今均以"香附"为正名。

川楝子
Chuānliànzǐ

本品首载于《神农本草经》。为楝科植物川楝 *Melia toosendan* Sieb. et Zucc. 的干燥成熟果实。冬季采收。本品气特异,味酸、苦。以个大、饱满、外皮金黄色、果肉黄白色者为佳。

【处方用名】川楝子、金铃子、炒川楝子。

【性味归经】苦,寒;有小毒。归肝、小肠、膀胱经。

【功效主治】疏肝泄热,行气止痛,杀虫。用于肝郁化火,胸胁、脘腹胀痛,疝气疼痛,虫积腹痛。

【药征概述】本品苦寒降泄,主入肝经,能泄肝经之郁热,调肝气之横逆,"最为柔驯刚木之良将"(《藏腑药式补正》)。善"治肝气横恣,胆火炽盛,致胁下掀疼,并治胃脘气郁作疼,木能疏土也"(《医学衷中参西录》)。适用于肝郁有热,胸胁、脘腹胀痛。又能"荡热止痛"(《本经逢原》),"为治疝要药"(《本草思辨录》)。适用疝气疼痛属肝经有热者。也可"以之为向导药,因其下行之力能引诸药至患处"(《医学衷中参西录》),用于寒疝腹痛。

本品有小毒,内服能驱蛔止痛,外用能杀虫止痒。用于蛔虫腹痛,头癣。

【用法用量】煎服,5~10g。外用适量。行气止痛多炒用,杀虫宜生用。

【使用注意】本品苦寒有毒,"脾胃虚寒者大忌"(《本草从新》)。

【用药甄别】香附与川楝子。二者均能疏肝解郁,用于肝郁气滞证。然香附性平,尤为妇科调经止痛之要药。用于肝郁气滞之月经不调,痛经,乳房胀痛等。又能理气宽中,适用于脾胃气滞,脘腹痞闷,胀满疼痛等。川楝子性寒,长于疏肝泄热、行气止痛,用于肝郁气滞或肝胃不和,胁腹诸痛,兼有热象者;兼能杀虫,用于虫积腹痛。

【备注】关于川楝子。本品原名"楝实",始载于《神农本草经》,列为下品。《本草图经》曰:"楝实,即金铃子也"。《本草纲目》释名曰:"其子如小铃,熟则黄色,名金铃,象形也"。在历代本草中,川楝子与苦楝子常混称。如《本草备要》曰:"苦楝子,一名金铃子"。《得配本草》曰:"川楝子,即金铃子"。《本草求真》曰:"川楝子,即苦楝子。因出于川,故以川名。又名金铃子,楝实者是也"。以上可见,川楝子,因产于四川者为佳而冠名。金铃子,因其色形而得名。历版《中国药典》将川楝的干燥成熟果实定为川楝子的正品。而同科属不同种植物楝树 Melia azedarach L. 的干燥成熟果实(即苦楝子)不予收载。二者药征基本相似,但苦楝子的毒性较大,不能混称混用。

乌药
Wūyào

本品首载于《开宝本草》。为樟科植物乌药 Lindera aggregata (Sims) Kosterm. 的干燥块根。全年均可采挖。本品气香,味微苦、辛,有清凉感。以个大、肥壮、质嫩、折断面香气浓郁者为佳。

【处方用名】乌药、天台乌药、天台乌、台乌。

【性味归经】辛,温。归肺、脾、肾、膀胱经。

【功效主治】行气止痛,温肾散寒。用于寒凝气滞,胸腹胀痛,气逆喘急,膀胱虚冷,遗尿尿频,疝气疼痛,经寒腹痛。

【药征概述】本品味辛行散,"气雄性温,故快气宣通,疏散凝滞"(《药品化义》)。故"诸冷能除,凡气堪顺"(《本草蒙筌》)。"凡病之属气而涉寒者皆可治"(《本草思辨录》)。因其善"疏胸腹邪逆之气"(《本草备要》),故为治寒凝气滞,胸腹诸痛之要药。若"与沉香同磨作汤点,治胸腹冷气,甚稳当"(《本草衍义》)。

本品"下通膀胱与肾"(《本草从新》),能温下元,散冷气,缩尿止遗。适用于肾阳不足,膀胱虚冷之小便频数,遗尿不止。

【用法用量】煎服,6~10g。

【使用注意】本品辛温香窜,"气虚、气热者禁用"(《本草备要》)。

【用药甄别】沉香与乌药。二者均能行气散寒止痛,用于寒凝气滞,胸腹诸痛。然沉香又能温中止呕,纳气平喘。用于胃寒呕吐呃逆,肾虚气逆喘急。乌药又能温肾散寒,用于肾阳不足,膀胱虚冷之小便频数,遗尿不止。

荔枝核
Lìzhīhé

本品首载于《本草衍义》。为无患子科植物荔枝 Litchi chinensis Sonn. 的干燥成熟种子。夏季采摘。本品气微,味微甘、苦、涩。以粒大、饱满者为佳。

【处方用名】荔枝核、盐荔枝核。

【性味归经】甘、微苦，温。归肝、胃经。

【功效主治】行气散结，祛寒止痛。用于寒疝腹痛，睾丸肿痛。

【药征概述】本品味苦能泄，性温散寒，主入肝经，"功专散滞祛寒，行血中之气"（《本草便读》）。尤善行散厥阴肝经之寒凝气滞而散结止痛，"为疝囊肿专药"（《药性切用》）。适用于寒凝气滞之疝气痛、睾丸肿痛。

此外，本品温行散滞，尚能疏肝和胃，"散滞气，辟寒邪，治胃脘痛，妇人血气痛"（《本草备要》）。尚可用于肝郁气滞，胃脘久痛，以及气滞血瘀之痛经、产后腹痛等。

【用法用量】煎服，5～10g。

佛手
Fóshǒu

本品首载于《滇南本草》。为芸香科植物佛手 *Citrus medica* L. var. *sarcodactylis* Swingle 的干燥果实。秋季果实尚未变黄或变黄时采收。本品气香，味微甜后苦。以皮黄肉白、香气浓郁者为佳。

【处方用名】佛手、佛手柑。

【性味归经】辛、苦、酸，温。归肝、脾、胃、肺经。

【功效主治】疏肝理气，和胃止痛，燥湿化痰。用于肝胃气滞，胸胁胀痛，胃脘痞满，食少呕吐，咳嗽痰多。

【药征概述】本品辛行温通，气味芳香，入肝脾经。长于"治气舒肝和胃"（《本草再新》），"功专理气快膈，惟肝脾气滞者宜之"（《本草便读》）。适用于肝气郁滞，或肝胃气滞所致的两胁胀满，脘腹痞满等。

本品辛香温燥，入肺经，能燥湿化痰，"理气止嗽"（《药性切用》），"治一切年久老痰结于胸中不散"（《滇南本草》）。适用于痰湿壅肺，咳嗽痰多，胸闷气急，或胸胁作痛者。

【用法用量】煎服，3～10g。

香橼
Xiāngyuán

本品首载于《本草图经》。为芸香科植物枸橼 *Citrus medica* L. 或香圆 *Citrus wilsonii* Tanaka 的干燥成熟果实。秋季采收。本品气香，味酸而苦。以片色黄白、香气浓者为佳。

【处方用名】香橼。

【性味归经】辛、苦、酸，温。归肝、脾、肺经。

【功效主治】疏肝理气，宽中，化痰。用于肝胃气滞，胸胁胀痛，脘腹痞满，呕吐噫气,痰多咳嗽。

【药征概述】本品味辛行散,入肝脾经。能行肝经之气以解郁,"理上焦之气而止呕,进中州之食而健脾"(《本草从新》),"为中脘气滞实痛专药"(《药性切用》)。适用于肝气郁滞,或肝胃气滞之胁腹胀痛,脘腹痞满,呕吐噫气。入肺经,能"下气消痰"(《本草便读》)。"治咳嗽气壅"(《本经逢原》)。用于痰湿壅肺,咳嗽痰多,胸闷气急。

【用法用量】煎服,3~10g。

【使用注意】本品"属香燥之品,阴虚血燥之人仍当禁用耳"(《本草便读》)。

【用药甄别】香橼与佛手。二者均能疏肝解郁,理气和中,燥湿化痰,用于肝气郁滞或肝胃气滞,胸胁胀痛,脘腹痞满,及痰湿内阻之咳嗽痰多等。药力和缓,常相须为用。然佛手偏于理气,香橼偏于化痰。

玫瑰花
Méiguīhuā

本品首载于《食疗本草》。为蔷薇科植物玫瑰 *Rosa rugosa* Thunb. 的干燥花蕾。春末夏初花将开放时分批采收。本品气芳香浓郁,味微苦涩。以色紫红、朵大、香气浓者为佳。

【处方用名】玫瑰花。

【性味归经】甘、微苦,温。归肝、脾经。

【功效主治】行气解郁,和血,止痛。用于肝胃气痛,食少呕恶,月经不调,跌扑伤痛。

【药征概述】本品"香气最浓,清而不浊,和而不猛,柔肝醒胃,流气活血,宣通窒滞而绝无辛温刚燥之弊,断推气分药之中,最有捷效而最为驯良者"(《本草正义》)。尤善"舒肝胆之郁气"(《本草再新》)。适用于肝郁气滞之月经不调,或肝胃不和之胁腹气痛,食少呕恶。

本品又能"和血,行血"(《本草纲目拾遗》)。治"损伤瘀痛,浸酒饮"(《药性考》)。

【用法用量】煎服,3~6g。

薤白
Xièbái

本品首载于《神农本草经》。为百合科植物小根蒜 *Allium macrostemon* Bge. 或薤 *Allium chinense* G. Don 的干燥鳞茎。夏、秋二季采挖。本品有蒜臭,味微辣。以个大、饱满、质坚、黄白色、半透明者为佳。

【处方用名】薤白。

【性味归经】辛、苦,温。归心、胃、大肠经。

【功效主治】通阳散结,行气导滞。用于胸痹心痛,脘腹痞满胀痛,泄痢后重。

【药征概述】本品辛散温通,入心经而走胸中。"最能通胸中之阳"(《本草思辨录》),散阴寒之凝滞,为治胸痹之要药。适用于胸阳不振,寒痰湿浊凝滞于胸中之胸痹心痛。

本品"气温则散,散则能使在中寒滞立除;体滑则通,通则能使久痼寒滞立解"(《本草求真》);味辛能行,行则能使胃肠滞气得调。故有散寒,行气导滞之功,适用于胃寒气滞,脘腹痞满胀痛,以及泻痢腹痛,里急后重。

【用法用量】煎服,5~10g。

【使用注意】本品为"滑利之品,无滞勿用"(《本草从新》)。不耐蒜味者慎用。

大腹皮
Dàfùpí

本品首载于《开宝本草》。为棕榈科植物槟榔 *Areca catechu* L. 的干燥果皮。冬季至次春采收未成熟的果实,煮后干燥,纵剖两瓣,剥取果皮,习称"大腹皮",本品气微,味微涩;春末至秋初采收成熟果实,煮后干燥,剥取果皮,打松,晒干,习称"大腹毛",本品气微,味淡。

【处方用名】大腹皮、大腹毛。

【性味归经】辛,微温。归脾、胃、大肠、小肠经。

【功效主治】行气宽中,行水消肿。用于湿阻气滞,脘腹胀闷,大便不爽,水肿胀满,脚气浮肿,小便不利。

【药征概述】本品辛行温通,主入中焦。长于"散无形之滞气"(《本经逢原》)。"如有余之气壅塞不通,使之气下,则中气自宽,食饮可进矣"(《本草汇言》)。适用于胃肠气滞,脘腹胀闷,大便不爽等。

本品"能疏通下泄"(《本草汇言》),尤"善行水"(《药镜》)。能"消肌肤中水气浮肿,脚气壅逆"(《本草纲目》)。"若皮肤浮肿,若脚气胀痛,若胎气肿满,若臌胀之阴阳不能升降,独此为良剂"(《药品化义》)。适用于水肿胀满,脚气浮肿,小便不利。

【用法用量】5~10g。

【使用注意】"惟虚胀禁用,以其能泄真气也"(《本经逢原》)。

土木香
Tǔmùxiāng

本品首载于《本草图经》。为菊科植物土木香 *Inula helenium* L. 的干燥根。秋季采挖。本品气微香,味苦、辛。以根粗壮、质坚实、香气浓者为佳。

【处方用名】土木香。

【性味归经】辛、苦,温。归肝、脾经。

【功效主治】健脾和胃,行气止痛,安胎。用于胸胁、脘腹胀痛,呕吐泻痢,胸胁挫伤,岔气作痛,胎动不安。

【药征概述】本品"极辛香,尤行气"(《本草衍义》)。主入肝、脾经。适用于肝胃气滞,胸胁、脘腹胀痛,以及胸胁挫伤,岔气作痛。

此外,尚能行气和中以安胎,可用于气滞所致的妊娠恶阻,胎动不安。

【用法用量】煎汤,3~9g;或入丸、散。

【备注】关于取消青木香药用标准。国家药品监督管理局《关于加强广防己等6种药材及其制剂监督管理的通知》(国食药监注〔2004〕379号)指出:取消青木香(马兜铃科植物马兜铃 *Aristolochia debilis* Sieb. et Zucc. 的干燥根)药用标准,凡国家药品标准处方中含有青木香的中成药品种应于2004年9月30日前将处方中的青木香替换为《中国药典》2000年版一部收载的土木香(仅限于以菊科植物土木香 *Inula helenium* L. 的干燥根替换)。

甘松
Gānsōng

本品首载于《本草拾遗》。为败酱科植物甘松 *Nardostachys jatamansi* DC. 的干燥根及根茎。春、秋二季采挖。本品气特异,味苦而辛,有清凉感。以条长、根粗、香气浓者为佳。

【处方用名】甘松。

【性味归经】辛、甘,温。归脾、胃经。

【功效主治】理气止痛,开郁醒脾;外用祛湿消肿。用于脘腹胀满,食欲不振,呕吐;外用治牙痛,脚气肿毒。

【药征概述】本品味辛能行,温而不热,香而不燥,甘而不滞,主入脾胃经。"大有扶脾顺气,开胃消食之功"(《本草汇言》)。适用于脾胃气滞之脘腹胀痛,食欲不振,呕吐呃逆等。本品"虽无补养之力,却有醒运之功。加入补脾药中,甚为得力"(《本草便读》)。可与补益药同用,使之补而不滞。

本品外用,能祛湿消肿止痛。可用治牙痛,脚气肿毒。如治"肾虚齿痛,以甘松、硫黄等分为末,泡汤漱之神效"(《本草撮要》);治"脚气膝肿,煎汤淋洗效"(《本经逢原》)。

【用法用量】煎服,3~6g。外用适量,或泡汤漱口;或煎汤洗脚;或研末敷患处。

【使用注意】本品"辛香伐气,挟虚者忌之"(《本草从新》)。

柿蒂
Shìdì

本品首载于《本草拾遗》。为柿树科植物柿 *Diospyros kaki* Thunb. 的干燥宿萼。冬季果实成熟时采摘，食用时收集。本品气微，味涩。以个大而厚、质硬、色黄褐者为佳。

【处方用名】柿蒂。

【性味归经】苦、涩，平。归胃经。

【功效主治】降逆下气。用于呃逆。

【药征概述】本品味苦降泄，专入胃经，善能降胃气，"疗呃逆灵"（《本草蒙筌》），为止呃逆之要药。因其性平和，凡胃气上逆之呃逆，无论寒热虚实皆宜。单用有效，若与丁香为伍则相得益彰。"柿蒂，味苦气平，虽与丁香同为止呃之味，然一辛热而一苦平，合用深得寒热兼济之妙。如系有寒无热，则丁香在所必用，不得固执从治，必当佐以柿蒂；有热无寒，则柿蒂在所必需，不得泥以兼济之，必杂以丁香。是以古人用药，有合数味而见效者，有单用一味而见效者，要使药与病对，不致悖谬而枉施耳"（《本草求真》）。

【用法用量】煎服，5~10g。

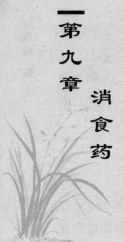

凡以消化饮食积滞为主要功效,常用于饮食积滞证的药物,称为消食药,又称消导药。

本类药物主归脾、胃经,性味多甘平。以消食化积为主要功效,适用于饮食不节,暴食暴饮,或素体脾胃虚弱,饮食难消所致的饮食积滞证,症见脘腹胀满,不思饮食,嗳腐吞酸,恶心呕吐,大便失常,矢气臭秽等。

所谓消食,即药物帮助消化,治疗饮食积滞证的作用,又称消导、消食和中、消食和胃、消食健胃、消食化积、消食化滞等。

本章主要选介山楂、六神曲、麦芽、谷芽、莱菔子、鸡内金的本草药征。

山楂
Shānzhā

本品首载于《本草衍义补遗》。为蔷薇科植物山里红 *Crataegus pinnatifida* Bge. var. *major* N. E. Br. 或山楂 *Crataegus pinnatifida* Bge. 的干燥成熟果实。秋季采收。本品气微清香,味酸、微甜。以片大、皮红、核少者为佳。

【处方用名】山楂、焦山楂、炒山楂。

【性味归经】酸、甘,微温。归脾、胃、肝经。

【功效主治】消食健胃,行气散瘀,化浊降脂。用于肉食积滞,胃脘胀满,泻痢腹痛,瘀血经闭,产后瘀阻,心腹刺痛,胸痹心痛,疝气疼痛;高脂血症。

【药征概述】本品酸甘微温,"走脾达胃,有消磨剋化之功"(《本草便读》)。"消食理滞,是其所长"(《本草新编》)。适用于各种饮食积滞之证。因其"善去腥膻油腻肉食之积"(《本草汇》),"伤诸肉者,必用之药也"(《本草新编》)。故为治肉食积滞之要药。

本品"行气血而不伤于荡"(《雷公炮制药性解》)。"化瘀血而不伤新血,开郁气而不伤正气,其性尤和平也"(《医学衷中参西录》),适用于血瘀气滞之胸痹心痛,瘀血经闭,产后瘀阻等。

此外,尚能化浊降脂,用于高脂血症。

【用法用量】煎服,9~12g。

【使用注意】本品"多食令人嘈烦易饥,反伐脾胃生发之气,胃中无积及脾虚恶食者忌服"(《本草从新》)。"为其味酸而微甘,能补助胃中酸汁"(《医学衷中参西录》)。故胃酸分泌过多者均慎用。

【备注】关于山楂。在历代本草中,本品别名诸多。如《本草纲目》校正曰:"唐本木部赤爪木,宋图经外类棠梂子,丹溪补遗山查,皆一物也,今并于一,但以山楂标题"。李时珍将名目繁多的别名,通过分析甄别,统一命名为"山楂",今多从之。

六神曲
Liùshénqǔ

本品首载于《药性论》。大量面粉或麸皮与杏仁泥、赤小豆粉,以及鲜青蒿、鲜苍耳、鲜辣蓼自然汁混合后经发酵而成的加工品。本品有陈腐气,味苦。以身干、陈久、无虫蛀、杂质少者为佳。

【处方用名】六神曲、神曲、六曲。

【性味归经】甘、辛,温。归脾、胃经。

【功效主治】消食化积,健脾和胃。用于食积不化,脘腹胀满,食少泄泻。

【药征概述】本品"辛不甚散,甘不甚壅,温不见燥"(《本草求真》),能"扶脾胃以进饮食,消隔宿停留胃内之食"(《滇南本草》)。"消磨水谷,是其本功"(《本草便读》)。适用于饮食积滞,脘腹胀满,嗳腐吞酸,恶食呕逆等。因其兼能发散风寒,故对风寒表证兼有食滞者尤宜。

此外,本品又能助金石药物之消化,凡丸剂中有金石、贝壳类药物难以消化者,可以之为赋型剂糊丸,以助消化。

【用法用量】煎服,6~15g。消食宜炒焦用。

【备注】关于六神曲。本品始载于《药性论》。《本草纲目》释名曰:"昔人用曲,多是造酒之曲;后医乃造神曲,专以供药,力更胜之。盖取诸神聚会之日造之,故得神名"。《本草求真》曰:"其物本于白面、杏仁、赤小豆、青蒿、苍耳、红蓼六味作饼蒸郁而成"。《本草便读》曰:"神曲,配六药以糊成",故今多以"六神曲"为正名。

麦芽
Màiyá

本品首载于《名医别录》。为禾本科植物大麦 *Hordeum vulgare* L. 的成熟果实经发芽干燥的炮制加工品。本品无臭,味微甘。以芽完整、色淡黄者为佳。

【处方用名】麦芽、炒麦芽、焦麦芽。

【性味归经】甘,平。归脾、胃经。

【功效主治】行气消食,健脾开胃,回乳消胀。用于食积不消,脘腹胀痛,脾虚食少,乳汁郁积,乳房胀痛,妇女断乳,肝郁胁痛,肝胃气痛。

【药征概述】本品性味甘平,"功专入胃消食"(《本草求真》)。作用平和,"无推荡之峻"(《本草征要》)。善能"消化一切米、面、诸果食积"(《本草纲目》)。"凡一切米面食积,服之立消"(《本草汇言》)。适用于米、面、薯、芋等淀粉类食积不化,脘腹胀痛。

本品"虽为脾胃之药,而实善舒肝气"(《医学衷中参西录》)。"凡怫郁致成膨膈等症,用之甚妙"(《本草求原》)。适用于肝气郁滞或肝胃不和之胁痛、脘腹胀痛等。因其力缓,常作辅助药用。

本品"善回乳"(《医学衷中参西录》),"治妇女奶乳不收,乳汁不止"(《滇南本草》)。适用于哺乳期妇女断乳、或乳汁郁积之乳房胀痛。"丹溪用此二两,炒香捣去皮为末,分作四服,立消"(《药品化义》)。

【用法用量】煎服,10~15g;回乳炒用60g。生麦芽健脾和胃,疏肝行气,用于脾虚食少,乳汁郁积;炒麦芽行气消食回乳,用于食积不消,妇女断乳;焦麦芽消食化滞,用于食积不消,脘腹胀痛。

【使用注意】本品"有积消积,无积消人元气,堕胎"(《本草害利》)。故孕妇及哺乳期妇女不宜使用。

【典型案例】麦芽行气消胀案。一妇人年三十余,气分素弱,一日忽觉有气结于上脘,不能上达亦不下降,俾单用生麦芽一两,煎汤饮之,顿觉气息通顺(《医学衷中参西录》)。

【用药甄别】山楂、六神曲与麦芽。三者均能消食健胃,用于饮食积滞之证,常炒焦合用,名"焦三仙"。然山楂消食化积力强,尤善消油腻肉积,为治肉食积滞之要药;又能行气散瘀,化浊降脂,用于血瘀气滞诸证及高脂血症。六神曲兼能发散风寒,对风寒表证兼有食滞者尤宜。尚能助金石药物之消化。麦芽善消一切米面食积,兼能回乳消胀,疏肝理气,可用于乳汁郁积不通,回乳断奶,以及肝郁胁痛、肝胃不和之脘腹胀痛。

谷芽
Gǔyá

本品首载于《本草纲目》。为禾本科植物粟 Setaria italica（L.）Beauv. 的成熟果实经发芽干燥的炮制加工品。本品气微,味微甘。以芽完整、色黄者为佳。

【处方用名】谷芽、炒谷芽、焦谷芽。

【性味归经】甘,温。归脾、胃经。

【功效主治】消食和中,健脾开胃。用于食积不消,腹胀口臭,脾胃虚弱,不饥食少。

【药征概述】本品味甘性平,长于"开胃快脾,下气消食化积,宽中兼补"

（《本草求原》），"能消导米、面、诸果食积"（《本草纲目》）。"为消食健脾，开胃和中之要药"（《本草经疏》）。适用于米、面、薯、芋等淀粉类食积不化，脘腹胀痛。

【用法用量】9~15g。炒谷芽偏于消食，用于不饥食少；焦谷芽善化积滞，用于积滞不消。

【用药甄别】麦芽与谷芽。二者均能消食和中，健脾开胃，适用于米、面、薯、芋等食积不化证，常相须为用，名"炒二芽"。然麦芽消食之力优于谷芽，兼能回乳消胀，疏肝理气，可用于乳汁郁积不通，回乳断奶，以及肝郁胁痛、肝胃不和之脘腹胀痛。谷芽专于消食，作用和缓。

【备注】关于谷芽、稻芽与粟芽。"谷芽、粟芽"之名始见于《本草纲目》。曰："稻蘖，一名谷芽""粟蘖，一名粟芽"。1963年版《中国药典》把稻 *Oryza sativa* L. 的成熟果实经发芽而得的干燥品定为"谷芽"，把粟 *Setaria italica* (L.) Beauv. 的成熟果实经发芽而得的干燥品定为"粟芽"。1985年和1990年版《中国药典》将原"粟芽"定名为"谷芽（粟芽）"，将原"谷芽"定名为"稻芽"。其后，历版《中国药典》皆从之，并把"谷芽（粟芽）"直接命名为"谷芽"，取消"粟芽"的药用名称。谷芽、稻芽药征相似，可以相互替代使用。

莱菔子
Láifúzǐ

本品首载于《名医别录》。为十字花科植物萝卜 *Raphanus sativus* L. 的干燥成熟种子。夏季采收。本品气微，味淡、微苦辛。以粗大、饱满、油性大者为佳。

【处方用名】莱菔子、炒莱菔子。

【性味归经】辛、甘，平。归肺、脾、胃经。

【功效主治】消食除胀，降气化痰。用于饮食停滞，脘腹胀痛，大便秘结，积滞泻痢，痰壅喘咳。

【药征概述】本品味辛行散，入脾胃经。能"消化宿食"（《药性论》），"顺气开郁，消胀除满"（《医学衷中参西录》），故为消食除胀之要药。凡"胃有气食停滞致成鼓胀者，非此不除"（《本草正》）。适用于食积气滞之脘腹胀满，大便不调。

本品入肺经，其性主降。"消痰下气更速"（《本草经疏》）。"最止喘嗽"（《玉楸药解》）。凡"一切喘嗽因痰者，皆可用之"（《本草便读》）。适用于痰涎壅肺之咳喘。

【用法用量】煎服，5~12g。

【使用注意】本品辛散，"多服则损气，久服则伤阴气"（《本草新编》）。

故气虚及无食积、痰滞者慎用。不宜与人参同用。

鸡内金
Jīnèijīn

本品首载于《神农本草经》。为雉科动物家鸡 *Gallus gallus domesticus* Brisson 的干燥沙囊内壁。本品气微腥，味微苦。以个大、色黄、完整少破碎者为佳。

【处方用名】鸡内金、炒鸡内金、醋鸡内金。

【性味归经】甘，平。归脾、胃、小肠、膀胱经。

【功效主治】健胃消食，涩精止遗，通淋化石。用于食积不消，呕吐泻痢，小儿疳积，遗尿，遗精，石淋涩痛，胆胀胁痛。

【药征概述】本品性味甘平，主入脾胃经。"善化有形郁积"（《医学衷中参西录》），消食力强，兼能健运脾胃，可用于各种食积不化之证及小儿疳积。"不但能消脾胃之积，无论脏腑何处有积，鸡内金皆能消之"（《医学衷中参西录》），有化坚消石之功。可用于石淋涩痛，胆胀胁痛。兼能固精缩尿，可用于肾虚不固，遗精滑精、遗尿尿频。

【用法用量】煎服，3~10g；研末服，每次1.5~3g。研末服效果比煎剂好。

【使用注意】脾虚无积滞者慎用。

【用药甄别】鸡内金与山楂。二者味甘，入脾胃经，均能消食健胃，用于各种饮食积滞之证。然鸡内金消食化积力强，并能化坚消石，用于石淋涩痛，胆胀胁痛。兼能固精缩尿，用于遗精、遗尿。山楂以消油腻肉食见长，并入肝经，能行气散瘀，用于瘀血经闭，产后瘀阻，心腹刺痛，胸痹心痛，疝气疼痛。兼能化浊降脂，用于高脂血症。

【备注】关于鸡内金。本品原名"肶胵里黄皮"，始载于《神农本草经》。《日华子本草》曰：诸鸡肶胵，"此即是肶内黄皮"。《本草纲目》曰："今人讳之，呼肶内黄皮为鸡内金"。《本草经疏》曰："肶内黄皮，一名鸡内金是也。肶是鸡之脾，乃消化水谷之所"。《医学衷中参西录》曰："鸡内金，鸡之脾胃也"。由此可见，鸡肶即鸡胃。肶内黄皮即鸡的沙囊内壁，因其色黄，今谓之鸡内金。

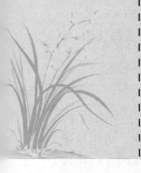

第十章　驱虫药

凡以驱除或杀灭人体肠道寄生虫为主要功效，常用于肠道寄生虫病的药物，称为驱虫药。

本类药物入脾、胃、大肠经，部分药物具有一定的毒性，以驱除或杀灭人体肠道寄生虫，并促使其排出体外。主要用于蛔虫病、蛲虫病、绦虫病、钩虫病、姜片虫病等多种肠道寄生虫病。

所谓驱虫，系指药物能麻痹、分解（杀灭）虫体或刺激虫体，使其逃逸而排出体外，主要针对蛔虫病、蛲虫病、绦虫病、钩虫病、姜片虫病等多种肠道寄生虫发挥治疗作用的功效。又称杀虫。

应根据不同的虫病，参照化验结果，选择相应的驱虫药。应用驱虫药常需配伍泻下药，有助虫体从大便排除，从而提高驱虫药的治疗效果。

本类药物一般宜空腹服用，使药物充分作用于虫体而保证疗效。应用毒性较大的驱虫药要注意用量、用法，以免中毒或损伤正气；孕妇、年老体弱者亦当慎用。腹痛剧烈或发热者，不宜急于驱虫，待症状缓解后，再施用驱虫药。

本章主要选介使君子、苦楝皮、槟榔、南瓜子、鹤草芽、雷丸、鹤虱、榧子、芜荑的本草药征。

使君子

Shǐjūnzǐ

本品首载于《开宝本草》。为使君子科植物使君子 *Quisqualis indica* L. 的干燥成熟果实。秋季果皮变紫黑色时采收。本品气微香，味微甜。以个大、表面具紫褐色光泽、仁饱满、色黄白者为佳。

【处方用名】使君子、使君子仁、炒使君子仁。

【性味归经】甘，温。归脾、胃经。

【功效主治】杀虫消积。用于蛔虫病、蛲虫病，虫积腹痛，小儿疳积。

【药征概述】本品甘温，归脾、胃经。"专杀蛔虫"（《本草正》），"凡大人、小儿有虫病，但每月上旬清晨空腹食使君子仁数枚，或以壳煎汤咽下，次日虫皆死而出也"（《本草纲目》），为驱杀蛔虫之要药。因其味甘气香，易于服用；药性缓和，不易伤正。"不苦不辛而能杀疳蛔，此所以为小儿上药也"（《本草经疏》)。"用之以治小儿伤食生虫者实妙"(《本草新编》)。尤为治小儿蛔虫病之要药。

本品不苦不辛,既能驱虫,又能健脾消疳,为消疳杀虫之佳品。"小儿疳积,多食物太过,胃力不及消化,驯致肠亦窒滞,日积月累,腹绷如鼓,湿入热蒸,乃生虫积。使君专于杀虫而健运化,最为五疳驯良之药"(《本草正义》)。常用于小儿疳积,面色萎黄、形瘦腹大、腹痛有虫者。

【用法用量】煎服,9~12g,捣碎;取仁炒香嚼服,6~9g,作1~2次分服。小儿每岁1~1.5粒,一日总量不超过20粒。空腹服用,每日1次,连用3天。

【使用注意】"食后忌饮热茶,犯之即作泻。凡小儿食此,亦不宜频而多,大约性滑,多则能伤脾也"(《本草正》)。

苦楝皮
Kǔliànpí

本品首载于《证类本草》。为楝科植物川楝 *Melia toosendan* Sieb. et Zucc. 或楝 *Melia azedarach* L. 的干燥树皮及根皮。春、秋二季剥取。本品气微,味苦。以皮厚、去栓皮者为佳。

【处方用名】苦楝皮、苦楝根皮。

【性味归经】苦,寒。有毒。归肝、脾、胃经。

【功效主治】杀虫,疗癣。用于蛔虫病,蛲虫病,虫积腹痛;外治疥癣瘙痒。

【药征概述】本品苦寒有毒,杀虫力强,驱虫谱广,疗效可靠。可用治蛔虫、蛲虫、绦虫等多种肠道寄生虫病。"杀诸虫,尤善逐蚘"(《本草正》)。"欲去此虫(蛔虫),无如苦楝皮,诚天下打虫第一方"(《幼幼集成》)。故为驱蛔要药,主要用治蛔虫病。

本品外用,能清热燥湿,杀虫止痒。为"去虫杀疥之药"(《本草汇言》)。适宜于疥、癣、湿疹等皮肤瘙痒。

【用法用量】煎服,3~6g。外用适量,研末,用猪脂调敷患处。

【使用注意】本品有毒,不宜过量或持续服用。孕妇及脾胃虚寒者慎用。孕妇及肝肾功能不全者慎服。

槟榔
Bīngláng

本品首载于《名医别录》。为棕榈科植物槟榔 *Areca catechu* L. 的干燥成熟种子。春末至秋初采收。本品气微,味涩、微苦。以个大、体重、质坚、无破裂者为佳。

【处方用名】槟榔、花槟榔、槟榔片、大腹子、炒槟榔。

【性味归经】苦、辛,温。归胃、大肠经。

【功效主治】杀虫,消积,行气,利水,截疟。用于绦虫病、蛔虫病、姜片虫病,虫积腹痛,积滞泻痢,里急后重,水肿脚气,疟疾。

【药征概述】本品苦辛,力主杀虫;其性缓泻,"能逐虫下行"(《本草约言》),有助驱除虫体,为广谱驱虫药。对绦虫、蛔虫、蛲虫、钩虫、姜片虫等多种肠道寄生虫都有驱杀作用。尤其对绦虫病疗效最佳。

本品辛行苦泄,主入胃、大肠经。善行胃肠壅滞之气,"下肠胃有形之物"(《本草经疏》),"治后重如神"(《本草蒙筌》)。凡胃肠积结气滞,腹胀便秘,或泻痢后重皆宜。又"能逐水气"(《药品化义》),善"疗香港脚之胀满""除肿胀之气水"(《本草易读》)。适用于水肿脚气,小便不利。兼能截疟,"疗诸疟,御瘴疠"(《本草纲目》)。可用治疟疾寒热。

【用法用量】煎服,3~10g。驱绦虫、姜片虫30~60g。

【使用注意】本品"坠诸气至于下极,气虚下陷者所当远避"(《本草从新》)。孕妇慎用。

【用药甄别】大腹皮与槟榔。二者同出一物,均能行气、利水,用于气滞脘腹痞闷胀满,水肿脚气等。然大腹皮药用其果皮,长于走表,尤多用于湿阻气滞,周身水肿。槟榔药用其种子,偏于杀虫消积,可用于多种虫积,尤为治绦虫病之要药。并能截疟,用于疟疾寒热。

【备注】关于"咀嚼槟榔"与"药用槟榔"。2003年,国际癌症研究中心(IARC)发布了一份报告,该报告列举的一类致癌物有200多种,其中提到槟榔,从而引起了"槟榔致癌"风波。事实上,IARC报告中所提含致癌物的槟榔指的是"咀嚼槟榔"而非"药用槟榔",二者有本质区别,应予明确。李连达院士总结七点"不一样"[1]:一是所用原料部位不一样。咀嚼槟榔所用为幼果,药用槟榔使用成熟的果仁。二是炮制加工不一样。咀嚼槟榔用石灰水浸泡,再加强碱性、刺激性很强的香精、香料等,这些辅料有致癌物质,且易引起口腔黏膜损伤;药用槟榔则须经炮制、加工、提取、除杂,有明显的解毒作用。三是入口方式不一样。咀嚼槟榔有的人一嚼几个小时,造成对口腔黏膜的化学性刺激、机械性损伤,导致黏膜下纤维化、白斑、苔藓病变,进一步恶化就是口腔癌;药用槟榔是汤剂口服,不会长时间刺激口腔黏膜。四是用量不一样。咀嚼槟榔没有限时,属于大量、无限制的使用;药用槟榔在《中国药典》里有限量规定,一天一般是3~5g,打虫子用药才是30~50g。五是疗程不一样。咀嚼槟榔是生活习俗,易造成慢性损伤、累积损伤;药用槟榔疗程短、剂量小,不会

[1]　任壮."嚼槟榔""槟榔入药"不可混为一谈. 中国中医药报,2013年5月8日,第001版

引起血液中毒、慢性损伤，更不会造成癌前病变。六是使用卫生习惯不一样。咀嚼槟榔有的为调味添加一些有毒物质，起到兴奋作用；药用槟榔绝对不会添加这些东西。七是安全性保障不一样。咀嚼槟榔诱发口腔癌涉及到物理因素、化学因素、剂量、疗程、用法，这些不良因素综合到一起可能使口腔癌发病率上升；药用槟榔在多环节采取了有效解毒措施，确保了用药的安全性。

南瓜子
Nánguāzǐ

本品首载于《本草纲目》。为葫芦科植物南瓜 *Cucurbita moschata* (Duch.) Poiret 的干燥种子。秋季采收。本品气微香，味微甘。以颗粒饱满、色黄白者为佳。

【处方用名】南瓜子。

【性味归经】甘，平。归胃、大肠经。

【功效主治】杀虫。用于绦虫病、蛔虫病及血吸虫病。

【药征概述】本品甘平，药性缓和，杀虫而不伤正气，善能驱杀绦虫，常与槟榔相须为用。亦可用治血吸虫病，但须较大剂量，长期服用。

【用法用量】研粉，60~120g，冷开水调服。

鹤草芽
Hècǎoyá

本品首载于《神农本草经》。为蔷薇科植物龙芽草 *Agrimonia pilosa* Ledeb. 的干燥冬芽。秋末茎叶枯萎后至次春植株萌芽前采集。本品气微，略有豆腥气，味微甜而后苦涩。以芽完整者为佳。

【处方用名】鹤草芽。

【性味归经】苦、涩，凉。归胃、大肠经。

【功效主治】杀虫。用于绦虫病。

【药征概述】本品味苦，"能杀腹脏一切虫"（《日华子本草》），尤善驱杀绦虫。"主治绦虫病"（《全国中草药汇编》）。兼能泻下，有利于虫体排出，故为治绦虫病之要药。

【用法用量】研粉吞服，每日 30~45g，小儿 0.7~0.8g/kg，每日 1 次，早晨空腹服。

【使用注意】因本品有效成分几乎不溶于水，且遇热易被破坏，故不入煎剂，以入丸、散为宜。

【备注】关于鹤草芽。本品原名"牙子""一名狼牙"，始载于《神农本草经》，列为下品。但未明确其药用部位。《名医别录》曰："八月采根"。《蜀本草》曰:"二月、三月采牙",即用根芽。据考证[1],《本经》牙子即仙鹤草根芽。据张氏[2]报道,本品原植标本在 1971 年"全国中草药新医疗法展览会"上经鉴定为蔷薇科植物龙牙草 *Agrimonia pilosa* Ledeb. var. *japoniea*(Miq.)Nakiai。"鹤草芽"之名出现较晚,在历代本草尚无记载。始载于 20 世纪 70 年代的《中华医学杂志》。

雷丸
Léiwán

本品首载于《神农本草经》。为白蘑科真菌雷丸 *Omphalia lapidescens* Schroet. 的干燥菌核。秋季采挖。本品气微,味微苦,嚼之有颗粒感,微带黏性,久嚼无渣。以个大、断面色白粉状者为佳。

【处方用名】雷丸。

【性味归经】微苦,寒。归胃、大肠经。

【功效主治】杀虫消积。用于绦虫病、钩虫病、蛔虫病,虫积腹痛,小儿疳积。

【药征概述】本品苦寒,"力能杀虫。不论各虫,皆能驱逐"(《本草新编》)。可用于绦虫、钩虫、蛔虫等多种肠道寄生虫病。其中,以驱杀绦虫效佳,尤宜于绦虫病。

本品"功专消积杀虫"(《本草分经》)。"以小儿好食甘肥,肠胃类多湿热虫积者,苦能杀虫除湿,咸寒能清热消积,故主之也"(《本草经疏》)。适用于小儿疳积、虫积,身体羸瘦,不思饮等。

【用法用量】入丸、散,15～21g。不宜入煎剂。一般研粉服,每次 5～7g,饭后用温开水调服,一日 3 次,连服 3 天。

【使用注意】本品苦寒,杀虫消积。"未免损伤胃气,去病则已,不可多服"(《本草新编》)。

【典型案例】雷丸治虫案。杨中年得异疾,每发语,腹中有小声应之,久渐声大。有道士见之,曰:此应声虫也。……遂顿服(雷丸)数粒而愈(《本草纲目》)。

鹤虱
Hèshī

本品首载于《新修本草》。为菊科植物天名精 *Carpesium abrotanoides* L.

[1] 赵国平,钱三旗.本经"牙子"补考.中药材,1998,21(4):206

[2] 张世巨.珊海遗珠话"狼牙"——"狼牙"的本草考证.中药材,1985,(2):39

的干燥成熟果实。秋季果实成熟时采收。本品气特异,味微苦。以粒均匀、饱满者为佳。

【处方用名】鹤虱。

【性味归经】苦、辛、平。有小毒。归脾、胃经。

【功效主治】杀虫消积。用于蛔虫病、蛲虫病、绦虫病,虫积腹痛,小儿疳积。

【药征概述】本品苦辛,有小毒。能"杀五脏诸虫,疗心腹虫痛"(《本草易读》)。为"杀虫方中最要药"(《本经逢原》)。用于蛔虫、蛲虫、钩虫、绦虫等多种肠道寄生虫病。杀虫消积,可用于小儿疳积,面色萎黄、形瘦腹大、腹痛有虫者。

【用法用量】煎服,3~10g。

榧子
Fěizi

本品首载于《神农本草经》。为红豆杉科植物榧 *Torreya grandis* Fort. 的干燥成熟种子。秋季采收。本品气微,味微甜而涩。以完整、饱满、种仁色黄者为佳。

【处方用名】榧子、榧实。

【性味归经】甘,平。归肺、胃、大肠经。

【功效主治】杀虫消积,润燥止咳,润肠通便。用于钩虫病、蛔虫病、绦虫病,虫积腹痛,小儿疳积,肺热咳嗽,大便秘结。

【药征概述】本品甘平无毒,"杀虫尤胜"(《本草新编》)。凡"腹中有虫积者,食之即愈"(《日用本草》)。且能润肠通便,有助虫体从大便排除。因其性缓力弱,"甘润不伤脾胃"(《本草便读》),故可用于蛔虫、钩虫、绦虫、姜片虫等多种肠道寄生虫病。

本品味甘质润,入肺与大肠经。上能润肺燥以止咳,"凡肺不润而燥者,得此则宜"(《本草求真》)。下能滋肠燥而通大便,凡肠燥便秘不解者,得此则通。适用于肺热燥咳,肠燥津亏之大便秘结。

【用法用量】煎服,10~15g。入煎服宜生用。

【使用注意】本品"过多则滑肠"(《本草衍义》)。

【备注】关于榧子。本品原名"彼子",始载于《神农本草经》。然而,"彼子"究为何物?在本草中的观点并非一致。《本草经集注》云:"方家从来无用此者,古今诸医及药家,了不复识。又一名罴子,不知其形何类也"。说明陶氏对彼子不甚了解。《新修本草》以"榧实"为正名,明确指出:"此物是虫部中彼子也"。认为榧实与彼子为一物,仅称谓不同而已。对此,《本草纲目》既肯定又存疑。曰:"榧实,柀(旧作彼)子治疗相同,当为一物无疑。但本经柀子有毒,似有不同,亦因其能杀虫蛊也"。《证类本草》认为:"彼子与此殊类,既未知所用,退入有名无用",以存疑待考。又另立"榧实"一条,以备其用。清以降,多以"榧子"为正名。

芜荑
Wúyí

本品首载于《神农本草经》。为榆科植物大果榆 *Ulmus macrocarpa* Hance 果实的加工品。春末夏初采收。本品气特异,味微酸涩。以块完整、具特异臭气者为佳。

【处方用名】芜荑。

【性味归经】辛、苦,温。归脾、胃经。

【功效主治】杀虫消积。用于虫积腹痛,小儿疳积泻痢,疥癣恶疮。

【药征概述】本品味辛苦,"长于走肠胃,杀诸虫"(《本草经疏》),"为腹中虫痛专药"(《药性切用》)。适用于蛔虫、蛲虫、绦虫等多种肠道寄生虫病。又能"消食积,为小儿疳泻冷痢必资之药"(《本草述钩元》)。"凡诸疳羸瘦,结气发热,疳劳疳胀,疳痢疳积,嗜食与不能食,咸宜服之"(《本草汇言》)。外用有燥湿杀虫止痒之功,用于疥癣瘙痒、皮肤恶疮。

【用法用量】煎服,3~10g。外用适量,研末调敷。

【使用注意】"脾胃虚者,虽有积勿概投"(《本草从新》)。

【备注】关于芜荑。本品首载于《神农本草经》,列为中品。《名医别录》曰:"三月采实,阴干"。说明本品药用部位为果实。《本草衍义》曰:"芜荑有大小两种。小芜荑即榆荚也。揉取仁,酝为酱,味尤辛。入药当用大芜荑,别有种。然小芜荑酝造多假以外物相和,不可不择去也"。《本草蒙筌》曰:"(芜荑)有种大种小。大芜荑比榆荚大甚,气臭如狐难闻;小芜荑较榆荚小差(一说此即榆荚也),味辛酝酱堪用。凡资治疗,取大宜陈。但市收藏,多以盐渍,殊失气味,入药无功。故求买,必择气腥者为良"。可见,芜荑有大、小之分,入药宜用大芜荑。现多以大果榆为芜荑基源植物的正品。

凡以制止体内外出血，治疗各种出血病证为主的药物，称止血药。

本类药物入血分，主归心、肝、脾经。以制止体内外出血，适用于血液不循常道，或上溢于口鼻诸窍，或下泄于前后二阴，或渗出肌肤所致的咯血、咳血、衄血、吐血、便血、尿血、崩漏、紫癜以及外伤出血等体内外各种出血疾患。故本章药物的主要功效分别有凉血止血、温经止血、化瘀止血与收敛止血。

所谓止血，是指能制止出血，主要用以治疗体内外各种出血的功效。其中，药性寒凉，既能止血，又能清泄营血分之热邪，主要用以治疗血热出血的功效，称凉血止血；既能止血，又能行散血中之瘀滞，主要用以治疗瘀血性出血或出血兼有瘀滞的功效，称化瘀止血；药性温热，既能止血，又能温散经脉中之寒凝，主要用以治疗虚寒性出血的功效，称温经止血；药性平和，功专收敛固涩，宁络止血，主要用以治疗各种出血而无邪实的功效，称收敛止血。

"止血不留瘀"，这是运用止血药必须始终注意的问题。尤其是凉血止血药和收敛止血药，易凉遏恋邪，有止血留瘀之弊，故出血兼有瘀滞者不宜单独使用。若出血过多，气随血脱者，此时用止血药恐缓不济急。法当急投大补元气之药，以挽救气脱危候。至于止血药是否炒炭用，应视具体药物而定，不可一概而论，总以提高疗效为原则。

第一节　凉血止血药

性属寒凉，味多甘苦，入血分，既能止血，又能清泄营血分之热邪。适用于血热妄行所致的各种出血。

本节主要选介小蓟、大蓟、地榆、槐花、侧柏叶、白茅根、苎麻根的本草药征。

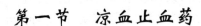

小蓟
Xiǎojì

本品首载于《名医别录》。为菊科植物刺儿菜 *Cirsium setosum*（Willd.）MB. 的干燥地上部分。夏、秋二季花开时采割。本品气微，味微苦。以色绿、叶多者为佳。

【处方用名】小蓟、小蓟炭。

【性味归经】甘、苦，凉。归心、肝经。

【功效主治】凉血止血，散瘀解毒消痈。用于衄血，吐血，尿血，血淋，便血，崩漏，外伤出血，痈肿疮毒。

【药征概述】本品甘凉苦泄，走血分。善清血分之热而凉血止血，兼能散瘀，有止血而不留瘀之特点。"凡咳血、吐血、衄血、二便下血之因热者，服之莫不立愈"（《医学衷中参西录》）。因其兼能利尿，"通淋治浊，走太阳分利有功"（《本草便读》）。故尤善治尿血、血淋。

本品入心经，善"解一切疔疮痈疽肿毒"（《本草纲目拾遗》），适用于热毒疮疡，内服外用皆能奏效，以鲜品为佳。

【用法用量】煎服，5~12g，外用鲜品适量，捣烂敷患处。

【典型案例】小蓟治吐血案。一少年每年吐血，反复三四次，数年不愈。诊其脉，血热火盛，俾日用鲜小蓟根二两，煮汤数盅，当茶饮之，连饮二十余日，其病从此除根（《医学衷中参西录》）。

【备注】

1. 关于小蓟入药部位　小蓟入药部位在历史上经历了"用根—根苗并用—用根—地上部分"的变迁过程。小蓟首载于《名医别录》，书中直接用"小蓟根"命名。说明小蓟入药，早期用根。唐宋以降，小蓟根、叶均入药。如《食疗本草》云："小蓟根，主养气。取生根、叶，捣取自然汁，服一盏立佳。又，取叶煮食之，除风热。根主崩中"。《本草图经》云："四月采苗，九月采根，并阴干入药"。《本草纲目》以"小蓟根"名，并曰"苗同"。清代以后，小蓟多用根。如《本经逢原》云："小蓟根专于破血，不能消肿，有破宿生新之功，吐血血崩之用"。《医学衷中参西录》云："鲜小蓟根，……性凉濡润，故善入血分，最清血分之热。凡咳血、吐血、衄血、二便下血之因热者，服者莫不立愈"。现代以《中国药典》为标志，小蓟统一用地上部分。如《中国药典》1977年版始载小蓟，以后历版《中国药典》均法定小蓟的药用部位为"地上部分"。

2. 关于小蓟补虚　小蓟"补虚损"之说，始载于宋代《日华子本草》。后世持否定者众。如《本草汇言》记载："按二蓟治血、止血之外，无他长，不能益人。如前人云'养精保血、补虚开胃'之说，不可依从。"《本草求真》明确指出，小蓟"岂真具有补益之力哉？"《本草经疏》云："小蓟性下行，以其能下气，故主崩衄多效。惟不利胃弱泄泻，及血虚极，脾胃弱，不思饮食之证。"均否认小蓟有补益之功。遍查历版《中国药典》和《中药学》教材，并无小蓟"补虚损"的记载。从临床来看，亦无小蓟"补虚损"的报道。故因小蓟"补虚损"之说可存疑待考。

大蓟
Dàjì

本品首载于《名医别录》。为菊科植物蓟 *Cirsium japonicum* Fisch. ex DC. 的干燥地上部分。夏、秋二季花开时采割。本品气微,味淡。以色绿、叶多者为佳。

【处方用名】大蓟、大蓟炭。

【性味归经】甘、苦,凉。归心、肝经。

【功效主治】凉血止血,散瘀解毒消痈。用于衄血,吐血,尿血,便血,崩漏,外伤出血,痈肿疮毒。

【药征概述】本品甘苦性凉,入心、肝经血分。"最能凉血"(《本草经疏》),"止血而又能行瘀"(《本草汇言》)。寓行血于凉血止血之中,凉血可使热清血宁,行血不致凉遏留瘀,诚为凉血止血之佳品。适用于热伤血络,迫血外溢之衄血、吐血、尿血、便血、崩漏,以及外伤出血等多种出血,内服外用皆效。凡"血热妄行,溢于上窍,用此立止"(《本草汇言》)。故尤多用于吐血、咯血等上窍之出血。

本品能泻火解毒,散瘀消痈,"兼疗痈肿"(《新修本草》)。大凡内外痈肿皆可用之,尤以血热毒盛者为佳。既可单用内服,亦可外敷,以鲜品为佳。

【用法用量】煎服,9~15g,外用鲜品适量,捣烂敷患处。大蓟炭凉血止血。用于衄血,吐血,尿血,便血,崩漏,外伤出血。

【使用注意】本品"性过于凉,非胃所善,可以降火,而不可以培土故耳"(《本草新编》),故脾胃虚寒者慎用。

【用药甄别】大蓟与小蓟。二者甘苦性凉,入心肝血分。均能凉血止血,散瘀解毒消痈,用于血热诸出血及热毒疮疡。然大蓟凉血止血,解毒消痈力强,多用于吐血、咯血等上窍之出血;小蓟力缓,兼能利尿,以治血尿、血淋等下窍之出血为佳。

【备注】

1. 关于大蓟与小蓟　本品首载于《名医别录》,将二者并称,名"大小蓟根"。《本草经集注》云:"大蓟是虎蓟,小蓟是猫蓟,叶并多刺相似"。《唐本草》注云:"大、小蓟,叶欲相似,功力有殊,并无毒,亦非虎、猫蓟也。大蓟生山谷,根疗痈肿,小蓟生平泽,俱能破血,小蓟不能消肿也"。《本草衍义》曰:"大、小蓟,皆相似,花如髻。但大蓟高三、四尺,叶皱;小蓟高一尺许,叶不皱,以此为异"。由此可见,大蓟、小蓟形状与性能相似,自古以来都作为两种药物使用。

2. 关于中药性能与性状　中药的性能是以人体为观察对象,以药物作用于机体的反应为基础,运用中医药基础理论归纳概括出来的抽象概念,如四气、五味、归经、升降浮沉等。药物的性状是以药物为观察对象,通过人的感官直接感知而得到的认识,如药物的形状、颜色、气臭、滋味、质地(软硬、轻重、疏密、润燥及坚脆)等。二者既有联系,也有区别。如黄连味苦,既是性能之味,又是性状之味。性状主要用于中药材的鉴定,性能主要阐述中药饮片治病与奏效的机制。

地榆
Dìyú

本品首载于《神农本草经》。为蔷薇科植物地榆 *Sanguisorba officinalis* L. 或长叶地榆 *Sanguisorba officinalis* L. var. *longifolia*（Bert.）Yü et Li 的干燥根。后者习称“绵地榆”。春季将发芽时或秋季植株枯萎后采挖。本品气微,味微苦涩。以条粗、质坚、断面粉红色者为佳。

【处方用名】地榆、地榆炭。

【性味归经】苦、酸、涩,微寒。归肝、大肠经。

【功效主治】凉血止血,解毒敛疮。用于便血,痔血,血痢,崩漏,水火烫伤,痈肿疮毒。

【药征概述】本品味苦沉降,微寒清热,酸涩收敛,主入血分,“为凉血之专剂”(《本草正义》)。善“除血中之热”(《本草便读》)以治本,又能涩血妄行以治标,且“清不虑其过泻,涩亦不虑其或滞,实为解热止血药也”(《本草求真》)。大凡血热妄行之出血诸证,得此则热清血安,络固血凝。因其“性沉寒,惟治下焦”(《本草约言》),“理大腑(肠)之流红,痔漏有功,崩痢尤验”(《药镜》)。故尤宜于便血,痔血,血痢,崩漏等下部血热出血。“以此清之,不使下泄妄行,而血自止矣”(《药品化义》)。

本品苦寒能泻火解毒,“解诸热毒痈肿神妙”(《药品化义》),治疮疡痈肿,可用生地榆末与醋调敷;味酸涩能敛疮生肌,“治汤火伤,皮肤溃烂,用生地榆末和香油敷之甚效”(《医学衷中参西录》)。能促进创面愈合,为治水火烫伤之要药。

【用法用量】煎服,9~15g。外用适量,研末涂敷患处。止血多炒炭用,解毒敛疮多生用。

【使用注意】本品性寒酸涩,“凡血热者当用,虚寒者不相宜也”(《本草正》)。

槐花
Huáihuā

本品首载于《神农本草经》。为豆科植物槐 *Sophora japonica* L. 的干燥花及花蕾。前者习称"槐花",后者习称"槐米"。夏季花开放或花蕾形成时采收。本品气微,味微苦。以个大、紧缩、色黄绿、无梗叶者为佳。

【处方用名】槐花、槐米、炒槐花、槐花炭。

【性味归经】苦,微寒。归肝、大肠经。

【功效主治】凉血止血,清肝泻火。用于便血,痔血,血痢,崩漏,吐血,衄血,肝热目赤,头痛眩晕。

【药征概述】本品味苦,性属寒凉,善清泄血分之热,"为凉血要品"(《本草经疏》),适用于血热出血诸证。因其味厚而沉,偏走下焦,"凉血之功独在大肠"(《药品化义》),"治肠风热泻血甚佳"(《本草衍义》)。对大肠火盛或湿热蕴结所致的痔血、便血最为适宜。

本品入肝经。以"清肝胆"(《本草分经》),除"足厥阴诸热证尤长"(《本草经疏》)。善"疗眼目赤痛热泪"(《本草正》),适用于肝火上炎所致的目赤肿痛,头痛眩晕等。

【用法用量】煎服,5~10g。止血多炒炭用,清热泻火宜生用。

【用药甄别】

1. 地榆与槐花　二者苦凉沉降,均能凉血止血,用治血热出血,尤以治下部出血为宜。然地榆凉血之中兼能收涩,凡便血、痔血、崩漏、血痢等下部出血皆宜;又能解毒敛疮,用治烧烫伤、疮毒、湿疹等,尤为治水火烫伤之要药。槐花无收涩之性,其止血功在大肠,故以治便血、痔血为佳;又能清肝泻火,用于肝火目赤,头痛眩晕等。

2. 槐角与槐花　二者同出一物,槐花药用其花及花蕾,槐角药用其果实。二者药征相似。均能凉血止血,清肝泻火。用于便血、痔血等下部血热出血,及肝热目赤,头痛眩晕。然槐角止血之力稍逊,清降之力较强,兼能润肠,对便血、痔血兼有热结便秘者尤佳。槐花止血之功优于槐角,无润肠之用。

侧柏叶
Cèbǎiyè

本品首载于《名医别录》,为柏科植物侧柏 *Platycladus orientalis*(L.)Franco 的干燥枝梢及叶。多在夏、秋二季采收。本品气清香,味苦涩、微辛。以叶嫩、青绿色、无碎末者为佳。

【处方用名】侧柏叶、侧柏炭。

【性味归经】苦、涩,寒。归肺、肝、脾经。

【功效主治】凉血止血,化痰止咳,生发乌发。用于吐血,衄血,咯血,便血,崩漏下血,肺热咳嗽,血热脱发,须发早白。

【药征概述】本品苦涩性寒,入血分。既"清血凉血"(《本草正》)以制血动之由,又"带涩敛血"(《药品化义》)以止妄行之血。使热清则血不妄行,络固则血自归经,为凉血、收敛止血之佳品,"尤能清血分""极有止血之功"(《本草约言》)。"凡吐血、衄血、崩漏、便血,血热流溢于经络者,捣汁服之立止"(《本草汇言》)。对诸出血因于血热妄行者皆宜。

本品入肺经,能清肺化痰止咳,用于肺热咳喘,痰黄稠黏,咯之不爽者。入肝经。肝为风木之脏,主藏血,发乃血之余。本品能凉血祛风而"重生发鬓须眉"(《本草蒙筌》),"烧取汁涂头,黑润鬓发"(《本草原始》),有生发乌发之效,适用于血热脱发或须发早白。

【用法用量】煎服,6~12g。外用适量。止血多炒炭用,化痰止咳宜生用。

【典型案例】侧柏叶治便血案。大肠下血,随四时方向采侧柏叶,烧研,每米饮服二钱。王涣之舒州病此,陈宜文大夫传方,二服愈(《本草纲目》)。

白茅根
Báimáogēn

本品首载于《神农本草经》。为禾本科植物白茅 *Imperata cylindrica* Beauv. var. *major*(Nees)C. E. Hubb. 的干燥根茎。春、秋二季采挖。本品气微,味微甜。以条粗、色白、味甜者为佳。

【处方用名】白茅根、茅根、茅根炭。

【性味归经】甘,寒。归肺、胃、膀胱经。

【功效主治】凉血止血,清热利尿。用于血热吐血,衄血,尿血,热病烦渴,湿热黄疸,水肿尿少,热淋涩痛。

【药征概述】本品"寒凉而味甚甘,能清血分之热而不伤于燥;又不黏腻,故凉血而不虑其积瘀"(《本草正义》)。"专理血病"(《本草求真》)。"为热血妄行,上下诸失血之要药"(《本草求原》)。适用于吐血,衄血,尿血等多种血热出血。因其性沉降,入膀胱经,兼能利尿,故对尿血、血淋最为适宜。又"清火行水有甚妙"(《要药分剂》),能导湿热下行,有消肿、通淋、退黄之效。适用于水肿尿少,热淋涩痛,湿热黄疸等。尤"治因热小便不利,积成水肿,尤有奇效"(《医学衷中参西录》)。

本品入肺、胃经,"清泄肺胃尤有专长"(《本草正义》)。上能清热以宁嗽止咳,适用于肺热喘咳;中能滋阴以生津止渴,适用于热病烦渴,胃热呕吐。

【用法用量】煎服,9~30g,鲜品30~60g。

【典型案例】白茅根治水肿案。一妇人年近四旬,因阴虚发热,渐觉小便不利,积成水肿,服一切通利小便之药皆无效。……俾用鲜茅根半斤,如法煎汤两大碗,以之当茶徐徐温饮之,使药力昼夜相继,连服五日,热退便利,肿遂尽消(《医学衷中参西录》)。

苎麻根
Zhùmágēn

本品首载于《名医别录》,为荨麻科植物苎麻 *Boehmeria nivea*(L.)Gaud.的根和根茎。冬季至次春采挖。本品气微,味淡,有黏性。以色灰棕、无空心者为佳。

【处方用名】苎麻根。

【性味归经】甘,寒。归肝、心、膀胱经。

【功效主治】凉血止血,安胎,清热解毒。用于尿血,胎漏下血,胎动不安;外治痈肿初起。

【药征概述】本品入血分,"性寒能解热凉血"(《本草经疏》)。凡血分有热,络损血溢之诸出血皆可应用。因其入膀胱经,兼能利尿,"有泄热通利之力"(《本草正义》),故对尿血、血淋最为适宜。又能凉血解毒,"专主小儿赤游丹毒,大人痈疽发背,及一切无名肿毒,捣敷即解"(《本草汇言》)。用治热毒痈肿,多以外用为主,"贴热丹毒肿有效"(《名医别录》)。

本品入肝经,能清肝热而安胎元。"治胎捷于益母,世人未之识也"(《本草汇言》)。若"孕妇两三月后,相火日盛,血益热,胎多不安。苎根甘咸入心,能布散其光明,而不为郁热,此安胎良药也"(《医林纂要》)。适用于胎热不安,胎漏下血。

【用法用量】煎服,9~30g;外用适量,捣烂敷患处。

第二节　化瘀止血药

本类药物既能止血,又能行散血中之瘀滞,具有止血而不留瘀的特点,适用于瘀血内阻,血不循经之出血,或出血兼有瘀滞者。

本节主要选介三七、茜草、蒲黄、花蕊石、降香的本草药征。

三七
Sānqī

本品首载于《本草纲目》,为五加科植物三七 *Panax notoginseng*(Burk.)F. H. Chen 的干燥根及根茎。支根习称"筋条",根茎习称"剪口"。秋季花开前采挖。本品气微,味苦回甜。以体重、质坚、表面光滑、断面色灰绿色或黄绿色者为佳。

【处方用名】三七、山漆、田三七、滇三七、三七粉。

【性味归经】甘、微苦,温。归肝、胃经。

【功效主治】散瘀止血,消肿定痛。用于咯血,吐血,衄血,便血,崩漏,外伤出血,胸腹刺痛,跌扑肿痛。

【药征概述】本品味甘微苦,温通入血。既能止血妄行,又能活血散瘀,有止血不留瘀,化瘀不伤正的特点,"最止诸血,外血可遏,内血可禁"(《本草新编》),凡血液不循常道,溢出脉外所致的咯血、吐血、衄血、便血、崩漏、外伤出血等,"无论上、中、下之血,凡有外越者,一味独用亦效,加入补血补气药之中则更神"(《本草新编》)。因其善"能于血分化其血瘀"(《本草求真》),故对瘀血内阻,血不循经之体内外出血最宜,单味内服外用均有良效。

本品善化瘀血,以通为用,能促进血行,"散瘀定痛"(《本草备要》)。为治血滞诸痛之佳品,外伤科之要药。"凡产后、经期、跌打、痛肿,一切瘀血皆破"(《玉楸药解》)。"善治女子癥瘕,月事不通,化瘀血不伤新血,允为理血妙品。外用善治金疮,以其末敷伤口,立能血止疼愈。若跌打损伤,内连脏腑经络作疼痛者,外敷、内服奏效尤捷,疮疡初起肿疼者,敷之可消"(《医学衷中参西录》)。尤以治跌打伤痛、胸腹刺痛为佳。

此外,尚能补虚强壮,可用治虚损劳伤。

【用法用量】煎服,3~9g;研末吞服,一次1~3g。外用适量。

【使用注意】本品以散瘀见长,故"无瘀者勿用"(《本草便读》)。"妊娠不可服"(《本草品汇精要》)。

【典型案例】三七治吐血案。一高姓童子,年十四五岁,吐血甚剧,医治旬日无效,势甚危急。仓猝遣人询方,俾单用三七末一两,分三次服下,当日服完,其血立止(《医学衷中参西录》)。

【备注】

1. 关于三七 本品又名"山漆""金不换",始载于《本草纲目》。曰:"彼人言其叶左三右四,故名三七,盖恐不然。或云本名山漆,谓其能合金疮,如漆粘物也,此说近之。金不换,贵重之称也"。今仍以三七为正名。

2. 关于三七补虚强壮 《本草新编》云:三七"止血而又兼补虚"。《本草纲目拾遗》引《宦游笔记》云:三七"味微甘而苦,颇类人参。人参补气第一,三七补血第一。味同而功亦等,故人并称曰人参三七,为药品中之最珍贵者";书中又有"彼土人患虚弱者,以之蒸鸡服。……可以医劳弱诸虚百损之病"的记载。可见,三七确有补虚之功,且在民间广泛使用并流传。现行《中药学》教材已在三七"此外"项中论及三七有"补虚强壮"的作用。

茜草
Qiàncǎo

本品首载于《神农本草经》。为茜草科植物茜草 *Rubia cordifolia* L. 的干燥根及根茎。春、秋二季采挖。本品气微,味微苦,久嚼刺舌。以条粗、表面红棕色、断面红黄色者为佳。

【处方用名】茜草、茜草炭。

【性味归经】苦,寒。归肝经。

【功效主治】凉血,祛瘀,止血,通经。用于吐血,衄血,崩漏,外伤出血,经闭瘀阻,关节痹痛,跌扑肿痛。

【药征概述】本品味苦能泄,寒能清热,入肝经血分,"一以清血分之热,一以通壅积之瘀,斯血循故道而不横逆"(《本草正义》)。凉血与行瘀并举,止血而无留瘀之患,行血而无妄行之忧,为"行血凉血之要药"(《本草经疏》)。适用于血热出血诸证,对吐血、衄血、崩漏等出血属血热夹瘀者更宜。外用亦有较好的止血作用,可用于外伤出血。

本品寒凉入血,能通经行瘀,"行血甚捷"(《本草汇言》)。"凡诸血热血瘀,并建奇功"(《本草正》)。适用于血热瘀阻之经闭,关节痹痛,以及跌打损伤,瘀肿疼痛等。因其"专于行血活血,治女子经水不通,可为主药"(《本草择要纲目》),故为妇科调经之要药。"俗方治女子经水不通,以一两煎酒服之,一日即通,甚效"(《本草纲目》)。

【用法用量】煎服,6～10g。外用适量。止血炒炭用,活血通经生用或酒炒用。

【使用注意】本品"行血通滞,无瘀者慎用"(《本草分经》)。孕妇慎用。

【备注】关于茜草。本品原名"茜根",始载于《神农本草经》,列为上品。《名医别录》曰:"可以染绛。一名地血,一名茹蘆,一名茅搜,一名蒨"。《本草经集注》曰:"此则今染绛茜草也"。说明本品古时除药用外,尚作染料用,且别名较多。今均以"茜草"为正名。

蒲黄
Púhuáng

本品首载于《神农本草经》。为香蒲科植物水烛香蒲 *Typha angustifolia* L.、东方香蒲 *Typha orientalis* Presl 或同属植物的干燥花粉。夏季采收。本品气微,味淡。以色鲜黄、润滑感强、纯净者为佳。

【处方用名】蒲黄、蒲黄炭。

【性味归经】甘,平。归肝、心包经。

【功效主治】止血,化瘀,通淋。用于吐血,衄血,咯血,崩漏,外伤出血,经闭痛经,胸腹刺痛,跌扑肿痛,血淋涩痛。

【药征概述】本品甘缓不峻,性平无寒热之偏,能"止血,消瘀血"(《神农本草经》)。止血与行血并行,涩血与散瘀兼备,有止血不留瘀的特点,诚为止血行瘀之良药。凡"血之滞者可行,血之行者可止"(《本草汇言》)。"上治吐衄咯血,下治肠红崩漏"(《药品化义》),外治创伤出血,总以"治诸血症最效"(《本草新编》)。大凡出血,无论属寒属热,有无瘀滞皆可,但以属实夹瘀者尤宜。

本品善"行血消瘀,通经脉"(《本草从新》)。"凡一切血分瘀血之病皆可用之"(《本草便读》)。适用于经闭痛经,胸腹刺痛,跌打伤痛等血滞瘀痛。

本品生用"有渗湿之能"(《本草约言》)。"兼入州都,故又能利小便"(《本草害利》)。凡"小便不通,前人所必用也"(《本草汇言》)。尤善治血淋涩痛。

此外,能化脂降浊,可用于高脂血症。

【用法用量】5~10g,包煎。外用适量,敷患处。止血多炒用,化瘀、利尿多生用。

【使用注意】孕妇慎用。

花蕊石
Huāruǐshí

本品首载于《嘉祐本草》。为变质岩类岩石蛇纹大理岩。本品气微,味淡。以块整齐、夹有黄绿色斑纹者为佳。

【处方用名】花蕊石、花乳石、煅花蕊石。

【性味归经】酸、涩,平。归肝经。

【功效主治】化瘀止血。用于咯血,吐血,外伤出血,跌扑伤痛。

【药征概述】本品味酸涩,归肝经,入血分。"最能化瘀"(《本草新编》),"性能敛血,而又能使血化为水。一如兵家攻寇之法,欲劫之而先聚之之意"(《本草便读》)。"功专于止血"(《本草纲目》)。且止中有行,散中有收,止血而不留瘀,散血而不妄行,故"治诸血证神效"(《本草蒙筌》)。适用于咯血,吐血,外伤出血等体内外诸出血,尤宜于出血兼有瘀滞者。尚可用于跌打损伤,瘀肿疼痛等。

【用法用量】4.5~9g,多研末服。外用适量。

【备注】关于花蕊石。本品原名"花乳石"或名"花蕊石",始载于《嘉祐本草》,列为中品。《本草别说》曰:"《图经》玉石中品有花蕊石一种,主治与此同,是一物"。《本草衍义》释名曰:花乳石"于黄石中间有淡白点,以此得花之名"。又曰:"《图经》第二卷中,易其名为花蕊石,是却取其色黄也。更无花乳名,虑岁久为世所惑,故书之"。由此可见,花乳石与花蕊石为一药二名,仅称谓略别,今多以花蕊石为正名。

降香
Jiàngxiāng

本品首载于《海药本草》。为豆科植物降香檀 *Dalbergia odorifera* T. Chen 树干和根的干燥心材。全年均可采收。本品气微香，味微苦。以色紫红、质坚实、富油性、气香浓者为佳。

【处方用名】降香、降真香。

【性味归经】辛，温。归肝、脾经。

【功效主治】化瘀止血，理气止痛。用于吐血，衄血，外伤出血，肝郁胁痛，胸痹刺痛，跌扑损伤，呕吐腹痛。

【药征概述】本品辛散温通，色赤入血，"行瘀滞之血如神，止金疮之血甚验"(《本草征要》)。适用于瘀血阻络，血液不循常道，溢出脉外所致的体内外诸出血。如"上部伤，瘀血停积胸膈骨，按之痛，或并胁肋痛，此吐血候也，急以此药刮末，入药煎服之良。治内伤或怒气伤肝吐血，用此以代郁金神效"(《本草经疏》)。

本品入气分能行滞，入血分能散瘀，行气活血，相得益彰，"堪除瘀滞之稽留"(《本草便读》)。适用于血瘀气滞之胸胁心腹疼痛及跌打伤痛等。

此外，本品辛温气香，能化浊辟秽，可用于夏月感寒触秽之吐泻腹痛，头晕胸闷等。

【用法用量】煎服，9~15g，后下。外用适量，研细末敷患处。

第三节　收敛止血药

本类药物大多味涩，或为炭类、或质黏，药性平和，功专收敛固涩，宁络止血，主要用以治疗各种出血而无邪实者。因其性涩收敛，有留瘀恋邪之弊，故常需配伍化瘀止血药或活血祛瘀药同用。对于出血有瘀或出血初期邪实者，当慎用之。

本节主要选介白及、仙鹤草、紫珠叶、棕榈、血余炭、藕节的本草药征。

白及
Báijí

本品首载于《神农本草经》。为兰科植物白及 *Bletilla striata*（Thunb.）Reichb. f. 的干燥块茎。夏、秋二季采挖。本品气微，味苦，嚼之有黏性。以个大、饱满、色白、半透明、质坚实者为佳。

【处方用名】白及、白及粉。

【性味归经】苦、甘、涩,微寒。归肺、肝、胃经。

【功效主治】收敛止血,消肿生肌。用于咯血,吐血,外伤出血,疮疡肿毒,皮肤皲裂。

【药征概述】本品质极黏腻,性极收涩,"功能止血者,是因性涩之谓也"(《本草求真》),为收敛止血之要药。适用于体内外诸出血,内服外用皆宜。因其主入肺、胃经,故咯血、吐血等肺胃出血之证尤为多用。

本品"黏腻之质,脂液富有,既可敷痈疡之未成而消热退肿;亦有掺既溃而去腐生肌,兼治金疮、汤火灼伤"(《本草正义》)。故为外疡消肿生肌之要药。对于疮疡肿毒初起未溃者,可使之消肿;疮疡已溃久不收口,或水火烫伤,或皮肤皲裂者,可使之生肌敛疮。

【用法用量】煎服,6~15g;研末吞服,3~6g。外用适量。

【使用注意】不宜与川乌、制川乌、草乌、制草乌、附子同用。

【典型案例】白及治疗咯血案。按洪迈《夷坚志》云:合州狱吏悯一大囚。囚感之,因言:吾七次犯死罪,遭讯拷,肺皆损伤,至于吐血。人传一方:只用白及为末,米饮日服,其效如神。后其囚凌迟,刽者剖其胸,见肺间窍穴数十处,皆白及填补,色犹不变也。洪贯之闻其说,赴任洋州,一卒忽苦咯血,甚危,用此救之,一日即止也(《本草纲目》)。

仙鹤草
Xiānhècǎo

本品首载于《神农本草经》。为蔷薇科植物龙芽草 *Agrimonia pilosa* Ledeb. 的干燥地上部分。夏、秋二季茎叶茂盛时采割。本品气微,味微苦。以梗紫红色、枝嫩、叶多者为佳。

【处方用名】仙鹤草、龙芽草、脱力草。

【性味归经】苦、涩,平。归心、肝经。

【功效主治】收敛止血,截疟,止痢,解毒,补虚。用于咯血,吐血,崩漏下血,疟疾,血痢,痈肿疮毒,阴痒带下,脱力劳伤。

【药征概述】本品味涩收敛,入血分,长于收敛止血,广泛用于全身各部之出血。因其药性平和,大凡出血之证,无论寒热虚实,皆可配伍应用。兼能截疟、止痢、解毒、补虚,可用治疟疾寒热、久泻久痢、痈肿疮毒、阴痒带下、脱力劳伤等。

【用法用量】煎服,6~12g。外用适量。

【用药甄别】仙鹤草与鹤草芽。二者同出一物。仙鹤草药用其全草,本草记载其功效甚多,然现代主要用于止血。鹤草芽药用其冬芽,功专杀虫,主治绦虫病。

【备注】关于仙鹤草。《神农本草经》始载"牙子""一名狼牙",列为下品。《名医别录》谓:"一名狼齿,一名狼子,一名犬牙",皆因其形似狼兽之齿牙而得名。因药用其全草,故分别有"龙牙草"(《本草图经》)、"狼牙草"(《外台秘要》)等不同称谓。据考证[1],古之"狼牙草"就是后来的"仙鹤草"。"仙鹤草"之名出现较晚,首见于清代《伪药条辨》。此名一出,其他名称逐渐被边缘化。现均以"仙鹤草"为正名。

紫珠叶
Zǐzhūyè

本品首载于《本草拾遗》。本品为马鞭草科植物杜虹花 *Callicarpa formosana* Rolfe 的干燥叶。夏、秋二季枝叶茂盛时采摘。本品气微,味微苦涩。以叶片完整、质嫩者为佳。

【处方用名】紫珠叶、紫珠。

【性味归经】苦、涩,凉。归肝、肺、胃经。

【功效主治】凉血收敛止血,散瘀解毒消肿。用于衄血,咯血,吐血,便血,崩漏,外伤出血,热毒疮疡,水火烫伤。

【药征概述】本品苦涩性凉,入血分,既能"收敛止血"(《广西本草选编》),又能"清热凉血止血"(《浙江药用植物志》),广泛用于体内外诸出血。因其主入肺、胃经,故尤多用于咯血、呕血等肺胃出血。苦泄能散瘀消肿,性凉能清热解毒,可用于热毒疮疡及水火烫伤。

【用法用量】煎服,3~15g;研末吞服 1.5~3g;外用适量,研末敷患处。

棕榈
Zōnglǘ

本品首载于《本草拾遗》。为棕榈科植物棕榈 *Trachycarpus fortunei* (Hook. f.) H. Wendl. 的干燥叶柄。本品气微,味淡。以色红棕、质厚者为佳。

【处方用名】棕榈、棕榈炭。

【性味归经】苦、涩,平。归肺、肝、大肠经。

【功效主治】收涩止血。用于吐血,衄血,尿血,便血,崩漏。

【药征概述】本品药性平和,味苦而涩,"炒黑能入血分,止一切血。凡鼻衄吐血,肠风崩带,内无热邪者,皆可用之"(《本草便读》),为收敛止血之要药。因其"止上下失血,止下血尤良"(《本草求真》),尤多用于崩漏。因其收敛性强,"若失血过多,瘀滞已尽者,用之切当"(《本草纲目》)。故以治出血而无瘀滞者为宜。

此外,尚能收敛止泻止带,可用于久泻久痢,妇人带下。

***

[1] 叶橘泉.古方狼牙失而复得.黑龙江中医药,1983,(3):51

【用法用量】煎服,3~9g,一般炮制后用。

【使用注意】出血兼有瘀滞,湿热下痢初起者慎用。

【备注】关于棕榈。本品始载于《本草拾遗》。曰:"(棕榈)皮平,无毒。止鼻洪吐血,破癥,治崩中带下,肠风赤白痢,入药烧灰用,不可绝过"。《本草衍义》曰:"皮烧为黑灰,治妇人血露及吐血,仍佐之他药"。从《本草纲目》所收载的附方6首来看,其中5首皆用"棕榈皮"或"棕皮"之名。说明本品以皮(即叶鞘纤维)入药为多。1977年版和1985年版《中国药典》以"棕板"为正名,自1990年版始均以"棕榈"为正名,药用部位均为"叶柄"(即棕板)。可见,本品古今药用部位有别,但制炭入药则是一致的。

血余炭
Xuèyútàn

本品首载于《神农本草经》。为人发制成的炭化物。本品用火烧之有焦发气,味苦。以体轻、色黑、光亮者为佳。

【处方用名】血余炭。

【性味归经】苦,平。归肝、胃经。

【功效主治】收敛止血,化瘀,利尿。用于吐血,咯血,衄血,血淋,尿血,便血,崩漏,外伤出血,小便不利。

【药征概述】本品苦泄能散瘀,炭能涩血,"治诸血证,能止能行"(《医林纂要》),有止血而无留瘀之弊,且药性平和,凡体内外诸出血证皆宜,无论寒热虚实皆宜,内服外用皆效。如"鼻衄以血余烧炭,吹之立止,即齿血便血与诸窍出血,烧灰送服,亦无不止"(《本草思辨录》)。"至于单用之以治吐血、衄血,更屡次获效矣"(《医学衷中参西录》)。

本品苦降下行,能"利小便水道"(《神农本草经》),用治小便不利或点滴不通。

【用法用量】煎服,5~10g。"血余者,发也,不煅则其质不化,故必煅为炭然后入药"(《医学衷中参西录》)。

【使用注意】本品"经熬煅成末后,气味不佳,胃弱者勿服"(《本草经疏》)。

藕节
ǒujié

本品首载于《药性论》。为睡莲科植物莲 *Nelumbo nucifera* Gaertn. 的干燥根茎节部。秋、冬二季采挖。本品气微,味微甘、涩。以表面色灰黄、断面类白色者为佳。

【处方用名】藕节、藕节炭。

【性味归经】甘、涩,平。归肝、肺、胃经。

【功效主治】收敛止血,化瘀。用于吐血,咯血,衄血,尿血,崩漏。

【药征概述】本品味涩收敛,既能收敛止血,又兼能化瘀,用止行互通之妙,为"消瘀血,止血妄行之药也"(《本草汇言》)。能"止咳血、唾血、血淋、溺血、下血、血痢、血崩"(《本草纲目》)等多种出血之证。本品性平,主入肺胃经,故对吐血、咯血等上部出血病证尤宜。因其性平,止血力弱,临床多作辅药用。

【用法用量】煎服,9~15g。

第四节　温经止血药

本类药物性属温热,能温内脏,益脾阳,固冲脉而统摄血液,具有温经止血之效。适用于脾不统血,冲脉失固之虚寒性出血。

本节主要选介艾叶、炮姜的本草药征。

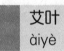

艾叶
àiyè

本品首载于《名医别录》。为菊科植物艾 *Artemisia argyi* Lévl. et Vant. 的干燥叶。夏季花未开时采摘。本品气清香,味苦。以叶厚、色青、背面灰白色、绒毛多、质柔软、香气浓郁者为佳。

【处方用名】艾叶、蕲艾、醋艾炭。

【性味归经】辛、苦,温;有小毒。归肝、脾、肾经。

【功效主治】温经止血,散寒止痛;外用祛湿止痒。用于吐血,衄血,崩漏,月经过多,胎漏下血,少腹冷痛,经寒不调,宫冷不孕;外治皮肤瘙痒。

【药征概述】本品辛温气香,主入三阴经而直走下焦。"调女人诸病,颇有深功"(《本草纲目》)。"凡妇人血气寒滞者,最宜用之"(《本草正》)。能暖气血而温经脉,为温经止血之要药。适用于虚寒性出血,对下元虚冷,冲任不固所致的崩漏下血,月经过多等尤为适宜。能散寒凝而止痛,"老弱虚人,下元畏冷者,以熟艾兜其脐腹,妙不可言"(《本草汇》)。适用于下元虚冷,少腹冷痛。能暖胞宫而助孕。"令月事寒衍者渐推""使子宫虚寒者受孕"(《药镜》)。适用于经寒不调,宫冷不孕等。

本品外用,能祛湿杀虫止痒,可治"湿热生虫之恙"(《本草正义》),适用于湿疹、阴疮、疥癣等瘙痒性皮肤病。若将其捣绒,制成艾条、艾炷等,用以熏灸体表穴位。"灸之则透诸经,而治百种病邪,起沉疴之人为康泰,其功亦大矣"(《本草纲目》)。

【用法用量】煎服,3~10g;外用适量,供灸治或熏洗用。温经止血宜炒炭用,余生用。

【使用注意】本品"辛热有毒,仅可施于暂时耳"(《本草汇》)。"气虚血热者禁用"(《本草求真》)。

【备注】关于艾叶的毒性。艾叶最早记载于《名医别录》,列为中品,曰"味苦,微温,无毒",历代本草多从之。但也有一些不同的看法。如《本草图经》载:"(艾叶)亦有毒,其毒发则热气上冲,狂躁不能禁,至攻眼有疮出血者,诚不可妄服也"。《本草纲目》对此进行了驳斥,指出苏颂之说"误矣。盖不知血随气而行,气行则血散,热因久服致火上冲之故也。……(若)妄意求嗣,服艾不辍,助以辛热,药性久偏,致使火燥,是谁之咎欤,于艾何尤?"认为艾本无毒,乃医家用药之过也。有学者[1]通过对中国知网、万方、维普等数据库1970—2015年以"艾叶""蕲艾""中毒""毒性"等为关键词的文献检索,并通过人工检索古今的本草书籍和中药专著及1953年版至2015年版《中国药典》中的有关记载,对艾叶毒性进行总结分析。结果:共检索到艾叶中毒的临床文献2篇,艾叶毒性研究文献16篇。由此可见,古今对艾叶的毒性认识有所出入,值得关注和重视。

炮姜
Páojiāng

本品首载于《珍珠囊》。为干姜的炮制加工品。本品气香、特异,味微辛、辣。以表面鼓起、棕褐色、内部色棕黄、质疏松者为佳。

【处方用名】炮姜、黑姜。

【性味归经】辛、热。归脾、胃、肾经。

【功效主治】温经止血,温中止痛。用于阳虚失血,吐衄崩漏,脾胃虚寒,腹痛吐泻。

【药征概述】本品性热,能温经止血,"最为止血之要药"(《本草正》)。凡"吐衄下血有阴无阳者宜之"(《得配本草》)。因其善走中焦,故对脾阳不足,脾不统血之吐血、衄血、便血、崩漏等出血最宜。又能暖中焦,振脾阳,散寒凝,凡中焦受寒,或脾胃虚寒所致的脘腹冷痛,呕吐泻痢等皆可运用。

【用法用量】煎服,3~9g。

【用药甄别】生姜、干姜与炮姜。三者同出一物,均能温中散寒,用于脾胃寒证。然生姜偏于走表,风寒表证多用;又能温肺止咳,用于肺寒咳嗽;尤善止呕,素有"呕家圣药"之称,可用于多种呕吐,以治胃寒呕吐最宜。干姜偏于走里,为温中散寒之至药;又能回阳通脉,温肺化饮,用于亡阳证及寒饮喘咳。炮姜善走血分,长于温经而止血,为虚寒出血之常用药。

---

[1]　梅全喜,高玉桥,董鹏鹏.艾叶的毒性探讨及其研究进展.中国药房,2016,27(6):2289

凡能通利血脉，促进血行，消散瘀血，以治疗瘀血证为主的药物，称为活血化瘀药，又称活血祛瘀药，简称活血药或化瘀药。其中活血作用较峻烈者，又称破血药或逐瘀药。

本类药物味多辛、苦，性多偏温。以行散血分之瘀滞，适用于血行不畅，瘀积凝滞，或离经之血停积体内，以疼痛、肿块、出血、瘀血色脉证为主要表现的证候。通过活血化瘀这一基本功效，又可收止痛、调经、疗伤、消癥等不同效果。故本章药物又分为活血止痛药、活血调经药、活血疗伤药和破血消癥药四节。

所谓活血，是指药物通利血脉，促进血行，消散瘀血，以治疗瘀血证的作用，又称祛瘀、化瘀、行血、活血祛瘀、化瘀行血、行血祛瘀。其中，活血作用峻猛者，称破血、逐瘀、破血逐瘀。以治疗瘀血痛证为主者，称活血止痛；以治疗月经不调、痛经、经闭及产后瘀滞腹痛等妇科疾病为主者，称活血调经；以治疗跌打损伤，骨折筋伤，金疮出血等伤科疾患为主者，称活血疗伤；以治疗癥瘕积聚等瘀血重证为主者，称破血消癥。

基于气与血的密切关系，气滞可致血瘀，血瘀每兼气滞。故在使用活血化瘀药时，常需配伍行气药同用，可使气行则血行，从而提高或增强活血祛瘀之效。

本类药物易耗血动血，故月经过多者不宜用，孕妇当慎用或忌用。其中破血逐瘀之品易伤人体正气，体虚者应慎用。

第一节　活血止痛药

本类药物以止痛见长，多兼能行气，主要用于血瘀或气血瘀滞所致的头痛，胸胁痛、心腹痛、痛经、产后腹痛，痹痛、跌打伤痛及疮痈肿痛等。也常用于其他瘀血病证。

本节主要选介川芎、延胡索、郁金、姜黄、乳香、没药、五灵脂的本草药征。

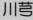

川芎
Chuānxiōng

本品首载于《神农本草经》。为伞形科植物川芎 *Ligusticum chuanxiong*

Hort. 的干燥根茎。夏季采挖。本品气浓香,味苦、辛,稍有麻舌感,微回甜。以个大饱满、质坚实、断面色黄白、油性大、香气浓者为佳。

【处方用名】川芎、抚芎、西川芎、酒川芎、炒川芎。

【性味归经】辛,温。归肝、胆、心包经。

【功效主治】活血行气,祛风止痛。用于胸痹心痛,胸胁刺痛,跌扑肿痛,月经不调,经闭痛经,癥瘕腹痛,头痛,风湿痹痛。

【药征概述】本品辛散温通,"走窜而无凝滞,能助血流行"(《本草汇》)。既能活血祛瘀以通脉,又能行气开郁以止痛。不但"治血有功,而治气亦神验"(《本草汇言》),故为"血中气药"(《本草纲目》)。大凡血瘀气滞诸证皆宜。因其"下行血海"(《本草蒙筌》),善"行血海以疏经滞"(《药镜》),故为"女人胎产,调经必用之药"(《本草发明》)。

本品辛温升散,能"上达头目,直透顶巅""旁行肢节,贯通脉络"(《本草正义》),有祛风止痛之功,为治头痛、痹痛的常用药物。尤"治头痛有神"(《本草新编》)。为"平息头痛之妙剂,驱除面风之良药"(《本草易读》)。大凡头痛,无论风寒、风湿、风热、血虚、血瘀头痛皆可配伍运用,历来视为治头痛之要药。"惟风寒之头痛,极宜用之"(《本草正》)。

【用法用量】煎服,3~10g。

【使用注意】本品"辛香走散,能走泄真气,单服、久服,令人暴亡"(《本草备要》)。"凡是阴虚火动诸病,川芎走窜升散,直是鸩毒,一毫不可误与"(《本草正义》)。

【备注】关于川芎。本品原名"芎藭",首载于《神农本草经》,列为上品。《唐本草》注云:"今出秦州,其人间种者,形块大,重实,多脂润。山中采者瘦细"。认为芎藭出产于秦地,且有野生与人工种植两种。《本草图经》曰:"今关陕、蜀川、江东山中多有之,而以蜀川者为胜"。《本草衍义》曰:"芎藭,今出川中,大块,其里色白,不油色,嚼之微辛、甘者佳。他种不入药,止可为末,煎汤沐浴。此药今人所用最多,头面风不可阙也,然须以他药佐之"。《本草纲目》云:"其出关中者,呼为京芎,亦曰西芎;出蜀中者,为川芎;出天台者,为台芎;出江南者,为抚芎,皆因地而名也"。说明"芎藭"药源广泛,因产地不同而命名各异。其中,以川产者质优,故名"川芎",现多从之。

延胡索
Yánhúsuǒ

本品首载于《本草拾遗》。为罂粟科植物延胡索 *Corydalis yanhusuo* W. T. Wang 的干燥块茎。夏初茎叶枯萎时采挖。本品气微,味苦。以个大、饱满、质坚、断面色黄发亮者为佳。

【处方用名】延胡索、延胡、醋延胡索、玄胡索、玄胡、元胡。

【性味归经】辛、苦，温。归心、肝、脾经。

【功效主治】活血，行气，止痛。用于胸胁、脘腹疼痛，胸痹心痛，经闭痛经，产后瘀阻，跌扑肿痛。

【药征概述】本品辛散温通，"能行血活血，而又理血中气滞"（《本草便读》），"气血兼理"（《本草汇》）。"不论是血是气，积而不散者，服此力能通达"（《本草求真》）。"故能治内外上下气血不宣之病"（《本草正义》）。尤以止痛擅长，故"专治一身上下诸痛，用之中的，妙不可言"（《本草纲目》）。为治血瘀气滞诸痛之要药，对肝胃胸腹等内脏诸痛最为适宜。

【用法用量】煎服，3~10g。研粉吞服，每次1.5~3g。

【使用注意】本品为"行血之品，胎前忌用"（《药品化义》）。"若产后血虚，或经血枯少不利，气虚作痛者，皆大非所宜"（《本草正》）。

【典型案例】延胡索止痛案。荆穆王妃胡氏，因食荞麦面着怒，遂病胃脘当心痛，不可忍。医用吐下行气化滞诸药，皆入口即吐，不能奏功。大便三日不通。因思《雷公炮炙论》云：心痛欲死，速觅延胡。乃以玄胡索末三钱，温酒调下即纳入，少顷大便行而痛遂止（《本草纲目》）。

【用药甄别】延胡索与川芎。二者均能活血行气，为"血中气药"，可用于血瘀气滞诸证。然延胡索以止痛擅长，为治血瘀气滞诸痛之要药。川芎下行血海，善能调经，妇科多用；上行头目，祛风止痛，可用于头痛、痹痛，尤为治头痛之要药。

郁金
Yùjīn

本品首载于《药性论》。为姜科植物温郁金 *Curcuma wenyujin* Y. H. Chen et C. Ling、姜黄 *Curcuma longa* L.、广西莪术 *Curcuma kwangsiensis* S. G. Lee et C. F. Liang 或蓬莪术 *Curcuma phaeocaulis* Val. 的干燥块根。冬季茎叶枯萎后采挖。本品气微香，味微苦。以质坚实、外皮皱纹细、断面色黄者为佳。

【处方用名】郁金、广郁金、川郁金、温郁金。

【性味归经】辛、苦，寒。归肝、心、肺经。

【功效主治】活血止痛，行气解郁，清心凉血，利胆退黄。用于胸胁刺痛，胸痹心痛，经闭痛经，乳房胀痛，热病神昏，癫痫发狂，血热吐衄，黄疸尿赤。

【药征概述】本品味辛行散，主入肝经。能活血祛瘀以止痛，疏肝行气以解郁，"为调气行瘀血之要药"（《本草汇笺》）。凡气血"郁遏不行者最验"（《本草汇言》）。适用于血瘀气滞之胸、腹、胁肋诸痛。

本品苦寒入心，"最凉心热"（《本草易读》）。能"解心包络之热"（《本草思辨录》），"豁痰涎于心窍"（《本草便读》）。适用于痰浊蒙蔽心窍、热陷心包之神昏，及痰火蒙心之癫痫发狂。又能清利肝胆湿热而退黄排石。适用于湿热黄疸，及湿热煎熬成石，胆胀胁痛等。

"此药能降气，气降即是火降，而其性又入血分，故能降下火气，则血不妄行"（《本草经疏》）。若"血热则瘀遏不归经，此能凉血而散之"（《本草发明》）。适用于肝郁化火，气火上逆之吐血衄血，妇女倒经等。

【用法用量】煎服，3～10g。

【使用注意】不宜与丁香、母丁香同用。"至于怀孕，最忌攻破，此药更不可以沾唇"（《本草经读》），故孕妇当忌用。

【用药甄别】郁金与香附。二者均有疏肝解郁之功，用于肝郁气滞证。然郁金性寒入血分，能活血凉血，凡血瘀、血热皆宜。入肝胆能利胆退黄，可治湿热黄疸；入心经以清心开窍，可治热病神昏、癫痫发狂。香附主入气分，性平而无寒热之偏。又能调经止痛，为妇科调经之要药。兼理气宽中，可治脾胃气滞之脘腹痞满。

姜黄
Jiānghuáng

本品首载于《新修本草》。为姜科植物姜黄 *Curcuma longa* L. 的干燥根茎。冬季茎叶枯萎时采挖。本品气香特异，味苦、辛。以质坚实、断面金黄、香气浓厚者为佳。

【处方用名】姜黄。

【性味归经】辛、苦，温。归脾、肝经。

【功效主治】破血行气，通经止痛。用于胸胁刺痛，胸痹心痛，痛经经闭，癥瘕，风湿肩臂疼痛，跌扑肿痛。

【药征概述】本品味辛能行，既入气分，又入血分。"论主治功力，又烈过郁金，破血立通，下气最速"（《本草蒙筌》）。"凡一切结气积气，癥瘕瘀血，血闭痈疽，并皆有效，以其气血兼理耳"（《本草求真》）。广泛用于各种血瘀气滞之证。

本品辛散温通，外散风寒，内行气血，长于"逐风痹寒湿等疾"（《本草便读》），适用于风寒湿痹。因其横行肢臂，善"治手臂风痹疼痛"（《得配本草》），故为治风湿肩臂疼痛之良药。

【用法用量】煎服，3～10g。外用适量。

【使用注意】本品破血，"凡病涉血虚者，切勿误用，误用则愈伤血分，慎之"（《本草汇》）。

【用药甄别】姜黄与郁金。二者既入气分，又入血分，有活血祛瘀，行气止痛之功,可用于血瘀气滞诸痛。然姜黄性温,长于破血,以治寒凝血瘀气滞诸痛为宜。外散风寒湿邪,为治风湿肩臂疼痛之良药。郁金性寒,以治血瘀气滞诸痛挟热者为佳。又能凉血、清心、利胆退黄,适用于热病神昏、痰热癫痫、血热出血,及湿热黄疸、胆胀胁痛等。

【备注】关于姜黄与片姜黄。姜黄始载于《新修本草》,列为中品。《本草纲目》曰:"近时以扁如干姜形者,为片子姜黄"。《本草求真》曰:姜黄"切之分为两片者,为片子姜黄"。据考证[1,2],片姜黄即古之片子姜黄,在古代其与姜黄系指同一药物。现时片姜黄则来自于浙江产温郁金 *Curcuma wenyujin* Y. H. Chen et C. Ling 大形老根的纵切片。由此可见,古今片姜黄来源有别。历版《中国药典》分别以姜黄与片姜黄作为正名以别之,不再使用"片子姜黄"之名。二者药征基本相似,可以替代使用。

乳香
Rǔxiāng

本品首载于《名医别录》。为橄榄科植物乳香树 *Boswellia carterii* Birdw. 及同属植物 *Boswellia bhaw-dajiana* Birdw. 树皮渗出的树脂。分为索马里乳香和埃塞俄比亚乳香。本品具特异香气,味微苦。以淡黄色、颗粒状、半透明、气芳香者为佳。

【处方用名】乳香、醋乳香。

【性味归经】辛、苦,温。归心、肝、脾经。

【功效主治】活血止痛,消肿生肌。用于胸痹心痛,胃脘疼痛,痛经经闭,产后瘀阻,癥瘕腹痛,风湿痹痛,筋骨拘挛,跌打损伤,痈肿疮疡。

【药征概述】本品辛温香窜,既能活血散瘀,又能行散滞气,"为宣通脏腑,流通经络之要药"(《医学衷中参西录》)。尤以"止痛为最"(《药鉴》),能"定诸经卒痛并心腹急痛"(《本草蒙筌》)。凡"跌扑斗打,折伤筋骨;又产后血气攻刺,心腹疼痛,恒用此"(《本草汇言》)。适用于胃脘疼痛,胸痹心痛,痛经经闭、产后瘀阻、癥瘕腹痛,以及跌打损伤,瘀肿疼痛等属血瘀气滞者。又能"行结肿,消疮毒之用"(《本草约言》),用于痈肿疮疡。

本品"活血舒筋,祛风止痛,为治痹活络专药"(《药性切用》)。"凡病筋不伸者,敷药宜加乳香,极能伸筋"(《本草汇言》)。故"善治风寒湿痹,周身

[1] 蔡永敏,郭文静,郝鹏飞,等.片姜黄和片子姜黄名称及来源考辨.中国中药杂志,2015,40(3):560

[2] 谢宗万.论郁金、姜黄、片姜黄及莪术古今药用品种和入药部份的异同与变迁.中医药研究,1988,(5):24

麻木,四肢不遂"(《医学衷中参西录》)。"外用为粉以敷疮疡,能解毒消肿,生肌止疼"(《医学衷中参西录》)。用于疮疡初起之红肿热痛,以及疮疡久溃不敛。

【用法用量】煎汤或入丸、散,3~5g;外用适量,研末调敷。

【使用注意】本品气味辛烈,对胃有较强的刺激性,易致恶心呕吐,故内服不宜大量多服,多制后入丸散剂用,胃弱者慎用;因"多服胎亦有损"(《本草约言》),故孕妇忌用。

没药
Mòyào

本品首载于《药性论》。为橄榄科植物地丁树 *Commiphora myrrha* Engl. 或哈地丁树 *Commiphora molmol* Engl. 的干燥树脂。分为天然没药和胶质没药。本品有特异香气,味苦而微辛。以块大、棕红色、香气浓、杂质少者为佳。

【处方用名】没药、醋没药。

【性味归经】辛、苦,平。归心、肝、脾经。

【功效主治】散瘀定痛,消肿生肌。用于胸痹心痛,胃脘疼痛,痛经经闭,产后瘀阻,癥瘕腹痛,风湿痹痛,跌打损伤,痈肿疮疡。

【药征概述】本品药征与乳香相似。均能活血行气止痛,消肿生肌。"诸凡脏腑中,有气血凝滞,二药皆能流通之"(《医学衷中参西录》)。"外科金疮用之,极易生肌长肉"(《脏腑药式补正》)。故"二药每每相兼而用"(《本草纲目》),为临床常用的药对。然乳香偏于行气,没药偏于活血。

【用法用量】同乳香。

【使用注意】因二者味苦气浊,易致恶心呕吐,故胃弱者慎用。若乳香与没药同用,二者用量皆须相应减少。

五灵脂
Wǔlíngzhī

本品首载于《开宝本草》。为鼯鼠科动物复齿鼯鼠 *Trogopterus xanthipes* Milne-Edwards 的干燥粪便。本品气腥臭。以黑褐色、块状、有光泽、显油润者为佳。

【处方用名】五灵脂、醋五灵脂。

【性味归经】苦、咸、甘,温。归肝经。

【功效主治】活血止痛,化瘀止血。用于胸痹心痛。脘腹胁痛,经闭痛经,产后瘀阻腹痛,跌打伤痛,妇女崩漏,月经过多,少腹刺痛。

【药征概述】本品苦泄温通,"入肝,散血最速"(《本经逢原》),且"行血而不推荡"(《药品化义》)。尤擅"定血家之疼痛"(《药鉴》)。若"痛证因于血滞者,下咽如神"(《本草征要》),为治疗血滞诸痛之要药。"凡经产跌打诸瘀,心腹胁肋诸痛皆疗"(《玉楸药解》)。诸如"男女老幼,一切心腹、胁肋、少腹痛、疝气并胎前产后,血气作痛,及血崩经溢,百药不效者,俱能奏功,屡用屡验"(《本草纲目》)。

本品既能止血,又能散瘀,且止血无留瘀之弊。长于"理诸失血症,令血自归经而不妄行,能治崩中胎漏,及肠红血痢,奏绩独胜"(《药品化义》)。适用于瘀血内阻、血不归经之诸出血,尤多用于妇女崩漏,月经过多,色紫多块,少腹刺痛者。

【用法用量】煎服,3~10g。包煎。或入丸、散服。

【使用注意】本品腥臭浊恶,"极易伤胃,虚人禁用"(《本草便读》)。"病属血虚无瘀滞者,皆当所忌"(《本草经疏》)。孕妇慎用。不宜与人参同用。

【用药甄别】五灵脂与蒲黄。二者均能化瘀止血,活血止痛,适用于瘀血出血,及血滞诸痛,常相须为用。然五灵脂偏于活血止痛,为治瘀滞作痛之要药。蒲黄偏于化瘀止血,兼能收敛止血,大凡出血,无论属寒属热,有无瘀滞皆宜;又能利尿通淋,善治血淋涩痛。

【备注】关于五灵脂。本品首载于宋代《开宝本草》。曰:"此是寒号虫粪也"。《本草图经》曰"寒号虫粪,色黑如铁"。《本草纲目》以"寒号虫"为正名。认为此"乃侯时之乌也,五台诸山甚多,其状如小鸡,四足有肉翅,夏月毛采五色,自鸣若曰:凤凰不如我。至冬毛落如鸟雏,忍寒而号曰:得过且过。其屎恒集一处,气甚腥恶,粒大如豆,采之有如糊者,有粘块如糖者。人亦以沙石杂而货之。凡用糖心润泽者为真"。并释名曰:"其屎名五灵脂者,谓状如凝脂而受五行之灵气也"。李时珍对本品的名称、产地、形态特征、质地等都进行了详细的论述。1963年版~1990年版《中国药典》均收载本品,1995年版《中国药典》取消了本品的药品标准,以后历版《中国药典》皆从之。

第二节　活血调经药

本类药物以调经见长,有行血而不峻猛,通经而不伤正的特点。主要用于血行不畅所致的月经不调、痛经、经闭及产后瘀滞腹痛。也常用于其他瘀血病证。

女子以肝为先天。经产诸疾多与肝之疏泄失常有关,故在使用本类药物时,常配疏肝理气之品。

本节主要选介丹参、红花、桃仁、益母草、泽兰、牛膝、鸡血藤、王不留行的本草药征。

丹参
Dānshēn

本品首载于《神农本草经》。为唇形科植物丹参 *Salvia miltiorrhiza* Bge. 的干燥根和根茎。春、秋二季采挖。本品气微，味微苦涩。以条粗大、色紫红者为佳。

【处方用名】丹参、酒丹参。

【性味归经】苦，微寒。归心、肝经。

【功效主治】活血祛瘀，通经止痛，清心除烦，凉血消痈。用于胸痹心痛，脘腹胁痛，癥瘕积聚，热痹疼痛，心烦不眠，月经不调，痛经经闭，疮疡肿痛。

【药征概述】本品"专入血分，其功在于活血行血，内之达脏腑而化瘀滞，故积聚消而癥瘕破；外之利关节而通脉络，则腰膝健而痹着行"（《本草正义》）。其药性平和，祛瘀而不伤正，"为调理血分之首药"（《本草便读》），"凡血病凝结者无不治之"（《神农本草经百种录》）。广泛用于瘀血阻滞之证。因善"调妇人经脉不匀"（《日华子本草》）。故"妇人诸病，不论胎前产后，皆可常用。而时医每用每效，此良方也"（《本草汇言》）。"为调经产后要药"（《重庆堂随笔》）。适用于月经不调、痛经、经闭及产后瘀阻腹痛等妇产科瘀血病证。因其性偏寒凉，以治血热瘀滞者最宜。

本品苦微寒，"专入心经。盖心恶热，如有邪热，则脉浊而不宁，以此清润之，使心神常清"（《药品化义》），有清心除烦之效。适用于温热病热入营分之心烦少寐。又凉血行瘀，能清瘀热而消痈肿，用于热毒瘀滞之疮痈肿毒。

【用法用量】煎服，10~15g。活血化瘀宜酒炙用。

【使用注意】本品"长于行血，妊娠无故者勿服"（《本经逢原》）；"无瘀斟酌用之"（《本草从新》）。反藜芦。

【用药甄别】川芎与丹参。二者均能活血祛瘀，广泛用于各种瘀血证，尤为妇科调经产后之要药。然川芎兼能行气，为血中之气药，凡血瘀气滞诸痛皆宜；因其性偏温，以治寒凝血瘀证较佳；又能祛风止痛，为治头痛、痹痛常用之品，尤为治头痛之要药。丹参性偏寒凉，以治血热瘀滞证最宜；又能清心除烦，凉血消痈，用于热病心烦、疮痈肿毒。

【备注】关于丹参养血。丹参"养血"之说源于《名医别录》。后世传承其说，并发扬光大者不乏其例。如《本草纲目》《本草汇言》等多以"一味丹参，功同四物"誉之，并成为诠释丹参具有养血作用的主要依据。反对者有之。如《本草正义》曰：丹参"走窜有余，必非补养之品，即《神农本草经》所谓'益气'，《别录》所谓'养血'，皆言其积滞既去，而正气自伸之意，亦以通为补耳"。《本草便读》曰："功同四物，能祛瘀以生新"。由此可见，丹参所谓养血，实乃祛瘀生新,以通为补之义。故《重庆堂随笔》指出:"不可惑于功兼四物之说,并以其有参之名而滥用之"。纵观历版《中国药典》和《中药学》教材,罕有丹参"养血"的记载。

红花
Hónghuā

本品首载于《开宝本草》。为菊科植物红花 *Carthamus tinctorius* L. 的干燥花。夏季花由黄变红时采摘。本品气微香,味微苦。以花冠长、色红鲜艳、质柔软无枝刺者为佳。

【处方用名】红花、红蓝花。

【性味归经】辛,温。归心、肝经。

【功效主治】活血通经,散瘀止痛。用于经闭,痛经,恶露不行,癥瘕痞块,胸痹心痛,瘀滞腹痛,胸胁刺痛,跌扑损伤,疮疡肿痛。

【药征概述】本品辛散温通,主入心肝经。"以其色殷红,体质又轻扬疏达,故专入血分,为疏通经络,活血行滞之品"(《本草正义》)。能"通行滞血于周身"(《药镜》),"调血脉可去瘀生新,治折伤理胎前产后"(《本草便读》)。"为通瘀活血要剂"(《本草求真》),"行血之要药"(《本草汇》)。广泛用于各种瘀血病证。"如经闭不通而寒热交作,或过期腹痛而紫黑淋漓,或跌扑损伤而气血瘀积,或疮疡痛痒而肿溃不安,是皆气血不和之证,非红花不能调"(《本草汇言》)。因其"惟入血分,专治女科"(《本草蒙筌》),故尤多用于经闭、痛经、产后瘀滞腹痛等瘀血病证。

【用法用量】煎服,3~10g。外用适量。

【使用注意】孕妇忌用。月经过多者慎用。

【用药甄别】红花与西红花。二者名称相似,均能活血化瘀,广泛用于各种瘀血病证。然西红花"力量雄峻过之"(《本草正义》),且性平而偏凉,故对血热瘀滞之证最为适宜。又能凉血解毒,解郁安神,用于温毒发斑,忧郁痞闷,惊悸发狂。红花性温,活血之力稍逊,但临床运用广泛,凡内、外、妇、伤等各科瘀血证咸宜。

【备注】

1. 关于红花与西红花　红花原名"红蓝花",始载于《开宝本草》,列为中品。《本草图经》曰:"红蓝花,即红花也"。今多以红花为正名。西红花又名番红花、藏红花。如《本草纲目》以"番红花"为正名,却在其插图中误用了红蓝花的插图[1],出现了混乱。《本草纲目拾遗》以"藏红花"为正名,且明确指

---

　[1]　郭美丽,张汉明,张美玉.红花本草考证.中药材,1996,19(4):202

出:"出西藏,形如菊。……试验之法:将一朵入滚水内,色如血,又入色亦然,可冲四次者真"。历版《中国药典》均以"西红花"为正名,以鸢尾科植物番红花 Crocus sativus L. 的干燥柱头为其唯一来源。

2. 关于红花少用则养血 《本草衍义补遗》云:"红花,破留血,养血。多用则破血,少用则养血"。认为红花有破血与养血的双重作用,且与剂量大小密切相关。后世持此论者不乏其人,反对者有之。如《本草经疏》云,红花"性本行血药也,血晕解,留滞行,即止。过用能使血行不止而毙,世人所不知者"。《本草发明》认为,本品"行血为专。若补血虚,须兼补血药用为佐使,斯和血、养血而有补血之功也。"证诸临床,本品为活血之专药。量小则行血,量大则破血。至于"少用则养血",实为祛瘀生新之用。可见红花剂量大小,与其养血功效无关,只是行血力量峻缓不同而已。

桃仁
Táorén

本品首载于《神农本草经》。为蔷薇科植物桃 Prunus persica（L.）Batsch 或山桃 Prunus davidiana（Carr.）Franch. 的干燥成熟种子。果实成熟后采收。本品气微,味微苦。以饱满、种仁白、完整者为佳。

【处方用名】桃仁、桃核仁、山桃仁、燀桃仁、燀山桃仁、炒桃仁、炒山桃仁。

【性味归经】苦、甘,平。归心、肝、大肠经。

【功效主治】活血祛瘀,润肠通便,止咳平喘。用于经闭痛经,癥瘕痞块,肺痈肠痈,跌扑损伤,肠燥便秘,咳嗽气喘。

【药征概述】本品性平偏凉,入足厥阴肝经。长于"通经而行瘀涩,破血而化癥瘕"(《长沙药解》)。"凡血郁血结之疾,不能调和畅达者,此能入于其中百和之、散之"(《神农本草经百种录》)。故"为血瘀、血闭之专药"(《本经逢原》)。"凡一切血败、血阻为病专主之"(《本草汇言》)。适用于血瘀经闭、痛经,产后瘀滞腹痛,跌打损伤,瘀肿疼痛等多种瘀血病证。因其善"调血滞之月水先后"(《药镜》)。故妇科用之尤多。

本品为植物之种仁,"体润能滋肠燥"(《药品化义》),"润大肠之难便"(《药鉴》)。适宜于肠燥津亏之便秘。味苦性降,能降肺气,"止咳逆,平喘息"(《长沙药解》)。适用于咳嗽气喘。

【用法用量】煎服,5~10g。

【使用注意】本品"散而不收,泻而无补,过用之及用之不得其当,能使血下不止,损伤真阴,为害非细。故凡经闭不通由于血虚,而不由于留血结块,大便不通由于津液不足,而不由于血燥闭结,法并忌之"(《本草经疏》)。孕妇慎用。

【用药甄别】桃仁与红花。二者均能活血化瘀,广泛用于各种瘀血病证。尤善治妇科经产诸疾及伤科跌打伤痛,且常相须为用。然桃仁活血力强,兼能润肠通便、止咳平喘,用于肠燥便秘、咳嗽气喘。红花功专行血,小量则活血,大量则破血。

【备注】关于桃仁去皮尖。张仲景《伤寒杂病论》方中凡用桃仁者,皆注明去皮尖。《本草纲目》认为,桃仁去留皮尖各有所用。"行血宜连皮尖生用,润燥活血宜汤浸去皮、尖炒黄用。"历版《中国药典》并未强调去皮尖。

益母草
Yìmǔcǎo

本品首载于《神农本草经》。为唇形科植物益母草 *Leonurus japonicus* Houtt. 的新鲜或干燥地上部分。鲜品春季幼苗期至初夏花前期采割,干品夏季茎叶茂盛、花未开或初开时采割。本品气微,味微苦。以质嫩、叶多、色灰绿者为佳。

【处方用名】益母草。

【性味归经】苦、辛,微寒。归肝、心包、膀胱经。

【功效主治】活血调经,利尿消肿,清热解毒。用于月经不调,痛经经闭,恶露不尽,水肿尿少,疮疡肿毒。

【药征概述】本品辛苦微寒,入手足厥阴经,"性善行走,能行血通经,消瘀逐滞甚捷"(《本草汇言》),可用于多种瘀血证。因其善能活血调经,为"治妇人经候不调,及胎前产后一切诸疾之要药"(《本草约言》),"故加益母之名"(《本草蒙筌》)。适用于血滞经闭、痛经、月经不调,产后恶露不尽、瘀滞腹痛等妇科经产诸疾。

入膀胱经,"多服消肿下水"(《本草蒙筌》),有利尿消肿之功。适用于水肿、小便不利等。对水瘀互阻之水肿尤为适宜。苦寒能清热解毒,味辛能行血散瘀。"疮肿科以之消诸毒,解疔肿痈疽,以功能行血而解毒也"(《本草汇言》)。适用于热毒疮疡,红肿热痛。

【用法用量】煎服,10~30g;鲜品 12~40g。或熬膏服。

【使用注意】本品"辛散滑利,全无补益,勿以其有益母之名而滥用之,瞳神散大者尤忌"(《本草从新》)。

【备注】关于益母草与茺蔚子。二者始载于《神农本草经》,列为上品。该书在"茺蔚子"条下曰:"茎,主瘾疹痒,可用浴汤。一名益母"。说明益母草与茺蔚子同出一物,药用部位有别。李时珍把茺蔚子与益母草统称为茺蔚。如《本草纲目》曰:"此草及子皆充盛密蔚,故名茺蔚"。明清以降,茺蔚多以益母草别名出现。如《本草蒙筌》《本草备要》等曰:"益母草,一名茺蔚"。益母草作为正名沿用至今。历版《中国药典》分别以"益母草"和"茺蔚子"为正名,作为两个品种单列,不再使用"茺蔚"之名。二者均能活血调经,用于月经不调,痛经经闭,恶露不尽等。然益母草又能利尿消肿,清热解毒。用于水肿尿少,疮疡肿毒。茺蔚子又能清肝明目,用于目赤翳障,头晕胀痛。

泽兰
Zélán

本品首载于《神农本草经》。为唇形科植物毛叶地瓜儿苗 *Lycopus lucidus* Turcz. var. *hirtus* Regel 的干燥地上部分。夏、秋二季茎叶茂盛时采割。本品气微,味淡。以质嫩、叶多、色绿者为佳。

【处方用名】泽兰。

【性味归经】苦、辛,微温。归肝、脾经。

【功效主治】活血调经,祛瘀消痈,利水消肿。用于月经不调,经闭,痛经,产后瘀血腹痛,疮痈肿毒,水肿腹水。

【药征概述】本品辛散温通,入肝经血分。"破宿血去癥瘕殊功,行瘀血疗扑损易效"(《本草蒙筌》)。且"行血而无推荡之患"(《本草汇笺》)。故凡血滞之证皆宜。因其"和血行血,独入血海,攻击稽留"(《本草从新》),故"尤宜女人,胎产前后诸症要药"(《本草发明》)。适用于血瘀经闭、痛经、产后瘀滞腹痛等。

本品"走血分,消水肿"(《药性切用》),主"大腹水肿,身面四肢浮肿,骨节中水,统治内外一切水病"(《神农本草经百种录》),对于水瘀互阻的水肿尤为适宜。因其利水作用缓和,单用力薄,常作辅助药用。

【用法用量】煎服,6~12g。外用适量。

【备注】关于泽兰。本品始载于《神农本草经》,列为中品。《本草经集注》曰:"今处处有,多生下湿地。叶微香,可煎油。或生泽傍,故名泽兰,亦名都梁香,可作浴汤"。即泽兰与都梁香为一物二名。《唐本草》注云:"泽兰,茎方,节紫色,叶似兰草而不香,今京下用之者是。陶云都梁香,乃兰草尔"。认为陶氏之说有误,都梁香即是兰草。《本草纲目》曰:"陶氏所云都梁,今俗通呼为孩儿菊,则其与兰草为一物二种,尤可证矣"。《植物名实图考》赞成此说:"李时珍集诸家之说,以为一类二种,极确"。由此可见,泽兰与兰草(佩兰)常相互混淆。历版《中国药典》已将其区分,分别以"泽兰"与"佩兰"名之,不再使用"兰草"之名。

牛膝
Niúxī

本品首载于《神农本草经》。为苋科植物牛膝 *Achyranthes bidentata* Bl. 的干燥根。冬季茎叶枯萎时采挖。本品气微,味微甜而稍苦涩。以条长、皮细肉肥、色黄白者为佳。

【处方用名】牛膝、怀牛膝、酒牛膝。

【性味归经】苦、甘、酸,平。归肝、肾经。

【功效主治】逐瘀通经,补肝肾,强筋骨,利尿通淋,引血下行。用于经闭,痛经,腰膝酸痛,筋骨无力,淋证,水肿,头痛,眩晕,牙痛,口疮,吐血,衄血。

【药征概述】本品入肝行血,"其性下走如奔,故能通经闭,破血癥"(《本草正》),使"血行则月水自通,血结自散"(《本草经疏》)。常用于血滞经闭、痛经、月经不调,产后瘀阻腹痛,及跌打损伤等妇科、伤科瘀血凝滞之证。

本品"走而能补,性善下行,故入肝肾"(《本草经疏》)。能"益肝肾,强筋骨"(《本草从新》)。"惟股膝足胫诸证,最为捷应"(《本草正义》)。"善治肾虚腰疼腿疼,或膝疼不能屈伸,或腿痿不能任地"(《医学衷中参西录》)。故对肝肾亏虚,腰膝酸痛,筋骨无力等尤宜。

本品性善泄降下行,"善治淋疼,通利小便"(《医学衷中参西录》)。为"淋症要药,血淋尤宜用之"(《本草备要》)。能引上亢之阳下潜,引上炎之火下降,引上逆之血下行。凡头痛眩晕,牙痛口疮,吐血衄血等上部之阳热亢盛及血热出血,"皆因其气血随火热上升所致,重用牛膝引气血下行,并能引其浮越火下行,是以能愈也"(《医学衷中参西录》)。

此外,本品"能引诸药下行"(《本草衍义补遗》),"为诸下达药之先导"(《神农本草经百种录》)。"凡病在腰腿胻踝之间,必兼用之而勿缺也"(《本草蒙筌》),故有"无膝不过膝"(《本草纲目》)之说。为临床治疗腰膝以下病证常用的引经药。

【用法用量】煎服,5~12g。活血通经、利水通淋、引血下行宜生用;补肝肾、强筋骨宜酒炙用。

【使用注意】本品"其性专下注,凡下焦气化不固,一切滑脱诸证皆忌之"(《医学衷中参西录》)。"气虚下陷,大便易泄,梦泄遗精,妊娠崩漏,俱禁用"(《本经逢原》)。

【备注】关于怀牛膝与川牛膝。牛膝始载于《神农本草经》,列为上品。《本草经集注》释名曰:"其茎有节似牛膝,故以为名也"。早期牛膝并无川、怀之别,明清之后才加以区分。怀牛膝之名首见于明代《奇效良方》,且历代记载比较清晰,大都以怀产者为道地。如《本草图经》云:他处所产牛膝,"不及怀州者为真"。《本草蒙筌》云:"地产尚怀庆"。《本草从新》谓牛膝"出怀庆府,长大肥润者良"。由此可见,历代本草所载之牛膝多指怀牛膝。川牛膝之名在本草中首见于《滇南本草》,大都以川产者为道地。如《药品化义》云:"取川产长而肥润者佳"。《本经逢原》云:"惟川产者气味形质与续断仿佛,庶无精滑之虞"。据《中华本草》考证[1]:《滇南本草》所载川牛膝究竟为何物？实难考证。而《本草正义》所描述"其性甚大而性质空松"之川牛膝与现代商品川牛膝相近。故将其最早出处定为《本草正义》。可见,川牛膝以主产四川而得名,为晚近发展的新品种。二者来源、功用有别。《中国药典》2015年版将牛膝列为正品,另立川牛膝(为苋科植物川牛膝 *Cyathula officinalis* Kuan 的干燥根),以示区别。

鸡血藤
Jīxuèténg

本品首载于《本草纲目拾遗》。为豆科植物密花豆 *Spatholobus suberectus* Dunn 的干燥藤茎。秋、冬二季采收。本品气微,味涩。以树脂状分泌物多者为佳。

【处方用名】鸡血藤。

【性味归经】苦、甘,温。归肝、肾经。

【功效主治】活血补血,调经止痛,舒筋活络。用于月经不调,痛经,经闭,风湿痹痛,麻木瘫痪,血虚萎黄。

【药征概述】本品苦而不燥,温而不烈,性质和缓,"能生血、和血、补血、破血"(《本草纲目拾遗》)。且活血而不伤血,补血而不滞血。无论血瘀、血虚,或血虚夹瘀诸证皆可应用,尤为妇科调经之要药。又能"活血宣络"(《本草正义》),"流利经脉"(《饮片新参》),养血荣筋。适用于血脉瘀滞及气血虚弱,手足麻木,肢体瘫痪,风湿痹痛等。若与补气养血药同用,还可用于血虚萎黄。

【用法用量】煎服,9~15g。或浸酒服,或熬膏服。

【备注】关于鸡血藤。鸡血藤最早记载于《本草备要》,但无形态学描述。《本草纲目拾遗》《植物名实图考》在较详细介绍了该植物形态的同时,反复强调"近日云南亦产""顺宁府出鸡血藤,熬膏可治血症""滇南惟顺宁有之"等,说明鸡血藤药材基源植物较广泛。郑氏等[2]通过鸡血藤品种研究和文献考证发现,目前用作鸡血藤的植物达26种,分属于6科12属。文献记载最早、使用历史最悠久的是云南顺宁(今凤庆县)的鸡血藤,其基源为五加科植物异型南五味子。谢宗万先生[3]认为:现时老中药师在辨认鸡血藤时以"粗如竹

[1]　国家中医药管理局中华本草编委会.中华本草(精选本).上海:上海科学技术出版社,1998:414

[2]　郑立雄,丁艳芬,杨崇仁.鸡血藤的品种与考证.中国现代中药,2012,14(2):221

[3]　谢宗万.中药材品种论述.中册.上海:上海科学技术出版社,1984:246

竿",略有纵棱,质硬,色棕红,刀切处有红墨色汁者为佳。一般就是指密花豆,这与文献记载"剖断流汁,色赤如血""砍断则汁如血"等特征相符,以密花豆藤为鸡血藤药材符合现时国内多数地区的用药情况。故历版《中国药典》收载的鸡血藤以豆科植物密花豆为基源,是 20 世纪 60 年代以来逐渐形成的主流品种。

王不留行
Wángbùliúxíng

本品首载于《神农本草经》。为石竹科植物麦蓝菜 *Vaccaria segetalis* (Neck.) Garcke 的干燥成熟种子。夏季采收。本品气微,味微涩、苦。以粒饱满、色黑者为佳。

【处方用名】王不留行、炒王不留行。

【性味归经】苦,平。归肝、胃经。

【功效主治】活血通经,下乳消肿,利尿通淋。用于经闭,痛经,乳汁不下,乳痈肿痛,淋证涩痛。

【药征概述】本品味苦性平,入肝经血分,"行血活血,是其专长"(《本草便读》)。善能通利血脉,走而不守,为"活血之要药"(《本草经疏》)。适用于血滞经闭、痛经。又能"通乳汁,散乳痈"(《本草汇言》)。为治疗产后乳汁不下的常用之品。凡产后乳汁不下,或乳汁郁积而致乳痈肿痛者皆宜。兼能"通淋利窍"(《本草求原》)。用于淋证涩痛。

【用法用量】煎服,5~10g。外用适量。

【使用注意】本品"其性走而不守,故妊妇禁服"(《本经逢原》)。

【典型案例】王不留行治淋案。一妇人患淋卧久,诸药不效。其夫夜告予。予按既效方治诸淋,用剪金花十余叶煎汤,遂令服之。明早来云病减八分矣。再服而愈。剪金花,一名禁宫花,一名金盏银台,一名王不留行是也(《本草纲目》)。

第三节　活血疗伤药

本类药物以疗伤见长,善于消肿止痛,续筋接骨,止血生肌敛疮。主要用于跌打损伤瘀肿疼痛,骨折筋伤,金创出血等伤科疾患。也常用于其他瘀血病证。

因肝主筋,肾主骨。骨折筋伤病证,多与肝肾有关。故使用本类药物常与补肝肾强筋骨之品同用,以促进骨折筋损的愈合恢复。

本节主要选介土鳖虫、马钱子、自然铜、苏木、骨碎补、血竭、儿茶、刘寄奴的本草药征。

土鳖虫
Tǔbiēchóng

本品首载于《神农本草经》。为鳖蠊科昆虫地鳖 *Eupolyphaga sinensis* Walker 或冀地鳖 *Steleophaga plancyi*（Boleny）的雌虫干燥体。野生者夏季捕捉；饲养者全年可捕捉。本品气腥臭，味微咸。以完整、色紫褐者为佳。

【处方用名】土鳖虫、地鳖虫、䗪虫。

【性味归经】咸，寒，有小毒；归肝经。

【功效主治】破瘀逐瘀，续筋接骨。用于跌打损伤，筋伤骨折，血瘀经闭，产后瘀阻腹痛，癥瘕痞块。

【药征概述】本品咸寒，主入肝经，性善走窜，"功专搜逐一切血积"（《本草便读》）。"善化瘀血，最补损伤"（《长沙药解》）。"治跌扑损伤，续筋骨有奇效"（《本草经疏》），为伤科要药。尤多用于骨折筋伤，瘀血肿痛。活血祛瘀力强，又善"治月水不通，破留血积聚"（《药性论》）。"凡血聚积块癥瘕，靡不因是而除"（《本草求真》）。适用于血瘀经闭，产后瘀阻腹痛，癥瘕痞块。

【用法用量】煎服，3~10g。

【使用注意】本品以破血见长，"无瘀血停留者不宜用"（《本草经疏》）。孕妇忌服。

马钱子
Mǎqiánzi

本品首载于《本草纲目》。为马钱科植物马钱 *Strychnos nux-vomica* L 的干燥成熟种子。冬季采收。本品气微，味极苦。以个大饱满、质坚肉厚、色灰黄有光泽者为佳。

【处方用名】马钱子、番木鳖、制马钱子。

【性味归经】苦，温；有大毒。归肝、脾经。

【功效主治】通络止痛，散结消肿。用于跌扑损伤，骨折肿痛，风湿顽痹，麻木瘫痪，痈疽疮毒，咽喉肿痛。

【药征概述】本品苦泄温通，活络搜风，"开通经络，透达关节之力，实远胜于他药"（《医学衷中参西录》），且止痛力强，为伤科疗伤止痛之佳品，又为治风湿顽痹、拘挛疼痛、麻木瘫痪之常用药物。尚能攻毒散结消肿，善"疗咽喉痛痹，消痞块坚硬"（《本草易读》）。适用于疮痈肿毒，咽喉肿痛。

【用法用量】生马钱子毒性剧烈，仅供外用。内服必须制用。多入丸散，日服 0.3~0.6g。

【使用注意】本品有大毒,故切勿过量使用。"性大寒,味至苦,凡病人气血虚弱,脾胃不实者,慎勿用之"(《本草经疏》)。孕妇禁用。本品有"兴奋神经之作用"(《医学衷中参西录》),故运动员慎用。

【备注】

1. 关于马钱子的归属　由于不同版本《中药学》教材的分类方法不一样,故马钱子的归属也不一致。如 4 版《中药学》(成都中医学院主编)教材将其归属于"抗肿瘤药",5 版《中药学》(凌一揆主编)教材将其归属于"外用药及其他",6 版《中药学》(雷载权主编)和 7 版《中药学》(高学敏主编)均将其归属于"活血化瘀药"。应该说,将马钱子定位为"活血化瘀药"已基本形成共识。但作为活血化瘀药的马钱子却没有明确其"活血"或"活血化瘀"的功效,实属遗憾。

2. 关于马钱子健胃　《医学衷中参西录》云:"马钱子为健胃妙药。马钱子性虽有毒,若制至无毒,服之可使全身瞤动,以治肢体麻痹;若少少服之,但令胃腑瞤动有力,则胃中之食必速消。此非但凭理想,实有所见而云然也"。

自然铜
Zìrántóng

本品首载于《雷公炮炙论》。为硫化物类矿物黄铁矿族黄铁矿。主含二硫化铁(FeS_2)。本品无嗅,无味,但烧之具硫黄气。以块整齐、色黄而光亮、断面有金属光泽者为佳。

【处方用名】自然铜、煅自然铜。

【性味归经】辛,平。归肝经。

【功效主治】散瘀止痛,续筋接骨。用于跌打损伤,筋骨折伤,瘀肿疼痛。

【药征概述】本品味辛而散,"入血行血,续筋接骨之药也,凡折伤则血瘀而作痛,辛能散瘀滞之血,破积聚之气,则痛止而伤自和也"(《本草经疏》)。"有人饲折翅雁,后遂飞去"(《本草衍义》)。提示本品具有活血疗伤,续筋接骨之功。"治跌损,接骨续筋,疗折伤,散血止痛,热酒调服,立建奇功"(《本草新编》),为伤科接骨疗伤要药。适用于跌扑肿痛,筋骨折伤,瘀肿疼痛。

【用法用量】3~10g,多入丸、散服;若入煎剂宜先煎。外用适量。

【使用注意】本品"性多燥烈,虽其接骨之功不可泯,而绝无滋补之益,故用不可多,亦不可专任也"(《本草正》)。"若非煅成,切勿误服"(《本草新编》)。

苏木
Sūmù

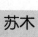

本品首载于《新修本草》。为豆科植物苏木 *Caesalpinia sappan* L. 的干燥心材。多于秋季采伐。本品气微,味微涩。以色黄红者为佳。

【处方用名】苏木、苏方木。

【性味归经】甘、咸,平。归心、肝、脾经。

【功效主治】行血祛瘀,消肿止痛。用于跌打损伤,骨折筋伤,瘀滞肿痛,经闭痛经,产后瘀阻,胸腹刺痛,痈疽肿痛。

【药征概述】本品咸能入血,"于血分之用最专"(《本草述钩元》)。能"祛一切凝滞留结之血"(《本草经疏》),"除新旧之瘀血"(《本草征要》)。"女科资通月水,产后败血立除,外科仗散肿痈,跌扑死血即逐"(《本草蒙筌》)。故"凡胎产癥瘕、疮疡跌扑、一切瘀血皆效"(《玉楸药解》)。适用于跌打损伤,筋断骨折,瘀血肿痛,闪腰岔气,血瘀经闭、痛经、产后瘀滞腹痛,胸腹刺痛,痈疽肿痛等多种瘀血证。

【用法用量】煎服,3~10g。外用适量,研末撒敷。

【使用注意】"无瘀滞者忌之"(《本草从新》)。

【备注】关于苏木。本品原名"苏方木",始载于《新修本草》,列为下品。《雷公炮炙论》曰:"凡使,去上粗皮并节了。若有中心文横如紫角者,号曰木中尊色,其效倍常百等"。《本草蒙筌》曰:"入药惟取中心"。提示本品入药当以心材为佳,今从之。

骨碎补
Gǔsuìbǔ

本品首载于《药性论》。为水龙骨科植物槲蕨 *Drynaria fortunei*(Kunze)J. Sm. 的干燥根茎。全年均可采挖。本品气微,味淡、微涩。以条粗大、棕色者为佳。

【处方用名】骨碎补、毛姜、猴姜、烫骨碎补。

【性味归经】苦,温。归肝、肾经。

【功效主治】疗伤止痛,补肾强骨。外用消风祛斑。用于跌扑闪挫,筋骨折伤,肾虚腰痛,筋骨痿软,耳鸣耳聋,牙齿松动;外治斑秃,白癜风。

【药征概述】本品"性温而通,故入血和血,通调脉络"(《本草正义》)。不仅"破血有功,止血亦效"(《本草蒙筌》)。"其所破之血,乃伤折之瘀血;所止之血,乃伤折之好血""效力于骨碎之处而调其血脉"(《本草思辨录》)。"用之以补接伤碎最神"(《本草新编》)。故"为折伤损骨专药"(《药性切用》）。适用于跌扑闪挫,筋骨折伤,瘀滞肿痛者。

本品"温而下行,专入肾家,以理骨病"（《雷公炮制药性解》）。因肾主骨,"齿为骨之余,故能固齿。耳者肾之窍,故疗耳鸣"（《本草汇笺》）。适用于肾虚耳鸣耳聋,牙齿松动等。

此外,外用有消风祛斑功效,可治斑秃、白癜风。

【用法用量】煎服,3~9g。或泡酒服。外用适量,研末调敷或鲜品捣敷,亦可浸酒擦患处。

血竭
Xuèjié

本品首载于《雷公炮炙论》。为棕榈科植物麒麟竭 *Daemonorops draco* Bl. 果实渗出的树脂经加工制成。本品气微,味淡。以外色黑似铁、研粉红似血、火燃呛鼻、有苯甲酸样香气者为佳。

【处方用名】血竭、麒麟竭。

【性味归经】甘、咸,平。归心、肝经。

【功效主治】活血定痛,化瘀止血,生肌敛疮。用于跌打损伤,心腹瘀痛;外伤出血,疮疡不敛。

【药征概述】本品气香能散,"入心肝血分,行瘀活血,是其所长"（《本草便读》）。"专除血痛,散瘀生新"（《本草备要》）。"破瘀血癥瘕积块、跌扑停瘀皆良"（《玉楸药解》）。适用于跌扑折损,心腹瘀痛等多种瘀血证。尤为伤科之要药。外用能"引脓生肌"（《本草汇言》）,"收敛疮口"（《本经逢原》）,"傅一切恶疮疥癣久不合者"（《本草集要》）。适用于外伤出血,疮疡久溃不敛等。

【用法用量】多入丸、散或研末服,每次 1~2g。外用适量,研末外敷。

【使用注意】本品"性急,不可多用,无瘀积者忌之"（《本草从新》）。

【备注】关于血竭。本品原名"骐驎竭",始载于《雷公炮炙论》。《本草图经》曰:"骐驎竭,旧不载所生州土,今出南蕃诸国及广州。木高数丈,婆娑可爱。叶似樱桃而有三角。其脂液从木中流出,滴下如胶饴状,久而坚凝乃成竭,赤作血色,故亦谓之血竭。采无时,其味咸而气腥者是"。《本草蒙筌》曰:"骐驎竭,一名血竭"。《本草纲目》曰:"骐驎竭是树脂""此物如干血,故谓之血竭。曰骐驎者,隐之也"。故今以"血竭"为正名。

儿茶
érchá

本品首载于《饮膳正要》。为豆科植物儿茶 *Acacia catechu*（L. f.）Willd.

的去皮枝、干的干燥煎膏。本品气微,味涩、苦,略回甜。以黑色略带棕红色、不糊不碎、尝之收涩性强者为佳。

【处方用名】儿茶、孩儿茶、儿茶膏。

【性味归经】苦、涩,微寒。归肺、心经。

【功效主治】活血止痛,止血生肌,收湿敛疮,清肺化痰。用于跌扑伤痛,外伤出血,吐血衄血,溃疡不敛,湿疹,湿疮,肺热咳嗽。

【药征概述】本品苦泄凉涩,入血分。既能活血散瘀,又能"收涩止血"(《药性切用》)。有散瘀止痛疗伤,止血而不留瘀之长。适用于跌打损伤,瘀滞肿痛,"并一切吐血、衄血、便血、尿血、血痢及兼妇人崩淋,经血不止,服之立能见效"(《本草求真》)。故凡跌打伤痛,体内外诸出血均可应用。

本品入肺经,能"清上膈热,化痰生津"(《本草纲目》),"清痰涎咳嗽"(《本草正》)。适用于肺热咳嗽,痰多黄稠者。因其苦能燥,涩能收,"惟入外科收敛疮口掺药中用此"(《本草汇言》),有收湿敛疮生肌之功。适用于溃疡、湿疹、湿疮等湿烂诸疮,久不收口者。

【用法用量】煎服,1~3g,宜布包煎。多入丸、散。外用适量,研末撒或调敷。

【备注】关于儿茶。本品原名"孩儿茶",始载于《饮膳正要》。《本草纲目》以"乌爹泥"为正名。并曰:"乌爹泥。出南番爪哇、暹罗诸国,今云南、老挝暮云场地方造之。云是细茶末入竹筒中,紧塞二头,埋污泥沟中,日久取出,捣汁热膏成块。小而润泽者为上,块大而焦枯者为次"。《中华本草》考证认为[1],所云孩儿茶的产地与现今药用孩儿茶相符,至于所载孩儿茶的原料与加工方法属传说之误。现《中国药典》将其规定为豆科植物儿茶的去皮枝、干的干燥煎膏,并以"儿茶"为正名。

刘寄奴
Liújìnú

本品首载于《雷公炮炙论》。为菊科植物奇蒿 *Artemisia anomala* S. Moore 的干燥地上部分。秋季采收。本品气芳香,味淡。以叶绿,花穗多者为佳。

【处方用名】刘寄奴、南刘寄奴。

【性味归经】苦,温。归心、肝、脾经。

【功效主治】散瘀止痛,止血消肿,活血通经,消食化积。用于跌打损伤,外伤出血,瘀滞经闭,产后腹痛,癥瘕,疮痈肿毒,食积腹痛。

---

[1] 国家中医药管理局中华本草编委会.中华本草(第四册).上海:上海科学技术出版社,1999:2929

【药征概述】本品通行走散,专入血分,"为破血止血之品"(《要药分剂》)。"能破瘀通经行血"(《本草求真》)。凡"妇人血癥血结,及产后血证余疾,用此可下血止痛,正以其行血迅速故也"(《本草汇言》)。常用于瘀滞经闭痛经,产后瘀阻腹痛,及癥瘕积聚等。又"治跌扑损伤极效"(《本草汇言》)。"捣敷金疮出血不止,其效尤捷"(《本草正》)。凡"金疮折跌,敷服皆奇"(《本草便读》)。适用于跌打损伤,瘀肿疼痛,及创伤出血。

本品气香入脾,能醒脾开胃,消食化积,适用于脾失健运,饮食停积不化,腹痛泻痢等。

【用法用量】煎服,6~10g。外用适量,研末撒或调敷。

【使用注意】本品性走散"病人气血虚,脾胃弱,易作泄者勿服"(《本草经疏》)。

【备注】关于南刘寄奴与北刘寄奴。刘寄奴始载于《雷公炮炙论》,其后历代本草均有记载。据考证[1],本草传统药用的刘寄奴为菊科艾属植物奇蒿而无疑,应视为刘寄奴的正品。但目前仅在南方部分地区使用,俗称"南刘寄奴"。今北方大多数地区以玄参科植物阴行草 *Siphonostegia chinensis* Benth. 作刘寄奴使用,俗称"北刘寄奴"。谢宗万先生考证[2]指出,以阴行草作刘寄奴药用,至少有将近400年的应用历史。尽管如此,它不是正品刘寄奴,而是当时刘寄奴的异物同名品。时至今日,已发展为全国商品刘寄奴的主流品种。《中国药典》2015年版将"北刘寄奴"作为正品收录,而传统正品"南刘寄奴"则被边缘化。

第四节　破血消癥药

本类药物以消癥见长。其药性峻猛,虫类居多,能破血逐瘀、消癥散积,主要用于瘀血之重证,尤多用于癥瘕积聚。亦常用于血瘀经闭、瘀肿疼痛、偏瘫等症。

应用本类药物时,常配伍行气药或破气药同用,以加强其破血消癥之效;或配伍攻下药同用,以增强其攻逐瘀血之力。

本类药物药性峻猛,大都有毒,易耗气、动血、伤阴,故凡出血证,阴血亏虚,气虚体弱及孕妇,当忌用或慎用。

本节主要选介莪术、三棱、水蛭、虻虫、斑蝥、穿山甲的本草药征。

[1]　杜华洲,罗集鹏.刘寄奴的本草考证及紫外光谱法鉴别.中药材,2004,27(9):638
[2]　谢宗万.阴行草作"金钟茵陈"和"刘寄奴"的药用历史研究.中国中药杂志,1989,14(6):7

莪术
ézhú

本品首载于《雷公炮炙论》。为姜科植物蓬莪术 *Curcuma phaeocaulis* Val.、广西莪术 *Curcuma kwangsiensis* S. G. Lee et C. F. Liang 或温郁金 *Curcuma wenyujin* Y. H. Chen et C. Ling 的干燥根茎。后者习称"温莪术"。冬季茎叶枯萎后采挖。本品气微香,味微苦而辛。以质坚实、气香者为佳。

【处方用名】莪术、广西莪术、蓬莪术、温莪术、醋莪术。

【性味归经】辛、苦,温。归肝、脾经。

【功效主治】行气破血,消积止痛。用于癥瘕痞块,瘀血经闭,胸痹心痛,食积胀痛。

【药征概述】本品辛散苦泄,温通行滞,主入肝经。"行气破血散结,是其功能之所长"(《本草经疏》)。尤善"破积削坚,有星移电闪之能"(《药品化义》)。"主诸气诸血积聚,为最要之品"(《本草汇言》)。"凡气血凝结作痛者俱效"(《得配本草》)。适用于癥瘕痞块,瘀血经闭,胸痹心痛等"一切血凝气滞之证"(《医学衷中参西录》)。

本品"在中焦攻饮食气滞不消"(《本草正》),"为磨积之药"(《本草汇笺》)。能"通胃行食"(《本草汇言》),"疏痰食作痛"(《本草通玄》),有较强的行气消积止痛之功。适用于饮食不节,脾运失常之积滞不化,脘腹胀满疼痛较甚者。

【用法用量】煎服,6～10g。醋制后可加强祛瘀止痛作用。外用适量。

【使用注意】本品"性刚气峻,非有坚顽之积不宜用"(《本草正》)。"若气血两虚,脾胃素弱而无积滞者,不可用也"(《本草汇》)。

【典型案例】莪术止痛案。一人久患心脾疼,服醒脾药反胀。用蓬莪术面裹炮熟研末,以水与酒、醋煎服,立愈。盖此药能破气中之血也(《本草纲目》)。

【备注】关于郁金、姜黄与莪术。均为姜科植物。三者植物来源关系密切,功用相似。《本草纲目》把三者从功用上加以区分。即"郁金入心,专治血分之病;姜黄入脾,兼治血中之气;莪术入肝,治气中之血",可供参考。历版《中国药典》把三者从基源上区别开来。即:郁金为温郁金、姜黄、广西莪术或蓬莪术的块根,姜黄为姜黄的根茎,莪术为蓬莪术、广西莪术或温郁金的根茎。

三棱
Sānléng

本品首载于《本草拾遗》。为黑三棱科植物黑三棱 *Sparganium stoloniferum*

Buch. -Ham. 的干燥块茎。冬季至次年春采挖。本品气微,味淡,嚼之微有麻辣感。以体重、质坚实、黄白色者为佳。

【处方用名】三棱、黑三棱、荆三棱、京三棱、醋三棱。

【性味归经】辛、苦,平。归肝、脾经。

【功效主治】破血行气,消积止痛。用于癥瘕痞块,痛经,瘀血经闭,胸痹心痛,食积胀痛。

【药征概述】本品"苦能泄,辛能散,入血则破血,入气则破气"(《本草汇言》)。"专破血中之气,能彻上彻下,有雷厉风行之势。主消老癖癥瘕,结块气胀,女人经闭,死胎难下,产后宿血,扑损积瘀,无不奏效"(《药品化义》)。功用与莪术颇同,常相须为用,协同增效。"若细核二药之区别,化血之力三棱优于莪术,理气之力莪术优于三棱"(《医学衷中参西录》)。

本品消积止痛,功同三棱而力胜。适用于饮食不节,脾运失常之积滞不化,脘腹胀满疼痛。然"化积必借脾运,专用伐克,气愈不运,积安得去? 须辅以健脾补气为要"(《本草从新》)。

【用法用量】煎服,5~10g。醋制后可加强祛瘀止痛作用。

【使用注意】本品为破血破气之品,故"恐伤真气,不宜久服。虚人及孕妇,皆勿宜用"(《药品化义》)。不宜与芒硝、玄明粉同用。

【备注】关于三棱。《本草拾遗》以"京三棱"为正名收载。曰:"《本经》无传三棱,忽有三、四种"。说明京三棱在唐代就"有三、四种"混乱现象。进而指出:"又有黑三棱,状似乌梅而稍大,有须相连蔓延,体轻,为疗体并同"。认为黑三棱与京三棱是两个不同品种,但功用相似。《本草图经》曰:"三棱生荆楚,字当作荆,以著其地。本经作京,非也,今世都不复有"。可见,三棱生荆楚而有"荆三棱"之名。至于"京三棱",可能是因发音相同而误用。由于京三棱"不复有",所指当为"黑三棱"。历版《中国药典》以"三棱"为正名,将黑三棱科植物黑三棱 *Sparganium stoloniferum* Buch. -Ham. 的块茎确定为三棱的药材来源。

水蛭
Shuǐzhì

本品首载于《神农本草经》。为水蛭科动物蚂蟥 *Whitmania pigra* Whitman、水蛭 *Hirudo nipponica* Whitman 或柳叶蚂蟥 *Whitmania acranulata* Whitman 的干燥全体。夏、秋二季捕捉。本品气微腥。以体小、条整齐、黑褐色者为佳。

【处方用名】水蛭、烫水蛭。

【性味归经】咸、苦,平;有小毒。归肝经。

【功效主治】破血通经,逐瘀消癥。用于血瘀经闭,癥瘕痞块,中风偏瘫,跌扑损伤。

【药征概述】本品咸苦走血,主入肝经,"能逐恶血瘀血,破血癥积聚,通经闭"(《本草正》)。"入坚结,利若锋针;破瘀血,快如砭石"(《本草约言》)。"破瘀血而不伤新血"(《医学衷中参西录》)。"凡一切癥瘕积聚,折伤月闭,由于血瘀者皆可用之"(《本草便读》)。适用于血瘀经闭,癥瘕痞块,跌扑损伤等。

此外,水蛭"活者堪吮肿毒恶血"(《本草蒙筌》)。取其吸血而达消肿之功,可用于痈肿、丹毒等。如"人患赤白游疹及痈肿毒肿,取十余枚令唼病处,取皮皱肉白,无不差也"(《本草拾遗》)。

【用法用量】煎服,1~3g。研末服,0.3~0.5g。

【使用注意】本品"堕胎者,以其有毒善破血也"(《本草经疏》)。故孕妇忌用。

【典型案例】水蛭逐瘀消癥案。曾治一妇人,经血调和,竟不产育。细询之,少腹有癥瘕一块。遂单用水蛭一两,香油炙透为末,每服五分,日两次,服完无效。后改用生者,如前服法,一两犹未服完,癥瘕尽消,逾年即生男矣(《医学衷中参西录》)。

虻虫
Méngchóng

本品首载于《神农本草经》。为虻科动物黄绿原虻 *Arylotus bivittateinus* Takahasi、华广原虻 *Tabanus signatipennis* Portsch、指角原虻 *Tabanus yao* Macquart 或三重原虻 *Tabanus trigeminus* Coquillett 的雌性成虫干燥体。夏、秋二季采集。本品气臭,味苦、咸。以个大、完整者为佳。

【处方用名】虻虫。

【性味归经】苦,微寒;有小毒。归肝经。

【功效主治】破血消癥,逐瘀通经。用于癥瘕积聚,蓄血,血瘀经闭,跌扑伤痛。

【药征概述】本品味苦微寒,入厥阴肝经。"善破瘀血,能化宿癥"(《长沙药解》)。"与水蛭同性,但虻虫之性刚而猛,故服下即暴泻,药过即止"(《本草便读》)。"治一切血结诸病"(《本草求真》)。适用于癥瘕积聚,血瘀经闭,跌打损伤等瘀血之重证。如"仲景抵当汤、丸,大黄䗪虫丸中咸入之,以其散脏腑宿血结积有效也"(《本草经疏》)。

【用法用量】煎服,1~3g。研末服,0.3~0.5g。

【使用注意】本品破血,"亦能堕胎"(《本经逢原》),故孕妇及月经过多者忌用。

【备注】关于虻虫。本品原名"蜚虻",始载于《神农本草经》,列为中品。《本草经集注》曰:"此即今啖牛马血者,伺其腹满掩取干之,方家皆呼为虻虫矣"。《本草图经》曰:"蜚虻状如蜜蜂,黄色。医方所用虻虫,即此也"。《药性论》曰:"虻虫,使,一名蜚虻",《本草纲目》在蜚虻条下释名为"虻虫"。今多以此为正名。

斑蝥
Bānmáo

本品首载于《神农本草经》。为芫青科昆虫南方大斑蝥 *Mylabris phalerata* Pallas 或黄黑小斑蝥 *Mylabris cichorii* Linnaeus 的干燥体。夏、秋二季捕捉。本品有特殊的臭气。以个大、完整、颜色鲜明、无败油气味者为佳。

【处方用名】斑蝥、米斑蝥。

【性味归经】辛,热;有大毒。归肝、胃、肾经。

【功效主治】破血逐瘀,散结消癥,攻毒蚀疮。用于癥瘕,经闭,顽癣,瘰疬,赘疣,痈疽不溃,恶疮死肌。

【药征概述】本品辛行温通,力峻性猛,长于"逐血理痛"(《绍兴本草》),消癥通经。适用于癥瘕积聚、经闭等血滞之重证。以其"入腹有开山凿巅之势,最称猛烈,故辄致腹痛不可忍。……自非百药不效之病,不可轻使"(《雷公炮制药性解》)。

本品"其性大毒,能溃烂人肌肉"(《本草经疏》)。"只可外用,蚀死肌,溃痈肿,搽疯涂癣,却有奇功,不堪内服耳"(《本草便读》)。适用于顽癣,瘰疬,赘疣,痈疽不溃,恶疮死肌等,"取其以毒攻毒。然惟实者可用"(《本草求真》)。

此外,本品外敷,能引赤发疱,常循经取穴,用之敷贴,可治面瘫、风湿痹痛。

【用法用量】内服多炮制后入丸、散,0.03～0.06g。外用适量。

【使用注意】本品有大毒,"倘用之不善,如溃伤肌肉,攻害脏腑,崩败血气,为祸有不可胜言者,宜详慎用之可也"(《本草汇言》)。故内服宜慎,应严格掌握剂量。体弱忌用,"妊身人不可服"(《本草衍义》)。外用对皮肤、黏膜有很强的刺激作用,能引起皮肤发红、灼热、起疱,甚至腐烂,故不宜久敷和大面积使用。

【备注】关于斑蝥药性。本品始载于《神农本草经》,列为下品,其药性为"辛,寒;有毒"。纵观历版《中国药典》,从 1977 年版开始收载本品,在传承《神农本草经》的基础上,将"有毒"上升为"大毒",将其药性定为"辛,寒,有大毒"。1985 年版《中国药典》又将其"寒"改为"热",将其药性定为"辛,热;

有大毒"，今多从之。

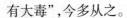

穿山甲
Chuānshānjiǎ

本品首载于《名医别录》。为鲮鲤科动物穿山甲 *Manis pentadactyla* Linnaeus 的鳞甲。本品气微腥，味淡。以片匀、表面光洁、黑褐色或黄褐色、半透明、无腥气、不带皮肉者为佳。

【处方用名】穿山甲、炮山甲、醋山甲。

【性味归经】咸，微寒。归肝、胃经。

【功效主治】活血消癥，通经下乳，消肿排脓，搜风通络。用于经闭癥瘕，乳汁不通，痈肿疮毒，中风瘫痪，麻木拘挛。

【药征概述】本品"惟其善窜，所以通经达络，无处不到"（《本草求真》）。"能宣通脏腑、贯彻经络、透达关窍，凡血凝、血聚为病皆能开之"（《医学衷中参西录》）。适用于癥瘕积聚，血瘀经闭。

本品"通经脉，下乳汁"（《本草纲目》），"为通经下乳之要药"（《本草汇》）。适用于产后气血壅滞，乳汁不下，乳房胀痛。能"消肿溃痈，止痛排脓"（《本草备要》）。"治一切痈疽未溃者皆可解散，有脓者能使速溃"（《本草便读》）。为治疮疡肿痛之要药。大凡疮痈初起，或脓成未溃皆宜。

本品专能行散，长于"通络搜风"（《本草便读》），"窜经络达于病所"（《本经逢原》），适用于风湿痹痛，关节不利，麻木拘挛及中风偏瘫。

【用法用量】煎服，5～10g。

【使用注意】本品"其力峻猛，虚人且戒投服"（《本草求真》）。

【用药甄别】穿山甲与王不留行。二者均能活血通经下乳，用于产后乳汁不下，或乳汁郁积而致乳痈肿痛。然穿山甲长于活血消癥、消肿排脓，为治癥瘕积聚，血瘀经闭，痈肿疮毒所常用。又善搜风通络，用于风湿痹痛，麻木拘挛，中风偏瘫等。王不留行兼能利尿通淋，用于淋证涩痛。

【备注】关于穿山甲。本品原名"鲮鲤甲"，首载于《名医别录》，列为下品。《本草经集注》曰："其形似鼍而短小，又似鲤鱼，有四足，能陆能水。出岸开鳞甲，伏如死，令蚁入中，忽闭而入水，开甲，蚁皆浮出，于是食之"。《本草图经》曰："今人谓之穿山甲"。《本草纲目》释名曰："其形肖鲤，穴陵而居，故曰鲮鲤"。因其性喜穿山，身披鳞甲而得名。今均以"穿山甲"为正名。

凡以祛痰或消痰为主要功效,常用以治疗痰证的药物,称为化痰药。

化痰药味多苦辛,入脾经,能燥脾湿,以制生痰之源;入肺经,能化痰浊,以除壅遏之痰。主要适用于痰浊内阻或流窜,以咳吐痰多,胸闷,呕恶,眩晕,体胖,或局部有圆滑包块等为主要表现的病证。因其药性或温或寒,故本章药物又分为温化寒痰药和清化热痰药两节。

所谓化痰,是指药物能祛除或消散痰浊,以治疗痰浊内阻或流窜全身所致各种病症的作用。又称祛痰、消痰。其中,性偏温燥,以治寒痰、湿痰证为主者,称温化寒痰,或燥湿化痰。性偏寒凉,以治热痰证为主者,称清化热痰。味咸能软,可使瘰疬、瘿瘤等消散者,称软坚散结。

《医宗必读》曰:"脾为生痰之源,治痰不理脾胃,非其治也"。在运用化痰药时,常配健脾药同用,以治其生痰之源,有标本兼顾之效。《丹溪心法》云:"善治痰者,不治痰而治气。气顺则一身之津液亦随气而顺矣"。故运用化痰药常须配伍行气药同用,使气行则痰行,可增强化痰药的治疗效果。

第一节 温化寒痰药

本类药物味多辛、苦,性多温燥,有温肺祛寒,燥湿化痰之功。主要用于寒痰、湿痰证,症见咳嗽气喘,痰多色白或清稀,舌苔白腻等;以及由寒痰、湿痰所致的头痛眩晕、中风痰壅、惊厥抽搐、肢体麻木、阴疽流注等。

本节药物性多温燥,故阴亏气虚、有出血倾向及孕妇应慎用或忌用。

本节主要选介半夏、天南星、白附子、芥子、皂荚、旋覆花、白前的本草药征。

半夏
Bànxià

本品首载于《神农本草经》。为天南星科植物半夏 *Pinellia ternata* (Thunb.) Breit. 的干燥块茎。夏、秋二季采挖。本品气微,味辛辣、麻舌而刺喉。以个大、质坚实、粉性足者为佳。

【处方用名】半夏、生半夏、姜半夏、法半夏、清半夏。

【性味归经】辛,温;有毒。归脾、胃、肺经。

【功效主治】燥湿化痰,降逆止呕,消痞散结。用于湿痰寒痰,咳喘痰多,痰饮眩悸,风痰眩晕,痰厥头痛,呕吐反胃,胸脘痞闷,梅核气;外治痈肿痰核。

【药征概述】本品辛温而燥,入脾、肺经。"能于脾中涤痰除垢"(《本草求真》),为"化痰之要药"(《本草发明》)。"统治痰症甚验"(《本草新编》)。通过配伍,可用于多种痰证。如"同苍术、茯苓治湿痰,同栝蒌、黄芩治热痰,同南星、前胡治风痰,同芥子、姜汁治寒痰"(《本经逢原》)。尤为治疗湿痰、寒痰之要药。

本品"辛燥开通,沉重下达,专入胃腑,而降逆气"(《长沙药解》),"为治呕吐胸满之要药"(《本草思辨录》)。大凡呕吐,皆可使用半夏,故又有"呕家必用半夏"(《药品化义》)之说。因其温燥,故尤宜于痰饮或胃寒呕吐。

本品内服能化痰消痞,可用于痰湿阻中之胸脘痞闷,气郁痰凝之梅核气;外用消肿散结,"摩涂痈肿不消,能除瘿瘤"(《药性论》)。适用于瘰疬瘿瘤,痈疽肿毒,无名肿毒初起等。

此外,本品化痰和胃,尚可用治痰饮内阻,胃气不和,夜寐不安者。

【用法用量】煎服,3~10g,一般宜制用。外用适量,磨汁涂或研末以酒调敷患处。

【使用注意】本品温燥,"若阴虚血燥之人,当为禁服"(《本草便读》)。"孕妇勿用,恐坠胎元"(《本草新编》)。不宜与川乌、制川乌、草乌、制草乌、附子同用。

【用药甄别】陈皮与半夏。二者均能燥湿化痰,降逆止呕,用于湿痰、寒痰证及多种呕吐。然陈皮长于理气、燥湿,多用于脾胃气滞及湿阻中焦证。半夏化痰、止呕力强,并消痞散结,用于胸脘痞满、梅核气、瘰疬痰核、痈疽肿毒等。

【备注】

1. 关于半夏安神 最早见于《灵枢·邪客》篇。书中所载半夏秫米汤,可谓半夏治失眠之第一方。后世不仅充分肯定,并对其药征和奏效机制进行了阐释。如《医学衷中参西录》曰:"半夏并非为其利痰,诚以半夏生当夏半,乃阴阳交换之时,实为由阳入阴之候,故能通阴阳,合表里,使心中之阳渐渐潜藏于阴,而入睡乡也"。临床报道及研究认为[1],半夏治疗失眠疗效显著,其作用机制为其具有交通阴阳的独特功效,以及抑制中枢神经系统起到镇静催眠的作用。《吴鞠通医案》有半夏"一两降逆,二两安眠"的记载。提示半夏安

[1] 王东明.半夏治疗失眠疗效观察及临床机制分析.内蒙古中医药,2014,(5):17

神用量宜大。如陶氏[1]认为，一般用 12~15g，必要时可酌情加大剂量。马氏[2]认为，少量半夏不易取效，需用 30~60g 方效。

2. 关于半夏止呕　本品为止呕要药，素有"呕家必用半夏"（《药品化义》）之说。大凡呕吐，皆可使用半夏。对于妊娠呕吐，古有"妊娠不可服"（《本草品汇精要》）之戒，但并非绝对禁忌。如《金匮要略》干姜人参半夏丸，用干姜、人参各一两，半夏二两，共为末，以生姜汁糊丸，如梧子大，饮服十丸，日三服，治妊娠呕吐不止。《本草害利》指出："孕妇服之，能损胎，若与参、术并行，但有开胃之功，亦不损胎。"若非辨证准确，切忌孟浪从事。

3. 关于半夏的饮片　根据炮制的方法不同，一般将其分为生半夏、姜半夏、法半夏和清半夏四种。其中，生半夏一般多作外用以消肿散结，法半夏、清半夏偏于燥湿化痰，姜半夏偏于温中化痰，降逆止呕。

天南星
Tiānnánxīng

本品首载于《本草拾遗》。为天南星科植物天南星 *Arisaema erubescens* (Wall.) Schott、异叶天南星 *Arisaema heterophyllum* Bl. 或东北天南星 *Arisaema amurense* Maxim. 的干燥块茎。秋、冬二季茎叶枯萎时采挖。本品气微辛，味麻辣。以个大、色白、粉性足者为佳。天南星的炮制加工品为制天南星。

【处方用名】天南星、制天南星。

【性味归经】苦、辛，温。有毒。归肺、肝、脾经。

【功效主治】燥湿化痰，祛风止痉，散结消肿。用于顽痰咳嗽，风痰眩晕，中风痰壅，口眼㖞斜，半身不遂，癫痫，惊风，破伤风。

【药征概述】本品"气温而燥，故能胜湿除涎"（《本草纲目》）。"功用与半夏相似，而燥烈过之"（《本草正义》）。故有较强的燥湿化痰之功。可用于湿痰、寒痰证，但不及半夏之常用。尤善治顽痰阻肺，咳喘痰多胶黏，胸膈胀闷不爽者。

本品入肝经，走经络，能"破阴滞以畅阳郁，阳畅则风自静而痰亦消，故方书恒用以祛风痰也"（《药义明辨》）。"盖消痰之药，未有如南星峻猛者也，中风闭关不得不用之斩关直入"（《本草新编》）。大凡"风痰湿痰，急闭涎痰，非南星不能散"（《本草汇言》）。故"为开涤风痰之专药"（《本经逢原》）。适用于风痰上扰之头痛眩晕，痰浊上蒙清窍之癫痫，风痰留滞经络之半身不遂、手足顽麻、口眼㖞斜，以及破伤风之角弓反张、痰涎壅盛者。

[1]　陶御风.半夏古代应用钩沉. 上海中医药杂志,2001,35(9):14

[2]　马明和.重用半夏治疗失眠. 中医杂志,2001,42(2):73

生品外用，"能攻坚拔毒"（《本草通玄》），散结消肿。"捣敷疥疮毒并蛇虫咬伤"（《雷公炮制药性解》）。适用于疮痈肿毒，瘰疬痰核，毒蛇咬伤等。

【用法用量】煎服，3～10g，多制用。外用适量。

【使用注意】本品"与半夏皆燥而毒，故堕胎""阴虚燥痰禁用"（《本草备要》）。

【用药甄别】半夏与天南星。二者均辛温有毒，皆能燥湿化痰，用于湿痰和寒痰证；外用能消肿散结，用治痈疽肿痛、瘰疬痰核，及毒蛇咬伤。然半夏主归脾胃经，以治脏腑之湿痰为优；又能降逆止呕，为止呕要药；并能消痞散结，治心下痞、结胸、梅核气等。天南星温燥之性较强，又入肝经，善祛经络风痰而止痉，以治顽痰、风痰为佳。

【备注】

1. 关于天南星　本品有生用与制用的不同。《中国药典》2010年版已将其作为两个品种单列。其中，（生）天南星：散结消肿。外用外治痈肿，蛇虫咬伤。制天南星：燥湿化痰，祛风止痉，散结消肿。用于顽痰咳嗽，风痰眩晕，中风痰壅，口眼㖞斜，半身不遂，癫痫，惊风，破伤风；外用治痈肿，蛇虫咬伤。

2. 关于虎掌与天南星　"虎掌"首见于《神农本草经》，列为下品。《新修本草》释名曰："根大者如拳，小者若鸡卵，都似扁柿，四畔有圆牙，看如虎掌，故有此名"。可见，虎掌是因其块茎之形态而得名。"天南星"始载于《本草拾遗》。《图经本草》记载："古方多用虎掌，不言天南星。天南星近出唐世，中风痰毒方中多用之"。《开宝本草》始立专条记述，可见天南星晚出于虎掌。明代以后，虎掌与天南星常混为一物。如《本草蒙筌》云："天南星，《神农本草经》载虎掌草即此，后人以天南星改称"。《本草纲目》云："虎掌因叶形似之，非根也。南星因根圆白，形如老人星状，故名南星，即虎掌也"。《本经逢原》认为，虎掌与天南星"虽具二名，实系一物"。致使虎掌之名逐渐被淡化或淹没，以天南星取而代之。据考证[1]，《神农本草经》的虎掌为天南星科植物掌叶半夏，《开宝本草》的天南星为同科天南星属植物。二者不能混为一物，更不能以天南星取而代之。

白附子
Báifùzǐ

本品首载于《名医别录》。为天南星科植物独角莲 *Typhonium giganteum* Engl. 的干燥块茎。秋季采挖。本品气微，味淡、麻辣刺舌。以个大、质坚实、色白、粉性足者为佳。

---

［1］　胡世林.虎掌和天南星属种不同.中国中药杂志,1993,18(4):145

【处方用名】白附子、禹白附、制白附子。

【性味归经】辛,温;有毒。归胃、肝经。

【功效主治】祛风痰,定惊搐,解毒散结,止痛。用于中风痰壅,口眼㖞斜,语言謇涩,惊风癫痫,破伤风,痰厥头痛,偏正头痛,瘰疬痰核,毒蛇咬伤。

【药征概述】本品辛温而燥,长于"祛风痰"(《本草从新》),止惊搐,功类天南星,亦为治风痰之要药。因其升散上行,善祛头面部之风痰而止痛,"故能主面上百病而行药势"(《本草经疏》)。尤善治痰厥头痛、眩晕、偏正头痛等头面部疾患。

本品外用,有攻毒散结、消肿止痛之功,用于瘰疬痰核,毒蛇咬伤。

【用法用量】煎服,3~6g;宜制用。外用适量,宜生用捣敷。

【使用注意】本品辛温燥烈有毒,生品内服宜慎。"小儿慢惊不宜服"(《本草经疏》)。孕妇慎用。

【用药甄别】天南星与白附子。二者均辛温有毒,皆能祛风痰,用于中风痰壅,口眼㖞斜,惊风癫痫,破伤风等;外用能消肿散结,用治瘰疬痰核,毒蛇咬伤。然天南星偏于祛经络中之风痰而止痉,又长于燥湿化痰,可用治湿痰、寒痰证,尤以治顽痰咳嗽为佳。白附子偏于祛风痰。因其性上行,善祛头面部之风痰而止痛,以治痰厥头痛、眩晕、偏正头痛等头面部疾患为宜。

【备注】关于白附子。本品首载于《名医别录》,列为下品。历来白附子有禹白附与关白附两个品种。《本草纲目》释名曰:白附子"因与附子相似,故得此名,实非附子类也"。又曰:"根正如草乌头之小者,干者皱文有节"。据此,《中华本草》认定[1]"其来源即现黄花乌头"。因其"主产东北,为了与天南星科禹白附相区别,改称关白附"。早期禹白附与关白附均作为白附子入药。1963年版《中国药典》将二者单列,分作两个品种收载。1977年版改为"白附子(禹白附)"与"关白附"。后因关白附毒性较大,1985年版取消了关白附的药用标准,仅收载了"白附子(禹白附)"。1990年版径直用"白附子"为正名,以天南星科植物独角莲 *Typhonium giganteum* Engl. 的干燥块茎(即禹白附)为其药材来源,以后历版《中国药典》皆从之。

芥子
Jièzǐ

本品首载于《新修本草》。为十字花科植物白芥 *Sinapis alba* L. 或芥 *Brassica juncea* (L.) Czern. et Coss. 的干燥成熟种子。前者习称"白芥子",后者习

---

[1] 国家中医药管理局中华本草编委会.中华本草(第三册).上海:上海科学技术出版社,1999:123

称"黄芥子"。夏末秋初采收。本品气微,味辛辣。以子粒饱满、均匀者为佳。

【处方用名】芥子、白芥子、黄芥子、炒芥子。

【性味归经】辛,温。归肺经。

【功效主治】温肺豁痰利气,散结通络止痛。用于寒痰咳嗽,胸胁胀痛,痰滞经络,关节麻木、疼痛,痰湿流注,阴疽肿毒。

【药征概述】本品辛散温通,性善走散,主入肺经。能"利气豁痰"(《本草备要》),"搜剔内外痰结,及胸膈寒痰,冷涩壅塞者殊效"(《本草经疏》)。善"治喘嗽而疗胸满"(《本草易读》)。适用于寒痰壅肺之咳嗽气喘、痰多清稀,及悬饮咳喘,胸满胁痛者。

本品"味辛,横行甚捷;体细,通利甚锐。专开结痰。痰属热者能解,属寒者能散。痰在皮里膜外,非此不达;在四肢两胁,非此不通"(《药品化义》)。"是有痰之处无不尽消"(《本草新编》),"则内外宣通,而无阻隔窠囊留滞之患"(《本草求真》)。适用于寒凝痰滞之阴疽,漫肿无头,酸疼无热,以及湿痰流注经络之肢体麻木,关节疼痛。

【用法用量】煎服,3~9g。外用适量。

【使用注意】本品辛散走窜,"阴虚火亢,久虚久嗽者勿服"(《本草从新》)。本品对皮肤有发泡作用,故皮肤过敏者、破溃者不宜外敷。

【备注】

1. 关于芥子 本品原名"芥",始载于《新修本草》。《本草图经》曰:"芥,旧不著所出州土,今处处有之。……芥之种亦多,有紫芥,茎、叶纯紫,多作齑者,食之最美;有白芥,子粗大色白,如粱米,此入药者最佳。……其余南芥、旋芥、花芥、石芥之类,皆菜茹之美者,非药品所须,不复悉录"。《本草衍义》曰:"白芥子,比诸芥稍大,其色白,入药用"。1963年版《中国药典》以"白芥子"为正名,药用品种仅限于十字花科白芥的种子。1977年版《中国药典》又增加了十字花科芥的种子,习称"黄芥子"。因此,将白芥子与黄芥子统称为"芥子",以后历版《中国药典》均从之。

2. 关于白芥子祛皮里膜外之痰 此说在本草中多有记载,诠释者亦有之。如《本草求真》曰:"痰在胁下皮里膜外,得此辛温以为搜剔,则内外宣通,而无阻隔窠囊留滞之患矣。……因于痰气阻塞,法当用温用散者,无不借此以为宣通"。《本草新编》曰:"白芥子善化痰涎,皮里膜外之痰无不消去","实胜于各消痰之药耳",且"消痰而不耗气"。说明白芥子祛痰力强,应用广泛。国医大师朱良春认为[1],白芥子利气豁痰,搜剔内外痰结冷涩,"对机体

 [1] 朱步先,何绍奇,朱胜华,等.朱良春用药经验集(修订版).湖南:湖南科学技术出版社,2015:16

组织中不正常的渗出物之吸收,尤有殊功"。实为经验之谈,有得之言,值得学习借鉴。

皂荚
Zàojiá

本品首载于《神农本草经》。为豆科植物皂荚 *Gleditsia sinensis* Lam. 的干燥果实。秋季采集。本品气微、有刺激性,味微苦、辛,粉末有催嚏性。以个小、饱满、色紫黑、有光泽、肉多而黏、断面淡绿色者为佳。

【处方用名】皂荚、猪牙皂。

【性味归经】辛、咸,温。有小毒。归肺、大肠经。

【功效主治】祛痰开窍,散结消肿,通便。用于中风口噤,昏迷不醒,癫痫痰壅,关窍不通,喉痹痰阻,顽痰喘咳,咳痰不爽,大便燥结。

【药征概述】本品入肺经,辛能通利壅塞之气,咸能软化胶结之痰。凡胶固稠浊之痰,可"化其粘联胶热之性,失其根据攀附之援,脏腑莫容,自然外出"(《长沙药解》)。"老痰得之,等于摧枯拉朽"(《脏腑药式补正》)。适用于顽痰胶阻于肺,咳逆上气,时吐稠痰,难以平卧等。

本品辛而性窜,"疏散之力居多,故能开闭结,亦能豁风痰"(《本草约言》)。长于"通关窍而吐痰涎,搐鼻立作喷嚏"(《本草撮要》)。"凡痰涎涌塞而为中风为喉痹者,胥倚以奏功"(《本草思辨录》)。"暴病气实者用之殊效"(《本草经疏》)。故"为急救圣药"(《药品化义》)。适用于中风、癫痫、喉痹等痰涎涌塞,关窍阻闭者。

此外,本品外用,"涂之则散肿消毒"(《本草纲目》),"疗无名肿毒有奇功"(《本草备要》)。"主治诸般肿毒恶疮,能引诸品直至溃处,外科之圣药也。凡痈疽未破者,能引之以开窍,已破者,能引之以排脓"(《药鉴》)。常用于痈肿未溃,或已溃脓出不畅者。又走大肠,能"通大便秘结"(《本经逢原》),可用于大便燥结。

【用法用量】研末服,1~1.5g;亦可入汤剂,1.5~5g。外用适量。

【使用注意】本品辛散走窜之性强,"稍涉虚者切勿轻与,孕妇忌之"(《本草从新》)。

【备注】关于皂荚与猪牙皂。皂荚始载于《神农本草经》,列为下品。《本草纲目》释名曰:"荚之树皂,故名"。《名医别录》指出:"生雍州川谷及鲁邹县,如猪牙者良"。认为皂荚果形如猪牙者为佳。《唐本草》注云:"此物有三种:猪牙皂荚最下,其形曲戾薄恶,全无滋润,洗垢不去;其尺二寸者,粗大长虚而无润;若长六、七寸,圆厚节促直者,皮薄多肉,味浓大好"。由此可见,本品有三种不同形态的果荚,猪牙皂是皂荚多种果形中的一种,《中华本草》认为[1],猪牙皂荚是皂荚树上一种发育不正常的果实,与皂荚古今同用。

旋覆花
Xuánfùhuā

本品首载于《神农本草经》。为菊科植物旋覆花 *Inula japonica* Thunb. 或欧亚旋覆花 *Inula britannica* L. 的干燥头状花序。夏、秋二季花开放时采收。本品气微,味微苦。以花头完整、色黄绿者为佳。

【处方用名】旋覆花、蜜旋覆花。

【性味归经】苦、辛、咸,微温。归肺、脾、胃、大肠经。

【功效主治】降气,消痰,行水,止呕。用于风寒咳嗽,痰饮蓄结,胸膈痞满,喘咳痰多,呕吐噫气,心下痞硬。

【药征概述】本品"咸能软坚,苦辛能下气行水"(《本草备要》),"蠲饮化痰都有效"(《本草便读》)。大凡痰饮为病,"用旋覆花,虚实寒热,随证加入,无不应手获效"(《本草汇言》)。入肺经,善"消胸上痰结,唾如胶漆"(《本草集要》),适用于痰饮蓄结,胸膈痞满,喘咳痰多等。因其性偏温,以"治风寒喘嗽,寒饮渍肺,最是正法"(《本草正义》)。入胃经,能降胃气,"治气逆甚神"(《本草新编》),凡呕逆诸证皆宜。尤多用于痰浊中阻,胃气上逆之噫气呕吐,心下痞硬。

此外,能"通血脉而行瘀涩"(《长沙药解》),可用于气血不和之胸胁痛;"更能续筋敷伤。筋断,捣汁滴伤处,以滓敷上,半月即愈"《本草求真》。

总之,本品"所治诸病,其功只在行水、下气、通血脉尔"(《本草纲目》)。

【用法用量】煎服,3~10g。

【使用注意】本品性善走散,"病人涉虚者,不宜多服"(《本草经疏》)。入汤剂宜布包煎。

白前
Báiqián

本品首载于《名医别录》。为萝藦科植物柳叶白前 *Cynanchum stauntonii* (Decne.) Schltr. ex Lévl. 或芫花叶白前 *Cynanchum glaucescens* (Decne.) Hand.-Mazz. 的干燥根茎及根。秋季采挖。本品气微,味微甜。以根茎粗壮、须根长者为佳。

---

[1] 国家中医药管理局中华本草编委会.中华本草(精选本).上海:上海科学技术出版社,1998:858

【处方用名】白前、蜜白前。

【性味归经】辛、苦,微温。归肺经。

【功效主治】降气,消痰,止咳。用于肺气壅实,咳嗽痰多,胸满喘急。

【药征概述】本品苦辛微温,主入肺经。能"降冲逆而止咳,破壅塞而消痰"(《本草易读》),"为治咳之首剂"(《本草汇言》)。"其所以能止嗽者,则在于平逆顺气,使膈下之浊气不上凌而犯肺,斯肺气得顺其清肃之性而咳自除"(《本草正义》)。大凡咳嗽,以"肺气壅实而有痰者宜之"(《本草纲目》),使"气降则痰自降,能降气则病本立拔矣"(《本草经疏》)。因其性质平和,微温不燥,故无论外感内伤,属寒属热均可运用。尤以治寒痰阻肺,肺气失降者最为适宜。"喉中作水鸡声者,服之立愈"(《本草从新》)。

【用法用量】煎服,3~10g。

【使用注意】本品"长于降气也,若气虚咳逆,气不归元,而非邪咳壅实者禁用"(《本草汇》)。

第二节　清化热痰药

本类药物多苦、寒或甘寒,有清热化痰、润燥化痰之功,主要用于热痰、燥痰证,症见咳嗽气喘,痰黄质稠,或痰少胶黏难咯,唇舌干燥等。部分药物兼有咸味,能软坚散结,用于痰火郁结之瘿瘤、瘰疬等。

本节主要选介川贝母、浙贝母、瓜蒌、竹茹、竹沥、天竺黄、胆南星、前胡、桔梗、胖大海、海藻、昆布、黄药子、蛤壳、浮海石、瓦楞子、礞石的本草药征。

川贝母
Chuānbèimǔ

本品首载于《神农本草经》。为百合科植物川贝母 *Fritillaria cirrhosa* D. Don、暗紫贝母 *Fritillaria unibracteata* Hsiao et K. C. Hsia、甘肃贝母 *Fritillaria przewalskii* Maxim.、梭砂贝母 *Fritillaria delavayi* Franch.、太白贝母 *Fritillaria taipaiensis* P. Y. Li 或瓦布贝母 *Fritillaria unibracteata* Hsiao et K. C. Hsia var. *wabuensis*(S. Y. Tang et S. C. Yue)Z. D. Liu,S. Wang et S. C. Chen 的干燥鳞茎。夏、秋二季或积雪融化时采挖。本品气微,味微苦。以质坚实、粉性足、色白者为佳。

【处方用名】川贝母、川贝。

【性味归经】苦、甘,微寒。归肺、心经。

【功效主治】清热润肺,化痰止咳,散结消痈。用于肺热燥咳,干咳少痰,阴虚劳嗽,痰中带血,瘰疬,乳痈,肺痈。

【药征概述】本品苦寒清热，主入肺经，能"泄肺凉金，降浊消痰，其力非小，然清金而不败胃气，甚可嘉焉"（《长沙药解》）。"为消痰止嗽之神剂，乃清热除痰之良药"（《本草易读》）。又味甘质润，能润肺燥。故"治火痰燥痰有功"（《本草便读》），凡痰热、燥热咳嗽皆宜。因其"寒润，乃太阴肺经之药。肺为燥金，性喜润，故其治也，专主肺家燥痰"（《本草汇》），尤为治燥痰咳嗽之要药。

本品"有解郁散结，化痰除热之功，故一切外证疮疡用之而效者，亦此意也"（《本草便读》）。适用于痰火郁结之瘰疬，热毒壅结之乳痈、肺痈等。

【用法用量】煎服，3～10g；研粉冲服，一次1～2g。

【使用注意】不宜与川乌、制川乌、草乌、制草乌、附子同用。

浙贝母
Zhèbèimǔ

本品首载于《神农本草经》。为百合科植物浙贝母 *Fritillaria thunbergii* Miq. 的干燥鳞茎。初夏植株枯萎时采挖。大者除去芯芽，习称"大贝"；小者不去芯芽，习称"珠贝"。本品气微，味微苦。以鳞叶肥厚、质坚实、粉性足、断面色白者为佳。

【处方用名】浙贝母、浙贝、大贝、象贝。

【性味归经】苦，寒。归肺、心经。

【功效主治】清热化痰止咳，解毒散结消痈。用于风热咳嗽，痰火咳嗽，肺痈，乳痈，瘰疬，疮毒。

【药征概述】本品苦寒，主入肺经。长于清化热痰，降泄肺气而止咳，"凡肺家夹风火有痰者宜此"（《本草纲目拾遗》）。适用于风热咳嗽，或痰热郁肺之咳嗽。又"功专解毒，兼散痰滞"（《本草求原》）。"其力颇猛，抑且破坚消核，治痈肿、疬疡、痰核，其效甚速"（《本草正义》）。大凡痰火郁结之瘰疬及热毒疮痈皆宜。

【用法用量】煎服，5～10g。

【使用注意】本品"苦寒泄降，无不伤脾败胃"（《本草正义》），故脾胃虚寒者不宜用。不宜与川乌、制川乌、草乌、制草乌、附子同用。

【用药甄别】川贝母与浙贝母。二者均能清热化痰止咳，解毒散结消肿，用于痰热咳嗽、瘰疬、痈肿等。然川贝母甘寒，长于润肺化痰，多用于燥痰咳嗽。浙贝母苦寒，清热化痰力甚，以治痰热咳嗽为宜；清热散结之力以浙贝母为优。

【备注】

1. 关于川贝母与浙贝母　贝母是临床常用中药，首载于《神农本草经》。

列为中品,不分种。《本草经集注》释名曰:"形似聚贝子,故名贝母"。在明以前的本草文献中,川贝母与浙贝母的使用一直比较混乱。直到《本草汇言》才正式提出贝母"川者味淡性优,土者味苦性劣,二者宜分别用"。据尚志钧先生考证[1],倪朱谟是浙江杭州人,深悉贝母的性能,为区别药用,他将本地产的贝母称"土者",四川产的称"川者"。赵学敏在《本草纲目拾遗》"凡例"中对《本草纲目》"贝母不分川象"提出了批评。并引《百草镜》云:"浙贝出象山,俗呼象贝母";又引叶暗斋云:"宁波象山所出贝母,亦分两瓣,味苦而不甜,其顶平而不尖,不能如川贝之象荷花蕊也"。至此,川贝母与浙贝母始以产地冠名划分开来。

2. 关于湖北贝母 肖培根院士指出[2],湖北贝母,又称鄂贝、板贝、窖贝、奉贝,在湖北等地已有悠久的应用历史,其原植物在1977年经本人与夏先成教授研究鉴定是一新种,命名为湖北贝母 *Fritillaria hupehensis* Hsiao et K. C. Hsia。湖北贝母目前已成为贝母中仅次于浙贝母的第二大主流贝母商品,2000年及以后历版《中国药典》均有收载。本品微苦,凉。归肺、心经。功能清热化痰,止咳,散结。用于热痰咳嗽,痰核瘰疬,痈肿疮毒。药征与浙贝母相似。

瓜蒌
Guālóu

本品首载于《神农本草经》。为葫芦科植物栝楼 *Trichosanthes kirilowii* Maxim. 或双边栝楼 *Trichosanthes rosthornii* Harms 的干燥成熟果实。秋季采集。本品具焦糖气,味微酸、甜。以完整不破、皱缩、皮厚、糖性足者为佳。

【处方用名】瓜蒌、栝楼、栝蒌实。

【性味归经】甘、微苦,寒。归肺、胃、大肠经。

【功效主治】清热涤痰,宽胸散结,润燥滑肠。用于肺热咳嗽,痰浊黄稠,胸痹心痛,结胸痞满,乳痈,肺痈,肠痈,大便秘结。

【药征概述】本品寒能清热,微苦降泄,主入肺经。"能降上焦之火,使痰气下降"(《本草纲目》)。"凡上焦郁热,垢腻痰火咳嗽等证,皆可用之"(《本草便读》)。适用于痰热壅肺,咳喘痰浊黄稠者。又能导痰浊下行,"通胸膈之痹塞"(《本草正义》)而宽胸散结,"故结胸胸痹,非此不治"(《本草思辨录》)。适用于痰浊痹阻,胸阳不振之胸痹心痛,及痰热结胸之胸膈痞满。

本品微苦性寒能清热散结而消痈,甘寒质润可润滑大肠而通便。故能

[1] 尚志钧,刘晓龙.贝母药用历史及品种考察.中华医史杂志,1995,25(1):38

[2] 肖培根.湖北贝母的研究进展.中国中药杂志,2002,27(10):726

"利大肠,消痈肿疮毒"(《本草纲目》)。凡"一切肺痈肠痈乳痈之属火者,尤为相宜"(《本草便读》),也可用于肠燥津亏之大便秘结。

【用法用量】煎服,10~15g。

【使用注意】本品"寒胃滑肠,胃虚少食,脾虚泄泻,勿投"(《本草害利》)。不宜与川乌、制川乌、草乌、制草乌、附子同用。

【用药甄别】川贝母与瓜蒌。二者均能清热化痰止咳,解毒散结消肿,用于痰热咳嗽、瘰疬、痈肿等。然川贝母甘寒,长于润肺化痰,多用于燥痰咳嗽。

【典型案例】瓜蒌治结胸案。某男,年十三岁,于数日之间,痰涎郁于胸中,烦闷异常,剧时气不上达,呼吸即停,目翻身挺,有危在顷刻之状。……其为温病结胸,俾用栝蒌仁四两,炒熟捣碎,煎汤两茶盅,分两次温饮下,其病顿愈(《医学衷中参西录》)。

【备注】关于栝楼与瓜蒌。"栝楼"之名始见于《神农本草经》,列为中品。《本草汇言》释名曰:"形如包括之囊,实列重楼之象,故曰括楼"。《本草纲目》曰:"后人又转为瓜蒌,愈转愈失其真矣"。尽管如此,李时珍仍在栝楼的释名中增加了"瓜蒌"的称谓,并沿用至今。并指出"栝楼古方全用,后世乃分子、瓤各用"。现在临床常根据其药用部位不同分为瓜蒌、瓜蒌皮、瓜蒌子药用。《中国药典》2015年版记载:瓜蒌为其干燥成熟果实,功能清热涤痰,宽胸散结,润燥滑肠;瓜蒌皮为其干燥成熟果皮,功能清化热痰,利气宽胸;瓜蒌子为其干燥成熟种子,功能清化热痰,润肠通便。

竹茹
Zhúrú

本品首载于《名医别录》。为禾本科植物青秆竹 *Bambusa tuldoides* Munro、大头典竹 *Sinocalamus beecheyanus* (Munro) McClure var. *pubescens* P. F. Li 或淡竹 *Phyllostachys nigra* (Lodd.) Munro var. *henonis* (Mitf.) Stapf ex Rendle 的茎秆的干燥中间层。全年均可采制。本品气微,味淡。以色绿、丝细均匀、质柔软、有弹性者为佳。

【处方用名】竹茹、姜竹茹、淡竹茹。

【性味归经】甘,微寒。归肺、胃、心、胆经。

【功效主治】清热化痰,除烦、止呕。用于痰热咳嗽,胆火挟痰,惊悸不宁,心烦失眠,中风痰迷,舌强不语,胃热呕吐,妊娠恶阻,胎动不安。

【药征概述】本品甘寒,入肺经,"专清热痰"(《药品化义》)。适用于痰热壅肺,咳痰黄稠。入胃经。"专清胃腑之热"(《本经逢原》),又"降胃中上逆之气使之下行,故能治呕吐"(《医学衷中参西录》)。"为呕吐呃逆要药"(《药义明辨》)。"主胃热呃逆殊功,疗噎膈呕哕神效"(《本草约言》)。故适用于胃热呕吐,及胎热恶阻,呕吐不食等。

本品入心、胆经,"主少阳之腑热"(《本草思辨录》)。"为宁神开郁佳品"(《药品化义》)。凡"惊悸怔忡,心烦躁乱,睡卧不宁,此皆胆胃热痰之症,悉能奏效"(《药品化义》)。适用于胆热犯胃,痰火内扰之胆怯易惊,心烦不寐等。也可用于中风痰迷,舌强不语。

此外,尚"能凉血清热"(《本草经疏》)。可用治血热妄行之吐血、衄血、尿血及崩漏等。

【用法用量】煎服,5~10g。清化痰热宜生用,清胃止呕宜姜汁炙用。

【使用注意】本品甘寒清降,故"胃寒呕吐,及感寒挟食作吐,忌用"(《本草经疏》)。

【备注】关于竹茹。本品始载于《名医别录》。《本草约言》曰:"竹茹即竹皮,皮茹削去青色,惟取向里黄皮"。《本草崇原》曰:"用刀轻轻刮去竹皮上粉青,取青内之皮,谓之竹茹"。由此可见,竹茹来源于多种竹类秆的中间层,即去掉绿层后刮下的纤维,又名"竹二青"。

竹沥
Zhúlì

本品首载于《蜀本草》。系新鲜的淡竹和青秆竹等竹秆经火烤灼而流出的淡黄色澄清液汁。本品具竹香气,味微甜。

【处方用名】竹沥、竹沥水、竹沥油。

【性味归经】甘,寒。归心、肺、肝经。

【功效主治】清热豁痰,定惊利窍。用于痰热咳喘,中风痰迷,惊痫癫狂。

【药征概述】本品主入肺经。"能豁痰而清热"(《本草便读》),"开痰涎胶黏"(《玉楸药解》),祛痰力强。"为搜解热痰圣药"(《药品化义》)。"大抵因风火燥热而有痰者宜之"(《握灵本草》)。适用于痰热咳喘,痰稠难咯,顽痰胶结等。

本品"甘寒而润,性滑而利,开关窍,走经络,搜剔一切痰结、火结、气结为病,下咽即苏"(《本草汇言》)。"痰迷心窍者,用之能安"(《本草约言》)。"主治中风瘫痪,语言謇涩,手足麻木,及癫痫惊狂,经年痰火,非此不能成功"(《药品化义》)。适用于中风口噤,昏不识人;或痰热惊风,四肢抽搐;或顽痰胶结,烦闷癫狂等。

【用法用量】内服 30~50g,冲服。

【使用注意】本品"寒胃滑肠,有寒湿者勿服"(《本草备要》)。"寒痰、湿痰,及饮食生痰,不宜用"(《本草经疏》)。

【用药甄别】竹茹与竹沥。二者同出一物。竹茹药用其竹秆的中间层。

竹沥系新鲜竹秆经火烤所沥出的液汁,又名"竹油"。均能清热化痰,用于肺热咳嗽,咳痰黄稠之热痰证。然竹茹又善清胃热而止呕,以治热痰、热呕见长。竹沥清热化痰力强,以治热咳痰稠称著。对于中风痰迷,惊痫癫狂,单用有效。

天竺黄
Tiānzhúhuáng

本品首载于《蜀本草》。为禾本科植物青皮竹 *Bambusa textilis* McClure 或华思劳竹 *Schizostachyum chinense* Rendle 等秆内的分泌液干燥后的块状物。秋、冬二季采收。本品气微,味淡。以片大、色灰白、质细、体轻、吸湿性强者为佳。

【处方用名】天竺黄、天竹黄。

【性味归经】甘,寒。归心、肝经。

【功效主治】清热豁痰,凉心定惊。用于热病神昏,中风痰迷,小儿痰热惊痫。

【药征概述】本品"甘寒,能清热豁痰,镇心有效"(《本草便读》)。"为治痰清热之要药"(《本经逢原》),"有定惊安神之妙"(《本草汇言》)。"功同竹沥,而性和缓,无寒滑之患。治大人中风不语,小儿客忤惊痫为尤宜"(《本草备要》)。适用于痰热风动、窍闭神昏诸证。

【用法用量】煎服,3~9g。

【备注】关于天竺黄。本品原名"竹黄",始载于《蜀本草》。云:"竹节间黄白者,味甘,名竹黄"。《证类本草》以"天竺黄"为正名。并"按《临海志》云:生天竺国,今诸竹内,往往得之"。《本草衍义》以"天竹黄"为正名。曰:"天竹黄,自是竹内所生,如黄土着竹成片"。《本草纲目》按吴僧赞宁云:"竹黄生南海镛竹中,此竹极大,又名天竹。其内有黄,可以疗疾。本草作天竺者,非矣"。由此可见,本品并非专产于天竺(古代专指印度),我国南海(我国东南沿海一带)亦产。因此,有学者认为[1],以"天竹黄"作为本药规范正名为宜。

胆南星
Dǎnnánxīng

本品首载于《本草纲目》。为制天南星的细粉与牛、羊或猪胆汁经加工而成,或为生天南星细粉与牛、羊或猪胆汁经发酵加工而成。本品气微腥,味

[1] 蔡永敏."天竹黄"正名考证与规范.中药材,2004,27(6):447

苦。以色棕黑、气微腥、味苦者为佳。

【处方用名】胆南星、胆星。

【性味归经】苦、微辛,凉。归肺、肝、脾经。

【功效主治】清热化痰,息风定惊。用于痰热咳嗽,咯痰黄稠,中风痰迷,癫狂惊痫。

【药征概述】本品由制天南星炮制后,药性由温转凉,长于清热化痰。凡"实痰实火壅闭上焦,而气喘烦躁,焦渴胀满者,所当必用"(《本草正》)。适用于痰热咳嗽,气息喘促。

本品入肝经,"降痰因火动如神"(《本草正》),有息风定惊之效。"主治一切中风,风痫惊风,头风眩晕,老年神呆,小儿发搐,产后怔忡,为肝胆性气之风,调和之神剂"(《药品化义》)。适用于痰火内甚,引动肝风之风痰证。

【用法用量】煎服,3~6g。

【用药甄别】制天南星与胆南星。二者同出一物,为不同的炮制品。均能化痰,为治疗痰证的常用之品。然制天南星性温燥烈,长于燥湿化痰,祛风止痉,用于湿痰、寒痰,尤善治顽痰、风痰;外用能散结消肿,用于痈肿,蛇虫咬伤。胆南星性凉,辛燥之性大减。长于清热化痰,息风定惊,用于痰热咳嗽,癫狂惊痫。

前胡
Qiánhú

本品首载于《名医别录》。为伞形科植物白花前胡 *Peucedanum praeruptorum* Dunn 的干燥根。冬季至次春茎叶枯萎或未抽花茎时采挖。本品气芳香,味微苦、辛。以条粗壮、质柔软、香气浓者为佳。

【处方用名】前胡、蜜前胡。

【性味归经】苦、辛,微寒。归肺经。

【功效主治】降气化痰,散风清热。用于痰热喘满,咯痰黄稠,风热咳嗽痰多。

【药征概述】本品主入肺经。辛凉疏散,"解热疏风"(《药性切用》),能宣肺气之壅;"微苦而降,以下气消痰见长"(《本草正义》),能降肺气之逆。故能宣能降,且宣不过散,降不过下,"为痰气要药"(《本草纲目》)。对于痰热壅肺,或风热郁肺之咳嗽而有痰者,最为适宜。

【用法用量】煎服,3~10g。

【用药甄别】白前与前胡。二者均能降气化痰止咳,用于咳嗽痰多,无论属寒属热,外感内伤,新久咳嗽皆宜,且常相须为用,协调增效,素有"二前"之称。然白前性偏温,专于降气,以痰湿或寒痰阻肺,肺气失降之咳嗽为宜。前胡性偏寒,能宣能降,以治痰热或风热咳嗽为优。

桔梗
Jiégěng

本品首载于《神农本草经》。为桔梗科植物桔梗 *Platycodon grandiflorum* (Jacq.) A. DC. 的干燥根。秋季采挖。本品气微,味微甜后苦。以根肥大、白色、质坚实、味苦者为佳。

【处方用名】桔梗。

【性味归经】苦、辛,平。归肺经。

【功效主治】宣肺,利咽,祛痰,排脓。用于咳嗽痰多,胸闷不畅,咽痛音哑,肺痈吐脓。

【药征概述】本品辛宣苦降,药性平和,主入肺经。长于开宣肺气,"宽胸快膈有功,……泄郁消痰多效"(《本草便读》)。尤"善开通肺中诸气管使呼吸通畅"(《医学衷中参西录》)。"凡咳嗽痰喘,非此不除,以其有顺气豁痰之功"(《本草汇言》)。大凡咳嗽痰多,胸闷不舒,无论外感内伤、属寒属热,皆可运用。

本品性散上行,"功著于华盖之脏"(《本草征要》)。"主利肺气,通咽喉"(《本草汇言》),利咽开音,"疗咽痛如神"(《长沙药解》),"音哑可亮"(《药镜》),故善治咽痛音哑,无论外感、热毒、阴虚所致均宜。又擅排壅肺之脓痰,"治肺痈至妙"(《长沙药解》)。适用于肺痈咳唾脓痰。

本品"为诸药舟楫,载药上浮,能引苦泄峻下之剂,至于至高之分成功"(《本草求真》)。如"载散药表散寒邪,载凉药清咽疼喉痹,亦治赤目肿痛;载肺药解肺热肺痈,鼻塞唾脓咳嗽;载痰药能消痰止呕"(《本草正》)。故历来治胸膈以上病变每以之为引经,此佐使之职也。

此外,本品开宣肺气而通二便,导肠滞,启癃闭,可用于癃闭、便秘。

【用法用量】煎服,3~10g。

【使用注意】本品"性属阳而升,凡病气逆上升,不得下降,及邪在下焦者,勿用。凡攻补下焦药中勿入"(《本草经疏》)。

【备注】

1. 关于桔梗功用补遗　桔梗始载于《神农本草经》。云:"主胸胁痛如刀刺,腹满肠鸣幽幽,惊恐悸气"。由于《神农本草经》文字简验,往往意存文字之外,从经文可窥测桔梗有活血止痛、行气导滞、宁心安神之功。诸如治胸中瘀血证之血府逐瘀汤(《医林改错》),治脾虚泄泻的参苓白术散(《和剂局方》)、治心神不宁的天王补心丹(《妇人良方》)等方中桔梗之用,就是对《神农本草经》经文具体运用的有力佐证。然而,现行《中药学》教材和《中国药典》传承不够,仅以"宣肺,利咽,祛痰,排脓"概括桔梗的功效,远远不能反映桔梗药征之全貌。故方剂学中均以"舟楫之剂""载药上行"来诠释桔梗之用,不免有牵强附会之嫌,难以自圆其说。

2. 关于桔梗"载药上行" 此说源于金元时期。如张元素云:"桔梗清肺气,利咽喉,其色白,故为肺部引经,与甘草同行,为舟楫之剂"(引自《本草纲目》)。后世推崇者有之。如《本草衍义补遗》曰:"桔梗能载诸药不能下沉,为舟楫之剂耳"。《本草正》曰:"用此者,用其载药上升,故有舟楫之号"。《本草求真》曰:桔梗"系开提肺气之圣药,可为诸药舟楫,载之上浮,能引苦泄峻下之剂至于至高之分成功"。反对者有之。如《本草通玄》谓"桔梗之用,惟其上入肺经,肺为主气之脏,故能使诸气下降。世俗泥为上升之剂不能下行,失其用矣"。《重庆堂随笔》云:"昔人舟楫之说,最易误人"。《本草正义》曰:"桔梗功用,诸家所论,皆温通宣泄,无论上焦、下焦结滞之病,一例通治。……此说不知易老从何处悟入。《本经》《别录》皆无此意,殆误认仲景、《千金》甘桔诸方,或治咽痛喉痛,或治肺痈喘咳,皆主上焦之病而云然。……遂令通达三焦,宣阳行气之功,不复信用于世。易老误人,正是不浅"。纵观诸家所论,桔梗主入肺经,其性主升,善治上焦病变为其所长。从历版《中国药典》记载来看,并无桔梗"载药上行"的表述。因此,桔梗"载药上行"尚未得到学术界的普遍认同,有待深入研究。

胖大海
Pàngdàhǎi

本品首载于《本草纲目拾遗》。为梧桐科植物胖大海 Sterculia lychnophora Hance 的干燥成熟种子。4~6月采摘。本品气微,味淡,嚼之有黏性。以个大、坚硬、棕色、有细皱纹及光泽者为佳。

【处方用名】胖大海。

【性味归经】甘,寒。归肺、大肠经。

【功效主治】清热润肺,利咽开音,润肠通便。用于肺热声哑,干咳无痰,咽喉干痛,热结便闭,头痛目赤。

【药征概述】本品甘寒清润,入肺与大肠经。上能清宣肺气,"开音治瘖,爽嗽豁痰"(《本草正义》)。适用于肺热声哑,干咳无痰,咽喉干痛等,尤为治咽痛、失音之要药。下能清润肠燥,适用于燥热便秘,兼见火热炎上之头痛目赤等。

【用法用量】2~3枚,沸水泡服或煎服。

【备注】关于胖大海。《本草纲目拾遗》以"蓬大海"为正名。曰:"形似干青果,皮色黑黄,起皱纹,以水泡之,层层胀大如浮藻然"。徐氏[1]释名曰:胖大海种子的种皮有三层,外层和内层均较薄,中层较厚,黑褐色,浸水后迅速膨胀,滑而胶黏状,可发至原来体积八倍以上。因此,胖大海之名是取其浸水后迅速膨胀,好像浸在海里很快发胖之意,故有此名。

海藻
Hǎizǎo

本品首载于《神农本草经》。为马尾藻科植物海蒿子 *Sargassum pallidum*（Turn.）C. Ag. 或羊栖菜 *Sargassum fusiforme*（Harv.）Setch. 的干燥藻体。夏、秋二季采集。本品气腥,味微咸。以色黑褐、盐霜少、枝嫩无砂石者为佳。

【处方用名】海藻。

【性味归经】苦、咸、寒。归肝、胃、肾经。

【功效主治】消痰软坚散结,利水消肿。用于瘿瘤,瘰疬,睾丸肿痛,痰饮水肿。

【药征概述】本品"苦能泄结,寒能涤热,咸能软坚"(《本草征要》),"专能消坚硬之病"(《本草新编》)。"一切瘰疬瘿瘤顽痰胶结之证,皆可用之"(《本草便读》)。"治项间瘰疬,消颈下瘿囊,偏坠疝气立止"(《药鉴》)。为治瘿瘤,瘰疬,睾丸肿痛的常用之品。"然而单用此一味,正未能取效,随所生之病,加入引经之品,则无坚不散矣"(《本草新编》)。

本品"利水道,通癃闭成淋;泻水气,除胀满作肿"(《本草蒙筌》)。凡"小便艰难能利"(《药鉴》)。适用于痰饮水肿,小便不利。因其力弱,须配伍淡渗利湿药同用,以增疗效。

【用法用量】煎服,6~12g。

【使用注意】本品苦寒,"脾寒有湿者勿服"(《本草从新》)。不宜与甘草同用。

昆布
Kūnbù

本品首载于《名医别录》。为海带科植物海带 *Laminaria japonica* Aresch. 或翅藻科植物昆布 *Ecklonia kurome* Okam. 的干燥叶状体。夏、秋二季采集。本品气腥,味咸。以色黑褐、体厚者为佳。

【处方用名】昆布。

---

[1] 徐祥浩.中药胖大海的引进历史和拉丁学名考证.华南农学院学报,1982,3(3):100

【性味归经】咸,寒。归肝、胃、肾经。

【功效主治】消痰软坚散结,利水消肿。用于瘿瘤,瘰疬,睾丸肿痛,痰饮水肿。

【药征概述】本品"性味主治与海藻相同,故每相兼而用"(《本草便读》)。惟"昆布之性雄于海藻,不可多服,令人瘦削"(《本草汇》)。

【用法用量】煎服,6~12g。

黄药子
Huángyàozǐ

本品首载于《开宝本草》。为薯蓣科植物黄独 *Dioscorea bulbifera* L. 的干燥块茎。夏末至冬初采挖。本品气微,味苦。以片大、外皮棕黑色、断面黄白色者为佳。

【处方用名】黄药子、黄独。

【性味归经】苦,寒;有小毒。归肺、肝、心经。

【功效主治】化痰散结消瘿,清热凉血解毒。用于瘿瘤痰核,癥瘕痞块,疮痈肿毒,咽喉肿痛,蛇虫咬伤。

【药征概述】本品苦寒清泄,能清热化痰,"凉血降火,消瘿解毒"(《本草纲目》)。尤以"解毒凉血最验,古人于外科、血证两方尝用"(《本草汇言》)。"主诸恶肿疮瘘,喉痹,蛇犬咬毒。取根研服之,亦含亦涂"(《开宝本草》);"治肺热咳唾血,鼻衄舌衄"(《本草述钩元》)。适用于痰火郁结之瘿瘤结肿,癥瘕痞块,以及多种血热出血。

【用法用量】煎服,5~9g;外用适量,鲜品捣敷,或研末调敷,或磨汁涂。

【使用注意】本品有毒,不宜过量。如多服、久服可引起吐泻腹痛等消化道反应,并对肝肾有一定损害,故脾胃虚弱及肝肾功能损害者慎用。

蛤壳
Géqiào

本品首载于《神农本草经》。为帘蛤科动物文蛤 *Meretrix meretrix* Linnaeus 或青蛤 *Cyclina sinensis* Gmelin 的贝壳。夏、秋二季采集。本品气微,味淡。以光滑、断面有层纹者为佳。

【处方用名】蛤壳、文蛤、青蛤、海蛤壳、煅蛤壳、蛤粉。

【性味归经】苦、咸,寒。归肺、肾、胃经。

【功效主治】清热化痰,软坚散结,制酸止痛。外用收湿敛疮。用于痰火咳嗽,胸胁疼痛,痰中带血,瘰疬瘿瘤,胃痛吞酸;外治湿疹,烫伤。

【药征概述】本品苦寒沉降,主入肺经,善清肺化痰,"降胸中逆壅邪气,定喘息咳痰"(《本草蒙筌》)。凡"病因热邪痰结气闭者宜之"(《本草汇言》)。适用于痰热壅肺，肺失清肃之咳嗽喘满，痰黄黏稠，或痰火内郁，灼伤肺络之胸胁疼痛，咯吐痰血。

本品咸寒清热，"软坚具介类之功"(《本草便读》)，可"治项下瘤瘿"(《药性论》)等痰火凝聚之候。煅制后，内服能制酸止痛，外用能收湿敛疮。适用于胃痛泛酸，及水火烫伤、湿疹等。

【用法用量】煎服，6~15g；先煎。蛤粉宜包煎。外用适量，研细粉撒布或酒调后敷患处。

【备注】关于蛤壳。本品始载于《神农本草经》，列为海蛤与文蛤两条。《本草图经》曰："海蛤、文蛤，并生东海，今登、莱、沧州皆有之"。《日华子本草》曰："有文彩者为文蛤，无文彩者为海蛤"。《本草纲目》曰："海蛤者，海中诸蛤烂壳之总称，不专指一蛤也"。由此可见，本品泛指海中多种蛤的贝壳。今多以文蛤、青蛤的贝壳作为主要药材来源，并以"蛤壳"之名冠之。

浮海石
Fúhǎishí

本品首载于《日华子本草》。为胞孔科动物脊突苔虫 *Costazia aculeala* Canu et Bassler 的骨骼。夏、秋二季收集。本品气微弱，味淡。以体轻、灰白色者为佳。

【处方用名】浮海石、海浮石、煅浮海石。

【性味归经】咸，寒。归肺、肾经。

【功效主治】清肺化痰，软坚散结。用于肺热咳嗽痰稠，瘰疬痰核。

【药征概述】本品性寒，"体虚轻浮"(《本草便读》)。长于"清金降火，消积块，化老痰"(《本草衍义补遗》)。适用于痰热胶固，质稠难咯，咳久不愈者。咸寒能软坚散结，"消瘿瘤结核"(《本草备要》)。适用于痰火凝聚之瘰疬瘿瘤。

【用法用量】煎服，10~15g。打碎先煎。

瓦楞子
Wǎléngzǐ

本品首载于《名医别录》。为蚶科动物毛蚶 *Arca subcrenata* Lischke、泥蚶 *Arca granosa* Linnaeus 或魁蚶 *Arca inflata* Reeve 的贝壳。秋、冬至次春采集。本品气微，味淡。以放射肋线明显者为佳。

【处方用名】瓦楞子、煅瓦楞子。

【性味归经】咸，平。归肺、胃、肝经。

【功效主治】消痰化瘀,软坚散结,制酸止痛。用于顽痰积结,黏稠难咯,瘿瘤,瘰疬,癥瘕痞块,胃痛泛酸。

【药征概述】本品性平偏凉,"咸可软坚,消老痰至效"(《本草便读》)。适用于顽痰胶结,质黏稠难咯,以及痰火凝聚之瘰疬瘿瘤。又能行血化瘀除癥,"凡积聚悉逐"(《本草蒙筌》)。"为妇人血块癥瘕,男子痰癖积聚要药"(《本草求真》)。可用于气滞血瘀及痰积所致之癥瘕痞块。煅用可制酸止痛,适用于胃痛泛酸。

【用法用量】煎服,10~15g,宜打碎先煎。生用消痰散结;煅用制酸止痛。

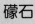

礞石
Méngshí

首载于《嘉祐本草》。为变质岩类黑云母片岩或绿泥石化云母碳酸盐片岩,或变质岩蛭石片岩或水黑云母片岩。前者药材称"青礞石",后者药材称"金礞石"。全年可采。本品气微,味淡。以灰绿色、质软易碎、有光泽者为佳。

【处方用名】礞石、青礞石、金礞石、煅青礞石、煅金礞石。

【性味归经】咸,平。归肺、肝经。

【功效主治】坠痰下气,平肝镇惊。用于顽痰胶结,咳逆喘急,癫痫发狂,烦躁胸闷,惊风抽搐。

【药征概述】本品体重而降,性平偏凉。"走下之性,坠痰为最"(《本草发明》)。"最能荡涤宿垢之痰"(《本草约言》)。为"治顽痰癖结之神药"(《本草从新》)。凡"因于脾胃不能运化,积滞生痰,或多食酒面湿热之物,以致胶固稠黏,咯唾难出者,用之豁痰利窍,除热泄结,应如桴鼓"(《本草经疏》)。适用于顽痰、老痰胶结,咳逆气喘,痰多质稠难咯之实证。

本品"功专入肝,平木下气,为治惊利痰要药"(《本草求真》)。"治惊痫痰涎胶粘不化,不外咸能软坚,重以镇邪之意"(《本草便读》)。适用于热痰壅塞,癫痫发狂、惊风抽搐等。可"使木平气下,而痰积通利,诸证自除"(《本草纲目》)。

【用法用量】煎服,10~15g,宜打碎布包先煎。入丸散服,3~6g。

【使用注意】本品重坠性猛,"止可用之救急,气弱脾虚者不宜久服"(《本草纲目》)。小儿慢惊及孕妇忌用。

【备注】

1. 关于青礞石与金礞石　礞石始载于《嘉祐本草》,云:礞石"一名青礞石"。把青礞石作为礞石的别名。《本草蒙筌》则以"青礞石"为正名收载。《本草纲目》释名曰:"其色濛濛然,故名"。并在礞石的"附图"中直呼"青礞石"。可见,古代本草所谓礞石即为"青礞石"。金礞石出现较晚,古本草中未见记载。在本草文献中始见于《中药志》[1],仅在"礞石"项下作为别名收载。为了避免混淆,历版《中国药典》均将青礞石与金礞石(为变质岩类蛭石片岩或水黑云母片岩)分列,不再使用"礞石"之名。二者药征相似,临床应用可互参。

2. 关于礞石炮制方法 《本草问答》曰:"礞石,必用火硝煅过,性始能发,乃能坠痰。不煅则石质不化,药性不发,又毒不散,故必用煅"。《握灵本草》曰:"凡用,同硝石等分拌匀,炭火围煅至消尽,其石色如金为度,水飞去硝毒,晒干用"。说明了礞石必须煅制或火硝制,以及煅制去毒的具体方法,与目前炮制方法相吻合。

[1] 中国医学科学院药物研究所.中药志(第四册).北京:人民卫生出版社,1961:298

凡以止咳平喘为主要功效，常用以治疗咳嗽、喘证的药物，称为止咳平喘药。

止咳平喘药多味苦泄降，药性有寒、温之分，主入肺经。能制止咳嗽、平定喘息。主要适用于外感或内伤等多种原因导致肺气失于宣发或肃降引起的咳嗽、呼吸急迫，甚则张口抬肩，鼻翼煽动，不能平卧等。

所谓止咳，即指药物能缓解或抑制咳嗽的治疗作用。所谓平喘，即指药物能缓解或平定喘息的治疗作用。其中，平喘作用较强者，又称定喘。因本章药物大多兼而有之，只是有所侧重而已，故止咳平喘常并称。

本章主要选介苦杏仁、紫苏子、百部、紫菀、款冬花、马兜铃、枇杷叶、桑白皮、葶苈子、白果、洋金花的本草药征。

苦杏仁
Kǔxìngrén

本品首载于《神农本草经》。为蔷薇科植物山杏 *Prunus armeniaca* L. var. *ansu* Maxim.、西伯利亚杏 *Prunus sibirica* L.、东北杏 *Prunus mandshurica* (Maxim.)Koehne 或杏 *Prunus armeniaca* L. 的干燥成熟种子。夏季采收。本品气微，味苦。以颗粒饱满、完整、味苦者为佳。

【处方用名】杏仁、苦杏仁、炒苦杏仁、焯苦杏仁。

【性味归经】苦，微温。有小毒。归肺、大肠经。

【功效主治】降气止咳平喘，润肠通便。用于咳嗽气喘，胸满痰多，肠燥便秘。

【药征概述】本品苦降温散，主入肺经。"既有发散风寒之能，复有下气除喘之力"（《本草求真》）。能宣能降，以降气为主，降中有宣，可使肺的宣肃功能复常而喘咳自平，故"为咳逆胸满之专药"（《药性切用》）。大凡咳嗽喘满，无论新久、寒热，总由肺气壅闭不宣或气逆不降所致，用之无不相宜。

本品质润多脂，能"温润下行，善降大肠燥结"（《本草便读》），"润大肠气闭便难"（《本草蒙筌》）。适用于肠燥津亏之便秘。

【用法用量】煎服，5~10g，宜打碎入煎；生品入煎剂后下。

【使用注意】本品有小毒，用量不宜过大；婴儿慎用。"性热降气，亦非久服之药"（《本草纲目》）。

【备注】

1. 关于甜杏仁 杏仁有甜杏仁与苦杏仁之分。苦杏仁性属苦泄,有毒,善降气,平喘止咳效果好,以治实喘为宜。甜杏仁甘平无毒,药力和缓,长于润肺,以治虚劳喘咳为宜。诚如《本草便读》所云:"甜杏仁,可供果食,主治(与杏仁)亦皆相仿。用于虚劳咳嗽方中,无苦劣之性耳"。现甜杏仁多用于制作糕点,少作药用。故凡处方用杏仁者,均为苦杏仁。

2. 关于杏仁"去皮尖" 历来有两种不同的观点:一是主张"去皮尖"。如《本草经集注》云:"汤浸去皮、尖"。《药性论》云:"去皮、尖熬"。《雷公炮炙论》云:"凡使,须以沸汤浸少时,去皮膜,去尖"。二是主张"不去皮尖"。本品原名"杏核仁",始载于《神农本草经》,并无"去皮尖"的记载。《本草纲目》云:"治风寒肺病药用中,亦有连皮尖用者,取其发散也"。《药品辨义》云:"去皮尖则缓,连皮尖则锐"。临床观察发现[1],在止咳平喘方中用带皮尖杏仁的效果显著,用光杏仁的效果较差。实验研究表明[2],杏仁皮、肉中所含有效成分苦杏仁苷的量几乎一致。由此可见,杏仁入药去皮尖是一种资源的浪费。《中国药典》2015年版在本品"炮制"项下并无"去皮尖"的要求。因此,现代临床应用苦杏仁无须去皮尖。

3. 关于杏仁"后下" 古今记载苦杏仁有小毒,主要在于苦杏仁苷分解所产生的氢氰酸的缘故。现代研究证实[3],苦杏仁苷既是苦杏仁毒性的物质基础,更是其治疗作用的有效成分。由于苦杏仁中同时还含有苦杏仁苷酶,在水和温度(30~40℃)适宜的情况下,苦杏仁苷易在酶的作用下分解产生毒性极强的氢氰酸。如果温度过低,则酶的活性较低,苦杏仁苷不易分解;温度过高(达到100℃),则能使酶变性,失去活性。若与其他药物同煎,在煎煮的过程中,势必会遇到酶发挥作用的适宜温度,使苦杏仁苷分解产生氢氰酸。因此,《中国药典》2015年版明确规定,苦杏仁"生品入煎剂后下"。苦杏仁直接通过高温煎煮,既能"杀酶",提高药物的安全性,又能"保苷",增强药性的有效性。

紫苏子
Zǐsūzǐ

本品首载于《名医别录》。为唇形科植物紫苏 *Perilla frutescens* (L.) Britt.的干燥成熟果实。秋季采收。本品压碎有香气,味微辛。以粒饱满、色灰棕、

[1] 马运福.对杏仁入药是否去皮尖的讨论.中国医药报,2003-04-10

[2] 龚千锋.中药炮制学.北京:中国中医药出版社,2003:320

[3] 岳凤先.苦杏仁的毒性、药效与煎法.家庭中医药,1998,(3):41

油性足者为佳。

【处方用名】紫苏子、苏子、炒紫苏子。

【性味归经】辛,温。归肺经。

【功效主治】降气消痰,止咳平喘,润肠通便。用于痰壅气逆,咳嗽气喘,肠燥便秘。

【药征概述】本品性温主降,入肺经。长于降肺气,"定喘消痰有功"(《本草汇》)。"为除喘定嗽,消痰顺气之良剂"(《本经逢原》)。适用于痰涎壅盛之气逆喘咳。又降泄肺气以助大肠传导,质润多脂以滑利大肠,适用于妇女产后,及老人、虚人肠燥津亏之便秘。

【用法用量】煎服,3~10g。

【使用注意】本品"性主疏泄,气虚久逆,阴虚喘逆,脾虚便溏者,皆不可用"(《本经逢原》)。

【用药甄别】苦杏仁与紫苏子。二者均能降肺气,止咳平喘,润肠通便,治疗咳嗽气喘,肠燥便秘。然苦杏仁兼能宣发肺气,凡咳嗽喘满,无论新久、寒热,总由肺气壅闭不宣或气逆不降所致者,皆可随证配伍使用。紫苏子兼能祛痰,以治痰涎壅盛之喘咳为宜。

百部
Bǎibù

本品首载于《名医别录》。为百部科植物直立百部 *Stemona sessilifolia* (Miq.) Miq.、蔓生百部 *Stemona japonica* (Bl.) Miq. 或对叶百部 *Stemona tuberosa* Lour. 的干燥块根。春、秋二季采挖。本品气微,味甘、苦。以条粗壮、质坚实、色黄白者为佳。

【处方用名】百部、蜜百部。

【性味归经】甘、苦,微温。归肺经。

【功效主治】润肺下气止咳,杀虫灭虱。用于新久咳嗽,肺痨咳嗽,顿咳;外用于头虱,体虱,蛲虫病,阴痒。

【药征概述】本品主入肺经,"苦而下泄,故善降。肺气升则喘嗽,故善治咳嗽上气"(《本草经疏》)。"凡有咳嗽,可通用之"(《本草正义》)。无论外感内伤,属寒属热,新久咳嗽皆宜。因其味甘质润,微温不燥,长于"润肺理嗽"(《药性切用》)。"止久嗽为专功"(《本草发明》)。故"尤为久嗽、虚嗽必需良药"(《本草正义》)。又长于"治肺病杀虫"(《本草纲目》),故治小儿顿咳,阴虚痨嗽者最宜。

本品外用,能"杀虫虱"(《本草分经》),治头虱,体虱,蛲虫病,阴痒等。可酒浸涂擦,或煎汤坐浴外洗,或浓煎灌肠等,使药物直接作用于虫体,以便更好发挥药效。

【用法用量】煎服,3～10g;外用适量。久咳虚嗽宜蜜炙用,杀虫灭虱宜生用。

紫菀
Zǐwǎn

本品首载于《神农本草经》。为菊科植物紫菀 *Aster tataricus* L. f. 的干燥根及根茎。春、秋二季采挖。本品气微香,味甜、微苦。以根长、色紫红、质柔韧者为佳。

【处方用名】紫菀、蜜紫菀。

【性味归经】辛、苦,温。归肺经。

【功效主治】润肺下气,消痰止咳。用于痰多喘咳,新久咳嗽,劳嗽咳血。

【药征概述】本品辛散苦降,"入胸膈快而不燥,利肺气散而能泄"(《本草约言》)。长于降肺气,开肺郁,化痰浊,止咳逆,为"肺病要药"(《本草纲目》)。且"辛而不燥,润而不寒"(《本草通玄》)。对于"肺金窒塞,无论为寒为火,皆有非此不开之势"(《本草正义》)。"故一切风寒风热咳嗽痰血等证,凡属肺经之邪郁而不宣者,皆可用之"(《本草便读》)。尤宜于肺气壅塞,咳嗽痰多,咯痰不爽者。

【用法用量】煎服,5～10g。外感暴咳生用,肺虚久咳蜜炙用。

【使用注意】"阴虚肺热干咳者禁用,以其性专温散,而无培养之力也"(《本经逢原》)。

款冬花
Kuǎndōnghuā

本品首载于《神农本草经》。为菊科植物款冬 *Tussilago farfara* L. 的干燥花蕾。12月或地冻前当花尚未出土时采挖。本品气香,味微苦而辛。以个大、肥壮、色紫红、花梗短者为佳。

【处方用名】款冬花、蜜款冬花。

【性味归经】辛、微苦,温。归肺经。

【功效主治】润肺下气,止咳化痰。用于新久咳嗽,喘咳痰多,劳嗽咳血。

【药征概述】本品辛温而润,散而能降,主入肺经,长于"润肺消痰,止嗽定喘"(《本经逢原》)。"为治嗽要药"(《本草汇言》)。因其"温而不燥,润而不寒,散而不泄,故无论寒热虚实,一切咳嗽之属肺病者,皆可用也"(《本草便读》)。对于"久嗽肺虚,尤不可缺"(《药品化义》)。

【用法用量】煎服,5～10g。外感暴咳宜生用,内伤久咳宜炙用。

【使用注意】"阴虚劳嗽者禁用,以其性温也"(《本经逢原》)。

【典型案例】款冬花治咳案。有人病嗽多日,或教以然(燃)款冬花三两枚,于无风处,以笔管吸其烟,满口则嚈之,数日效(《本草衍义》)。

【用药甄别】紫菀与款冬花。二者均为温润之品,能润肺下气,止咳化痰,为治咳嗽之要药。适宜于外感内伤、寒热虚实等各种咳嗽,常相须为用,是临床治疗咳嗽常用的药对。观"《千金》《外台》治咳逆久嗽,并用紫菀、款冬花,十方而九"(《本经疏证》)。然紫菀偏于化痰,款冬花偏于止咳。

【备注】

1. 关于款冬花　本品始载于《神农本草经》,列为中品。《本草衍义》曰:"款冬花,百草中,惟此不顾冰雪最先春也,世又谓之钻冻。虽在冰雪之下,至时亦生芽。春时,人或采以代蔬,入药须微见花者良"。《本草纲目》释名曰:"款者至也,至冬而花也"。可见,本品之花因迎冰雪而开放,故有"款冬"之名。

2. 关于百部、紫菀、款冬花润肺　三药均归肺经,功能润肺。何谓润肺?张廷模老师认为[1]:"润肺"功效的认定,应以药物实际滋养肺阴(津)而润肺燥为基准。从本草记载来看,百部"虽曰微温,然润而不燥"(《本草正义》)。紫菀"辛而不燥,润而不寒"(《本草通玄》)。款冬花"气味虽温,润而不燥"(《本草正义》)。由此可见,三者之"润",均是与"燥"的相对之词。主要是说明其无燥性或燥性较小,作用平和,仅此而已。与补阴药沙参、麦冬之类补肺阴、润肺燥不可同日而语。

马兜铃
Mǎdōulíng

本品首载于《雷公炮炙论》。为马兜铃科植物北马兜铃 *Aristolochia contorta* Bge. 或马兜铃 *Aristolochia debilis* Sieb. et Zucc. 的干燥成熟果实。秋季果实由绿变黄时采收。本品气特异,味微苦。以个大、结实、饱满、黄绿色、不破裂者为佳。

【处方用名】马兜铃、蜜马兜铃。

【性味归经】苦,微寒。归肺、大肠经。

【功效主治】清肺降气,止咳平喘,清肠消痔。用于肺热咳喘,痰中带血,肠热痔血,痔疮肿痛。

【药征概述】本品味苦微寒,入肺经。寒能清肺经之热,苦能降气以消痰。"清金有平咳之能,涤痰有定喘之效"(《本草汇》)。"专司喘嗽,以清热降气

[1]　张廷模.中药功效学.北京:人民卫生出版社,2013:306

为功"(《本草通玄》)。"凡一切咳嗽痰喘属于肺热者均可用之"(《本草便读》)。对于"肺热痰嗽不清,甚致喘胀而气促者,屡获奇功"(《本草汇言》)。

本品入大肠经,能清肠消痔。因"痔属大肠,大肠与肺为表里。肺移热于大肠,故肠风痔瘘,清脏热则腑热亦清"(《本草备要》)。适用于肠热痔血,痔疮肿痛。

【用法用量】煎服,3~10g。

【使用注意】本品苦寒降泄,"肺虚寒作咳嗽,或寒痰作喘者,勿服"(《本草经疏》)。本品含马兜铃酸,可引起肾脏损害等不良反应;儿童及老人慎用,孕妇、婴幼儿及肾功能不全者禁用。

【备注】关于马兜铃。国家药品监督管理局《关于加强广防己等6种药材及其制剂监督管理的通知》(国食药监注〔2004〕379号)指出:凡含马兜铃的中药制剂严格按处方药管理。药品零售企业未凭处方销售含马兜铃的中药制剂的,一律依法查处。凡处方中含有马兜铃的中药制剂必须注明:本品含×××药材,该药材含马兜铃酸,马兜铃酸可引起肾脏损害等不良反应;本品为处方药,必须凭医师处方购买,在医师指导下使用,并定期检查肾功能,如发现肾功能异常应立即停药;儿童及老年人慎用,孕妇、婴幼儿及肾功能不全者禁用。

枇杷叶
Pípayè

本品首载于《名医别录》。为蔷薇科植物枇杷 *Eriobotrya japonica* (Thunb.) Lindl. 的干燥叶。全年均可采收。本品气微,味微苦。以叶完整、色灰绿者为佳。

【处方用名】枇杷叶、蜜枇杷叶。

【性味归经】苦,微寒。归肺、胃经。

【功效主治】清肺止咳,降逆止呕。用于肺热咳嗽,气逆喘急,胃热呕逆,烦热口渴。

【药征概述】本品味苦降泄,微寒清热,主入肺经。"长于降气,气降则火清痰顺"(《本草征要》)。"为清肺治火止嗽之要剂"(《本草求真》)。故凡"风温、温热、暑燥诸邪在肺者,皆可用以保柔金而肃治节"(《重庆堂随笔》)。适用于治肺热或燥热之咳嗽。

入胃经。能"下胃热之气逆,为呕吐之奇方"(《本草约言》)。"治呃逆之症,作茶饮,极有益"(《生草药性备要》)。适用于胃热呕逆。

总之,"枇杷叶为降气治热之物,则以之治咳治呃,皆发无不中"(《本草思辨录》)。

【用法用量】煎服,5~10g,止咳宜炙用,止呕宜生用。

【使用注意】本品性凉清降,故"胃寒呕吐,及肺感风寒咳嗽者,法并忌之"(《本草经疏》)。

【用药甄别】马兜铃与枇杷叶。二者均苦,微寒,归肺经,能清降肺气而止咳,适用于肺热咳喘。然马兜铃兼能清肠消痔,用于肠热痔血,痔疮肿痛。枇杷叶又能清胃降气而止呕,适用于胃热呕吐。

【备注】关于枇杷叶的用法。《本草新编》曰:本品"叶上尤毛多,必须以水洗去,不可少带一毫始妙。否则,毛入喉中,无益转有害矣"。《本草约言》曰:"用须刷去背毛,蜜炙入药,不然反惹嗽也"。提示本品入药应去除绒毛,亦蜜炙为佳。

桑白皮
Sāngbáipí

本品首载于《神农本草经》。为桑科植物桑 *Morus alba* L. 的干燥根皮。秋末叶落时至次春发芽前采收。本品气微,味微甘。以色白、皮厚、柔韧者为佳。

【处方用名】桑白皮、桑根白皮、蜜桑白皮。

【性味归经】甘,寒。归肺经。

【功效主治】泻肺平喘,利水消肿。用于肺热喘咳,水肿胀满尿少,面目肌肤浮肿。

【药征概述】本品性寒主降,主入肺经,"泻肺降气,是其专职"(《本草征要》)。长于"去肺中水气"(《名医别录》),"泻肺火之有余"(《本草便读》)。故凡"肺中有水气及肺火有余者宜之"(《本草纲目》)。尤宜于邪热壅肺之喘咳。

本品"长于利小水"(《本草纲目》),"又能通达皮毛,引皮肤中水气达膀胱而出"(《脏腑药式补正》)。适用于水肿胀满尿少,面目肌肤浮肿。尤善治风水、皮水等阳水实证。

【用法用量】煎服,6~12g。

【使用注意】本品性寒,"肺虚无火,因寒袭之而发咳嗽者,勿服"(《本草经疏》)。

葶苈子
Tínglìzǐ

本品首载于《神农本草经》。为十字花科植物播娘蒿 *Descurainia sophia* (L.) Webb ex Prantl. 或独行菜 *Lepidium apetalum* Willd. 的干燥成熟种子。

前者习称"南葶苈子",后者习称"北葶苈子"。夏季采收。本品气微,味微辛、苦,略带黏性。以身干、子粒饱满、无泥屑杂质者为佳。

【处方用名】葶苈子、炒葶苈子。

【性味归经】辛、苦,大寒。归肺、膀胱经。

【功效主治】泻肺平喘,行水消肿。用于痰涎壅肺,喘咳痰多,胸胁胀满,不得平卧,胸腹水肿,小便不利。

【药征概述】本品苦寒迅利,主入肺经。长于"破滞气而定喘,泻停水而宁嗽"(《长沙药解》)。"凡水气坚留一处有碍肺降者,葶苈悉主之"(《本草思辨录》)。因"其性急速,下气定喘,喘鸣水气喷急者,非此不能除"(《药性切用》)。"痰饮咳不能休,用之立瘥"(《药鉴》),"凡停痰宿饮,咳喘肿胀之病,甚奏奇功"(《长沙药解》)。"肺家痰火壅盛,及寒水弥漫,喘急气促,或为肿胀等证,亦必赖此披坚执锐之才,以成捣穴犁庭之绩"(《本草正义》)。适用于痰涎壅肺,肃降失司,咳喘胸满,不能平卧者。

本品入肺能泻肺以通调水道,走膀胱能利水消肿,"以行水走泄为用"(《本草衍义》)。"泻水气之横流,疗遍身之浮肿"(《本草约言》)。为"泻肺利小便,治肿满之要药"(《本草经疏》)。适用于肺气壅滞,水气不化之胸腹水肿,小便不利等。因其"行水走泄迅速,壮人症重者宜之"(《本草发明》)。

【用法用量】煎服,3~10g;包煎。

【使用注意】本品性急利甚,有"性急不减(芒)硝(大)黄"(《本草求真》)之说,只用于实证。若"病涉虚者,杀人甚捷"(《本草正义》)"凡涉气虚者,不可轻用"(《本草正》)。

【典型案例】葶苈子治水肿案。萧驸马水肿,服此(葶苈三两,绢包饭上蒸熟,捣万杵,丸梧子大,不须蜜和。每服五丸,渐加至七丸,以微利为佳)得瘥(《本草纲目》)。

【用药甄别】桑白皮与葶苈子。二者均属性寒之品,能泻肺平喘,利水消肿,治疗肺热及痰饮内停之喘咳,并治水肿。但桑白皮药性和缓,长于泻肺热、降肺火,多用于肺热喘咳及皮水、风水证;葶苈子药性峻烈,长于泻肺中痰饮,且利水作用较强,多用治痰饮喘咳之重证,及胸腹水肿,小便不利。

白果
Báiguǒ

本品首载于《绍兴本草》。为银杏科植物银杏 *Ginkgo biloba* L. 的干燥成熟种子。秋季采收。本品气微,味甘、微苦。以壳色黄白、种仁饱满、断面色淡黄者为佳。

【处方用名】银杏、白果、白果仁、炒白果仁。

【性味归经】甘、苦、涩、平;有毒。归肺、肾经。

【功效主治】敛肺定喘,止带缩尿。用于痰多喘咳,带下白浊,遗尿尿频。

【药征概述】本品涩敛苦降,"收降之气最专"(《本草述钩元》)。"上敛肺金除咳逆""下行湿浊化痰涎"(《本草便读》),能敛肺定喘,兼有化痰之功,为治哮喘痰嗽之常用药物。因其药性平和,故凡喘咳痰多,无论寒热虚实均可配伍使用。

本品收涩固下,能"缩小便,除白浊,收带下"(《玉楸药解》)。常用于遗尿尿频、带下白浊等下部滑脱证。

【用法用量】煎服,5~10g。

【使用注意】本品生食有毒,"食或太多,甚至不救,慎生者,不可不知也"(《随息居饮食谱》)。

【备注】关于白果。本品原名"银杏",始载于南宋《绍兴本草》,列入果部。《本草纲目》释名曰:本品"原生江南,叶似鸭掌,因名鸭脚。宋初始入贡,改呼银杏,因其形似小杏而核色白也,今名白果"。现多从之。

洋金花
Yángjīnhuā

本品首载于《本草纲目》。为茄科植物白花曼陀罗 *Datura metel* L. 的干燥花。4~11月花初开时采收。本品气微,味微苦。以朵大、不破碎、花冠肥厚者为佳。

【处方用名】洋金花、曼陀罗花。

【性味归经】辛,温;有毒。归肺、肝经。

【功效主治】平喘止咳,解痉定痛。用于哮喘咳嗽,脘腹冷痛,风湿痹痛,小儿慢惊;外科麻醉。

【药征概述】本品性温,峻烈有毒,平喘镇咳力强,为麻醉性镇咳平喘药。对成人或年老咳喘无痰或痰少,而他药乏效者用之。因其性温,"能宣痹着寒哮"(《本草便读》),故尤宜于寒性哮喘。可单用,或"取其花与叶,作烟吸之者,实有目前捷效"(《医学衷中参西录》)。

本品有良好的麻醉止痛作用,可用于心腹疼痛,风湿痹痛,跌打伤痛等多种疼痛病证。服之"少顷昏昏如醉。割疮灸火,宜先服此,则不觉苦也"(《本草纲目》)。故古时常用作外科麻醉。

本品有良好的解痉止搐作用,用于癫痫,小儿慢惊风,症见肢体痉挛,手足抽搐,配全蝎、天麻、天南星等。

【用法用量】内服,0.3~0.6g,宜入丸散剂;或作卷烟分次燃吸,一日量不超过1.5g。外用适量。

　　【使用注意】本品有毒,应控制剂量。外感及痰热咳喘、青光眼、高血压及心动过速者禁用;孕妇、体弱者慎用。

　　【备注】关于洋金花。本品原名"曼陀罗花",又名"风茄儿",始载于《本草纲目》。释名曰:"法华经言佛说法时,天雨曼陀罗花。又道家北斗有曼陀星使者,手执此花,故后人因以名花。曼陀罗,梵言杂色也。茄乃因叶形尔"。李时珍指出:本品"并入麻药"。若"热酒调服三钱,少顷昏昏如醉。割疮灸火,宜先服此,则不觉苦也"。说明本品具有较好的麻醉止痛作用。

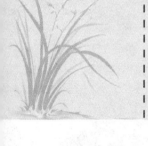

第十五章 安神药

凡以安定神志为主要功效,常用以治疗心神不宁证的药物,称为安神药,又称宁心安神药。

安神药多为甘平,主入心、肝二经。能安神定志,使邪气内扰,或心神失养所致的心神不宁得以缓解或恢复。主要适用于心神不宁证,症见烦躁不安、心悸怔忡、失眠多梦,甚至谵狂等。

所谓安神,是指药物能使心神安定,治疗心神不宁证的作用,又称宁心安神。其中,矿石或介类药物,质重沉降,安神作用较强,以治心火亢盛,或阳气躁动之心神不宁证为主者,称重镇安神,又称镇惊安神、镇心安神。植物种子类药物质润滋养,安神作用稍缓,以治阴血亏虚,心失所养之心神不宁证为主者,称养心安神。

矿石、介类安神药多属治标之品,只宜暂用,不可久服,应中病即止;若入煎剂,当打碎先煎或久煎;若作丸散服,易伤胃耗气,须配伍益胃健脾之品。

本章主要选介朱砂、磁石、龙骨、琥珀、酸枣仁、柏子仁、灵芝、首乌藤、合欢皮、远志的本草药征。

朱砂
Zhūshā

本品首载于《神农本草经》。为硫化物类矿物辰砂族辰砂,主含硫化汞(HgS)。本品气微,无味。以色鲜红、有光泽、体重、质脆者为佳。

【处方用名】朱砂、辰砂、丹砂、朱砂粉。

【性味归经】甘,微寒;有毒。归心经。

【功效主治】清心镇惊,安神,明目,解毒。用于心悸易惊,失眠多梦,癫痫发狂,小儿惊风,视物昏花,口疮,喉痹,疮疡肿毒。

【药征概述】本品质重沉降,主入心经,能镇心安神。"善安神魂,能止惊悸"(《长沙药解》)。"于心神、魂魄、志意不宁之证,每需用之而不弃"(《本草汇言》)。为安神定志之要药。可用于多种原因所致的心神不宁,惊风癫痫等。因其性寒凉,"能入心解热,而神安魂定"(《本草求真》)。"心经惊热,非此不除;神志昏乱,有此立效"(《本草约言》)。故以治心火亢盛,内扰神明之心神不宁,心悸怔忡,烦躁不眠最宜。

本品性寒,能解热毒,"去目翳,疗疮毒"(《得配本草》)。适用于热毒所致的疮疡肿毒、咽喉肿痛及口舌生疮等。

此外,本品常用作丸剂的外衣,具有防腐作用。

【用法用量】内服,宜入丸、散服,每次 0.1~0.5g;不宜入煎剂。外用适量。

【使用注意】本品有毒,内服不可过量或持续服用,"止可少服以获益"(《本草新编》)。"独用多用,令人呆闷"(《本草从新》)。孕妇及肝功能异常者禁服。入药只宜生用,忌火煅。"入火则热而有毒,能杀人,物性随火而变"(《本草纲目》)。

【备注】

1. 关于朱砂　本品原名丹砂,始载于《神农本草经》,列为上品。《本草经集注》曰:"按此化为汞及名真朱者,即是今朱砂也"。《本草图经》曰:"今出辰州、宜州、阶州,而辰州者最胜,谓之辰砂"。《本草衍义》曰:"丹砂,今人谓之朱砂"。《本草纲目》释名曰:"丹乃石名,其字从井中一点,象丹在井中之形,义出许慎说文,后人以丹为朱色之名,故呼朱砂"。由此可见,丹、朱皆因颜色而名,辰州,即今湖南省怀化市沅陵县。因本品产于辰州者质量最佳,奉为道地药材,故名辰砂。今以朱砂为正名收载于历版《中国药典》中。

2. 关于朱砂的毒性　本品始载于《神农本草经》,列为上品,被视为无毒之药。至唐,《药性论》首次记载其"有大毒"。《本草衍义》曰:"因火力所变,遂能杀人"。《本草纲目》曰:朱砂"外显丹色而内含真汞"。《本草经疏》曰:"若经火及一切烹炼,则毒等砒、硇,服之必毙"。说明本品不仅有毒,而且因炮制不当还可增毒。历版《中国药典》和现行《中药学》教材均明确记载朱砂有毒,临证用之当慎。

磁石
Císhí

本品首载于《神农本草经》。为氧化物类矿物尖晶石族磁铁矿,主含四氧化三铁(Fe_3O_4)。本品有土腥气,味淡。以铁黑色、有光泽、吸铁能力强者为佳。

【处方用名】磁石、慈石、活磁石、煅磁石。

【性味归经】咸,寒。归肝、心、肾经。

【功效主治】镇惊安神,平肝潜阳,聪耳明目,纳气平喘。用于惊悸失眠,头晕目眩,视物昏花,耳鸣耳聋,肾虚气喘。

【药征概述】本品质重沉降,主入心、肝、肾经。能镇心安神,潜降肝阳,又有益肾之功。为顾护真阴、镇摄浮阳、安定神志之佳品。善"治肾虚之恐怯,镇心脏之怔忡"(《本草征要》)。适用于肾虚肝旺,扰动心神,或惊恐气乱,神不守舍之心神不宁、惊悸失眠,以及阴虚阳亢之头晕目眩、急躁易怒等。

本品"性禀冲和,无猛悍之气,更有补肾益精之功"(《本草经疏》)。擅"治肾家诸病而通耳明目"(《本草纲目》),凡"肾虚耳聋目昏皆用之"(《本草衍义》)。又能"引金气以下行,气纳喘平"(《本草便读》)。适用于肾气不足,摄纳无权之虚喘。

【用法用量】煎服,10~30g;宜打碎先煎。入丸散,每次1~3g。

【使用注意】本品"重镇伤气,可暂用,而不可久"(《本草从新》)。脾胃虚弱者慎用。

【用药甄别】磁石与朱砂。二者同为矿石类药,药性寒凉,功善镇惊安神,用治心神不宁证。然磁石潜降肝阳,补肾益精,以治肾虚肝旺之心神不宁及阴虚阳亢之头晕目眩为宜;又善聪耳明目、纳气平喘,治肾虚耳鸣耳聋,视物昏花,肾不纳气之虚喘。朱砂长于清心火,以治心火亢盛之心神不安为佳。还能清热解毒,用治疮痈肿毒,口疮喉痹,牙龈肿痛等。

【备注】关于磁石。本品始载于《神农本草经》,"一名玄石",列为中品。《本草经集注》曰:"好者能悬吸针,虚连三、四为佳"。《本草图经》曰:"能吸铁虚连十数针,或一、二斤刀器回转不落者尤真""按磁石一名玄石,……其功劣于磁石,又不能悬针"。《本草衍义》曰:"玄石,即磁石之黑色者也,多滑净。其治体大同小异,不可不分而为二也"。《本草纲目》曰:"石之不慈者,不能引铁,谓之玄石"。《本草蒙筌》曰:"玄石亦磁石一种"。由此可见,磁石与玄石虽为一物,但磁性有大小、品质有优劣,入药以具有吸铁能力者为佳。因磁石吸铁,犹如慈母招子,故又有"慈石"之名。

龙骨
Lónggǔ

本品首载于《神农本草经》。为古代多种大型哺乳类动物,如象、三趾马、犀、鹿、牛等的骨骼化石。本品无臭,无味。以质硬、色白、吸湿力强者为佳。

【处方用名】龙骨、煅龙骨。

【性味归经】甘、涩,平。归心、肝、肾经。

【功效主治】镇惊安神,平肝潜阳,收敛固涩。用于心悸怔忡,失眠健忘,头晕目眩,自汗盗汗,遗精遗尿,崩漏带下,久泻久痢,湿疮痒疹,溃疡不敛。

【药征概述】本品甘平,质重沉降,善入心经,"安神凝志之效尤多"(《神农本草经百种录》)。凡"小儿惊痫,大人颠狂,神志浮越不宁之证,以此坚重以镇之,所以能安心神,定魂魄,则惊痫狂乱之证,宜其专用之也"(《本草汇言》)。适用于心神不宁,心悸怔忡,失眠多梦等。

本品"质坚黏涩,直入下焦,以招引上浮之虚阳其效最捷"(《脏腑药式补正》),有平肝潜阳之功。适用于阴虚阳亢之头晕目眩、烦躁易怒等。

本品性涩收敛,"能收敛浮越之正气"(《本草纲目》)。"凡带浊遗泄,崩漏吐衄,一切失精亡血之证皆医"(《长沙药解》)。"惟久病虚脱者,在所不忌"(《本草经疏》)。适用于自汗盗汗、遗精遗尿、崩漏带下、久泻久痢等体虚滑脱证。煅制外用,能"敛疮生肌"(《本草纲目》)。"诸疮久不收口者,略用最妙"(《本草汇》)。适用于湿疮痒疹及疮疡久溃不敛等。

【用法用量】煎服,15~30g,宜打碎先煎。外用适量。镇惊安神,平肝潜阳多生用;收敛固涩宜煅用。

【使用注意】本品"收涩太过,非久痢虚脱者,切勿妄投;火盛失精者误用,多致溺赤涩痛,精愈不能收摄矣"(《本经逢原》)。

【备注】关于龙齿。本品为古代多种大型哺乳动物牙齿的化石。与龙骨来源、功效、用法相似。其镇惊安神作用较龙骨为好,临床多用。

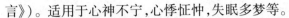

琥珀
Hǔpò

本品首载于《雷公炮炙论》。为古代松科植物枫树、松树等的树脂埋藏地下,经年久凝结转化而成的化石样物质。本品稍有松脂气,味淡,嚼之易碎,无砂石感。以色红、质脆、断面光亮者为佳。

【处方用名】琥珀、血珀。

【性味归经】甘,平。归心、肝、膀胱经。

【功效主治】镇惊安神,活血散瘀,利尿通淋。

【药征概述】本品甘平,质重沉降,长于"定心志而神惊者可疗"(《本草约言》)。凡心神不宁,心悸失眠、健忘多梦,无论虚实,皆可用以镇惊而收安神之效。

本品入心、肝血分,"能消瘀血,破癥瘕"(《本草备要》)。适用于经闭痛经,心腹刺痛,癥瘕积聚等多种血瘀证。入膀胱经,能"利水道,通五淋"(《本草蒙筌》)。"凡小肠膀胱血分湿热,致成淋浊癃闭等证皆可用之"(《本草便读》)。适用于淋证尿频、尿痛及癃闭小便不利,尤宜于血淋。

此外,本品外用,"能止血,生肌,愈金疮"(《本草经疏》)。用于疮痈肿痛及溃后不收口、金疮外伤等。

【用法用量】研末冲服,或入丸散,每次1.5~3g。外用适量。不入煎剂。

【使用注意】本品淡渗伤阴,"凡阴虚内热,火炎水涸,小便因少而不利者,勿服琥珀以强利之,利之则愈损其阴,亏者勿服"(《本草经疏》)。

酸枣仁
Suānzǎorén

本品首载于《神农本草经》。为鼠李科植物酸枣 *Ziziphus jujuba* Mill. var. *spinosa*（Bunge）Hu ex H. F. Chou 的干燥成熟种子。秋末冬初采收。本品气微,味淡。以粒大、饱满、有光泽、外皮红棕色、种仁色黄白者为佳。

【处方用名】酸枣仁、枣仁、炒酸枣仁。

【性味归经】甘、酸,平。归肝、胆、心经。

【功效主治】养心补肝,宁心安神,敛汗,生津。用于虚烦不眠,惊悸多梦,体虚多汗,津伤口渴。

【药征概述】本品味甘,入心、肝二经,能滋养心肝之阴血,"功专安神定志"（《本草撮要》）,为滋养性安神药。能"解虚烦于惊悸,安魂魄于怔忡"（《药镜》）。"凡志苦伤血,用智损神,致心虚不足,精神失守,惊悸怔忡,恍惚多忘,虚汗烦渴,所当必用。……若胆虚血少,心烦不寐,用此使肝胆血足,则五脏安和,睡卧自宁"（《药品化义》）。适用于心肝阴血亏虚,心失所养之虚烦不眠,惊悸多梦等。

本品"酸收而心守其液,乃固表虚有汗"（《本草害利》）。凡"伤寒虚烦多汗,及虚人盗汗,皆炒熟用之"（《本经逢原》）。适用于体虚自汗、盗汗。因其"性至收敛而气味平淡,当佐以他药,方见其功"（《本草切要》）。

此外,本品酸甘化阴,有敛阴生津止渴之功,可用于津伤口渴咽干。

【用法用量】煎服,10～15g。

【使用注意】本品能补能涩,"凡肝胆脾三经有实邪热者勿用"（《本草经疏》）。

【备注】

1. 关于酸枣仁　《神农本草经》首载"酸枣",列为上品。《名医别录》曰:"八月采实"。药用其果实。《唐本草》注曰:"《本经》惟用实,疗不得眠,不言用人（仁）,今方用其人（仁）"。并以"酸枣仁"名之。《本草图经》曰:"酸枣,……八月结实,紫红色,似枣而圆小味酸。当月采实,取核中仁,阴干"。由此可见,《本经》所用为酸枣之果实,唐以后多用酸枣之种仁。今多从之,并以"酸枣仁"为正名冠之。

2. 关于酸枣仁安神　《本草图经》记载:"睡多,生用;不得睡,炒熟"。这种区别生、熟使用,治疗嗜睡与不寐的论述,对后世影响颇大。如《本草蒙筌》云:"治多眠不眠,必分生用炒用"。《本草正》云:"多眠者生用,不眠者炒用"。对此,《本草便读》认为:"至于炒熟治胆虚不眠,生用治胆热好眠之说,亦习俗相沿。究竟不眠好眠,各有成病之由,非一物枣仁可以统治也"。从临床来看,酸枣仁无论生用、炒用均有安神功效,治疗失眠都有良效,不必囿于《本草图经》之说。

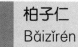

柏子仁
Bǎizǐrén

本品首载于《神农本草经》。为柏科植物侧柏 *Platycladus orientalis*（L.）Franco 的干燥成熟种仁。秋、冬二季采收。本品气微香,味淡。以粒饱满、黄白色、油性大而不泛油、无皮壳杂质者为佳。

【处方用名】柏子仁、柏实、柏子仁霜。

【性味归经】甘,平。归心、肾、大肠经。

【功效主治】养心安神,润肠通便,止汗。用于阴虚不足,虚烦失眠,心悸怔忡,肠燥便秘,阴虚盗汗。

【药征概述】本品"性平而不寒不燥。味甘而补"(《本草纲目》)。主"入心而补血"(《本草求真》)。"能益智安神,疗惊悸,治健忘"(《本草便读》)。适用于心血不足,心神失养所致的心悸怔忡、虚烦不眠、头晕健忘等。

本品药用种仁,质润多脂,能"滑肠开秘"(《玉楸药解》),润肠通便。适用于肠燥津亏之便秘。

本品甘润,能"益血止汗"(《本草备要》),适用于阴虚盗汗。

【用法用量】煎服,3~10g。

【使用注意】本品"多油而滑,作泻者禁与,多痰者亦忌"(《本草从新》)。

【用药甄别】

1. 侧柏叶与柏子仁　侧柏叶药用其嫩枝及叶,柏子仁药用其种仁。二者同出一物,药用部位不同,功用有别。侧柏叶善清血热,兼能收敛止血,可用治多种出血,尤以血热出血为宜;又能化痰止咳,用于肺热咳嗽。生发乌发,用于血热脱发、须发早白。柏子仁养心安神,用于心阴不足,心血亏虚之心神不安。又能润肠通便,止汗,用于肠燥便秘,体虚汗出。

2. 柏子仁与酸枣仁　二者均味甘性平,功能养心安神,同为滋养性安神药。治阴血亏血之心神不宁,常相须为用;均能止汗,用于体虚汗出。然柏子仁主入心经,以治阴血亏虚,心失所养之心神不宁为宜;又质润多脂,长于润肠燥而通便,用于肠燥便秘。酸枣仁主入心、肝经,以治心肝阴血亏虚之心神不宁为佳;兼能生津,用于津伤口渴。

【备注】关于柏子仁。本品原名"柏实",始载于《神农本草经》,列为上品。《本草图经》曰:柏实"三月开花,九月结子,候成熟收采,蒸暴干,春碾取熟仁子用。其叶名侧柏"。由此可见,柏实与侧柏同出一物,仅药用部位不同而已。柏实为其成熟的种仁,侧柏药用其叶。《药性论》分别以"柏子仁"与

"侧柏叶"名之,沿用至今。

灵芝
Língzhī

本品首载于《神农本草经》。为多孔菌科真菌赤芝 *Ganoderma lucidum* (Leyss. ex Fr.) Karst. 或紫芝 *Ganoderma sinense* Zhao,Xu et Zhang 的干燥子实体。全年采收。本品气微香,味苦涩。以子实体粗壮、肥厚、皮壳有光泽者为佳。

【处方用名】灵芝、赤芝、紫芝。

【性味归经】甘,平。归心、肺、肝、肾经。

【功效主治】补气安神,止咳平喘。用于心神不宁,失眠心悸,虚劳咳喘,虚劳短气,不思饮食。

【药征概述】本品味甘性平,入心经,能"益心气,补中,增智慧不忘"(《神农本草经》),"安心神"(《新修本草》)。适用于气血不足、心神失养所致的惊悸、失眠、多梦、健忘等。

本品入肺、肾二经,能"疗虚劳"(《本草纲目》),益肺肾,平喘咳,用于肺虚咳喘、虚劳短气、不思饮食等。

【用法用量】煎服,6~12g。

【备注】关于灵芝。灵芝药用始于《神农本草经》。根据其颜色不同分为赤芝、黑芝、青芝、白芝、黄芝、紫芝六种,其性能功用各有不同,但"久服轻身不老,延年"则是一致的。《本草经集注》谓:"此六芝,皆仙草之类"。《新修本草》对灵芝阐述不多,只是感慨"芝自难得"。《药性论》谓:"主能保神益寿",多沿承旧说。对灵芝之用,"时珍尝疑"。《本草纲目》将"芝"列入菜部。仅在紫芝"主治"条中,增加了"疗虚劳,治痔"等内容,使之渐疏于临床。明清以后,诸家本草多不收载灵芝。随着现代科技的发展,人们对灵芝的关注度不断增强,灵芝产品(灵芝子实体、灵芝孢子粉及灵芝孢子油等)的市场用量激增。历版《中国药典》均收载了灵芝,并于 2010 年成为首批进入美国国家药典的中药之一[1]。

首乌藤
Shǒuwūténg

本品首载于《本经逢原》。为蓼科植物何首乌 *Polygonum multiflorum* Thunb. 的干燥藤茎。秋、冬二季采割。本品气微,味微苦涩。以枝条粗壮、均

---

[1] 查良平,袁媛,黄璐琦.灵芝古今临床效用考.中国现代中药,2016,18(5):653

匀、外皮棕红色者为佳。

【处方用名】首乌藤、夜交藤。

【性味归经】甘，平。归心、肝经。

【功效主治】养血安神，祛风通络。用于失眠多梦，血虚身痛，风湿痹痛，皮肤瘙痒。

【药征概述】本品味甘性平，入心、肝二经，能益阴补血，"安神催眠"（《饮片新参》），适用于阴虚血少之心神不宁、失眠多梦者。因其性平和缓，"止堪供佐使之助"（《本草正义》）。故在安神方中作为辅助药用。兼能养血祛风，"行经络，通血脉"（《本草再新》）。用于血虚身痛、肌肤麻木不仁或风湿痹痛，关节屈伸不利。尚可用于"风疮疥癣作痒，煎汤洗浴"（《本草纲目》），有祛风止痒之功。

【用法用量】煎服，9~15g。外用适量。

合欢皮
Héhuānpí

本品首载于《神农本草经》。为豆科植物合欢 *Albizia julibrissin* Durazz. 的干燥树皮。夏、秋二季剥取。本品气微，味微涩，稍刺舌，而后喉头有不适感。以皮细嫩、皮空明显者为佳。

【处方用名】合欢皮。

【性味归经】甘，平。归心、肝、肺经。

【功效主治】解郁安神，活血消肿。用于心神不安，忧郁失眠，肺痈，疮肿，跌扑伤痛。

【药征概述】本品味甘性平，入心、肝经。"有开达五神，消除五志之妙应"（《本草汇言》）。其善解肝郁，能"令人事事遂欲，时常安乐无忧"（《本草蒙筌》），为解郁悦心安神要药。适用于情志不遂、忿怒忧郁所致心神不宁，烦躁失眠。

本品既能"活血消肿止痛"（《本草纲目》），又能"长肌肉，续筋骨，故用以填补肺之溃缺"（《本经逢原》）。适用于跌打损伤，瘀肿疼痛，肺痈吐脓，疮痈肿痛等。

【用法用量】煎服，6~12g。外用适量。

【备注】

1. 关于合欢皮与合欢花　本品原名"合欢"，首载于《神农本草经》，列为中品，但未明确其药用部位，后世多区分为皮与花药用。其中，"合欢皮"首见于《本草拾遗》，"合欢花"首见于《本草衍义》。二者性能、功用相似。合欢花解郁安神效佳，合欢皮兼能活血消肿。

2. 关于合欢皮的用法 《本草求真》指出："合欢,气缓力微,用之非钱许可以奏效,故必重用久服方有补益怡悦心志之效矣。若使急病而求治即欢悦,其能之乎?"提示本品性平力缓,需大量久服方能见效。

远志
Yuǎnzhì

本品首载于《神农本草经》。为远志科植物远志 *Polygala tenuifolia* Willd. 或卵叶远志 *Polygala sibirica* L. 的干燥根。春、秋二季采挖。本品气微,味苦、微辛,嚼之有刺喉感。以根粗壮、皮厚者为佳。

【处方用名】远志、炙远志、制远志。

【性味归经】苦、辛,温。归心、肾、肺经。

【功效主治】安神益智,交通心肾,祛痰,消肿。用于心肾不交引起的失眠多梦、健忘惊悸、神志恍惚、咳痰不爽,疮疡肿毒,乳房肿痛。

【药征概述】本品苦辛性温,主入心肾经。性善宣泄通达,上开心气而宁神,下通肾气而益智。"交通心肾,资其宣导,臻于太和"(《本草害利》)。"服之能益智强志,故有远志之称"(《本草纲目》)。凡"火不交水,须用远志以通之"(《本草求真》)。适用于心肾不交,失眠多梦、健忘、心悸怔忡等心神不宁证。

本品苦温性燥,入肺经。"化痰止咳,颇有奇功"(《本草正义》)。"能使肺叶之阖辟纯任自然,而肺中之呼吸于以调,痰涎于以化,即咳嗽于以止矣"(《医学衷中参西录》)。适用于咳嗽痰多,咳痰不爽者。

本品"善疗痈毒,敷服皆奇。苦以泄之,辛以散之之力也"(《本草征要》)。凡"一切痈疽背发,从七情忧郁而得。单煎酒服,其渣外敷,投之皆愈"(《本草求真》)。"用于寒凝气滞,痰湿入络,发为痈肿等证,其效最捷"(《本草正义》)。适用于痈疽疮毒、乳房肿痛,内服外用皆可。

【用法用量】煎服,3~10g。外用适量。化痰止咳宜炙用。

【使用注意】本品"止可少用,而断不可多用"(《本草新编》)。"恐多用之亦可作呕吐也"(《医学衷中参西录》)。

第十六章 平抑肝阳药

凡以平抑肝阳为主要功效,常用以治疗肝阳上亢证的药物,称为平抑肝阳药,又称平降肝阳药、平肝潜阳药,简称平肝阳药、平肝药。

本章药物多为沉降之品,主入肝经。能平抑亢奋之肝阳,减轻或消除肝阳升发太过所致诸症。适用于肝肾阴虚,水不涵木,不能制阳,以致阴虚于下,阳亢于上,症见眩晕耳鸣、头目胀痛、面赤、烦躁、腰膝酸软等肝阳上亢证。

所谓平抑肝阳,是指药物能潜降肝阳,治疗肝阳上亢证的作用。简称平肝阳、平肝。而传统习惯则根据药材的来源不同将其分为两类。把介类或矿物类药物的此类功效称平肝潜阳、潜阳,把植物类药物的此类功效称平抑肝阳、平降肝阳。一般认为,平肝潜阳的作用较强,平抑肝阳的作用稍逊。

本类药物多来源于介类或矿石类,用量可稍大,宜打碎先煎。因其有碍消化,故常与消食健脾药为伍。

本章主要选介石决明、珍珠母、牡蛎、赭石、蒺藜的本草药征。

石决明
Shíjuémíng

本品首载于《名医别录》。为鲍科动物杂色鲍 *Haliotis diversicolor* Reeve、皱纹盘鲍 *Haliotis discus hannai* Ino、羊鲍 *Haliotis ovina* Gmelin、澳洲鲍 *Haliotis ruber*（Leach）、耳鲍 *Haliotis asinina* Linnaeus 或白鲍 *Haliotis laevigata*（Donovan）的贝壳。夏、秋二季采集。本品气微,味微咸。以内面具珍珠光彩者为佳。

【处方用名】石决明、九孔石决明、九孔贝、煅石决明。

【性味归经】咸,寒。归肝经。

【功效主治】平肝潜阳,清肝明目。用于头痛眩晕,目赤翳障,视物昏花,青盲雀目。

【药征概述】本品专入肝经,咸寒能益阴清热,介类质重可潜阳,故能"平肝清热"(《药性切用》),"为凉肝镇肝之要药"(《医学衷中参西录》)。适用于肝肾阴虚,阴不制阳而致肝阳亢盛之头痛眩晕。

本品"独入肝家,为眼科要药"(《雷公炮制药性解》)。长于清肝火,又"大补肝阴"(《要药分剂》)。"内服外点,皆决能明目"(《本草便读》)。"内服而障翳潜消,外点而赤膜尽散"(《本草征要》)。故凡目赤肿痛、翳膜遮睛、视物昏花等目疾,不论虚实均宜,内服外用皆可。

【用法用量】煎服,6~20g;应打碎先煎。平肝、清肝宜生用,外用点眼宜煅用、水飞。

【使用注意】本品性寒,"多食令人寒中"(《本草害利》)。故脾胃虚寒,食少便溏者慎用。

【用药甄别】石决明与决明子。二者均性寒入肝经,功能清肝明目,兼能养阴,为治目疾之要药。大凡目疾,无论实证、虚证皆宜,以治肝热目疾为优。然石决明质重沉降,善平肝潜阳,为治肝阳眩晕之要药。决明子质润滑利,能润大肠之燥结,适用肠燥津亏之便秘。

珍珠母
Zhēnzhūmǔ

本品首载于《本草图经》。为蚌科动物三角帆蚌 *Hyriopsis cumingii*(Lea)、褶纹冠蚌 *Cristaria plicata*(Leach)或珍珠贝科动物马氏珍珠贝 *Pteria martensii*(Dunker)的贝壳。本品气微腥,味淡。以纯净、质坚、有彩光者为佳。

【处方用名】珍珠母、真珠母、煅珍珠母。

【性味归经】咸,寒。归肝、心经。

【功效主治】平肝潜阳,安神定惊,明目退翳。用于头痛眩晕,惊悸失眠,目赤翳障,视物昏花。

【药征概述】本品咸寒质重,入心肝二经。既能清心肝经之热邪,又能"平肝潜阳,安魂魄"(《饮片新参》)。适用于肝心阳热亢盛之头痛眩晕,心悸怔忡,失眠多梦等。

本品咸寒,既清肝火,又益肝阴,为清肝明目要药。适用于肝火上炎之目赤肿痛,羞明畏光,目生翳障,以及肝虚目昏,视物昏花。

此外,本品煅用有收敛、制酸、止血等作用,可用于疮疡久溃不敛,胃痛泛酸及外伤出血等。

【用法用量】煎服,10~25g;宜打碎先煎。或入丸、散剂。外用适量。

【使用注意】本品咸寒,易伤脾胃,故脾胃虚寒,食少便溏者慎用。

牡蛎
Mǔlì

本品首载于《神农本草经》。为牡蛎科动物长牡蛎 *Ostrea gigas* Thunberg、

大连湾牡蛎 *Ostrea talienwhanensis* Crosse 或近江牡蛎 *Ostrea rivularis* Gould 的贝壳。全年均可采收。本品气微,味微咸。以个体整齐、质坚、内面光洁、色白者为佳。

【处方用名】牡蛎、煅牡蛎。

【性味归经】咸,微寒。归肝、胆、肾经。

【功效主治】重镇安神,潜阳补阴,软坚散结。用于惊悸失眠,眩晕耳鸣,瘰疬痰核,癥瘕痞块。煅牡蛎收敛固涩,制酸止痛。用于自汗盗汗,遗精滑精,崩漏带下,胃痛吞酸。

【药征概述】本品质重沉降,入肝、肾经。"能益阴潜阳"(《本草便读》),适用于水不涵木,阴虚阳亢之头目眩晕;质重能镇,有安神之功。"凡肝虚魂升于顶者,得此降之而魂自归也"(《得配本草》)。适用于惊悸怔忡,失眠多梦等。

本品咸寒,能"软坚化痰散结"(《本草求真》)。凡"一切痰血癥瘕,瘿瘤瘰疬之类,得之则化,软坚消痞,功力独绝"(《长沙药解》)。适用于痰火郁结之痰核、瘰疬、瘿瘤,以及气滞血瘀之癥瘕积聚。

本品煅用则"性多涩固"(《本草便读》),能"固精涩二便,止汗免崩淋"(《本草征要》)。适用于自汗盗汗,遗精滑精,尿频遗尿,崩漏带下等多种滑脱证。尚有制酸止痛之功,可用于胃痛泛酸。

【用法用量】煎服,9~30g;宜打碎先煎;外用适量。潜阳补阴,重镇安神,软坚散结宜生用,收敛固涩、制酸止痛宜煅用。

【用药甄别】牡蛎与龙骨。二者均能重镇安神、平肝潜阳、收敛固涩,可用治心神不安、惊悸失眠,阴虚阳亢、头晕目眩及各种滑脱证,常相须为用。然牡蛎优于平肝潜阳,又能软坚散结、制酸止痛,适用于瘰疬瘿瘤,癥瘕痞块及胃痛泛酸。龙骨长于镇惊安神,外用能敛疮,用于诸疮久不收口者。

赭石
Zhěshí

本品首载于《神农本草经》。为氧化物类矿物刚玉族赤铁矿,主含三氧化二铁(Fe_2O_3)。本品气微,味淡。以色棕红、有"钉头"、断面层叠状者为佳。

【处方用名】赭石、代赭石、煅赭石。

【性味归经】苦,寒。归肝、心、肺、胃经。

【功效主治】平肝潜阳,重镇降逆,凉血止血。用于眩晕耳鸣,呕吐,噫气,呃逆,喘息,吐血,衄血,崩漏下血。

【药征概述】本品苦寒沉降,主入肝经,能"平肝降火"(《本草再新》)。适用于肝阳上亢之头痛眩晕,目胀耳鸣,烦躁易怒等。

本品质重沉降,"以镇逆气"(《本经逢原》)。"性甚平和,虽降逆气而不伤正气"(《医学衷中参西录》)。主入肺胃经,能"降摄肺胃之逆气,除哕噫而泄郁烦,止反胃呕吐,疗惊悸哮喘"(《长沙药解》)。适用于胃气上逆之呕吐、呃逆、噫气,及肺气上逆之喘息。然"代赭石虽能旋转逆气,然非旋覆花助之,亦不能成功,二味并用为佳"(《本草新编》)。

本品"堪清血分苦而寒"(《本草便读》)。能清降气火,凉血止血。宜于气火上逆,迫血妄行诸出血。"盖阳明胃气,以息息下降为顺,时或不降,则必壅滞转而上逆,上逆之极,血即随之上升而吐衄作矣。治吐衄之证,当以降胃为主,而降胃之药,实以赭石为最效"(《医学衷中参西录》)。故尤善治气火上逆,迫血妄行之吐血、衄血。

【用法用量】煎服,10～30g;宜打碎先煎。入丸、散,每次1～3g。外用适量。降逆、平肝宜生用,止血宜煅用。

【使用注意】本品质重沉降,"孕妇忌服,恐堕胎元"(《本草蒙筌》)。

【典型案例】赭石治吐案。一女,中秋节后,感冒风寒,三四日间,胸膈满闷,不受饮食,饮水一口亦吐出,剧时恒以手自挠其胸。脉象滑实,右部尤甚,遂单用生赭石细末两半,俾煎汤温饮下,顿饭顷仍吐出。盖其胃口皆为痰涎壅滞,药不胜病,下行不通复转而吐出也。遂更用赭石四两,煎汤一大碗,分三次陆续温饮下,胸次遂通,饮水不吐(《医学衷中参西录》)。

【用药甄别】赭石与磁石。二者均质重沉降,入肝经。能平肝潜阳,用于肝阳上亢之头痛眩晕。然赭石又入肺胃经,长于降肺胃之逆气,多用于肺胃气逆之喘息、呕逆、噫气等;入血分,能清降气火,凉血止血,宜于气火上逆,迫血妄行诸出血。磁石偏入心肾经,兼能补肾益精,长于镇惊安神、纳气平喘、聪耳明目,适用于惊悸失眠,肾虚气喘、耳鸣耳聋等。

【备注】关于赭石。本品原名"代赭",始载于《神农本草经》,列为下品。先后又"代赭石""赭石"等不同称谓。如《汤液本草》名"代赭石",《本经逢原》名"赭石"等。现多以"赭石"为正名冠之。《本草图经》曰:"古方紫丸治小儿用代赭,云无真者,以左顾牡蛎代使,乃知真者难得"。《本草蒙筌》曰:代赭石"或难得真,牡蛎可代"。提示牡蛎可作赭石之代用品。

蒺藜
Jílí

本品首载于《神农本草经》。为蒺藜科植物蒺藜 *Tribulus terrestris* L. 的干燥成熟果实。秋季采集。本品气微,味苦、辛。以果粒均匀、饱满坚实、色灰白者为佳。

【处方用名】蒺藜、蒺藜子、刺蒺藜、炒蒺藜。

【性味归经】辛、苦，微温；有小毒。归肝经。

【功效主治】平肝解郁，活血祛风，明目，止痒。用于头痛眩晕，胸胁胀痛，乳闭乳痈，目赤翳障，风疹瘙痒。

【药征概述】本品苦泄辛散，微温不热，主入肝经，能"平肝祛风"（《医林纂要》）。既能平降上亢之肝阳，用于肝阳上亢之眩晕头痛；又能"宣散肝经风邪"（《本草求真》），"疗双目赤疼，翳生不已"（《本草蒙筌》）。适用于风热上攻之目赤翳障等。

本品辛行苦泄，气香通郁。能疏肝解郁，兼能行血。"凡胁上、乳间横闷滞气，痛胀难忍者，炒香入气药服之，极效。余屡试之，兼以治人，皆愈"（《植物名实图考》）。适用于肝郁气滞，胸胁胀痛，乳汁不通、乳房作痛等。

此外，尚能祛风止痒。凡"遍身白癜瘙痒难当者，服此治无不效"（《本草求真》）。适用于风疹瘙痒。

【用法用量】煎服，6~10g。

【备注】关于蒺藜。蒺藜历来包括刺蒺藜与沙苑蒺藜两个品种。如《本草衍义》曰："蒺藜有两等：一等杜蒺藜，即今之道傍布地而生，或生墙上，有小黄花，结芒刺，此正是墙有茨者。……又一种白蒺藜，出同州沙苑收马处。黄紫花，作荚，结子如羊内肾"。《本草经疏》曰："蒺藜有两种，一种同州沙苑白蒺藜，一种秦州刺蒺藜"。因此，为了避免混淆，建议取消"蒺藜"之名，将其分别规范为"沙苑蒺藜"和"刺蒺藜"。

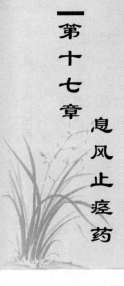

凡以息风止痉为主要功效,常用以治疗肝风内动证的药物,称为息风止痉药。简称息风药,或止痉药。

息风止痉药性偏寒凉,主入肝经。能抑制风动,平定抽搐。因其以虫类动物居多,故有"虫类搜风"之说。适用于肝阳化风、热极生风所致的,以肢体抽搐、眩晕、震颤等为主的肝风内动证。

所谓息风止痉,是指药物能平息肝风,以制止痉挛抽搐,治疗肝风内动证的作用。简称息风,或止痉。

本章主要选介羚羊角、牛黄、珍珠、钩藤、天麻、地龙、全蝎、蜈蚣、僵蚕的本草药征。

羚羊角
Língyángjiǎo

本品首载于《神农本草经》。为牛科动物赛加羚羊 *Saiga tatarica* Linnaeus 的角。本品气微,味淡。以质嫩,色白,光润,有血丝裂纹者为佳。

【处方用名】羚羊角、羚羊角镑片、羚羊角粉。

【性味归经】咸,寒。归肝、心经。

【功效主治】平肝息风,清肝明目,散血解毒。用于肝风内动,惊痫抽搐,妊娠子痫,高热痉厥,癫痫发狂,头痛眩晕,目赤翳障,温毒发斑,痈肿疮毒。

【药征概述】本品咸寒,主入肝经。长于息肝风,定抽搐,"治厥阴之风痉"(《本草便读》)。"肝主风,在合为筋,其发病也,小儿惊痫,妇人子痫,大人中风搐搦,及筋脉挛急,历节掣痛,而羚羊角能舒之"(《本草纲目》)。因其性寒,以热盛风动之惊痫抽搐最为适宜。

本品质重沉降,"为平肝之妙药"《医学衷中参西录》)。适用于肝阳上亢之头晕目眩等。"善入肝经以泻其邪热,且善伏肝胆中寄生之相火,为眼疾有热者无上妙药"《医学衷中参西录》)。适用于肝经火盛,上攻头目之头痛,目赤肿痛,羞明流泪。

本品入心、肝二经,"最能清大热,兼能解热中之大毒"(《医学衷中参西录》)。"凡心肝二经有热者宜之"(《本草害利》)。适用于温热病壮热神昏及温毒发斑。

总之,本品"入厥阴肝经甚捷"(《握灵本草》)。善能清肝火、平肝阳、息肝风、解热毒,主治肝经阳热亢盛之证。

【用法用量】煎服,1~3g,宜单煎2小时以上;磨汁或研粉服,每次0.3~0.6g。

【使用注意】本品性寒,"能伐生生之气,无火热勿用"(《本草从新》)。"宜于治实症,而不宜于治虚症"(《本草新编》)。

【典型案例】羚羊角治目赤翳障案。某女,年五六岁,患眼疾。先经东医治数日不愈,延为诊视。其两目胬肉长满,遮掩目睛,分毫不露,且疼痛异常,号泣不止。遂单用羚羊角二钱,俾急煎汤服之,至夜半,已安然睡去。翌晨,胬肉已退其半。又煎渣服之,痊愈(《医学衷中参西录》)。

【备注】关于羚羊角。羚羊角为国家重点保护野生药材物种(一级)。因其药源稀少,应用受限。山羊角"功用近羚羊角"(《医林纂要》),可作为羚羊角的代用品使用。惟山羊角作用较弱,应用时剂量可酌情增大。研究结果表明[1],山羊角替代羚羊角的剂量比例范围为6.0:1~7.2:1。

牛黄
Niúhuáng

本品首载于《神农本草经》。为牛科动物牛 Bos taurus domesticus Gmelin 的干燥胆结石。本品气清香,味苦而后甘,有清凉感,嚼之易碎,不黏牙。以完整、色棕黄、质松脆、断面层纹清晰而细腻者为佳。

【处方用名】牛黄、丑宝、天然牛黄。

【性味归经】甘,凉。归心、肝经。

【功效主治】清心,豁痰,开窍,凉肝,息风,解毒。用于热病神昏,中风痰迷,惊痫抽搐,癫痫发狂,咽喉肿痛,口舌生疮,痈肿疔疮。

【药征概述】本品苦凉,主入心、肝经。功能"清心解热,利痰凉惊,通窍辟邪"(《本草从新》)。"主小儿惊痫寒热,热盛口不能开,及大人癫狂痫痉者,皆肝心二经邪热胶痰为病。心热则火自生焰,肝热则木自生风,风火相搏,故发如上等证。此药味苦气凉,入二经而能除热消痰,则风火息,神魂清,诸证自瘳矣"(《本草经疏》)。适用于热盛风动,惊痫抽搐,癫痫发狂;热邪内陷心包,或痰热蒙闭心窍之高热烦躁,神昏谵语等。

本品"入外科内服药,能解疔肿痈疽诸毒;入敷药,止痛散毒如神"(《本草述钩元》)。用于咽喉肿痛,口舌生疮,痈肿疔疮,以火毒郁结者为宜。

【用法用量】入丸、散用,每次0.15~0.35g。外用适量,研末敷患处。

---

[1] 陈芙蓉,商丹丹,姜溪,等.山羊角替代羚羊角的实验研究.药物评价研究,2015,38(1):49

【使用注意】本品"性大寒,止可少服,不宜多用"(《本草新编》)。"脾胃虚寒者,其切忌之"(《本草求真》)。"亦能堕胎,孕妇少用"(《本草正》)。

【备注】关于牛黄、人工牛黄、培植牛黄、体外培育牛黄。牛黄为牛的病理产物。《本草纲目》释名曰:"所谓黄者,牛之病也。牛黄凝于肝胆而成黄,故名牛黄",习称天然牛黄。长期以来,药源紧缺,难以满足临床用药的需要,大量牛黄依赖进口。为此,国家药品监督管理部门自1972年陆续批准了3个牛黄代用品,即:人工牛黄、培植牛黄和体外培育牛黄。其中,人工牛黄由牛胆粉、胆酸、猪去氧胆酸、牛黄酸、胆红素、胆固醇、微量元素等加工制成。体外培育牛黄以牛的新鲜胆汁作母液,加入去氧胆酸、胆酸、复合胆红素钙等制成,二者均为《中国药典》2005年版新增品种。培植牛黄为牛的活体胆囊中培植的胆结石,首载于原中华人民共和国卫生部药品标准《新药转正标准》。按国家药品监督管理局《关于牛黄及其代用品使用问题的通知》(国食药监注〔2004〕21号)和《关于加强含牛黄等药材中成药品种监督管理的通知》(国食药监注〔2012〕355号)的规定:"对于国家药品标准处方中含牛黄的临床急重病症用药品种及其他剂型或规格,可以将处方中的牛黄固定以培植牛黄或体外培育牛黄等量替代投料使用,但不得使用人工牛黄替代";"其他含牛黄的品种可以将处方中的牛黄以培植牛黄、体外培育牛黄或人工牛黄替代牛黄等量投料使用。"可见,人工牛黄、培植牛黄、体外培育牛黄是牛黄的法定代用品,但使用范围有所不同。

珍珠
Zhēnzhū

本品首载于《雷公炮炙论》。为珍珠贝科动物马氏珍珠贝 *Pteria martensii* (Dunker)、蚌科动物三角帆蚌 *Hyriopsis cumingii*(Lea)或褶纹冠蚌 *Cristaria plicata*(Leach)等双壳类动物受刺激形成的珍珠。本品气微,无味。以粒大个圆、色白光亮、破开面有层纹、无硬核者为佳。

【处方用名】珍珠、真珠、珍珠粉。

【性味归经】甘、咸,寒。归心、肝经。

【功效主治】安神定惊,明目消翳,解毒生肌,润肤祛斑。用于惊悸失眠,惊风癫痫,目赤翳障,疮疡不敛,皮肤色斑。

【药征概述】本品性寒质重,"入心经而镇心清热,安神定惊"(《药性切用》)。适用于心阴虚有热之心神不宁,惊悸失眠,及惊风癫痫等。"凡小儿惊热风痫,为必须之药"(《本草经疏》)。

本品入肝经,能"散肝火而除目翳"(《药镜》)。善治目疾,多作外用。适用于肝经风热或肝火上攻之目赤涩痛,目生翳膜等。"盖心虚有热,则神气浮越;肝虚有热,则目生翳障。除二经之热,故能镇心明目也"(《本草求真》)。

本品外用,解毒,"生肌最良,疮毒中必用之药"(《本草新编》)。"至于疗毒痈肿,长肉生肌,尤臻奇效"(《本草求真》)。"汤火伤敷之最妙"(《本经逢原》)。适用于疮疡溃烂,久不收口者。又有"泽面涂容"(《本草便读》),润肤祛斑之效,可用于皮肤色斑。

【用法用量】内服入丸、散用,每次0.1~0.3g。外用适量。

【使用注意】"珍珠最坚,研不细能损人脏腑,病不由火热者勿用"(《本草害利》)。

【用药甄别】珍珠与珍珠母。二者均咸寒质重,入心肝二经。能安神定惊,明目退翳,用于惊悸失眠,目赤翳障。然珍珠长于息风定惊,用于惊风癫痫;又能解毒生肌,润肤祛斑,用于疮疡溃烂,久不收口,及皮肤色斑。珍珠母长于平肝潜阳,用于肝阳上亢之头痛眩晕;煅用能收敛、制酸、止血,用于疮疡久溃不敛,胃痛泛酸及外伤出血等。

钩藤
Gōuténg

本品首载于《名医别录》。为茜草科植物钩藤 *Uncaria rhynchophylla* (Miq.) Miq. ex Havil.、大叶钩藤 *Uncaria macrophylla* Wall.、毛钩藤 *Uncaria hirsuta* Havil.、华钩藤 *Uncaria sinensis* (Oliv.) Havil. 或无柄果钩藤 *Uncaria sessilifructus* Roxb. 的干燥带钩茎枝。秋、冬二季采收。本品气微,味淡。以双钩、茎细、色紫红、有钩者为佳。

【处方用名】钩藤、双钩藤。

【性味归经】甘,凉。归肝、心包经。

【功效主治】息风定惊,清热平肝。用于肝风内动,惊痫抽搐,高热惊厥,感冒夹惊,小儿惊啼,妊娠子痫,头痛眩晕。

【药征概述】本品甘凉,"独入肝家,清肝热,热平则风息"(《本草便读》)。"专理肝风相火之病"(《本草正》),能"安惊痫于仓忙顷刻之际"(《本草汇言》)。凡"有风症者,必宜用之"(《本草新编》)。可使"风静火息,则诸证自除"(《本草纲目》)。适宜于肝经热极风动之高热惊厥,四肢抽搐。因其"气本轻清,而性甘寒,最合于幼儿稚阴未充,稚阳易旺之体质"(《本草正义》)。兼能疏风透热,尚可用于感冒夹惊,风热头痛及小儿惊哭夜啼。"惟小儿风热,初热病未见甚者,用之得宜"(《本草求真》)。

本品既清肝热,又平肝阳,适用于肝火上炎或肝阳上亢之头胀头痛,头晕目眩等。

【用法用量】煎服,3~12g。宜后下。

【使用注意】本品"性稍寒,无火者勿服"(《本草从新》)。

【备注】

1. 关于钩藤 本品原名"钓藤",始载于《名医别录》,列为下品。《新修本草》注云:"出梁州。叶细长,茎间有刺,若钓钩者是"。《本草蒙筌》以"钓藤"为正名,并释名曰:"因类钓钩,故名钓藤"。《本草纲目》曰:"状如葡萄藤而有钩,紫色。古方多用皮,后世多用钩,取其力锐尔"。《植物名实图考》曰:"钩藤或作钓藤,以其钩曲如钓针也"。现多以"钩藤"为正名。

2. 关于钩藤的煎法 《本草汇言》曰:"久煎便无力,候他药煎熟十余沸,投入即起,颇得力也。去梗纯用嫩钩,功力十倍"。《本草害利》曰:"久煎则无力,候他药煎就,方入钩藤,三沸即起,颇得力也"。提示本品不宜久煎,否则,会影响药力和药效。

天麻
Tiānmá

本品首载于《神农本草经》。为兰科植物天麻 *Gastrodia elata* Bl. 的干燥块茎。立冬后至次年清明前采挖。本品气微,味甘。以质地坚实、沉重,有鹦哥嘴,断面明亮,无空心者(冬麻)为佳。

【处方用名】天麻、明天麻。

【性味归经】甘,平。归肝经。

【功效主治】息风止痉,平抑肝阳,祛风通络。用于小儿惊风,癫痫抽搐,破伤风,头痛眩晕,手足不遂,肢体麻木,风湿痹痛。

【药征概述】本品主入肝经,善"理风木之脏"(《本草汇笺》),长于"息风平肝,宁神镇静"(《本草正义》)。"诸风掉眩,眼黑头旋,风虚内作,非天麻不治;小儿惊痰风热,服天麻即消"(《本经逢原》)。大凡"中风,风痫,惊风,头风,眩晕,皆肝胆风证,悉以此治"(《药品化义》)。尤为治眩晕、头痛之要药。

本品"最能祛外来之邪"(《本草新编》),"通关透节"(《本草撮要》),"为祛风湿之剂"(《本草汇》)。凡"诸风湿滞于关节者皆能通利"(《本草发明》)。故"主诸风湿痹、四肢拘挛"(《本草衍义补遗》)。适用于风湿痹痛,关节屈伸不利等。

总之,本品"独入肝经气分,为定风之主药。不特阴虚之风可用,即阳虚之风亦可用。内风可定,外风亦可定,各随佐使而立功耳"(《本草便读》)。

【用法用量】煎服,3~10g。研末冲服,每次 1~1.5g。

【用药甄别】天麻与钩藤。二者均能息风止痉、平抑肝阳,适宜于肝风内动、肝阳上亢之证,常相须为用。然天麻性平,对于肝风内动或肝阳上亢,无论寒热虚实皆宜,尤为治眩晕头痛之要药;又能祛外风,通经络,适用于风湿痹痛,肢体麻木,手足不遂等。钩藤性凉,兼能清肝热,尚可用于肝经有热之头胀头痛。

【备注】关于赤箭与天麻。"赤箭"之名始载于《神农本草经》,列为上品。《名医别录》云:"三月、四月、八月采根"。说明赤箭的药用部位即根。《本草图经》指出,因其地上部分"如箭杆状,青赤色,故名赤箭脂"。《药性论》云:"赤箭脂,一名天麻,又名定风草"。认为赤箭即天麻。然而,《本草衍义》则认为"天麻用根,……苗则赤箭也"。二者同出一物,药用部位有别,由此出现了混乱。对此,《证类本草》谨按云:"今翰林沈公括最为博识,尝解此一说云:古方用天麻者不用赤箭,用赤箭者即无天麻,方中诸药皆同,而唯此名或别,即是天麻、赤箭本为一物,并合用根也"。《本草纲目》将赤箭、天麻并为一条,云:"本经止有赤箭,后人称为天麻,甄权《药性论》云,赤箭芝,一名天麻,本自明白。宋人马志重修本草,重出天麻,遂致分辨如此。沈括笔谈云:神农本草明言赤箭采根。后人谓其茎如箭,疑当用茎,盖不然也"。从而否定了赤箭用苗茎之说,认为赤箭、天麻为一物二名。长期以来,"天麻"一直作为本品正名沿用至今。

地龙
Dìlóng

本品首载于《神农本草经》。为钜蚓科动物参环毛蚓 *Pheretima aspergillum*（E. Perrier）、通俗环毛蚓 *Pheretima vulgaris* Chen、威廉环毛蚓 *Pheretima guillelmi*（Michaelsen）或栉盲环毛蚓 *Pheretima pectinifera* Michaelsen 的干燥体。前一种习称"广地龙",后三种习称"沪地龙"。广地龙春季至秋季捕捉,沪地龙夏季捕捉。本品气腥,味微咸。以条大、肉厚者为佳。

【处方用名】地龙、广地龙。

【性味归经】咸,寒。归肝、脾、膀胱经。

【功效主治】清热定惊,通络,平喘,利尿。用于高热神昏,惊痫抽搐,关节痹痛,肢体麻木,半身不遂,肺热喘咳,尿少水肿。

【药征概述】本品咸寒,入肝经,"能除有余邪热"(《本草经疏》),可使"热解而狂自定"(《本草新编》),故有清热息风定惊之功。"治温病大热狂言,疗伤寒伏热谵语,并用捣烂绞汁,井水调下立瘥"(《本草蒙筌》)。适用于热极生风之惊痫抽搐,及小儿惊风,或癫痫发狂。

本品性走窜,能"治足疾而通经络"(《本草纲目》)。适用于中风半身不遂、口眼㖞斜、关节痹痛,经络不利者。因其性寒,故尤宜于关节红肿疼痛、屈伸不利之热痹。

本品性寒,能清肺热、平喘息。主要用于邪热壅肺,肺失肃降之喘息不止,喉中哮鸣有声者。

本品"性寒下行,能解热疾而利小便"(《药性纂要》),主"大人、小儿小便不利"(《本草纲目》)。用于热结膀胱,水肿、小便不利或尿闭。

【用法用量】煎服,5~10g。研末吞服,每次1~2g。外用适量。

【使用注意】本品咸寒,易伤脾胃,故脾胃虚寒者慎用。

【典型案例】地龙治热病发狂案。昔一道人治热病发狂,用白颈蚯蚓十数条,同荆芥穗捣汁与饮之,得臭汗而解,其为治伤寒伏热狂谬之明验也(《本草经疏》)。

【备注】关于地龙。本品原名"白颈蚯蚓",首载于《神农本草经》,列为下品。《本草经集注》曰:"白颈是其老者尔"。即条大肉厚者。《本草纲目》曰:"蚓之行也,引而后申,其娄如丘,故名蚯蚓"。即根据其行走的姿态而得名。《本草图经》"谓之地龙"。《本经崇原》释名曰:蚯蚓"能穿地穴,故又名地龙"。《滇南本草》曰:"地龙,一名蚯蚓"。把蚯蚓作为地龙的别名。现多以"地龙"为正名。

全蝎
Quánxiē

本品首载于《蜀本草》。为钳蝎科动物东亚钳蝎 *Buthus martensii* Karsch 的干燥体。春末至秋初捕捉。本品气微腥,味咸。以完整、色黄褐、盐霜少者为佳。

【处方用名】全蝎、全虫。

【性味归经】辛,平;有毒。归肝经。

【功效主治】息风镇痉,通络止痛,攻毒散结。用于肝风内动,痉挛抽搐,小儿惊风,中风口㖞,半身不遂,破伤风,风湿顽痹,偏正头痛,疮疡,瘰疬。

【药征概述】本品性善走窜,"专入肝祛风"(《本草求真》),且搜风定搐之力较强,为"治风要药"(《本草纲目》)。凡"大人中风,小儿惊痫,属实邪者皆可用之"(《本草便读》)。尤"治小儿惊风不可阙也"(《本草衍义》)。适用于肝风内动,痉挛抽搐,小儿惊风,中风口㖞,半身不遂,破伤风等多种痉挛抽搐之证。

本品走窜之性,能"穿筋透骨,逐湿除风"(《本草撮要》),具有较强的搜风通络止痛之功,常用于顽固难愈之痹证,及顽固性偏正头痛。

本品"其性虽毒,转善解毒,消除一切疮疡,为蜈蚣之伍药,其力相得益彰也"(《医学衷中参西录》)。用于疮疡肿毒、瘰疬痰核等,内服外用均可。

【用法用量】煎服,3~6g。研末吞服,每次0.6~1g。外用适量。

【使用注意】本品有毒,用量不宜过大。"似中风,及小儿慢脾风病属于虚,法咸忌之"(《本草经疏》)。孕妇禁用。

【典型案例】全蝎治中风麻木案。一壮年,中风半身麻木,无论服何药发汗,其半身分毫无汗。后得一方,用药方中蝎子二两,盐炒轧细,调红糖水中顿服之,其半身即出汗,麻木遂愈(《医学衷中参西录》)。

蜈蚣
Wúgōng

本品首载于《神农本草经》。为蜈蚣科动物少棘巨蜈蚣 *Scolopendra subspinipes mutilans* L. Koch 的干燥体。春、夏二季捕捉。本品气微腥,有特殊刺鼻的臭气,味辛、微咸。以条长、头足完整、腹部干瘪者为佳。

【处方用名】蜈蚣。

【性味归经】辛,温;有毒。归肝经。

【功效主治】息风镇痉,通络止痛,攻毒散结。用于肝风内动,痉挛抽搐,小儿惊风,中风口㖞,半身不遂,破伤风,风湿顽痹,偏正头痛,疮疡,瘰疬,蛇虫咬伤。

【药征概述】本品性善走窜,内通脏腑,外达经络,搜风定搐。"内治肝风萌动,癫痫眩晕,抽掣,瘛疭,小儿脐风;外治经络中风,口眼歪斜,手足麻木"(《医学衷中参西录》)。功似全蝎而止痉之力尤甚,为治肝风内动,痉挛抽搐之要药。

本品长于搜风,"旁达经络"(《医林纂要》),具有较好的祛风通络止痛之功。常用于风湿顽痹,偏正头痛。

本品辛温有毒,能以毒攻毒,散肿行瘀,"凡一切疮疡诸毒皆能消之"(《医学衷中参西录》)。又善解虫蛇之毒,可用于蛇虫咬伤。

总之,本品"走窜之力最速,内而脏腑,外而经络,凡气血凝聚之处皆能开之"(《医学衷中参西录》)。

【用法用量】3~5g。

【使用注意】孕妇禁用。

【典型案例】蜈蚣治口眼㖞斜案。一人年三十余,陡然口眼㖞斜,其受病之边目不能瞬,用全蜈蚣二条为末,以防风五钱煎汤送服,三剂全愈(《医学衷中参西录》)。

【用药甄别】全蝎与蜈蚣。二者皆为有毒之品,性能功用相似,均能息风镇痉,通络止痛,攻毒散结,适用于肝风内动,痉挛抽搐;风湿顽痹,顽固性头痛;疮痈肿毒,瘰疬痰核等,常相须为用。然蜈蚣性温,力峻毒大;全蝎性平,药力及毒性较蜈蚣稍逊。

僵蚕
Jiāngcán

本品首载于《神农本草经》。为蚕娥科昆虫家蚕 *Bombyx mori* Linnaeus 4~5 龄的幼虫感染(或人工接种)白僵菌 *Beauveria bassiana* (Bals.) Vuillant 而致死的干燥体。多于春、秋季生产。本品气微腥,味微咸。以条粗、质硬、色白、断面光亮者为佳。

【处方用名】僵蚕、白僵蚕、炒僵蚕。

【性味归经】咸、辛,平。归肝、肺、胃经。

【功效主治】息风止痉,祛风止痛,化痰散结。用于肝风夹痰,惊风抽搐,小儿急惊,破伤风,中风口㖞,风热头痛,目赤咽痛,风疹瘙痒,发颐痄腮。

【药征概述】本品味辛能散,平而偏凉。入肝经,能息内风,功似全蝎、蜈蚣而力稍逊。长于"劫痰湿而散肝风"(《本草思辨录》),"祛风化痰,散有余之邪"(《本草经疏》)。"善治一切风痰、相火之病"(《本草汇言》)。适用于惊痫抽搐,小儿急惊,破伤风,中风口㖞等肝风夹痰之证。

本品入肺经,长于疏散风热而收止痛、明目、利咽、止痒之功。适用于风热上攻之头痛、目赤肿痛、咽喉肿痛、声音嘶哑,以及风疹瘙痒等。尤以利咽见长,"凡咽喉肿痛及喉痹用此,下咽立愈"(《本经逢原》)。

此外,本品辛散咸软,能"散风痰并结滞痰块"(《本草蒙筌》)。适用于痰火郁结之瘰疬、痰核。

【用法用量】煎服,5~10g。研末吞服,每次 1~1.5g。散风热宜生用,余多制用。

【用药甄别】地龙与白僵蚕。二者均能息风止痉,用于肝风内动,惊痫抽搐。地龙善清热息风而定惊,以治热极生风之痉挛抽搐为宜。僵蚕兼能化痰,以治痰热壅盛之惊痫抽搐为宜。地龙又能通络、平喘、利尿,治疗热痹、热喘、热结膀胱之小便不利,尿闭不通。僵蚕又能祛风止痛,用于风热头痛,咽喉肿痛,风火牙痛等;解毒散结,用于痰核瘰疬,疔肿丹毒等。总之,地龙性寒,所治诸证皆与热有关;僵蚕性平,所治诸证多与痰有关。

【备注】关于僵蚕。本品原名"白僵蚕",始载于《神农本草经》,列为中品。《本草图经》曰:"今所在养蚕处皆有之。用自僵死白色而条直者为佳"。《本草纲目》曰:"蚕,孕丝虫也。……凡蚕类入药,俱用食桑者"。又指出:"蚕病风死,其色自白,故曰白僵(死而不朽曰僵)"。由此可见,白僵蚕源于食桑家蚕,因病自死,具有"僵"与"白"的特征。清以后,如《本草新编》《本草备要》等均以"僵蚕"为正名,现多从之。

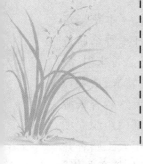

第十八章　开窍药

凡以开窍醒神为主要功效,常用以治疗闭证神昏的药物,称为开窍药。因其气味芳香,又称芳香开窍药。

开窍药味辛、气味芳香,主入心经。善能辛香走窜,启闭开窍,使窍闭神昏的患者得以苏醒。适用于各种邪气壅盛,蒙闭心窍所致的神志昏迷。其中,闭证兼见面红、身热、苔黄、脉数者为热闭,闭证兼见面青、身凉、苔白、脉迟者为寒闭,均可用本章药物急救之。

所谓开窍,是指辛香走窜的药物能开通闭塞之心窍,主要用于闭证神昏的治疗作用。又称芳香开窍、开窍醒神、开关通窍、醒脑回苏、开闭等。其中,药性温热且能开窍者,称温开;药性寒凉且能开窍者,称凉开。

首先必须辨清闭证与脱证,开窍药只用于闭证,若神志昏迷而见大汗欲脱、手撒尿遗、脉微欲绝之脱证,治当急救固脱,忌用开窍药。开窍药多为救急、治标之品,易耗伤正气,故只宜暂服,不可久用。本类药物气味辛香,有效成分易于挥发,一般不入煎剂;多入丸、散剂,以备临床之急需;孕妇慎用或忌用。

本章主要选介麝香、冰片、苏合香、石菖蒲、安息香的本草药征。

麝香
Shèxiāng

本品首载于《神农本草经》。为鹿科动物林麝 *Moschus berezovskii* Flerov、马麝 *Moschus sifanicus* Przewalski 或原麝 *Moschus moschiferus* Linnaeus 成熟雄体香囊中的干燥分泌物。本品气香浓烈而特异,味微辣、微苦带咸。以饱满、皮薄、捏之有弹性、香气浓烈者为佳。

【处方用名】麝香、元寸香、元寸、寸香、当门子。

【性味归经】辛,温。归心、脾经。

【功效主治】开窍醒神,活血通经,消肿止痛。用于热病神昏,中风痰厥,气郁暴厥,中恶昏迷,经闭,癥瘕,难产死胎,胸痹心痛,心腹暴痛,跌扑伤痛,痹痛麻木,痈肿瘰疬,咽喉肿痛。

【药征概述】本品"辛温香窜之性,通关开窍。辟恶除邪,无所不到。凡一切诸中无论脏腑经络属邪闭者,皆可用之"(《本草便读》)。"为通关利窍之专药"(《本经逢原》),醒神回苏之要药。"凡邪气着人,淹闭不起,则关窍闭塞,登时眼翻手握,僵仆昏地,故必用此辛香自内达外,则毫毛骨节俱开,而邪始从而出"(《本草求真》)。大凡窍闭神昏,无论寒闭、热闭,均可作为首选。然本品之用,"不得已欲借其开通关窍于一时,亦宜少少用之,勿令过剂,苏省开通之后,不可复用矣"(《本草经疏》)。

本品"走窜飞扬,内透骨窍脏腑,外彻皮肉及筋。其性能射,故善穿透开散"(《本草经疏》)。"能通诸窍之不利,开经络之壅遏"(《本草纲目》),行血脉之瘀滞。有活血通经、消癥、止痛、疗伤之效。广泛用于胸痹心痛,心腹暴痛,跌扑伤痛,痹痛麻木等血滞诸证。

本品味辛行散,能"除一切恶疮痔漏肿痛"(《本草正义》),有消肿止痛之功。用于痈肿瘰疬,咽喉肿痛,内服、外用皆有良效。

【用法用量】入丸散,每次 0.03~0.1g。外用适量。不宜入煎剂。

【使用注意】本品辛香透散,"孕妇不宜佩带"(《本草经疏》)。

【备注】关于麝香。本品始载于《神农本草经》,列为上品。《本草经集注》曰:"其香正在麝阴茎前皮内,别有膜裹之"。《本草蒙筌》曰:"香结脐近阴"。《本草纲目》释名曰:"麝之香气远射,故谓之麝。或云麝父之香来射,故名,亦通"。可见,本品因香气能远射而得名。其中,气香强烈而特异,成颗粒状者俗称"当门子",质量较优;成粉末状者称"元寸香"。由于天然麝香来源有限,人工麝香的研发势在必行。据报道[1],1972 年国家有关部门组织立项并下达人工麝香科研任务,1993 年人工麝香获新药证书,1994 年人工麝香开始试生产,2004 年人工麝香正式生产。2016 年,"人工麝香研制及其产业化"获 2015 年度国家科学技术进步一等奖。

冰片
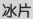
Bīngpiàn

本品首载于《新修本草》。为松节油、樟脑等经化学方法合成的结晶。本品气清香,味辛、凉。以片大而薄、洁白、松脆、清香气浓者为佳。

【处方用名】冰片、梅花冰片、梅片、艾片、龙脑、龙脑香。

【性味归经】辛、苦,微寒。归心、脾、肺经。

【功效主治】开窍醒神,清热止痛。用于热病神昏、惊厥,中风痰厥,气郁暴厥,中恶昏迷,胸壁心痛,目赤、口疮,咽喉肿痛,耳道流脓。

【药征概述】本品辛香芳烈,"性善走窜开窍,无往不达"(《本草经疏》)。凡"一切卒暴气闭,痰结神昏之病,非此不能治"(《本草汇言》)。功似麝香而

[1] 郭经.人工麝香研究进展.中国医学科学院学报,2014,36(6):577

药力稍逊,且"独行则势弱,佐使则有功"(《本草衍义》)。对于窍闭神昏,无论寒闭、热闭皆可配伍使用。因其性寒,以治热闭为佳。

本品苦微寒,外用有清热止痛,明目利咽之功,"惟外证点眼、吹喉等药用之"(《本经便读》)。可用于五官科等多种热毒病证,如治"目热赤疼,调膏点上即止;喉痹肿塞,擂末吹入立消"(《本草蒙筌》)。若"以油调冰片少许滴耳中,治耳内生耳"(《本草撮要》),可用于耳疖,耳道流脓。

此外,本品辛香走窜,通窍止痛效佳,适用于胸痹心痛。

【用法用量】入丸散,每次 0.15~0.3g。外用适量,研粉点敷患处。

【使用注意】"凡用此者宜少而暂,多则走散真气,大能损人"(《本草正》)。孕妇慎用。

【用药甄别】冰片与麝香。二者均辛香走窜,可开窍醒神,用治闭证神昏,常相须为用。然麝香为"温开"之剂,开窍力强,为醒神回苏之要药;又能活血通经,消肿止痛,广泛用于各种瘀血证,及疮疡肿毒,咽喉肿痛等。冰片为"凉开"之剂,开窍之力不及麝香;又能清热止痛,常用于目赤口疮,咽喉肿痛,耳道流脓等五官科疾患。

【备注】关于冰片。本品原名"龙脑香",始载于《名医别录》,列为中品。《本草蒙筌》明确提出"龙脑香,即冰片"。其后,历代本草多将"冰片"作为正名使用,并逐渐取代了"龙脑"或"龙脑香"。《中国药典》(2015 年版)共收载天然冰片(右旋龙脑)、艾片(左旋龙脑)、冰片(合成龙脑)三种。其中,天然冰片(右旋龙脑)为樟科植物樟 *Cinnamomum camphora* (L.) Presl 的新鲜枝、叶经提取加工制成。艾片(左旋龙脑)为菊科植物艾纳香 *Blumea balsamifera* (L.) DC. 的新鲜叶经提取加工制成的结晶。冰片(合成龙脑)为松节油、樟脑等经化学方法合成的结晶。后者已成为冰片的主流品种。

苏合香
Sūhéxiāng

本品首载于《名医别录》。为金缕梅科植物苏合香树 *Liquidambar orientalis* Mill. 的树干渗出的香树脂经加工精制而成。本品气芳香,味苦、辣,嚼之黏牙。以黏稠似饴糖、质细腻、半透明、香气浓者为佳。

【处方用名】苏合香。

【性味归经】辛,温。归心、脾经。

【功效主治】开窍,辟秽,止痛。用于中风痰厥,猝然昏倒,胸腹冷痛,惊痫。

【药征概述】本品"芳香气窜,通达诸窍"(《本草通玄》)。能"通窍开郁,辟一切不正之气"(《本草备要》)。"凡一切中风中痰中气属邪陷内闭者,皆可用此开之"(《本草便读》)。"于卒中痰风,郁闭不通者极灵";"服此使闭闷者疏通,昏乱者省觉"(《本草汇言》)。适用于猝然昏倒,属秽浊、痰湿蒙闭心窍之寒闭证。

本品辛能行散,温可祛寒,入心、脾经。长于温散胸腹之寒凝,止痛效佳,适用于寒凝气滞,心脉不通之胸痹心痛。

此外,本品温通散寒,泡酒外涂可用于冻疮。

【用法用量】入丸散,0.3~1g;外用适量。

【使用注意】本品"性燥气窜,阴虚多火人禁用"(《本经逢原》)。

石菖蒲
Shíchāngpú

本品首载于《神农本草经》。为天南星科植物石菖蒲 Acorus tatarinowii Schott 的干燥根茎。秋、冬二季采挖。本品气芳香,味苦、微辛。以条粗、断面色类白、香气浓者为佳。

【处方用名】石菖蒲、菖蒲。

【性味归经】辛、苦,温。归心、胃经。

【功效主治】开窍豁痰,醒神益智,化湿开胃。用于神昏癫痫,健忘失眠,耳鸣耳聋,脘痞不饥,噤口下痢。

【药征概述】本品"辛温芳烈,有阳毕达,有阴悉布,故凡水液浑浊为神明之翳者悉主之"(《本草思辨录》)。"力能通心利窍,开郁豁痰,为惊痫气闭专药"(《药性切用》)。"凡心窍之闭,非石菖蒲不能开"(《本草新编》)。"主治气闭胸膈,痰迷心窍,昏暗健忘,耳聋口噤,暂用此开发孔窍,使神气昌"(《药品化义》)。适用于痰湿秽浊之邪蒙蔽心窍所致的神志昏乱、舌强不语等。

本品"芳香清冽,以气用事,故能振动清阳,而辟四时不正之气"(《本草正义》)。"开胃宽中,疗噤口毒痢"(《本草备要》)。适用于湿浊中阻,脾失健运之脘腹胀满、痞塞闷痛,噤口下痢等。

【用法用量】煎服,3~10g。

【使用注意】本品"辛香偏燥而散,阴血不足者禁之。精滑汗多者忌用。若多用独用,亦耗气血而为殃"(《本草害利》)。

【备注】关于九节菖蒲。石菖蒲为天南星科植物,原名"菖蒲",始载于《神农本草经》,列为上品。《名医别录》曰:"一寸九节者良"。《雷公炮炙论》曰:"长一寸有九节者是真也"。故有"九节菖蒲"之名,实为质地优良的石菖蒲。另有毛茛科植物阿尔泰银莲花 Anemone altaica Fisch. 的根茎称"九节菖蒲",始载于《药物出产辨》。1963 年版和 1977 年版《中国药典》将石菖蒲与九节菖蒲作为两个品种单列。因"九节菖蒲"存在着名实混淆问题,后者有一定的毒性。自 1985 年版《中国药典》始，已取消了九节菖蒲的药品标准。

安息香
Anxīxiāng

本品首载于《新修本草》。为安息香科植物白花树 *Styrax tonkinensis* (Pierre) Craib ex Hart. 的干燥树脂。树干经自然损伤或于夏、秋二季割裂树干，收集树脂。本品气芳香，味微辛，嚼之有沙粒感。

【处方用名】安息香。

【性味归经】辛、苦，平。归心、脾经。

【功效主治】开窍清神，行气活血，止痛。用于中风痰厥，气郁暴厥，中恶昏迷，心腹疼痛，产后血晕，小儿惊风。

【药征概述】本品味辛气香。"凡香物兼燥，惟此香而不燥，香物皆烈，惟此窜而不烈，洵佳品也"（《本草求真》）。能"芳香开窍"（《本草便读》），"通神明而辟诸邪"（《本草经疏》），善"治老人气闭痰厥失音"（《本草汇言》）。适用于窍闭神昏，痰涎壅盛者。

本品"芳香温散之性，能使气血宣行"（《本草便读》）。适用于气血运行不畅所导致的心腹诸痛。

【用法用量】入丸散剂，每次 0.6~1.5g。

【使用注意】本品辛香开窍，凡"病非关邪恶气侵犯者，勿用"（《本草害利》）。

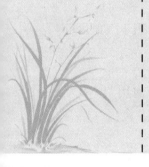

第十九章 补虚药

凡以补虚扶弱，纠正人体的气血阴阳不足为主要功效，常用以治疗各种虚证的药物，称为补虚药，亦称补养药或补益药，简称补药。

补虚药多具甘味，能补益虚损，扶助正气，增强抗病能力，消除各种虚弱证候。适用于人体阴阳、气血、津液、精髓的正气亏虚，表现为不足、松弛、衰退特征的各种证候。根据其药性、功效及主治证候的不同，本章药物分为补气药、补阳药、补血药和补阴药四节。

所谓补虚，即补益气血阴阳虚损，治疗各种虚证的功效，又称补益、补养。根据其补益虚损的侧重不同，又分别有补气、补阳、补血、补阴等不同表述。其中，补气，又称益气；补阳，又称助阳；补血，又称养血；补阴，又称滋阴、养阴、益阴、育阴。

补虚药是因虚而设，非正气虚弱者，不得滥用补药，以免导致阴阳失衡，产生新的病变。若邪实而正不虚者，当以祛邪为要，不宜使用补益药，以免"闭门留寇"，助邪益疾。邪盛正衰或正气虚弱而病邪未尽者，当攻补兼施，扶正祛邪。部分药物滋腻碍胃、易于滞气，故湿阻中焦，或脘腹满闷者不宜使用。虚证一般病程较长，故补虚药多作丸剂、膏剂、片剂等成药制剂，便于服用；若入汤剂宜久煎，使药味尽出。

第一节 补 气 药

本类药物性味多甘温或甘平，主入脾、肺二经，能补益脏腑之气，尤善补脾气和益肺气，主要用于脾、肺气虚之证。

脾主运化，为气血生化之源。脾气虚则见食欲不振，脘腹虚胀，大便溏薄，体倦神疲，面色萎黄或㿠白，消瘦或一身虚浮，甚或脱肛、脏器下垂等。肺司呼吸，主一身之气，肺气虚则见气少不足以息，动则益甚，咳嗽无力，声音低怯，甚或喘促，体倦神疲，易出虚汗等。

补气药多窒而不灵，用之不当则有滞气之弊，易致中满腹胀，故"填补必先理气"，常须配理气药同用，可使之补而不滞。

本节主要选介人参、西洋参、党参、太子参、黄芪、白术、山药、白扁豆、甘草、大枣、蜂蜜的本草药征。

人参
Rénshēn

本品首载于《神农本草经》。为五加科植物人参 *Panax ginseng* C. A. Mey. 的干燥根及根茎。栽培者为"园参",野生者为"山参"。多于秋季采挖。本品香气特异,味微苦、甘。以支大、质硬、完整者为佳。

【处方用名】野山参、移山参、生晒参、红参、白参、白糖参、朝鲜红参、别直参、参须。

【性味归经】甘、微苦,微温。归肺、脾、心、肾经。

【功效主治】大补元气,复脉固脱,补脾益肺,生津养血,安神益智。用于体虚欲脱,肢冷脉微,脾虚食少,肺虚喘咳,津伤口渴,内热消渴,气血亏虚,久病虚羸,惊悸失眠,阳痿宫冷。

【药征概述】本品"形状似人,气冠群草"(《本草求真》)。能"大补元气"(《本草备要》),复脉固脱,"回阳气于垂绝,却虚邪于俄倾"(《本草经疏》)。"于仓忙纷乱之际,转危为安,定亡为存"(《本草乘雅》)。"为救危扶颠之大药,原能于呼吸之间挽回人命"(《医学衷中参西录》)。凡"人气脱于一时,血失于顷刻,精走于须臾,阳绝于旦夕,他药缓不济事,必须用人参一二两或四五两,作一剂,煎服以救之。否则,阳气遽散而死矣"(《本草新编》)。故为拯危救脱之要药,适用于元气虚极欲脱,气短神疲,脉微欲绝之急危重证。

本品甘温,"职专补气"(《本草通玄》)。"为气虚之圣药"(《药笼小品》)。"相传欲试上党人参者,当使二人同走,一与人参含之,一不与,度走三、五里许,其不含人参者必大喘,含者气息自如者,其人参乃真也"(《本草图经》)。证诸临床,人参补气作用好,临床运用广。"凡脏腑之有气虚者,皆能补之"(《本草正》)。"今试约举仲圣方之用为补者而言:补脾如理中丸、黄连汤,补胃如大半夏汤、甘草泻心汤,补肺胃如竹叶石膏汤,补肝如乌梅丸、吴茱萸汤,补心已列如上,他如薯蓣丸、温经汤之补,殆不胜其指数,参之补可不谓广也乎"(《本草思辨录》)。其中,"益土健脾,生金补肺"(《本草备要》)尤为擅长,为补肺脾之气要药。适用于脾气虚之倦怠乏力,食少便溏,及肺气虚之短气喘促,懒言声微等。

本品通过补气,一则"气回则津液生,津液生则渴自止矣"(《本草经疏》)。故曰:"参之功在补虚,虽止渴亦补"(《本草思辨录》)。适用于气津两伤之口渴,内热消渴。二则"气盛自能生血"(《医学衷中参西录》)。"故补气须用人参,血虚者亦宜用之。若单用补血药,血无由生矣"(《本草汇》)。适用于气血两虚,久病虚羸者。三则使心得所养,心神得宁,心智得聪。"人参入口,便得安寝"(《本草乘雅》)。"惊悸怔忡,健忘恍惚,以此宁之"(《本草汇言》）。适用于气血亏虚，心悸、失眠、健忘等心神不宁证。

总之，本品善能补气，其"补虚之功独魁群草"。能使元气充沛，脾肺气足，阴血津液得以化生，故凡一切气、血、阴津不足之证皆可应用，为"虚劳内伤第一要药"（《本草纲目》）。

【用法用量】煎服 3~9g；挽救虚脱可用 15~30g。宜文火另煎分次兑服。研末吞服，每次 2g，日服 1~2 次。

【使用注意】实证、热证而正气不虚者忌用。"若误投之，以截阻其路，皆实实之害，非药可解。经云：实实虚虚，损不足，补有余。如是者医杀之耳，可不慎哉"（《本草害利》）。本品"与黎芦相反，若服一两参入芦一钱，其一两参虚费矣，戒之"（《本草衍义补遗》）。不宜与五灵脂同用。

【备注】

1. 关于人参的处方用名　人参系各类规格人参入药饮片的通用名，一般不以人参这个笼统的名称作为处方用名。

2. 关于人参与上党人参　人参最早记载于《神农本草经》，列为上品。《名医别录》谓其"如人形有神，生上党山谷及辽东"。《本草经集注》云："上党郡在冀州西南，今魏国所献即是，形长而黄，状如防风，多润实而甘。俗用不入服乃重百济者，形细而坚白，气味薄于上党。次用高丽，高丽即是辽东"。《本草衍义》云："人参，今之用者，……尽是高丽所出，……不若潞州上党者味厚体实，用之有据"。《本草纲目》云："上党，今潞州也。民以参为地方害，不复采取，今所用皆是辽参。……宋苏颂图经本草所绘潞州者，三桠五叶，真人参也"。以上说明，自古人参为五加科，以上党者为佳。明以后，上党人参日渐绝迹，辽参逐步取而代之。据考证[1]，中国古代人参绝非党参。故历版《中国药典》将人参定为五加科人参 *Panax ginseng*。

3. 关于人参的炮制　本品常因加工方法不同，有生晒参、红参、白参、参须等不同。其中，鲜参洗后干燥者称"生晒参"，蒸制后干燥者称"红参"，焯烫浸糖后干燥者称"白参"或"糖参"，加工断下的细根称"参须"。以生晒参、红参质量为好，白参次之，参须更次。生晒参、白参适用于气阴不足者，红参适用于气弱阳虚者。

4. 关于人参去芦　人参芦系人参主根与茎之间的根状茎。在古代本草中，有"参芦催吐"的记载。如《海药本草》谓："用时去其芦头，不去者吐人，慎之"。《本经逢原》谓"参芦能耗气，专入吐剂"。此说对后世影响较大，如1990 年版以前历版《中国药典》均记载人参"去芦"。现代有学者[2]对参芦

[1]　李向高,张崇禧,孙光芝.中国古代人参绝非党参.人参研究,2002,14(4)：2

[2]　张玉华,尚瑞梅.对参芦作用的初步探讨.北京中医,1986,(1)：30

是否有催吐作用进行了验证。用红参芦头投药 3536 人次,其中,单用参芦者 1500 余人次,服用总量为 100~700g/人,复方以参芦代党参者 2000 余人次,每剂用参芦 6~24g,短者 3~4 剂,长者达 2 月之久,无 1 例引起呕吐。强调人参应用无须去芦,这一观点得到了学界的普遍认同。1995 年以后,历版《中国药典》在人参"炮制"项下取消了"去芦"的规定。既符合临床用药的实际,又避免了人参因去芦而导致药材浪费。

5. 关于人参与莱菔子同用 一般认为,人参补气,莱菔子耗气,二者不宜配伍使用。现行《中药学》教材多以此作为诠释"相恶"的典型例证。《本草新编》指出:"人参得莱菔子,其功更神,盖人参补气,骤服气必难受,非止喘胀之症为然,得莱菔子以行其补中之利气,则气平而易受,是莱菔子平气之有余,非损气之不足,实制人参以平其气,非制人参以伤其气也。世人动谓萝卜子解人参,误也"。进而指出:"补气之药得之,而无大过之忧"。说明二者同用,莱菔子可使人参乃至补气药补而不滞,有"相制而相成"之妙。从《中国药典》来看,并无人参与莱菔子配伍禁忌的记载。

6. 关于人参不宜滥用 《本草新编》指出:"当今之世,非畏人参,即乱人参。畏用之弊,宜用而不用;乱用之弊,不当用而妄用,二者均能杀人。余所以辩人参之功,增畏用者之胆;辩人参之过,诛乱用者之心"。《药笼小品》曰:"用之的当,少亦有功,若浪服之,虽多奚为"。强调人参不宜滥用,应合理应用。陈可冀院士[1]总结了滥用人参或不合理应用人参的几种现象:即滥用人参综合征(主要表现为过度用人参的兴奋效应,出现中枢神经系统兴奋和易醒、震颤等现象)、助火(长期服用或大量应用时有出现便秘和鼻衄的现象)、作饱(长期过量使用,则可出现脘腹胀满症状)、恋邪(邪实者不宜用),值得临床用药重视。

7. 关于十九畏 最早记载"十九畏"歌诀的文献是《珍珠囊补遗药性赋》。即"硫黄原是火中精,朴硝一见便相争。水银莫与砒霜见,狼毒最怕密陀僧。巴豆性烈最为上,偏与牵牛不顺情。丁香莫与郁金见,牙硝难合京三棱。川乌、草乌不顺犀,人参最怕五灵脂。官桂善能调冷气,若逢石脂便相欺。大凡修合看顺逆,炮爁炙煿莫相依。"即硫黄畏朴硝,水银畏砒霜,狼毒畏密陀僧,巴豆畏牵牛,丁香畏郁金,牙硝畏三棱,川乌、草乌畏犀角,人参畏五灵脂,官桂畏赤石脂,历来将其视为配伍禁忌的内容。研究表明[2],从古代文献、动物实验、临床报告看,并不是所有的"十九畏"内容都是绝对的配伍禁忌,但也不是说肯定没有问题,有许多问题还须进一步研究,目前还以慎重为是。

---

[1] 陈可冀.人参、人参滥用综合征及其他.中级医刊,1980,(7):4

[2] 高晓山,陈馥馨."十九畏"浅识.辽宁中医杂志,1981,(3):43

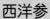

西洋参
Xīyángshēn

本品首载于《本草从新》。为五加科植物西洋参 *Panax quinquefolium* L. 的干燥根。秋季采挖。本品气微而特异,味微苦、甘。以条粗、完整、皮细、横纹多、质地坚实者为佳。

【处方用名】西洋参、西洋人参、花旗参。

【性味归经】甘、微苦,凉。归心、肺、肾经。

【功效主治】补气养阴,清热生津。用于气虚阴亏,虚热烦倦,咳喘痰血,内热消渴,口燥咽干。

【药征概述】本品味甘能补,苦凉清热,既能补气阴,又能清虚热,为补气药中"清养"之品。故"虚而有火者相宜"(《本草从新》)。"凡欲用人参而不受人参之温补者,皆可以此代之"(《医学衷中参西录》)。故对于气阴两伤而虚火偏盛者皆宜。

本品"清养之力有余,补助之力不足"(《本草便读》)。长于"养肺胃阴津,解渴除烦热"(《饮片新参》)。"惟肺胃有火,口燥咽干者,颇有捷效"(《本草正义》)。用于热病气津两伤之身热汗多,体倦少气,咳喘痰血,口渴心烦,及内热消渴等。

【用法用量】另煎兑服,3~6g。

【使用注意】本品"作为补益之品,火体庶可,其虚寒者,能免脾胃受伤,纳减便泄乎?"(《药笼小品》)故脾胃虚寒者慎用。不宜与藜芦同用。

【用药甄别】人参与西洋参。二者均能补气、生津,适用于脾肺气虚,津伤口渴及消渴证。然人参性微温,侧重温补。能大补元气,复脉固脱,主治元气虚脱之急危重证;并能养血,安神益智,适用于气血两虚之气短乏力,心脾两虚之心神不宁。西洋参性凉,偏于清补。长于清热养阴,对于气阴两伤,虚而有火者用之为宜。一般而言,冬季多用人参,夏月多用西洋参。

【备注】关于西洋参。本品原名"西洋人参",始载于《本草从新》。西洋参作为本品的正名始见于《本草纲目拾遗》,沿用至今。

党参
Dǎngshēn

本品首载于《本草从新》。为桔梗科植物党参 *Codonopsis pilosula* (Franch.) Nannf.、素花党参 *Codonopsis pilosula* Nannf. var. *modesta* (Nannf.) L. T. Shen 或川党参 *Codonopsis tangshen* Oliv. 的干燥根。秋季采挖。本品有特殊香气,味微甜。以根条粗壮、质柔润、香气浓、甜味重,嚼之无渣者为佳。

【处方用名】党参、上党人参、上党参、潞党参、台党参、党参片、米炒党参。

【性味归经】甘,平。归脾、肺经。

【功效主治】健脾益肺,养血生津。用于脾肺气虚,食少倦怠,咳嗽虚喘,气血不足,面色萎黄,心悸气短,津伤口渴,内热消渴。

【药征概述】本品性味甘平,主归脾、肺二经。补气之功似人参而力不及。且药性平和,不燥不腻。"用以培补脾肺元气颇佳"(《本草便读》),常用于脾、肺气虚诸证。"凡医药中用人参者,几乎无不用此(党参),则以价值尚廉,而功用堪信耳"(《本草正义》)。因其"止可调理常病,若遇重症断难恃以为治"(《本草分经》)。故凡气虚之轻证需用人参者,皆可以党参替代之。如"四君、补中益气等汤,皆以代人参,往往见效"(《药笼小品》)。"若虚盛而危急者,亦非所宜"(《本草便读》),则仍以人参为佳。

本品甘平,有类似于人参气血双补及益气生津之功。且"养血而不偏滋腻"(《本草正义》),生津而不犯寒凉。适用于气津两伤之口渴及内热消渴,气血亏虚之面色萎黄,肢倦乏力,头晕心悸等。

【用法用量】煎服,10~30g。

【使用注意】实证、热证而正气不虚者不宜使用,不宜与藜芦同用。

【用药甄别】人参与党参。二者均能补脾益肺,养血生津,用于脾肺气虚,气津两伤,或气血亏虚诸证。然人参性微温,补气力强,能大补元气,复脉固脱,为治元气虚脱之要药;兼能安神增智,用治心脾两虚,气血不足,或阴虚血少之心神不宁。党参性平,补气力缓,治疗气虚轻症可代人参使用,如"四君、补中益气等汤,皆以代人参,往往见效"(《药笼小品》)。

【备注】

1. 关于党参 党参之名始见于《本草从新》。该书首次将党参与人参分列两种药物记载,一直沿用至今。其后,《本草纲目拾遗》引翁有良《辩误》云:"党参功能,可代人参"。由此可见,党参非人参也,但可作为人参的代用品使用,现多从之。然而,近代名医张锡纯在《医学衷中参西录》"人参解"中提出了"古之人参其为今之党参无疑"的观点,却引起了学术界的混乱和争论。研究认为[1,2],明以前历代本草文献中没有桔梗科党参的文字和图谱记载,说明明以前党参未入药,清代中后期才有桔梗科党参的出现。至于上党人参,系指人参产于上党者为佳,非今之党参也。

2. 关于板桥党参 为桔梗科植物川党参 *Codonopsis tangshen* Oliv. 的干燥根。因主产于湖北省恩施土家族苗族自治州恩施市的板桥镇而得名。其

［1］ 邹荫甲.党参的本草学考证.中草药,2000,31(6):466

［2］ 宋承吉.人参、党参的植物基源辨识.人参研究,2016,(2):62

中,产于板桥镇中坝村中名"中坝党",是板桥党参中质量最佳者。1981年,在全国药材品种质量鉴定会上,定名为"中国板党"[1]。作为党参的主要来源收载于历版《中国药典》之中。

太子参
Tàizǐshēn

本品首载于《本草从新》。为石竹科植物孩儿参 *Pseudostellaria heterophylla* (Miq.) Pax ex Pax et Hoffm. 的干燥块根。夏季茎叶大部分枯萎时采挖。本品气微,味微甘。以条粗、色黄白者为佳。

【处方用名】太子参、孩儿参、童参。

【性味归经】甘、微苦,平。归脾、肺经。

【功效主治】益气健脾,生津润肺。用于脾虚体倦,食欲不振,病后虚弱,气阴不足,自汗口渴,肺燥干咳。

【药征概述】本品味甘苦,性平偏凉,能"补脾肺元气,止汗生津"(《饮片新参》),兼能清热,属补气药中"清补"之品。对于热病后期,脾肺气阴两虚而不受峻补或温补者,用之较宜。尤治小儿虚汗最佳。因其作用平和,药力较弱,须大量持续使用,疗效始著。或入复方作病后调补之药。

【用法用量】煎服,10~30g。

【使用注意】邪实而正气不虚者慎用。

【用药甄别】太子参与西洋参。二者均甘、苦、凉,既能补气,又能养阴生津,兼能清热,为补气药中之"清补"之品。适用于脾肺气阴两虚而有热者。然太子参性平力薄,适用于脾肺气阴两虚而不受峻补或温补者。西洋参性凉力强,对于气津两伤而火较盛者用之为宜。

【备注】关于古今太子参。太子参之名始见于《本草从新》。该书在人参条下,别出参条、参须、太子参、参芦四种。曰:"太子参,虽甚细如参条,短紧坚实,而有芦纹,其力不下大参"。其后,《本草纲目拾遗》引《百草镜》云:"太子参即辽参之小者,非别种也。乃苏州参行从参包中拣出短小者,名此以售客。味甘苦,功同辽参"。可见,古之太子参系指五加科人参之小者,功同人参。而今之太子参系指石竹科孩儿参,同名异物,古今有别。

黄芪
Huángqí

本品首载于《神农本草经》。为豆科植物蒙古黄芪 *Astragalus membranaceus*

[1] 殷智.党参商品名称辨析.湖北中医杂志,2001,23(11):49

(Fisch.) Bge. var. *mongholicus*（Bge.）Hsiao 或膜荚黄芪 *Astragalus membranaceus* (Fisch.) Bge. 的干燥根。春、秋二季采挖。本品气微,味微甜,嚼之微有豆腥味。以条粗长、断面色黄白、味甜、粉性足者为佳。

【处方用名】黄芪、炙黄芪、黄耆。

【性味归经】甘,微温。归脾、肺经。

【功效主治】补气升阳,固表止汗,利水消肿,生津养血,行滞通痹,托毒排脓,敛疮生肌。用于气虚乏力,食少便溏,中气下陷,久泻脱肛,便血崩漏,表虚自汗,气虚水肿,内热消渴,血虚萎黄,半身不遂,痹痛麻木,痈疽难溃,久溃不敛。

【药征概述】本品甘温,主入脾经。"乃补气之圣药"(《本草新编》)。"兼能升气"(《医学衷中参西录》),有补气升阳之功。凡"中阳不振,脾土虚弱,清气下陷者最宜"(《本草正义》)。适用于脾气虚弱之倦怠乏力,食少便溏,及中气下陷之久泻脱肛、内脏下垂等。

本品入肺经,长于补益肺气,固护肌表。能"温分肉而充皮肤,肥腠理以司开阖"(《本草蒙筌》)。"直达人之肌表肌肉,固护卫阳,充实表分,是其专长。所以表虚诸病,最为神剂"(《本草正义》)。凡"阳虚之人,自汗频来,乃表虚而腠理不密也,黄芪可实卫而敛汗"(《本草汇言》)。适用于肺气虚弱,咳嗽无力,气短喘促,及卫虚不固,表虚自汗。

本品性温补气,能"内托阴证之疮疡"(《本草约言》)。凡"痈疡之证,脓血内溃,阳气虚而不愈者,黄芪可以生肌肉;又阴疮不能起发,阳气虚而不溃者,黄芪可以托脓毒"(《本草汇言》)。"为外科生肌长肉之圣药也"(《神农本草经百种录》)。"凡一切疮疡,总忌内陷,悉宜黄芪"(《长沙药解》)。适用于正虚毒盛,不能托毒外达,疮疡难溃,以及溃疡后期,毒势已去,因气血虚弱,脓水清稀,疮口难敛者。

本品功擅补气,一则气能生血。盖气无形,血则有形。有形不能速生,必得无形之气以生之。故能补气以生血。"血虚之人尤多用之"(《本草新编》)。适用于血虚萎黄,及气血亏虚诸证。二则气能生津。气旺则津生,气弱则津少,补气可促进津液的生成,故能补气以生津。适用于气津两伤之口渴,内热消渴。三则气能行血。气虚推动无力,则血行迟缓或凝涩为瘀。气足方可鼓动血脉,促使血行,而收行滞通络之效,"凡脉之甚弱而萎废者,多服皆能奏效"(《医学衷中参西录》)。适用于气虚血滞,因虚致瘀之痹痛麻木,中风不遂。四则气能行水。气虚推动无力或气化不足,则津液输布排泄障碍而致水湿内停,气盛则能行水消肿。"凡水湿之证,身重身肿,皆不禁用黄芪,皆使水湿下行"(《本草思辨录》)。适用于气虚不运,水湿停聚之水肿、小便不利。

【用法用量】煎服,10～30g。补气升阳宜炙用,其余多生用。

【使用注意】本品"气味俱浮,纯于气分,故中满气滞者,当酌用之"(《本草正》)。

【用药甄别】人参与黄芪。二者均甘,微温,归脾、肺经。能补脾肺之气,生津养血,适用于脾肺气虚,及津亏、血虚诸证。然补气力强,能大补元气,复脉固脱,为治元气虚脱之要药;兼能安神增智,用于气血不足,或阴虚血少之心神不宁。黄芪兼能升阳,可用于脾虚中气下陷诸病证;又能固表止汗,利水消肿,行滞通痹,托毒排脓,敛疮生肌,适用于表虚自汗,气虚水肿,气津不足之消渴,气虚血滞之半身不遂,痹痛麻木,以及气血亏虚,疮疡难溃或溃久不敛者。

【备注】

1. 关于黄芪 本品原名"黄耆"。首载于《神农本草经》,列为上品。《本草纲目》释名曰:"耆,长也。黄耆色黄,为补药之长,故名。今俗通作黄芪"。《本草原始》曰:"耆者,年高有德之称。耆老历年久而性不燥,此药性缓如之,故得以耆称"。可见,本品色黄,以补见长,药性和缓而得名。现以"黄芪"为正名。

2. 关于黄芪补血 黄芪为补气要药,人所共知。至于黄芪补血,在古代本草中不乏记载。分别有"补血"(《日华子本草》)、"益血"(《本草经疏》)、"生血"(《本草备要》)之谓。《本草新编》曰:"其功用甚多,而其独效者,尤在补血"。由此可见,黄芪不仅具有直接补血的功效,又能使气旺以生血。故2015年版《中国药典》首次将黄芪"养血"功效上升到法典的高度,为黄芪补血功效的确立提供了理论依据和法典支撑。

白术
Báizhú

本品首载于《神农本草经》。为菊科植物白术 *Atractylodes macrocephala* Koidz. 的干燥根茎。冬季下部叶枯黄、上部叶变脆时采挖。本品气清香,味甘、微辛,嚼之略带黏性。以个大、质坚实、断面黄白色、香气浓者为佳。

【处方用名】白术、于术、于潜术、炒白术、麸炒白术。

【性味归经】甘、苦,温。归脾、胃经。

【功效主治】健脾益气,燥湿利水,止汗,安胎。用于脾虚食少,腹胀泄泻,痰饮眩悸,水肿,自汗,胎动不安。

【药征概述】本品"气温而燥,能补脾而资其健运,脾健则运化有权"(《本草便读》)。"为脾脏补气第一要药"(《本草求真》)。凡"补脾胃之药,更无出其右者"(《本草通玄》)。若"脾虚不健,术能补之;胃虚不纳,术能助之"(《本草汇言》）。适用于脾胃气虚，运化无力，食少便溏，脘腹胀满，肢软神疲者。

本品"气味芳香，苦甘而温，禀坤土中和之性，故专主脾胃，以补土胜湿见长"（《本草正义》）。使"土旺自能胜湿，痰水易化"（《本草征要》）。"凡水湿诸邪，靡不因其脾健而自除"（《本草求真》）。适用于中阳不振，脾失健运，痰饮内停之胸胁支满、目眩心悸、短气而咳；脾虚不运，水湿内停之水肿、小便不利；脾虚湿浊下注，带下量多清稀者。"凡酒湿作泻，经年累月而不愈者，亦止消用此一味，一连数服，未有不效者。而且湿去而泻止，泻止而脾健"（《本草新编》）。

本品补气，"能由脾及胃而达肌表"（《本草思辨录》）。"大凡表虚不能卫外者，皆当先建立中气，故以白术之补脾建中者为君，以脾旺则四脏之气皆得受荫，表自固而邪不干"（《成方便读》）。若"有汗因脾虚，故能止之"（《雷公炮制药性解》）。适用于卫气不固，表虚自汗。又"主安胎，盖为妊娠养胎，依赖脾土，术能健脾故也"（《本草正义》）。使脾气健旺，则胎儿得养而自安，适用于脾气虚弱之胎动不安。

总之，"白术除脾湿，固中气，为中流之砥柱"（《本草思辨录》）。

【用法用量】煎服，6～12g。

【使用注意】本品温燥，阴虚有热及燥热伤津者慎用。

【典型案例】白术治脾虚泄泻案。一妇人年三十许，泄泻半载，百药不效，脉象濡弱，右关尤甚，知其脾胃虚也，俾用生白术轧细焙熟，再用熟枣肉六两，和为小饼，炉上炙干，当点心服之，细细嚼咽，未尽剂而愈（《医学衷中参西录》）。

【用药甄别】白术与苍术。二者均为苦温之品，能燥湿健脾，用于脾虚湿聚，水湿内停的痰饮、水肿等。然白术以补气健脾见长，主治脾气虚证；又能止汗、安胎、利水，可用于气虚自汗，脾虚胎动不安，及水肿尿少。苍术以燥湿健脾为优，主治湿阻中焦证。又善祛风湿、散寒解表，兼能明目，适用于风寒湿痹，风寒夹湿表证，及夜盲症。

【备注】

1. 关于白术与苍术　二者在早期的本草著作中不分，统称为"术"，首见于《神农本草经》，列为上品。据《本草崇原》记载："《神农本草经》未分苍白，而仲祖《伤寒》方中，皆用白术，《金匮》方中，又用赤术，至陶弘景《别录》，则分而为二。须知赤白之分，始于仲祖，非弘景始分之也。赤术，即是苍术"。《本草经疏》云："近世乃有苍白之分，其用较殊"。《中国药典》已将其作为两个品种单列，临证应区别应用。

2. 关于白术润肠通便　张仲景《伤寒论》云："伤寒八九日，风湿相搏，身体疼烦，不能自转侧，不呕，不渴，脉浮虚而涩者，桂枝附子汤主之。若其人大便硬，小便自利者，去桂加白术汤主之"。成无己《注解伤寒论》云："此小便利，大便硬为津液不足，去桂加术"。这是运用白术治疗大便坚硬（便秘）的最早记载。"大便硬（坚）"是使用白术的重要临床指征。历代医药学家对此多有论述。如徐灵胎《伤寒论类方》云："白术生肠胃之津液"。《神农本草经读》云："以白术之功用在燥，而所以妙处在于多脂。"《本草正义》云：白术"最富脂膏，故虽苦温能燥，而亦滋津液""万无伤阴之虑"。白术质润多脂，能生津液，润肠燥，用于肠燥津亏之便秘。诚如《本草思辨录》所云："谁谓白术之加，不足以濡大便哉？"《本草崇原》云："若过于炎燥，则止而不行，为便难脾约之证。白术作煎饵，则燥而能润，温而能和，此先圣教人之苦心，学者所当体会者也"。由此可见，白术是一味健脾润下剂，温而不燥，润而不腻，又可顾护中州，适用于各型便秘，尤其适用于老年人、虚证便秘。研究表明[1]，白术润肠通便必须生用，剂量宜大（常用量为30~60g），以水煎服为主，亦可泡水代茶饮。

3. 关于白术治腰痛　《本草新编》曰："如人腰疼也，用白术二三两，水煎服，一剂而疼减半，再剂而痛如失矣。夫腰疼乃肾经之症，人未有不信。肾虚者用熟地、山茱以补水未效也，用杜仲、破故纸以补火未效也，何以用白术一味反能取效？不知白术最利腰脐。腰疼乃水湿之气侵入于肾宫，故用补剂，转足以助其邪气之盛，不若独用白术一味，无拘无束，直利腰脐之为得。……自然湿去而痛忽失也"。由此可见，白术之用，旨在健脾燥湿以胜水，使"肾不湿则腰不疼"也。

山药
Shānyào

本品首载于《神农本草经》。为薯蓣科植物薯蓣 *Dioscorea opposita* Thunb. 的干燥根茎。冬季茎叶枯萎后采挖。本品气微，味淡、微酸，嚼之发黏。以条粗、质坚实、粉性足、色洁白者为佳。

【处方用名】山药、怀山药、薯蓣、麸炒山药。

【性味归经】甘，平。归脾、肺、肾经。

【功效主治】补脾养胃，生津益肺，补肾涩精。用于脾虚食少，久泻不止，肺虚喘咳，肾虚遗精，带下，尿频，虚热消渴。麸炒山药补脾健胃。用于脾虚食少，泄泻便溏，白带过多。

【药征概述】本品甘平，既能补气，又能益阴，归肺、脾、肾经，作用平和，补而不滞，养而不腻，为平补三焦之剂，且略兼涩性。"凡脾虚泄泻，肺虚咳

---

［1］　周祯祥.白术可润下通便.中国中医药报,2011-11-9

嗽,肾虚遗滑等证皆可用之"(《本草便读》)。"但性缓力微,剂宜倍用"(《药品化义》)。对慢性久病或病后虚弱羸瘦者,可作为营养调补品长期服用。

本品"生捣最多津液而稠粘"(《神农本草经读》),有生津止渴之效。用于阴虚内热,口渴多饮,小便频数之消渴证。

【用法用量】煎服,15~30g。麸炒山药补脾健胃。用于脾虚食少,泄泻便溏,白带过多。

【使用注意】本品"多食亦滞气"(《本草发明》),故"脾胃湿滞者忌用"(《饮片新参》)。

【典型案例】山药治病后虚羸案。一人,年四十余,得温病十余日,外感之火已消十之八九。大便忽然滑下,喘息迫促,且有烦渴之意。其脉甚虚,两尺微按即无。亦急用生山药六两,煎汁两大碗,徐徐温饮下,以之当茶,饮完煎渣再饮,两日共享山药十八两,喘与烦渴皆愈,大便亦不滑泻(《医学衷中参西录》)。

【备注】

1. 关于山药 本品原名"薯蓣",始载于《神农本草经》,列为上品。"山药"之名,首见于《本草衍义》。曰:"山药,按本草上一字犯英庙讳,下一字曰蓣,唐代宗名预,故改下一字为药,今人遂呼为山药。如此则尽失当日本名,虑岁久,以山药为别物,故书之"。《本草崇原》云:"薯蓣即今山药,因唐代宗名预,避讳改为薯药;又因宋英宗名署,避讳改为山药"。由此可见,本品因避讳曾两易其名。现均以"山药"为正名。

2. 关于怀山药 怀山药为著名的四大怀药(山药、菊花、地黄、牛膝)之一,因产于古"怀庆府"而得名,奉为道地药材。怀庆府夏时为"覃怀",元时为"怀庆路",明初洪武元年(1368)为"怀庆府"。民国二年(1913年),撤府设道,废怀庆府,隶于属豫北道。古怀庆府地理范围相当于河南省焦作市、济源市和新乡市的原阳县所辖地域。怀山药因表皮上长着一片片像铁锈一样的斑块而得名"铁棍山药"。2006年,"铁棍山药"获国家农业产品地理标志认证。

3. 关于山药用法 本品"性平可以常服多服,宜用生者煮汁饮之,不可炒用,以其含蛋白质甚多,炒之则其蛋白质焦枯,服之无效"(《医学衷中参西录》)。强调本品宜生用为佳。

白扁豆
Báibiǎndòu

本品首载于《名医别录》。为豆科植物扁豆 *Dolichos lablab* L. 的干燥成熟种子。秋、冬二季采收。本品气微,味淡,嚼之有豆腥气。以粒大、饱满、色白者为佳。

【处方用名】白扁豆、炒白扁豆。

【性味归经】甘,微温。归脾、胃经。

【功效主治】健脾化湿,和中消暑。用于脾胃虚弱,食欲不振,大便溏泻,白带过多,暑湿吐泻,胸闷腹胀。炒白扁豆健脾化湿,用于脾虚泄泻,白带过多。

【药征概述】本品甘温补脾而不滋腻,芳香化湿而不燥烈,"能养胃健脾,脾胃得治,则清浊可分,吐利可愈"(《本草便读》)。适用于脾虚湿滞之食少便溏、泄泻,或脾虚湿浊下注之白带过多。因其"味轻气薄,单用无功,必须同补气之药共用为佳"(《本草新编》)。"欲用轻清缓补者,此为最当"(《本草正》)。故对于病后体虚,初进补剂者用之较为适宜。

本品"甘温腥香,色白微黄,脾之谷也。调脾暖胃,通利三焦,降浊升清,消暑除湿,止渴止泻,专治中宫之病"(《本草备要》)。适用于夏日暑湿伤中,脾胃不和之吐泻,胸闷腹胀。

【用法用量】煎服,10~15g。"消暑生用,健脾炒用"(《药性切用》)。

【使用注意】本品"多食壅滞,不可不知"(《本草求真》)。

甘草
Gāncǎo

本品首载于《神农本草经》。为豆科植物甘草 *Glycyrrhiza uralensis* Fisch.、胀果甘草 *Glycyrrhiza inflata* Bat. 或光果甘草 *Glycyrrhiza glabra* L. 的干燥根和根茎。春、秋二季采挖。本品气微,味甜而特殊。以皮细紧、色红棕、质坚实、断面色黄白、粉性足者为佳。

【处方用名】甘草、炙甘草。

【性味归经】甘,平。归心、肺、脾、胃经。

【功效主治】补脾益气,益气复脉,清热解毒,祛痰止咳,缓急止痛,调和诸药。用于脾胃虚弱,倦怠乏力,心悸气短,咳嗽痰多,脘腹、四肢挛急疼痛,痈肿疮毒,缓解药物毒性、烈性。

【药征概述】本品味甘,"走中宫而入脾胃"(《长沙药解》)。能"健脾胃,固中气之虚羸"(《本草汇言》)。适用于脾胃虚弱,倦怠乏力等,亦能"助参芪成气虚之功"(《本草正》)。若"炙服助脾元之力,守内有常"(《本草便读》)。能补中益气,使气血生化有源。适用于心气不足,无力鼓动血脉,脉气不相接续之脉结代,以及阴血亏虚,血脉失充,心失所养之心动悸,有复脉宁心之效。

本品入肺经,长于"止咳嗽,润肺道"(《药鉴》),兼能祛痰,主治"伤脏咳嗽"(《名医别录》)。因其性平,药力和缓,大凡咳嗽,无论寒热虚实、有痰无痰、新病久病咸宜。

本品甘能缓急,"止一切痛"(《本草便读》)。凡"诸经急缩痛,非此不治"(《本草发明》)。适用于脘腹、四肢挛急疼痛。"味至甘,能解一切毒性"(《医学衷中参西录》)。凡"诸痈肿疮疡、金疮及诸药之毒,非此不解"(《本草发明》)。可广泛用于各种热毒疮毒及药食之毒。

本品味甘,"善和诸药,使相协而不争"(《本草集要》)。能"协和群药而各方随处咸宜"(《本草便读》)。纵观《伤寒论》《金匮要略》两书中,凡为方二百五十,用甘草者,至百二十方,非甘草之主病多,乃诸方必合甘草,始能曲当病情也。凡药之散者,外而不内;攻者下而不上,温者燥而不濡,清者洌而不和,杂者众而不群,毒者暴而无制,若无甘草调剂其间,遂其往而不返,以为行险侥幸之计,不异于破釜沉舟,可胜而不可不胜,讵诚决胜之道耶"(《本经疏证》)。因"调和使诸药有功,故号国老之名"(《药性论》)。

【用法用量】煎服,2~10g。

【使用注意】本品"味过于甘,若多服单服,则中气喘满,令人呕吐"(《本草便读》)。"惟中满者勿加,恐其作胀"(《本草正》)。不宜与海藻、京大戟、红大戟、甘遂、芫花同用。大剂量久服可导致水钠潴留,引起浮肿。

【备注】

1. 关于甘草与炙甘草 甘草有生用与炙用之分,《本经疏证》曰:"甘草之用生、用炙确有不同",临床运用应该区别对待。1963年版和1977年版《中国药典》以"甘草"为正名,将"蜜炙甘草""蜜甘草"作为炮制品附后,在功效和应用上未作区分。1985年版和1990年版《中国药典》仍以"甘草"为正名,但在"功效与主治"项下,把甘草与炙甘草区分开来。1995年以后历版《中国药典》将(生)甘草与炙甘草作为两个品种单列。其中,炙甘草"补脾和胃,益气复脉。用于脾胃虚弱,倦怠乏力,心动悸,脉结代"。

2. 关于甘草与国老 甘草有"国老"之号,源于《本草经集注》。书中诠释曰:"国老,即帝师之称,虽非君,为君所宗,是以能安和草石而解诸毒也"。《药性论》云:"治七十二种乳石毒,解一千二百般草木毒,调和使诸药有功,故号国老之名矣"。《本草正》云:"其味至甘,得中和之性,有调补之功,故毒药得之解其毒,刚药得之和其性,表药得之助其升,下药得之缓其速。……随气药入气,随血药入血,无往不可,故称国老"。由此可见,甘草"国老"之号,主要是突出其"调和"的性能特点,彰显其临床运用的普适性和广泛性,在临床配伍应用中占有重要的地位。

大枣
Dàzǎo

本品首载于《神农本草经》。为鼠李科植物枣 *Ziziphus jujuba* Mill. 的干燥成熟果实。秋季采收。本品气微香,味甜。以个大、色红、肉厚、味甜者为佳。

【处方用名】大枣、红枣。

【性味归经】甘,温。归脾、胃、心经。

【功效主治】补中益气,养血安神。用于脾虚食少,乏力便溏,妇人脏躁。

【药征概述】本品"甘能补中,温能益气"(《本草经疏》),"为补脾胃要药"(《本草求真》)。适用于脾气虚弱,倦怠乏力,食少便溏。因其药力和缓,主要用于脾气虚弱之轻证,或在复方中作为辅助药用。

本品"味浓而质厚,则长于补血"(《长沙药解》)。凡"属心、脾二藏元神亏损之证,必用大枣治之"(《本草汇言》)。适用于血虚不荣之面色萎黄,心脾两虚,气血不足之惊悸,以及妇人脏躁。

此外,本品"甘能解毒,故于百药中,得甘则协"(《本草求真》)。"和百药不让甘草"(《本草约言》)。"能缓猛药健悍之性,使不伤脾胃。是以十枣汤、葶苈大枣汤诸方用之"(《医学衷中参西录》)。

【用法用量】煎服,6~15g。

【使用注意】本品"味过于甘,甘令人满,脾必病也。故中满勿服"(《本草害利》)。

【典型案例】大枣治脾虚食少案。病某,身体素羸弱,年届五旬,饮食减少,日益消瘦,询于愚,俾日食熟大枣数十枚,当点心用之。后年余觌面貌较前丰腴若干,自言:"自闻方后,即日服大枣,至今未尝间断,饮食增于从前三分之一,是以身形较前强壮也"(《医学衷中参西录》)。

【用药甄别】甘草与大枣。二者均能补中益气,用于脾气虚证;调和诸药,多用于复方,缓和药物的毒性、烈性或副作用,矫正药物的滋味等。甘草还能缓急止痛,用于脘腹、四肢挛急疼痛;祛痰止咳,用于寒热虚实多种咳喘,有痰无痰均宜;清热解毒,用于热毒疮疡、咽喉肿痛及药物、食物中毒。大枣还能养血安神,用于血虚及妇女脏躁证。

【备注】关于大枣的用法。仲景用大枣多注"擘",即将大枣剖开入煎。《本草经集注》曰:"其皮利,肉补虚,所以合汤皆擘之也"。研究表明[1],大枣直接入汤剂,由于大枣外表有厚5~7.5μm的角质层及有6~9列厚角细胞,可

---

[1] 陈振武,张钦德,王兴顺.炮制对大枣煎出物含量的影响.现代中药研究与实践,2003,17(3):23

阻碍溶剂的进入和内部成分的煎出。因此,大枣剖开入煎,使有效成分易于析出,更好地发挥疗效。

蜂蜜
Fēngmì

本品首载于《神农本草经》。为蜜蜂科昆虫中华蜜蜂 *Apis cerana* Fabricius 或意大利蜂 *Apis mellifera* Linnaeus 所酿的蜜。春至秋季采收。本品气芳香,味极甜。以稠如凝脂、味甜而纯正、无异臭杂质者为佳。

【处方用名】蜂蜜、石蜜、食蜜、蜜。

【性味归经】甘,平。归肺、脾、大肠经。

【功效主治】补中,润燥,止痛,解毒。外用生肌敛疮。用于脘腹虚痛,肺燥干咳,肠燥便秘,解乌头类药毒;外治疮疡不敛,水火烫伤。

【药征概述】本品"甘味益脾,脾和则谷纳,所以益气补中也"(《本草经解》)。可用于脾虚诸证,使"脾气得所养,而饮食自下,肠澼止矣"(《本草经疏》)。因其作用缓和,药食兼备,常作为脾气虚弱者的调补品用。又能"止痛者,味甘能缓诸急"(《神农本草经读》)。适用于中气虚寒,脘腹疼痛,喜温喜按者。

本品味甘,"柔而润泽,故能润燥"(《本草纲目》)。上能"润肺清燥,所以治嗽甚效"(《医学衷中参西录》)。"如怯弱咳嗽不止,精血枯槁,肺焦叶举,致成肺燥之症,寒热均非,诸药鲜效,用老蜜日服两许,约月余未有不应者,是'燥者润之'之意也"(《药品化义》)。适用于肺燥咳嗽,肺虚久咳。下能"滋大肠之结燥难通"(《本草便读》),"善治手足阳明燥盛之病"(《长沙药解》),"老年便结,更宜服之"(《药品化义》)。适用于体虚津亏,肠燥便秘。"如仲景治阳明燥结大便不解,用蜜煎导(乘热纳入谷道),取其能通结燥而不伤脾胃也"(《本草求真》)。

本品"甘而和平,故能解毒"(《本草纲目》),尤善解乌头类药毒。如"乌头以蜜煎,则毒解而性和"(《本草思辨录》)。证诸临床,本品与乌头类药物同煎,可降低乌头类药物的毒性。服乌头类药物中毒者,大剂量服用本品,亦有一定解毒作用。

本品外用能生肌敛疮。如"汤火伤,涂之痛止"(《本草衍义》)。

此外,本品作为炮制辅料,可增强某些药物的补益作用;作为丸、膏剂的赋形剂,不仅有矫味和黏合作用,也能增强补益之力。

【用法用量】煎服或冲服,15～30g。

【使用注意】本品"性凉润,脾气不实,肾气虚滑,及湿热痰滞,胸痞不宽者,咸须忌之"(《本经逢原》)。

【备注】关于蜂蜜。本品原名"石蜜"，首载于《神农本草经》，列为上品。《唐本草》注云："此既蜂作，宜去石字"。《本草衍义》曰："《本经》以谓白如膏者良。由是知石蜜字，乃白蜜字无疑。去古既远，亦文字传写之误"。《本草纲目》力挫群疑，拨乱反正。曰："蜜以密成，故谓之蜜。《本经》原作石蜜，盖以生岩石者为良耳，而诸家反致疑辩。今直曰蜂蜜，正名也"。现多从之。

第二节 补 阳 药

本类药物性味多甘温，主入肾经，能温补一身之元阳，主要用于肾阳虚衰诸证。

肾主命门，乃诸阳之本，对人体各个脏腑组织起温煦作用。肾阳虚则一身阳气皆虚，症见微寒肢冷，下肢尤甚，腰膝酸软，面色白或黧黑，头晕耳鸣，阳痿，不孕，小便清长，夜尿多，或尿少浮肿，或五更泻等。

本类药物性多燥烈，易助火伤阴，故阴虚火旺者忌用。

本节主要选介鹿茸、淫羊藿、巴戟天、仙茅、杜仲、续断、肉苁蓉、锁阳、补骨脂、益智、菟丝子、沙苑子、蛤蚧、核桃仁、冬虫夏草、紫河车、海马的本草药征。

【备注】关于温里药与补阳药。二者均属温热之品，能助阳，用于阳虚证。然温里药重在温散在里之寒邪，无论阳气不足之虚寒证，或寒邪直中之寒实证皆宜，以祛邪为主。补阳药重在温煦一身之阳气，主要用于各种阳虚证，以补虚为优。

鹿茸
Lùróng

本品首载于《神农本草经》。为鹿科动物梅花鹿 *Cervus nippon* Temminck 或马鹿 *Cervus elaphus* Linnaeus 的雄鹿未骨化密生茸毛的幼角。前者习称"花鹿茸"，后者习称"马鹿茸"。夏、秋二季锯取。本品气微腥，味微咸。以茸形粗壮、饱满、皮毛完整、质嫩、油润、无骨棱、无钉者为佳。

【处方用名】鹿茸、花鹿茸、马鹿茸、鹿茸片、鹿茸粉。

【性味归经】甘、咸，温。归肾、肝经。

【功效主治】壮肾阳，益精血，强筋骨，调冲任，托疮毒。用于肾阳不足，精血亏虚，阳痿滑精，宫冷不孕，羸瘦，神疲，畏寒，眩晕，耳鸣，耳聋，腰脊冷痛，筋骨痿软，崩漏带下，阴疽不敛。

【药征概述】本品甘温能补，味咸入肾。"大补肾脏精血，助元阳，通督脉"（《本草便读》），"为峻补命门真元之专药"（《本经逢原》）。"功效虽宏，须脉沉细、相火衰弱者，始为相宜"（《雷公炮制药性解》），适用于肾阳不足，精血亏虚,而见畏寒肢冷、阳痿早泄、宫冷不孕、小便频数、腰膝冷痛、头晕耳鸣、精神疲乏等。

本品入肝肾经,既能补肝肾,益精血,"强筋健骨"(《本草汇》)。适用于肝肾亏虚,精血不足,筋骨痿软,或小儿发育不良,囟门过期不合,齿迟,行迟等。又能补肝肾,调冲任,固崩止带,用于肝肾亏虚,冲任不固,带脉失约,崩漏不止,白带过多。

本品温补内托,托毒外出。适用于气血亏虚,托毒无力之疮疡久溃不敛,脓出清稀,阴疽疮肿内陷不起,肤色暗淡及溃疡长期不愈合。

【用法用量】1~2g,研末冲服。

【使用注意】服用本品宜从小量开始,缓缓增加,不宜骤用大量,以免阳升风动,头晕目赤,或伤阴动血。凡阴虚阳亢,血分有热,胃火炽盛,肺有痰热,外感热病者均当忌用。

【用药甄别】

1. 鹿茸、鹿角、鹿角胶与鹿角霜 四者同出一物,均能补肾阳,益精血,用于肾阳虚衰,精血不足之畏寒肢冷、阳痿早泄、宫冷不孕、小便频数等。鹿茸为雄鹿头上尚未骨化而带茸毛的幼角,峻补阴阳,还能强筋骨,用于精血不足,筋骨无力或小儿发育不良,骨软行迟、囟门不合等;调冲任,用于妇女冲任虚寒,崩漏带下;托疮毒,用于疮疡久溃不敛,阴疽疮肿内陷不起。鹿角为雄鹿已骨化的老角,可作鹿茸之代用品,惟效力较弱;兼活血散瘀消肿,可用治疮疡肿毒,瘀血疼痛及腰脊筋骨疼痛等。鹿角胶为鹿角煎熬浓缩而成的胶状物,功效不如鹿茸之峻猛,但比鹿角为佳;并有良好的止血作用,可用于多种虚寒性出血。鹿角霜为鹿角熬膏所存残渣,补力最弱,兼能收敛,可用于崩漏、带下、外伤出血、疮疡久不愈合。

2. 黄芪与鹿茸 二者均为甘温之品,能补虚损,托疮毒,适用于阳气虚证,及正虚托毒无力之疮疡难溃难敛。然黄芪升阳以补气见长,用于脾肺气虚及中气下陷诸证;又能生津养血,固表止汗,利水消肿,行滞通痹,适用于血虚萎黄,表虚自汗,气虚水肿,气津不足之消渴,气虚血滞之半身不遂,痹痛麻木等。鹿茸以壮肾阳、益精血为优,用于肾阳不足,精血亏虚诸证;又能补肝肾,益精血,强筋健骨,调冲任,固崩止带。用于肝肾亏虚,精血不足,筋骨痿软,或小儿发育不良,囟门过期不合,齿迟,行迟;肝肾亏虚,冲任不固,带脉失约,崩漏不止,白带过多。

淫羊藿
Yínyánghuò

本品首载于《神农本草经》。为小檗科植物淫羊藿 *Epimedium brevicornu*

Maxim.、箭叶淫羊藿 *Epimedium sagittatum*（Sieb. et Zucc.）Maxim.、柔毛淫羊藿 *Epimedium pubescens* Maxim. 或朝鲜淫羊藿 *Epimedium koreanum* Nakai 的干燥叶。夏、秋季茎叶茂盛时采割。本品气微，味微苦。以无根茎、叶片多、色带绿者为佳。

【处方用名】淫羊藿、仙灵脾、炙淫羊藿。

【性味归经】辛、甘、温。归肝、肾经。

【功效主治】补肾阳，强筋骨，祛风湿。用于肾阳虚衰，阳痿遗精，筋骨痿软，风湿痹痛，麻木拘挛。

【药征概述】本品味辛甘，性温燥烈，主入肾经，长于"温补命门之火，故能兴阳"（《本草新编》）。"治男子阳弱不生，女子阴衰不育，老人昏耄失灵。此药辛温发达，鼓动相火，凡意素情疲，欲子而无其为者，宜加用之"（《本草汇言》），为温肾强阳起痿之要药。适用于肾阳不足，命门火衰，阳痿遗精。

本品甘温，入肝肾经。能"强筋健骨，除关节拘挛之急；驱风逐寒，疗皮肤麻木之痹"（《本草易读》）。"凡下焦一切风寒湿痹之病，皆可治之"（《本草便读》）。尤以"火衰风冷麻痹，则必用以淫羊藿"（《本草求真》）。适用于肾阳不足之腰膝酸软冷痛，或寒湿内侵之腰腿酸痛，步行艰难者。

【用法用量】煎服，6~10g。

【使用注意】本品辛温香燥，"极易伤阴"（《本草便读》）。故阴虚火旺者不宜服。

【备注】关于淫羊藿。本品始载于《神农本草经》，列为上品。《本草经集注》释名曰："服此使人好为阴阳。西川北部有淫羊，一日百遍合，盖食藿所致，故名淫羊藿"。《唐本草》注云："俗名仙灵脾者是也"。《本草蒙筌》曰："淫羊藿，即仙灵脾"。《本草正义》解释曰："淫羊藿之得名，陶弘景谓西川北部有羊喜食此藿，一日百合，故服之使人好为阴阳，其扰动肾阳，已可概见。后人恶其名之不雅，因易名为仙灵脾"。故仙灵脾常作为淫羊藿的别名使用。

巴戟天
Bājǐtiān

本品首载于《神农本草经》。为茜草科植物巴戟天 *Morinda officinalis* How 的干燥根。全年均可采挖。本品气微，味甘而微涩。以肉厚、断面色紫者为佳。

【处方用名】巴戟天、巴戟、巴戟肉、盐巴戟天、制巴戟天。

【性味归经】甘、辛，微温。归肾、肝经。

【功效主治】补肾阳，强筋骨，祛风湿。用于阳痿遗精，宫冷不孕，月经不调，少腹冷痛，风湿痹痛，筋骨痿软。

【药征概述】本品甘温,主入肾经。以"补肾家虚冷、相火不足者为专"(《本草发明》)。能"扶男子阳绝不兴而子嗣难成,启女子阴器不举而胎孕少育"(《本草汇言》)。"为肾脏益阳之品"(《本草正义》)。适用于肾阳虚弱之阳痿、不孕、月经不调,少腹冷痛。

本品甘温能补,辛温能散,能补阳益精,"强筋骨"(《神农本草经》),"又能祛风除湿"(《本草求真》)。"补而不滞,宣而不燥,故凡一切风寒湿痹于下焦腰膝诸证,皆可治之"(《本草便读》)。适用于肝肾不足之筋骨酸软,腰膝酸痛,或风湿日久,肢体拘挛。

【用法用量】煎服,3~10g。

【使用注意】本品性温属阳"惟阴虚相火炽盛者禁用"(《本经逢原》)。

仙茅
Xiānmáo

本品首载于《雷公炮炙论》。为石蒜科植物仙茅 Curculigo orchioides Gaertn 的干燥根茎。秋、冬二季采挖。本品气微香,味微苦、辛。以条粗壮、表面色黑褐者为佳。

【处方用名】仙茅。

【性味归经】辛,热;有毒。归肾、肝、脾经。

【功效主治】补肾阳,强筋骨,祛寒湿。用于阳痿精冷,筋骨痿软,腰膝冷痹,阳虚冷泻。

【药征概述】本品性热,主入肾经,"补命门,助阳道,其力颇雄"(《本草便读》)。"惟阳衰精冷,下元痿弱,老人失溺,无子,男子禀赋素虚者宜之"(《本经逢原》)。适用于肾阳不足、命门火衰之阳痿精冷,遗尿尿频等。

本品辛散燥烈,既能补肝肾,强筋骨,又能祛寒湿,暖腰膝,"与巴戟天、仙灵脾相类,而猛烈又过之"(《本草正义》)。凡"冷痹不行,糜不服之有效"(《本草求真》)。"腰足挛痹不能行者,得其味之辛,而步履如常"(《药镜》)。适用于肝肾不足之筋骨痿软,腰膝冷痛,或寒湿久痹。

本品辛热,善补命门之火,"培土益阳,凡属阴凝痼冷之疾,总能治之"(《本草汇言》)。适用于脾肾阳虚,脘腹冷痛,泄泻不止等。

【用法用量】煎服,3~10g。

【使用注意】本品性热有毒,"若体壮相火炽盛者服之大能动火,不可不察"(《本草正》)。

【用药甄别】仙茅与淫羊藿。二者均能补肾阳,强筋骨,祛风湿。适用于肾虚阳痿,风湿痹痛,筋骨痿软。然仙茅性热力强,又能温阳止泻,用治脾肾阳虚之冷泻。淫羊藿性温力缓,长于壮阳起痿,以治肾虚阳痿最宜。

杜仲
Dùzhòng

本品首载于《神农本草经》。为杜仲科植物杜仲 *Eucommia ulmoides* Oliv. 的干燥树皮。4~6 月剥取。本品气微,味稍苦。以皮厚块大、去净粗皮、内表面色暗紫、断面银白色橡胶丝多者为佳。

【处方用名】杜仲、盐杜仲。

【性味归经】甘、温。归肝、肾经。

【功效主治】补肝肾,强筋骨,安胎。用于肝肾不足,腰膝酸痛,筋骨无力,头晕目眩,妊娠漏血,胎动不安。

【药征概述】本品甘温,主入肝肾经。"补肝益肾,诚为要剂"(《本草汇言》)。"补肾,则精充而骨髓坚强;益肝,则筋健而屈伸利"(《本草通玄》),故有强筋健骨之效。"腰痛不能屈者神功,足疼不能践者立效"(《本草蒙筌》)。尤为治肾虚腰痛之要药。

本品甘温,能补肝肾,固冲任,"因其气温,故暖子宫;因其性固,故安胎气"(《本草正》)。适用于肝肾不足,冲任不固之妊娠下血、胎动不安等。

【用法用量】煎服,6~9g。

【使用注意】本品性偏温补,"肾虽虚而火炽者勿用"(《本草从新》)。

【典型案例】杜仲治肾虚脚软案。一少年新娶,后得脚软病,且痛甚。医作脚气治不效。路铃孙琳诊之。用杜仲一味,寸断片折,每以一两,用半酒半水一大盏煎服,三日能行,又三日全愈。琳曰:此乃肾虚,非脚气也。杜仲能治腰膝病,以酒行之,则为效容易矣(《本草纲目》)。

续断
Xùduàn

本品首载于《神农本草经》。为川续断科植物川续断 *Dipsacus asper* Wall. ex Henry 的干燥根。秋季采挖。本品气微香,味苦、微甜而后涩。以条粗、质软、皮部绿褐色者为佳。

【处方用名】续断、川续断、盐续断、酒续断。

【性味归经】苦、辛,微温。归肝、肾经。

【功效主治】补肝肾,强筋骨,续折伤,止崩漏。用于肝肾不足,腰膝酸软,风湿痹痛,跌扑损伤,伤筋骨折,崩漏,胎漏。

【药征概述】本品能补益肝肾,"宣行血脉,通利关节。凡经络、筋骨、血脉诸病,无不主之。而通痹起痿,尤有特长"(《本草正义》)。为"理腰肾之要药"(《本草经疏》)。适用于肝肾不足,腰背酸痛、足膝痿软、关节痹痛。

本品辛温，补肝肾，"续筋骨，调血脉，专疗跌扑折损"（《本草蒙筌》）。"性又柔和，无燥烈刚暴之弊"（《本草正义》）。"大抵所断之血脉非此不续，所伤之筋骨非此不养"（《本草汇言》）。"凡跌扑折伤痛肿，暨筋骨曲节血气滞之处，服此即能消散"（《本草求真》）。适用于跌打损伤，瘀血肿痛，筋骨折伤。

本品补肝肾，调冲任，且"补而不滞，行而不泄"（《本草分经》），"亦暖子宫，俾育妊孕"（《本草蒙筌》）。"胎产之证，尤为要药"（《雷公炮制药性解》）。适用于肝肾不足，冲任不固所致的胎漏下血，胎动不安。

【用法用量】煎服，10～15g。酒续断多用于风湿痹痛，跌扑损伤，伤筋骨折。盐续断多用于腰膝酸软。

【用药甄别】杜仲与续断。二者均能补肝肾，强筋骨，用于肝肾不足，腰膝酸痛或痿软无力。并能调冲任，安胎元，用于肝肾不足，冲任不固之胎动不安。然杜仲补肝肾力强，尤为治腰痛之要药，用于肾虚腰痛及各种腰痛。故有"腰痛必须用杜仲"之说。续断善能疗伤续折，为治跌打损伤，筋伤骨折之要药。

肉苁蓉
Ròucōngróng

本品首载于《神农本草经》。为列当科植物肉苁蓉 *Cistanche deserticola* Y. C. Ma 或管花肉苁蓉 *Cistanche tubulosa*（Schenk）Wight 的干燥带鳞叶的肉质茎。春季苗刚出土时或秋季冻土之前采挖。本品气微，味甜、微苦。以条粗壮、密生鳞叶、色棕褐、质柔润者为佳。

【处方用名】肉苁蓉、淡大芸、肉苁蓉片、酒苁蓉。

【性味归经】甘、咸，温。归肾、大肠经。

【功效主治】补肾阳，益精血，润肠通便。用于肾阳不足，精血亏虚，阳痿不孕，腰膝酸软，筋骨无力，肠燥便秘。

【药征概述】本品甘温质润，"专补肾中之水火"（《本草新编》）。能补肾阳，益精血。"此乃为平补之剂。温而不热，补而不峻，暖而不燥，滑而不泄，故有从容之名"（《本草汇言》）。凡"命门相火不足，以此补之"（《汤液本草》）。"主治精寒无子，阳道不举，女子绝阴，久不怀孕"（《药品化义》）。适用于肾阳不足，精血亏虚，阳痿早泄，宫冷不孕，腰膝酸痛，筋骨无力等。

本品性温质润，"善滑大肠而下结粪"（《玉楸药解》），"通腑而不伤津液"（《本草正义》），"特助老人便燥闭结，命门火衰耳"（《本草汇》）。"故凡老人阳中之阴不足，而致大便结燥者宜之"（《本草便读》）。"若虚不可攻而大便闭结不通者，洗淡，暂用三四钱，一剂即通，神效"（《本草正》）。适用于肠燥津亏之便秘，对老人肾阳不足、精血亏虚者尤宜。

【用法用量】煎服，6～10g。

【使用注意】本品能助阳、滑肠,故"泄泻禁用,肾中有热,强阳易兴而精不固者,忌之"(《本草经疏》)。

锁阳
Suǒyáng

本品首载于《本草衍义补遗》。为锁阳科植物锁阳 *Cynomorium songaricum* Rupr. 的干燥肉质茎。春季采挖。本品气微,味甘而涩。以个肥大、色红、坚实、断面粉性、不显筋脉者为佳。

【处方用名】锁阳。

【性味归经】甘,温。归肝、肾、大肠经。

【功效主治】补肾阳,益精血,润肠通便。用于肾阳不足,精血亏虚,腰膝痿软,阳痿滑精,肠燥便秘。

【药征概述】本品与肉苁蓉"总是一类"(《本经逢原》)。能补肾阳,益精血。因性偏温燥,偏于补阳,"最助阳事"(《玉楸药解》)。适用于肾虚阳痿。

本品甘温质润,能"润燥滑肠"(《本草分经》)。善"治虚而大便燥结"(《本草集要》),"老人津枯者最宜"(《本草发明》)。"虚人大便燥结者,啖之可代苁蓉,煮粥弥佳"(《本草纲目》)。适用于老人肠燥便秘,肾阳不足,精血亏虚者。

【用法用量】煎服,5～10g。

【使用注意】本品温润,对"虚而大便不燥结者勿用"(《本草衍义补遗》)。

补骨脂
Bǔgǔzhī

本品首载于《雷公炮炙论》。为豆科植物补骨脂 *Psoralea corylifolia* L. 的干燥成熟果实。秋季采收。本品气香,味辛、微苦。以粒大、饱满、色黑者为佳。

【处方用名】补骨脂、盐补骨脂、破故纸。

【性味归经】辛、苦,温。归肾、脾经。

【功效主治】温肾助阳,纳气平喘,温脾止泻;外用消风祛斑。用于肾阳不足,阳痿遗精,遗尿尿频,腰膝冷痛,肾虚作喘,五更泄泻;外用治白癜风,斑秃。

【药征概述】本品性偏温燥,入肾经,"能固下元,暖水脏"(《本草正》),"补肾家虚冷"(《本草发明》),有温肾助阳之功。"主治阳道痿而精自流,丹田弱而尿不禁,小腹寒而阴囊湿,下元虚而腰膝软。此皆少阴经虚寒所致,藉此辛温以暖之"(《药品化义》)。适用于肾阳不足,命门火衰之腰膝冷痛,阳痿,及肾虚不固,膀胱失约之遗精,遗尿尿频。尤其对"腰膝酸疼,肾冷精流者,用之屡效"(《本经逢原》)。

本品"能纳气归肾"(《本草分经》)。凡"肾中虚寒,而关元真气上冲于咽喉,用降气之药不效者,投之补骨脂,则气自归原,正藉其温补命门,以回阳而定喘也"(《本草新编》)。适用于肾阳虚衰,肾不纳气之虚喘。

本品入脾、肾二经,能"温暖水土"(《玉楸药解》),为"壮火益土之要药"(《本草经疏》)。凡"肾中命门之火寒,是脾气不固,至五更痛泻者,必须用补骨脂,以温补其命门之火,而泻者不泻矣"(《本草新编》)。适用于脾肾阳虚,久泻不止,或五更泄泻。"故四神补肾诸丸内,加此药以治脾肾虚寒者,用无不验"(《本草汇言》)。

此外,本品外用有消风祛斑之功,可用于白癜风、斑秃。

【用法用量】煎服,6~10g。外用20%~30%酊剂涂患处。

【使用注意】本品温燥而涩,能伤阴助火。"倘下焦有湿,阴虚有热者,均须远之"(《本草便读》)。

【用药甄别】骨碎补与补骨脂。二者均能补肾,消风祛斑,用于肾虚证,及斑秃、白癜风等。然骨碎补偏于补肾强骨,用于肾虚腰痛脚弱,耳鸣耳聋、牙齿松动等;又能活血疗伤,治疗跌打损伤、瘀肿疼痛、骨折筋损。补骨脂偏于温补脾肾、固精缩尿,用于肾虚阳痿、遗精、遗尿及脾肾阳虚五更泻;又能纳气平喘,用于肾不纳气之虚喘。

【备注】关于补骨脂堕胎。《证类本草》记载,本品主"妇人血气堕胎"。其中,"堕胎"易引起误解。《神农本草经读》诠释曰:"堕胎者,言其人素有堕胎之病,以此药治之,非谓此药堕之也。盖胎藉脾气以长,藉肾气以举,此药温补脾肾,所以大有固胎之功"。由此可见,补骨脂堕胎,实为温补脾肾,可治堕胎之病,而有固胎之功,非能使胎堕也。

益智
Yìzhì

本品首载于《本草拾遗》。为姜科植物益智 *Alpinia oxyphylla* Miq. 的干燥成熟果实。夏、秋间果实由绿变红时采收。本品有特异香气,味辛、微苦。以粒大、饱满、气味浓者为佳。

【处方用名】益智、益智仁、盐益智仁。

【性味归经】辛,温。归肾、脾经。

【功效主治】暖肾固精缩尿,温脾止泻摄唾。用于肾虚遗尿,小便频数,遗精白浊,脾寒泄泻,腹中冷痛,口多唾涎。

【药征概述】本品性温入肾,能"益火消阴"(《本草便读》),"疗虚寒于水脏"(《本草约言》);性兼收涩,能固精缩尿,有标本兼顾之效。长于"理小便之频数,调遗精之虚滑"(《本草易读》)。适用于肾虚精关不固之遗精滑泄,及下元虚冷、膀胱气化失司之小便频数、遗尿不止等。"更治夜多小便,入盐煎服立效"(《本草蒙筌》)。

本品性温入脾,长于"温胃逐冷"(《本草求真》),祛中焦之寒凝而止痛、止泄,适用于脾寒泄泻,腹中冷痛。尤善"温脾胃而摄涎唾"(《药镜》)。"胃虚多涎,盖胃气虚寒而廉泉不摄,涎唾自流,此药温胃而涩,最有捷效"(《本草正义》)。适用于脾阳不振,摄纳失职,水液上逸之口多涎唾或小儿流涎不禁。

【用法用量】煎服,3～10g。

【使用注意】本品"性本温热,证属燥热,病人有火者,皆当忌之"(《本草经疏》)。

【用药甄别】补骨脂与益智。二者性温兼涩,归肾、脾经。功能补肾助阳,固精缩尿,温脾止泻,适用于肾气不固之遗精滑精,遗尿尿频,以及脾肾阳虚之泄泻不止等。然补骨脂长于温肾,又能纳气平喘,治疗肾不纳气之虚喘;外用能消风祛斑,可用于白癜风、斑秃。益智偏于温脾,长于摄涎唾,适用于中气虚寒,食少,多涎唾者。

菟丝子
Tùsīzǐ

本品首载于《神农本草经》。为旋花科植物南方菟丝子 Cuscuta australis R. Br. 或菟丝子 Cuscuta chinensis Lam. 的干燥成熟种子。秋季采收。本品气微,味淡。以色灰黄、颗粒饱满者为佳。

【处方用名】菟丝子、盐菟丝子。

【性味归经】辛、甘,平。归肝、肾、脾经。

【功效主治】补益肝肾,固精缩尿,安胎,明目,止泻;外用消风祛斑。用于肝肾不足,腰膝酸软,阳痿遗精,遗尿尿频,肾虚胎漏,胎动不安,目昏耳鸣,脾肾虚泻;外治白癜风。

【药征概述】本品甘平,主入肾经。"补而不峻,温而不燥"(《本草汇言》)。能"强阴(阳)益精,为肾虚平补良药"(《药性切用》)。兼"除精气之走泄"(《药鉴》),有固精,缩尿,止带之效。"凡滑精,便浊,尿血余沥,虚损劳伤,腰膝积冷,顽麻无力,皆由肾虚所致。以此补养,无不奏效"(《药品化义》)。适用于肝肾不足,腰膝酸软,阳痿遗精,遗尿尿频,带下尿浊等。尤善治梦遗,临证每"遇心虚之人,日夜梦精频泄者,用菟丝子三两,水十碗,煮汁三碗,分三服,早午夜各一服即止,且永不再遗";"服之而效验如响"(《本草新编》)。

本品入肝、肾经,能益肾养肝。"肝开窍于目,瞳子神光属肾,肝肾实则目自明"(《本草经疏》),故"善明目"(《本草新编》)。适用于肝肾不足,目失所养,目暗不明,视物模糊等。又能补肝肾、固冲任而安胎,用于肝肾不足,冲任不固,胎失所养之胎漏、胎动不安。

本品"味甘,甘能助脾,疗脾虚久泻,饮食不化,四肢困倦"(《药品化义》),适用于脾肾两虚之大便溏泄。

总之,本品"能温养肾水,补肝虚。下焦得温养之力,脾亦受益耳。故为平补足三阴之药"(《本草便读》)。此外,本品外用尚可消风祛斑,用于白癜风,可单用浸酒外涂。

【用法用量】煎服,6~12g。外用适量。

【使用注意】本品平而偏温,凡"肾家多火,强阳不痿者忌之,大便燥结者亦忌之"(《本草经疏》)。

沙苑子
Shāyuànzǐ

本品首载于《本草衍义》。为豆科植物扁茎黄芪 *Astragalus complanatus* R. Br. 的干燥成熟种子。秋末冬初果实成熟尚未开裂时采收。本品无臭,味淡,嚼之有豆腥味。以颗粒饱满、色绿褐者为佳。

【处方用名】沙苑子、盐沙苑子、沙苑蒺藜、潼蒺藜、盐沙苑子。

【性味归经】甘,温。归肝、肾经。

【功效主治】补肾助阳,固精缩尿,养肝明目。用于肾虚腰痛,遗精早泄,遗尿尿频,白浊带下,眩晕,目暗昏花。

【药征概述】本品甘温,"性降而补,益肾治腰痛,为泄精虚劳要药,最能固精"(《本经逢原》)。且"不烈不燥,兼止小便遗沥,乃和平柔润之剂"(《本草汇言》)。适用于肾虚腰痛,肾虚精关不固之遗精滑泄,白浊带下等。

本品"性温滋水却生肝"(《本草便读》)。"能养肝明目,润泽瞳人"(《本草汇言》)。适用于肝肾不足,目失所养,目暗不明,视物模糊等。

【用法用量】煎服,6~10g。

【使用注意】"肾与膀胱偏热者禁用,以其性温助火也"(《本经逢原》)。

【用药甄别】蒺藜与沙苑子。二者均能明目,治疗目疾。然蒺藜长于祛风明目,用于风热上攻,目赤翳障;沙苑子偏于养肝明目,用于肝肾不足之目暗不明。蒺藜又能平肝阳,疏肝郁,凡肝阳上亢之眩晕头痛,肝郁气滞之胸胁胀痛等皆宜;尚能祛风止痒,用于风疹瘙痒。沙苑子又能助肾阳,止遗溺,用于肾虚阳痿,遗精遗尿等。前者以平肝疏肝见长,后者以平补肝肾为优。

【备注】关于白蒺藜。《神农本草经》始载"蒺藜子",列为上品。《名医别录》曰:"一名即藜,一名茨"。《本草纲目》注解曰:"蒺,疾也;藜,利也;茨,刺,也。其刺伤人,甚疾而利也"。由此可见,《神农本草经》所谓"蒺藜子"即是指"刺蒺藜"。《药性论》称"白蒺藜子"。《本草图经》记载:"又一种白蒺藜,今生同州沙苑"。自此,本草中出现了同名异物的两种白蒺藜。《本草崇原》指出:"今人谓之沙苑蒺藜,即白蒺藜也。今世肆中以茨(刺)蒺藜为白蒺藜,白蒺藜为沙苑蒺藜,古今名称互异",名实混淆。有鉴于斯,历版《中国药典》已将其作为两个品种单列,以"蒺藜"与"沙苑子"为正名以别之,不再使用"白蒺藜"这一品名。其中,"蒺藜"之名有待商榷,详见"蒺藜【备注】"条下。

蛤蚧
Géjiè

本品首载于《雷公炮炙论》。为壁虎科动物蛤蚧 *Gekko gecko* Linnaeus 的干燥体。全年均可捕捉。本品气腥,味微咸。以体大、尾全、不破碎者为佳。

【处方用名】蛤蚧、酒蛤蚧。

【性味归经】咸,平。归肺、肾经。

【功效主治】补肺益肾,纳气定喘,助阳益精。用于肺虚不足,虚喘气促,劳嗽咳血,阳痿,遗精。

【药征概述】本品主入肺、肾二经,长于"补肺气,益精血,定喘止咳"(《本草纲目》),使"肺肾皆得所养而劳热咳嗽自除"(《本草经疏》)。为纳气平喘之良药。"故肺虚咳嗽,肾虚喘逆者,皆可用之"(《本草便读》)。对"肺虚喘乏最宜"(《本草求真》),"凡劳热咳嗽,诸药不效者,用之有神功"(《本草汇笺》)。

本品入肾经,"大助命门相火,故书载为房术要药"(《本草求真》)。能"补虚劳,助阳道"(《本草便读》)。适用于肾阳不足,肾精亏虚所致的阳痿、遗精等。

【用法用量】多入丸散或酒剂,3~6g。

【使用注意】本品滋补助阳,故风寒、实热及痰湿咳喘者忌服。

【备注】关于蛤蚧的用法。一是重视用尾。如《雷公炮炙论》云:"勿伤尾,效在尾也"。《证类本草》云:"凡采之者,须存其尾,则用之力全故也"。《海药本草》云:"力在尾,尾不全者无效"。二是成对使用。如《本草图经》云:"行常一雌一雄相随,入药亦须两用之"。历代本草均强调蛤蚧"用尾"或"成对使用"。

核桃仁
Hétáorén

本品首载于《食疗本草》。本品为胡桃科植物胡桃 *Juglans regia* L. 的干燥成熟种子。秋季采收。本品气微,味甘。以个大、饱满、断面色白或乳白色,富油性者为佳。

【处方用名】核桃仁、胡桃仁、胡桃肉。

【性味归经】甘,温。归肾、肺、大肠经。

【功效主治】补肾,温肺,润肠。用于肾阳不足,腰膝酸软,阳痿遗精,虚寒喘嗽,肠燥便秘。

【药征概述】本品性温不燥,味甘而涩,主入肾经。能"温补命门,涩精固气"(《本草求真》)。"为补下焦肾命之药"(《本草纲目》)。因其"善于补肾,更能补骨中之髓"(《医学衷中参西录》)。故适用于肾阳不足,腰膝酸痛,及阳痿遗精等。

本品能温补肺肾,摄纳元气,"止嗽定喘"(《玉楸药解》)。善"治虚寒喘嗽久不愈者"(《本草便读》)。适用于肺虚久咳不已,或肺肾两虚,气不摄纳,气息喘促。

本品甘润,富含油脂,能"润大肠"(《医林纂要》),通燥结,适用于老人、病后及产后肠燥津亏之便秘。

【用法用量】煎服,6~10g。

【使用注意】本品性温滑润,故"肺家有痰热,命门火炽,阴虚吐衄等证,皆不得施"(《本草经疏》)。

冬虫夏草
Dōngchóngxiàcǎo

本品首载于《本草从新》。为麦角菌科真菌冬虫夏草菌 *Cordyceps sinensis*(Berk.) Sacc. 寄生在蝙蝠蛾科昆虫幼虫上的子座及幼虫尸体的干燥复合体。夏初子座出土、孢子未发散时挖取。本品气微腥,味微苦。以虫体色泽黄亮,丰满肥大,断面黄白色,子座短小者为佳。

【处方用名】冬虫夏草、虫草、冬虫草。

【性味归经】甘,平。归肺、肾经。

【功效主治】补肺益肾,止血化痰。用于肾虚精亏,阳痿遗精,腰膝酸痛,久咳虚喘,劳嗽咯血。

【药征概述】本品能"秘精益气,专补命门"(《药性考》)。"治肾阳不充,效果必巨"(《本草正义》),"调经种子有专能"(《重庆堂随笔》)。适用于肾阳不足,精血亏虚所致的腰膝酸痛,阳痿遗精,不孕不育。

本品"甘平,保肺益肾,止血化痰,已劳嗽"(《本草从新》),为平补肺肾之品。"凡阴虚阳亢而为喘逆痰嗽者,投之悉效"(《重庆堂随笔》)。适用于肺虚或肺肾两虚之久咳虚喘,劳嗽痰血。

此外,本品"温和平补之性"(《重庆堂随笔》),"能治诸虚百损"(《本草纲目拾遗》），尚可用于病后体虚不复，自汗畏寒，头晕乏力者，有补虚扶弱，促进机体功能恢复之功。

【用法用量】煎服，3~10g。

【使用注意】本品甘平补虚，故表邪未尽者慎用。

【典型案例】冬虫夏草治体虚案。某男，患怯汗大泄，虽盛暑处密室帐中，犹畏风甚，病三年，医药不效，症在不起，适有戚自川归，遗以夏草冬虫三斤，逐日和荤蔬作肴炖食，渐至愈。因信此物保肺气，实腠理，确有征验，用之皆效（《本草纲目拾遗》）。

【备注】关于冬虫夏草。本品始载于《本草从新》，曰：冬虫夏草"冬在土中，身活如老蚕，有毛能动，至夏则毛出土上，连身俱化为草"。《本草问答》曰："此物冬至生虫，自春及夏，虫长寸余，粗如小指，当夏至前一时，犹然虫也。及夏至时，虫忽不见，皆入于土，头上生苗，渐长到秋分后，则苗长三寸，居然草也"。研究表明[1]，所谓冬虫夏草实际上是一种特殊的虫菌复合体。在每年夏秋季节，冬虫夏草菌开始侵染营地下生活的蝙蝠蛾幼虫。冬虫夏草菌进入虫体后在幼虫体腔内生长，逐渐使虫体内充满真菌菌丝体。被感染的幼虫初期行动迟缓，最后虫体内的菌丝体变为坚硬的"菌核"，进入冬季时成为僵虫，即所谓的"冬虫"，并在当年土壤冻结前从虫体头部长出短小的子座芽。到第二年春夏时分、土壤解冻后，冬虫夏草菌的子座继续生长并伸出地面，状似嫩草，故称"夏草"。

紫河车
Zǐhéchē

本品首载于《本草拾遗》。为健康人的干燥胎盘。本品有腥气。以完整、色黄或紫红色、血管内无残血者为佳。

【处方用名】紫河车、胎盘。

【性味归经】甘、咸、温。归肺、肝、肾经。

【功效主治】温肾补精，益气养血。用于虚劳羸瘦，阳痿遗精，不孕少乳，久咳虚喘，骨蒸劳嗽，面色萎黄，食少气短。

【药征概述】本品为健康人的胎盘，"能壮阳道，能滋阴亏"（《本草再新》）。"乃补阴阳两虚之药。……如阴阳两虚者服之，有返本还原之功，诚为要药"（《本草经疏》）。"治一切虚劳损极，大有奇效"（《本草分经》）。"凡精血不足之证，用此精血所化之物，而补精血所亏之地，则精血完足而诸虚之证

[1] 张姝，张永杰，SHRESTHA Bhushan，等.冬虫夏草菌和蛹虫草菌的研究现状、问题及展望.菌物学报，2013，32（4）：578

自除矣。设男子精气虚寒，子嗣难成，女人血气有亏，胎孕不遇，以此修制服之，则精血充足，自能有子矣"(《本草汇言》)。适用于肾气亏损，精血虚少之阳痿遗精，不育不孕，腰膝乏力诸虚证。单用即可，但须久服方能奏效。

本品"享受精血结孕之余液，得母之气血居多，故能峻补营血，用以治骨蒸羸瘦，喘嗽虚劳之疾，是补之以味也"(《本经逢原》)。用于肺肾两虚，摄纳无权之久咳虚喘尤为适宜。因其药力和缓，补而不峻，属"平补"之品，故多作预防用药，平素单用久服，方可奏效，能扶正固本，防止发作。

本品尚补益气血，适用于虚劳羸瘦，产后乳汁缺少、面色萎黄，食少气短，体倦乏力等。

【用法用量】2~3g，研末吞服。

【使用注意】本品"以初胎及无病妇人者良，有胎毒者害人"(《本草备要》)。

【备注】关于紫河车。本品原名"人胞"，始载于《本草拾遗》。"紫河车"之名首见于《本草蒙筌》。曰："紫河车，即胞衣也"。长期以来，紫河车一直作为常用中药品种被收入《中国药典》。国家药典委员会2014年9月曾发布公示，根据原卫生部2005年发布的"医疗机构不得买卖胎盘"的有关规定和2013年国家卫计委发布的关于《人体捐献器官获取与分配管理规定》的文件精神，并结合目前中药材紫河车标准尚缺乏相关病毒检查项，存在可能安全风险的因素，《中国药典》2015年版拟不收载"紫河车"及含紫河车的中成药——生血丸、安坤赞育丸、补肾固齿丸、河车大造丸、益血生胶囊。专家认为，本品"虽只是从药典中去除，但并不意味着今后就不能使用紫河车[1]"。由此可见，紫河车虽然"出局"(不被《中国药典》所收载)，但临床仍可酌情使用。

海马
Hǎimǎ

本品首载于《本草经集注》。本品为海龙科动物线纹海马 *Hippocampus kelloggi* Jordan et Snyder、刺海马 *Hippocampus histrix* Kaup、大海马 *Hippocampus kuda* Bleeker、三斑海马 *Hippocampus trimaculatus* Leach 或小海马(海蛆)*Hippocampus japonicus* Kaup 的干燥体。夏、秋二季捕捉。本品气微腥，味微咸。以个大、色白、体完整、坚实、洁净者为佳。

【处方用名】海马。

【性味归经】甘、咸，温。归肝、肾经。

【功效主治】温肾壮阳，散结消肿。用于阳痿，遗尿，肾虚作喘，癥瘕积聚，

[1] 丁洋.专家:紫河车《药典》不收录 并非禁用.中国中医药报,2015,08,13

跌扑损伤。外治痈肿疔疮。

【药征概述】本品甘温，"入肾经命门，专善兴阳"（《本草新编》）。能"暖水脏，壮阳道"（《本草分经》）。"阳虚房术多用之，可代蛤蚧之功"（《本经逢原》）。适用于肾阳虚衰所致的阳痿精少，宫寒不孕，及肾关不固之遗精遗尿等。

本品能"调气和血"（《本草品汇精要》），"破癥块，消疔肿，平痈疽"（《玉楸药解》），有散结消肿之功。适用于气滞血瘀所致癥瘕积聚、跌扑损伤，以及痈肿疔疮。

此外，本品温补肾阳，尚可用于肾虚作喘。

【用法用量】煎服，3～10g，外用适量，研末敷患处。

【使用注意】本品性温壮阳，"更善堕胎"（《本草新编》）。故孕妇及阴虚火旺者忌服。

第三节　补　血　药

本类药物性味多甘温或甘平，质地滋润，主入心、肝二经，主要用于心肝血虚诸证。

血主濡之。血虚则不能濡养脏腑、经络、组织，症见面色淡白或萎黄，唇爪甲色淡，头晕目眩，心悸不寐，手足发麻，或妇女月经量少，色淡，延期或闭经等。

本类药物多滋腻黏滞碍胃，故脾虚湿阻，气滞食少者慎用。必要时，可配伍化湿行气消食药，以助运化。

本节主要选介熟地黄、当归、白芍、阿胶、何首乌、龙眼肉的本草药征。

熟地黄
Shúdìhuáng

本品首载于《本草图经》。为生地黄的炮制加工品。本品气微，味甜。以块根肥大、软润、内外乌黑有光泽者为佳。

【处方用名】熟地、熟地黄。

【性味归经】甘，微温。归肝、肾经。

【功效主治】补血滋阴，益精填髓。用于血虚萎黄，心悸怔忡，月经不调，崩漏下血，肝肾阴虚，腰膝酸软，骨蒸潮热，盗汗遗精，内热消渴，眩晕，耳鸣，须发早白。

【药征概述】本品味甘微温，"质又重厚，味最浓郁，而多脂膏，故为补中补血良剂"（《本草正义》）。为"虚损、血衰之人须用之药"（《药类法象》）。

大凡血虚诸证，"补血以熟地为主"（《本草正》）。

本品"入手足少阴、厥阴经。滋肾水，补真阴，填骨髓，生精血，聪耳明目，黑发乌须"（《本草备要》），"为峻补先天真阴之药"（《本草求真》），并旁及肝阴。善"治一切肝肾阴亏，虚损百病"（《本草分经》）。若治肝肾阴虚之腰膝酸软、头目眩晕、视物昏花、耳鸣耳聋、骨蒸潮热、盗汗遗精、内热消渴等，常配山药、山茱萸、牡丹皮等同用，如六味地黄丸（《小儿药证直诀》）。治肝肾不足，精血亏虚之须发早白，常与制何首乌同用，如首乌地黄丸（《部颁标准》）。

【用法用量】煎服，10~15g。

【使用注意】本品"性滞，痰多气郁之人，能窒碍胸膈，用宜斟酌"（《本草从新》）。临证每与陈皮、砂仁等同用，可防止其黏腻碍胃。

【用药甄别】生地黄与熟地黄。二者均能养阴生津，用治阴虚津亏诸证。然生地黄性寒，长于清热，对于阴津亏损，虚而有热者为宜；又善凉血，既能清营、血分之热邪，又能止血热妄行之出血，适用于温热病热入营血及血热诸出血。熟地黄性温，偏于温补，能益精填髓，适用于肝肾不足，精血亏虚诸证；尤以补血见长，可用治血虚诸证。

【备注】关于药中四维。首见于《本草正》。云："夫人参、熟地、附子、大黄，实乃药中之四维。病而至于可畏，势非庸庸所济者，非此四物不可。设若逡巡，必误乃事。……人参，熟地者，治世之良相也；附子，大黄者，乱世之良将也。兵不可久用，故良将用于暂；乱不可忘治，故良相不可缺"。所谓四维，系指中药中最具代表性的四味药物，不仅功效强大，而且疗效卓著。

当归
Dāngguī

本品首载于《神农本草经》。为伞形科植物当归 *Angelica sinensis* (Oliv.) Diels 的干燥根。秋末采挖。本品有浓郁的香气，味甘、辛、微苦。以主根粗长、油润、外皮色黄棕、断面色黄白、气浓香者为佳。

【处方用名】当归、全当归、酒当归。

【性味归经】甘、辛，温。归肝、心、脾经。

【功效主治】补血活血，调经止痛，润肠通便。用于血虚萎黄，眩晕心悸，月经不调，经闭痛经，虚寒腹痛，风湿痹痛，跌扑损伤，痈疽疮疡，肠燥便秘。

【药征概述】本品味甘质润，入心肝经，功擅补血。凡"补心血之缺欠无有过于当归"（《本草求真》），"实为养血之要品"（《神农本草经百种录》）。凡面色萎黄，眩晕心悸等血虚诸证无不用之，且以此为主药。

本品"味甘而重，故专能补血；其气轻而辛，故又能行血，补中有动，行中有补"（《本草正》）。"既不虑其过散，复不虑其过缓"（《本草求真》），为"活血补血之要药"(《本草经疏》)。可广泛用于经闭痛经、风湿痹痛、跌打伤痛等血虚不荣，或血滞不通诸证。尤善调经止痛，故又为妇科之要药。大凡月经不调，经闭痛经等，无论寒热虚实皆可运用，以治血虚、血滞所致者最宜。

本品既能活血消肿止痛，又能补血托疮生肌。若疮疡"已溃者断宜大用，使之活血以生肌，即未溃者尤宜急用，使之去毒而逐秽也"(《本草新编》)，故为外科之常用。用于疮疡初起，红肿热痛，及疮疡脓成不溃或久溃不敛者。

本品性动质润，"极善滑肠"(《本草从新》)。"用之于燥结之病宜也"(《本草新编》)。凡"大便燥结，非君之以当归，则硬粪不能下"(《药性通考》)。常用于年老体弱、妇女产后血虚津枯之肠燥便秘。

总之，本品"其要在动、滑两字"(《本草正》)。凡"血结滞而能散，血不足而能补，血枯燥能而润，血散乱而能抚"(《本草汇》)。为"治血通用"(《本草集要》)之药。

【用法用量】煎服，6~12g。酒当归活血通经，用于经闭痛经，风湿痹痛，跌扑损伤。

【使用注意】本品体润性滑，"惟泄泻家、痰饮家禁用"(《本经逢原》)。"一切脾胃病，恶食不思者，并禁用之"(《本草汇》)。

【典型案例】当归补血调经案。一少妇，身体羸弱，月信一次少于一次，浸至只来少许，询问治法。时愚初习医未敢疏方，俾每日单用当归八钱煮汁饮之，至期所来经水遂如常，由此可知当归生血之效也(《医学衷中参西录》)。

【用药甄别】当归与熟地黄。二者均能补血，为养血补虚之要药，用于血虚诸证，常相须为用。然当归又能活血，凡血虚、血瘀、血虚兼瘀之证皆宜。尤善调经止痛，为治妇科月经不调，经闭痛经之要药。兼能润肠通便，可用于肠燥便秘。熟地黄又能滋阴，凡血虚、阴亏之证皆宜。尤善益精填髓，善治肝肾阴亏，虚损百病。

【备注】

1. 关于当归止咳平喘 《神农本草经》首载当归"主咳逆上气"。历代本草多有阐发。如《医学衷中参西录》云：本品"能润肺金之燥，故《神农本草经》谓其主咳逆上气"。在治咳喘成方制剂中亦被广泛使用。如治上盛下虚，痰涎喘咳的苏子降气汤(《千金要方》)，治夜咳不愈的金水六君煎(《一盘珠》)，治劳伤肺经，遇风寒则为咳嗽的当归饮(《得效方》)，治一切咳嗽的平气饮(《三因方》)等。然而，当归止咳平喘之用在历版《中国药典》和《中药学》教材均无记载，似有被淡化或边缘化之嫌，实在可惜。

2. 关于当归不同药用部位的功用 《雷公炮炙论·序》云："当归止血、破血，头尾效各不同；头止血，尾破血"。首次提出了当归不同药用部位的功用区别。金元时期，此说得到了进一步的发展。如李时珍《本草纲目》在当归

"修治"项下引张元素语曰："头止血,尾破血,身和血,全用即一破一止也"。又引李东垣语曰："头止血而上行,身养血而中守,梢破血而下流,全活血而不走"。李时珍认为："当以张氏之说为优",并曰："凡物之根,身半已上,气脉上行,法乎天;中半已下,气脉下行,法乎地。人身法象天地,则治上当用头,治中当用身,治下当用尾,通治则全身,乃一定之理也"。由此可见,将当归分为归头、归身、归尾和全归,并区别应用,属于法象药理的内容,对指导临床用药有一定的意义。现多不区分使用。

白芍
Báisháo

本品首载于《神农本草经》。为毛茛科植物芍药 *Paeonia lactiflora* Pall. 的干燥根。夏、秋二季采挖。本品气微,味微苦、酸。以根粗、坚实、粉性足、无白心或裂断痕者为佳。

【处方用名】白芍、白芍药、炒白芍、酒白芍。

【性味归经】苦、酸,微寒。归肝、脾经。

【功效主治】养血调经,敛阴止汗,柔肝止痛,平抑肝阳。用于血虚萎黄,月经不调,自汗,盗汗,胁痛,腹痛,四肢挛痛,头痛眩晕。

【药征概述】本品味酸入肝,"大滋其肝中之血"(《本草新编》)。"专行血海,女子调经胎产,男子一切肝病,悉宜用之"(《药品化义》)。适用于血虚萎黄,头眩心悸,月经不调或经闭不行等。

本品味酸收敛,能敛阴,"固腠理"(《本草经疏》),和营而止汗,适用于阴虚盗汗,气虚自汗。

本品味酸甘,入肝脾二经。"一以益脾阴而收摄至阴耗散之气,一以养肝阴而和柔刚木桀骜之威"(《本草正义》)。有调和肝脾,柔肝止痛之功。适用于肝郁血虚之两胁作痛,肝脾失和之脘腹挛急作痛及肝血亏虚、筋脉失养四肢挛急作痛。尤为"治腹中痛之圣药也"(《药类法象》),"惟力近和缓,必重用之始能建功"(《医学衷中参西录》)。

本品性凉入肝,"其功全在平肝"(《本草新编》)。"能泻木中之火,因怒受伤之症,得之皆愈"(《雷公炮制药性解》)。适用于肝阳上亢,头晕目眩、面红目赤、急躁易怒等。

【用法用量】煎服,6~15g。

【使用注意】本品"酸寒收敛,凡胃弱中寒作泄,腹中冷痛,及胃中觉冷等症,当禁"《本草害利》。不宜与藜芦同用。

【用药甄别】白芍与赤芍。二者均能止痛,用于多种疼痛的病证。然白芍长于养血柔肝,缓急止痛,主治肝阴不足,血虚肝旺,肝气不舒所致的胁肋疼痛、脘腹四肢拘挛作痛;并能养血调经,敛阴止汗,平抑肝阳,适用于血虚诸证,体虚汗出,肝阳上亢之眩晕头痛等。赤芍长于散瘀止痛,主治血滞诸痛;并能清热凉血,清泄肝火,适用于温毒发斑,血热出血,肝经热盛之目赤肿痛。

【备注】关于白芍与赤芍。赤、白芍在魏晋以前并没有区分,《神农本草经》统称"芍药",列为中品。《本草经集注》首次提出芍药有赤、白两种。云:"今出白山、蒋山、茅山最好,白而长大,余处亦有而多赤,赤者小利"。主要是依据花的颜色而分类。如《本草纲目》记载:"根之赤白,随花之色也"。著名本草学家谢宗万先生也赞同这种观点。曰:"明代以前,古人确实有用这样的标准来分别白芍和赤芍的"[1]。《滇南本草》始将赤芍与白芍分条记述。《本草蒙筌》不仅强调"入药惟赤白两根",而且还分述各自的性能及临床应用。如赤芍药"能泻能散,生用正宜";"赤利小便去热,消痈肿破积坚,主火盛眼疼要药"。白芍药"能补能收,酒炒才妙";"白和血脉缓中,固腠理止泻痢,为血虚腹痛捷方"。自此,白芍和赤芍分用遂沿袭至今。

阿胶
Ejiāo

本品首载于《神农本草经》。为马科动物驴 Equus asinus L. 的干燥皮或鲜皮经煎煮、浓缩制成的固体胶。本品气微,味微甘。以色匀、质脆、半透明、断面光亮、无腥气者为佳。

【处方用名】阿胶、阿胶珠。

【性味归经】甘,平。归肺、肝、肾经。

【功效主治】补血滋阴,润燥,止血。用于血虚萎黄,眩晕心悸,肌痿无力,心烦不眠,虚风内动,肺燥咳嗽,劳嗽咯血,吐血尿血,便血崩漏,妊娠胎漏。

【药征概述】本品味甘性平,质地滋润,"专入肝经养血"(《本草求真》)。"为补血圣药,不论何经,悉其所任"(《本草思辨录》)。故可广泛用于血虚诸证。

本品味甘质润,入肺肾经。上能"滋润肺家阴虚,亦能降逆定喘,而止燥咳,疗咯血"(《脏腑药式补正》)。善治"虚劳咳嗽,痰中带血"(《药品化义》)。下能滋肾阴以补水,使"水补则热自制,故风自尔不生"(《本草求真》)。适用于热病伤阴,肾水亏而心火亢,虚烦不眠,及温热病后期,真阴欲竭,阴虚风动,手足瘛疭。

本品质黏,能凝络而止血,"主衄血、吐血、咯血、唾血、肠风粪血、崩中下

---

[1] 谢宗万.中药材品种论述(上册).上海:上海科学技术出版社,1990:191

血、经痛脱血、淋漓不止"(《本草汇言》)等,"为诸失血要药"(《本经逢原》)。因其长于补血、滋阴,故对于失血兼有血虚、阴虚者尤宜。

【用法用量】烊化兑服,3~10g。

【使用注意】本品"气味虽平和,然性黏腻,胃弱作呕吐者勿服,脾虚食不消者亦忌之"(《本草经疏》)。

【备注】关于阿胶。本品始载于《神农本草经》,列为上品。《名医别录》云:"生东平郡,煮牛皮作之。出东阿"。《本草图经》曰:"阿胶,出东平郡,煮牛皮作之。出东阿,故名阿胶。今郓州皆能作之,以阿县城北井水作煮为真。造之,阿井水煎乌驴皮。如常煎胶法:其井官禁,真胶极难得,都下货者甚多,恐非真。寻方书所说:所以胜诸胶者,大抵以驴皮得阿井水乃佳耳"。《本草纲目》曰:"大抵古方所用多是牛皮,后世乃贵驴皮"。由此可见,早期阿胶是以牛皮为主要原料(即牛皮胶)。宋以后,牛皮胶与驴皮胶仍作阿胶药用。但驴皮胶品质优良,逐渐成为阿胶的主流产品,沿用至今。历版《中国药典》均将阿胶确定为马科动物驴 *Equus asinus* L. 的干燥皮或鲜皮经煎煮、浓缩制成的固体胶。

何首乌
Héshǒuwū

本品首载于《日华子本草》。为蓼科植物何首乌 *Polygonum multiflorum* Thunb. 的干燥块根。秋、冬二季叶枯萎时采挖。本品气微,味微苦而甘涩。以个大、体重、质坚实、红褐色、粉性足者为佳。制何首乌为何首乌的炮制加工品。

【处方用名】何首乌、首乌、制何首乌、生何首乌。

【性味归经】苦、甘、涩,微温。归肝、心、肾经

【功效主治】补肝肾,益精血,乌须发,强筋骨,化浊降脂;解毒,消痈,截疟,润肠通便。用于血虚萎黄,眩晕耳鸣,须发早白,腰膝酸软,肢体麻木,崩漏带下,高脂血症;疮痈,瘰疬,风疹瘙痒,久疟体虚,肠燥便秘。

【药征概述】本品"气温,味苦涩。苦补肾,温补肝,涩能收敛精气。所以能养血益肝,固精益肾,健筋骨,乌髭发,为滋补良药。不寒不燥,功在地黄、天门冬诸药之上"(《本草纲目》)。能补肝肾,益精血,强筋骨,"兼黑髭鬓"(《本草衍义》),当以制用为宜。适用于血虚萎黄,及肝肾不足,精血亏虚之腰膝酸软,眩晕耳鸣,须发早白等。

"首乌之用,生熟迥殊。其已久疟,消肿毒,皆是用生者"(《本草思辨录》)。"生服润推燥粪,可代大黄(《药镜》)"。"治津血枯燥及大肠风秘,用鲜者数钱,煎服即通,以其滋水之性最速"(《本经逢原》)。"生首乌用之治

疟,实有速效"(《本草新编》)。故本品生用或鲜用,有解毒,消痈,截疟,润肠之功,适用于疮痈,瘰疬,久疟体虚,肠燥便秘等。

此外,制何首乌还能化浊降脂,用于高脂血症。

【用法用量】煎服,6~12g。解毒,消痈,截疟,润肠通便宜生用;补肝肾,益精血,乌须发,强筋骨,化浊降脂宜制用。

【使用注意】本品制用补益力强,且兼收敛之性,湿痰壅盛者忌用。生用滑肠,大便溏泄者忌用。

【用药甄别】何首乌与夜交藤。二者同出一物。何首乌药用其块根,夜交藤药用其藤茎。均能补养阴血,用于阴血亏虚之证。然何首乌制用长于补益精血,用于肝肾不足,精血亏虚之证。尤善乌须发,治疗须发早白。生用能解毒,截疟,润肠,用于久疟、痈疽瘰疬、肠燥便秘等。夜交藤长于养心安神,为滋养性安神药,主治阴血亏虚之心神不宁,失眠多梦。又能祛风通络,用于风湿痹痛。兼能祛风止痒,用于皮肤瘙痒。

【备注】

1. 关于何首乌的传说　《日华子本草》曰:"其药本草无名,因何首乌见藤夜交,便即采食有功,因以采人为名耳"。《何首乌传》曰:"昔何首乌者,顺州南河县人。祖名能嗣,父名延秀。能嗣常慕道术,随师在山。因醉夜卧山野,忽见有藤二株,相去三尺余,苗蔓相交,久而方解,解了又交。惊讶其异,至旦遂掘其根归。问诸人,无识者。后有山老忽来,示之。答曰:子既无嗣,其藤乃异,此恐是神仙之药,何不服之? 遂杵为末,空心酒服一钱。服数月似强健,因此常服,又加二钱。服之经年旧疾皆愈,发乌容少。数年之内,即有子,名延秀,秀生首乌,首乌之名,因此而得。生数子,年百余岁,发黑。有李安期者,与首乌乡里亲善,窃得方服,其寿至长,遂叙其事"。此虽为传说,但何首乌补肝肾、乌须发的效用则历代推崇。

2. 关于何首乌滋补　本品首载于《日华子本草》,列为下品。《本草纲目》对其滋补作用推崇备至。曰:"为滋补良药。不寒不燥,功在地黄、天门冬诸药之上",现多从之。然本草中对此反对者有之。如《神农本草经读》曰:"若谓首乌滋阴补肾,能乌须发,益气血,悦颜色,长筋骨,益精髓,延年,皆耳食之误也。凡物之能滋润者,必其脂液之多也;物之能补养者,必气味之和也。试问:涩滞如首乌,何以能滋? 苦劣如首乌,何以能补? 今之医辈竟奉为补药上品者,盖惑于李时珍《纲目》'不寒不燥,功居地黄之上'之说也。余二十年来目击受害者比比。以医为苍生之司命,不敢避好辩之名也"。《重庆堂随笔》曰:何首乌"无甚滋补之力,昔人谓可代熟地,实未然也"。认为何首乌不但没有滋补作用,用之不当反而有害。其中,"目击受害者比比"应引起高度关注。

3. 关注口服何首乌及其成方制剂引起的肝损伤风险　2014年,国家食品药品监督管理总局发布的药品不良反应信息通报(第61期)指出:口服何首乌及其成方制剂可能有引起肝损伤的风险。临床表现主要有:全身乏力、消化道症状(食欲不振、厌油等)、黄疸表现(尿黄、目黄、皮肤黄染等)、实验室检查异常(胆红素及转氨酶升高等)。以下几种情况可能会增加肝损伤风险:①超剂量、长期连续用药;②生何首乌较之制何首乌可能更易导致肝损伤;③有服用何首乌及其成方制剂引起肝损伤个人史的患者;④同时使用其他可导致肝损伤的药品。为了避免或减少何首乌及其成方制剂的用药风险:①应充分了解何首乌及其成方制剂的用药风险,注意特殊人群用药安全;②严格按说明书用法用量服用,不超剂量、长期连续用药,应注意避免同时服用其他可导致肝损伤的药品;③服用何首乌及其成方制剂期间,应注意与肝损伤有关的临床表现。服药期间如发现肝生化指标异常或出现全身乏力、食欲不振、厌油、恶心、尿黄、目黄、皮肤黄染等可能与肝损伤有关的临床表现时,或原有肝生化检查异常、肝损伤临床症状加重时,应立即停药并就医。

龙眼肉
Lóngyǎnròu

本品首载于《神农本草经》。为无患子科植物龙眼 *Dimocarpus longan* Lour. 的假种皮。夏、秋二季采收。本品气微香,味甜。以片大而厚、色黄棕、半透明、甜味浓者为佳。

【处方用名】龙眼肉、桂圆肉。

【性味归经】甘,温。归心、脾经。

【功效主治】补益心脾,养血安神。用于气血不足,心悸怔忡,健忘失眠,血虚萎黄。

【药征概述】本品"气味甘温,多有似于大枣,但此甘味更重,润气尤多,于补气之中,又更存有补血之力"(《本草求真》)。且"性禀和平,不热不寒"(《本草汇》),不滋腻,不壅气,"此物果中之尤益人者"(《本草新编》)。"功专补心长智,悦胃培脾,疗健忘与怔忡,能安神而熟寐,一切思虑过度,劳伤心脾,血不归脾诸证"(《本草从新》)。适用于思虑过度,劳伤心脾,气血两虚而致惊悸怔忡,失眠健忘等。

【用法用量】煎服,10~15g。

【使用注意】本品"甘甜助火,亦能作胀。若心肺火盛,中满呕吐,及气膈郁结,皆宜忌用"(《药品化义》)。

【典型案例】龙眼肉治心神不宁案。一少年心中怔忡,夜不能寐,其脉弦硬微数,知其心脾血液短也,俾购龙眼肉,饭甑蒸熟,随便当点心,食之至斤余,病遂除根(《医学衷中参西录》)。

【备注】关于龙眼肉与益智子。龙眼肉原名"龙眼""一名益智",首载于《神农本草经》,列为中品。《本草蒙筌》认为,本品"取肉入药",故以"龙眼肉"为正品,今多从之。益智子又"名益智",首载于《本草拾遗》,列为下品。《唐本草》注云:"龙眼一名益智,而益智非龙眼也"。《本草图经》曰:龙眼"一名益智,以其味甘归脾而能益智耳。下品自有益智子,非此物也"。由此可见,龙眼肉与益智子均有"益智"之别名,实为两个不同品种的药物,性能功用有别。现《中国药典》将"益智子"的正名定为"益智",似有名实混淆之嫌。建议使用"益智子"或"益智仁"较为妥当。

第四节 补 阴 药

本类药物性味多甘寒或甘凉,质润多汁,主入肺、胃、肝、肾经。具有补阴滋液,生津润燥之功,主要用于各种阴虚证。

阴虚证是以机体阴液亏损,以制阳、滋润、濡养等作用减退为病理特点的病证。最常见的有肺阴虚证、胃阴虚证、肝阴虚证和肾阴虚证。肺阴虚证是指肺阴不足,清肃失职,虚热内扰所致的病证,症见干咳无痰,或痰少而黏,或痰中带血,或声音嘶哑,形体消瘦,颧红潮热,或手足心热,或盗汗等。胃阴虚证是指胃阴不足,胃失濡养所致的病证,症见胃脘灼热隐痛,口干咽燥,似饥不欲食,或胃脘嘈杂,痞胀不舒,或干呕呃逆,大便干结等。肝肾阴虚证是指肝肾阴液亏虚,虚热内扰所致的病证,症见眩晕耳鸣,腰膝酸软,发脱齿摇,两目干涩,男子遗精,女子不孕,潮热盗汗、五心烦热等。

本类药物大多甘寒滋腻,故脾胃虚弱,痰湿内阻,腹满便溏者慎用。

本节主要选介北沙参、南沙参、百合、麦冬、天冬、石斛、玉竹、黄精、明党参、枸杞子、墨旱莲、女贞子、桑椹、黑芝麻、龟甲、鳖甲的本草药征。

北沙参
Běishāshēn

本品首载于《本草汇言》。为伞形科植物珊瑚菜 *Glehnia littoralis* Fr. Schmidt ex Miq. 的干燥根。夏、秋二季采挖。本品气特异,味微甘。以粗细均匀、长短一致、去净栓皮、色黄白者为佳。

【处方用名】北沙参、北条参、条参。

【性味归经】甘、微苦,微寒。归肺、胃经。

【功效主治】养阴清肺,益胃生津。用于肺热燥咳,劳嗽痰血,胃阴不足,热病伤津,咽干口渴。

【药征概述】本品甘润,微苦微寒,"体质轻清,气味俱薄,具有轻清上浮之性,故专主上焦,而色白属肺,则专走肺家"(《本草正义》)。"专补肺阴、清肺火"(《本草从新》)。为"肺经轻清淡补之品"(《药笼小品》)。凡"肺虚劳热者最宜"(《药性切用》)。适用于肺阴虚或燥热伤肺,干咳少痰,或痨嗽久咳,咽干音哑等。

本品甘寒养阴,苦寒清热,主入胃经。功能养胃阴,"润燥生津",且"无寒中败土之弊"(《玉楸药解》),兼能清胃热,用于胃阴虚或热伤胃阴,津液不足之口渴咽干,舌质红绛,或胃脘隐痛、嘈杂、干呕等。

总之,本品"清而不腻,滋养肺胃,生津润燥,最为无弊"(《本草正义》)。

【用法用量】煎服,5~12g。

【使用注意】"寒客肺中作嗽者勿服"(《本草备要》)。不宜与藜芦同用。

【典型案例】北沙参治咳嗽案。某女,自六七岁时恒发咳嗽,后至十一二岁嗽浸增剧,概服治嗽药不效。愚俾用生怀山药细末熬粥,调以白糖令适口,送服生鸡内金细末二三分,或西药百布圣二瓦,当点心服之,年余未间断。劳嗽虽见愈,而终不能除根。诊其脉,肺胃似皆有热,遂俾用北沙参轧为细末,每服二钱,日两次。服至旬余,咳嗽全愈(《医学衷中参西录》)。

南沙参
Nánshāshēn

本品首载于《神农本草经》。为桔梗科植物轮叶沙参 *Adenophora tetraphylla* (Thunb.) Fisch. 或沙参 *Adenophora stricta* Miq. 的干燥根。春、秋二季采挖。本品气微,味微甘。以质坚实、香气浓、油性大者为佳。

【处方用名】沙参、南沙参。

【性味归经】甘,微寒。归肺、胃经。

【功效主治】养阴清肺,益胃生津,化痰,益气。用于肺热燥咳,阴虚劳嗽,干咳痰黏,胃阴不足,食少呕吐,气阴不足,烦热口干。

【药征概述】本品甘润微寒,能"补阴,清肺火,功似北参,而力稍逊"(《本草从新》),兼能祛痰,适用于阴虚肺燥有热之干咳少痰,或痰黏不易咯出者。

本品入胃经,能清胃热,养胃阴,生津液,功似北沙参而力稍逊,兼能益气,适用于热病后气津不足或脾胃虚弱,症见咽干口燥,舌红少津,食少不饥者。

【用法用量】煎服,10~15g。

【使用注意】不宜与藜芦同用。

【备注】关于南沙参与北沙参。沙参最早记载于《神农本草经》,列为上品。《本草纲目》释名曰:"沙参白色,宜于沙地,故名"。《本经逢原》认为,沙参"有南、北二种,北产者质坚性寒,南产者体虚力微"。《本草从新》将二者分条论述。曰:北沙参"专补肺阴,清肺火,治久嗽肺痿,金受火刑者宜之";南沙参"功同北参而力稍逊"。揭示了二者的功用及主要差别。《本草正义》云:"沙参古无南北之别,石顽《逢原》始言沙参有南北二种"。可见沙参区分南、北始于清代。研究认为[1],北沙参是清代发现的新品种,清代前本草中的沙参是指南沙参。

百合
Bǎihé

本品首载于《神农本草经》。为百合科植物卷丹 *Lilium lancifolium* Thunb.、百合 *Lilium brownii* F. E. Brown var. *viridulum* Baker 或细叶百合 *Lilium pumilum* DC. 的干燥肉质鳞叶。秋季采集。本品气微,味微苦。以鳞叶均匀、肉厚、质硬、筋少、色白、味微苦者为佳。

【处方用名】百合、蜜百合。

【性味归经】甘,寒。归心、肺经。

【功效主治】养阴润肺,清心安神。用于阴虚久咳,劳嗽咳血,虚烦惊悸,失眠多梦,精神恍惚。

【药征概述】本品甘寒质润,入肺经,"功专补虚清热"(《本草便读》),"为清补肺经之药"(《神农本草经百种录》)。"主治肺热咳嗽,痰中带血,必不可缺"(《药品化义》)。尤以"虚劳之嗽,用之颇宜"(《本草正》)。适用于阴虚肺燥有热之干咳少痰,劳嗽久咳,痰中带血等。

本品甘寒入心经,能"清热宁心"(《药性切用》)。"治伤寒百合之奇邪,疗神魂狂乱之鬼击"(《本草约言》)。"仲景云:行住坐卧不定,如有神灵,谓之百合病。以百合治之,是亦清心安神之效"(《本草征要》)。常用于热病余热未清,虚烦惊悸,失眠多梦,精神恍惚。

【用法用量】煎服,6~12g。

【使用注意】本品"性专降泄,中气虚寒,二便滑泄者忌之"(《本经逢原》)。

麦冬
Màidōng

本品首载于《神农本草经》。为百合科植物麦冬 *Ophiopogon japonicus* (L. f) Ker-Gawl. 的干燥块根。夏季采挖。本品气微香,味甘、微苦。以肥大、

---

[1] 陆维承.沙参考辨.中国中医药学刊,2007,25(9):1969

淡黄白色、半透明、质柔、嚼之有黏性者为佳。

【处方用名】麦冬、麦门冬、寸麦冬、寸冬。

【性味归经】甘、微苦、微寒。归心、肺、胃经。

【功效主治】养阴生津,润肺清心。用于肺燥干咳,阴虚痨咳,喉痹咽痛,津伤口渴,内热消渴,心烦失眠,肠燥便秘。

【药征概述】本品"色白体润,主润肺;味甘性凉,主清肺"(《药品化义》)。能"退肺中隐伏之火,生肺中不足之金"(《雷公炮制药性解》)。"果是肺有燥热,斯为润燥滋液之要药"(《脏腑药式补正》)。长于润肺清金,"解肺燥殊验,定嗽咳大有奇功"(《本草新编》)。"若咳嗽连声,若客热虚劳,若烦渴,若肺痿,皆属肺热,无不悉愈"(《药品化义》)。用于阴虚肺燥有热之鼻燥咽干,肺燥干咳,阴虚痨咳,喉痹咽痛。

本品"津液浓厚,能入胃以养胃液"(《医学衷中参西录》),"为纯补胃阴之药"(《神农本草经百种录》),兼"清胃中之热邪"(《本草新编》)。"凡胃火偏盛,阴液渐枯,及热病伤阴,病后虚羸,津液未复,或炎暑铄津,短气倦怠,秋燥逼人,肺胃液耗等证,麦冬寒润,补阴解渴,皆为必要之药。……偏于阴寒,则惟热炽液枯者,最为恰当"(《本草正义》)。适用于胃阴虚有热之口干口渴,胃中嘈杂,内热消渴,大便燥结等。

总之,"甘苦而寒,专入肺胃。以其柔润多汁,故最能养阴退热。然寒润之品。只可用治肺胃阴液不足而有热邪者"(《本草便读》)。

本品甘寒养阴,苦寒清火,入心经。既能养心阴,又能"清心降火"(《本草蒙筌》)。用于阴虚内热的心烦不眠及邪热扰及心营,身热烦燥,舌绛而干等。

【用法用量】煎服,6~12g。

【使用注意】本品"性寒而泄,气弱寒人禁用"(《本草备要》)。

【备注】关于麦冬的剂量。《本草新编》指出:"世人未知麦冬之妙,往往少用之而不能成功,为可惜也。不知麦冬必须多用,力量始大。盖火伏于肺中,烁干内液,不用麦冬之多,则火不能制矣。热炽于胃中,熬尽真阴,不用麦冬之多,则火不能息矣"。提示麦冬用量宜大,可供临证参考。

天冬
Tiāndōng

本品首载于《神农本草经》。为百合科植物天冬 *Asparagus cochinchinensis* (Lour.) Merr. 的干燥块根。秋、冬二季采挖。本品气微,味甜、微苦。以条粗壮、色黄白、半透明者为佳。

【处方用名】天冬、天门冬。

【性味归经】甘、苦、寒。归肺、肾经。

【功效主治】养阴润燥,清肺生津。用于肺燥干咳,顿咳痰黏,腰膝酸痛,骨蒸潮热,内热消渴,热病津伤,咽干口渴,肠燥便秘。

【药征概述】本品甘苦,体润性寒,入肺经。"清冷之气过于麦冬"(《本草述》)。能"润燥滋阴,清金降火"(《本草纲目》)。"最能保定肺气,勿令火扰,则肺清气宁"(《药品化义》)。大凡咳嗽属阴虚肺燥有热,症见干咳痰少、痰中带血、咽痛音哑者宜之。

本品味"甚甘,气薄味厚,纯以柔润养液为功"(《本草正义》)。"能入肾助元精,强骨髓,生津液,止消渴,润大肠,利小便,此皆滋肾之力也"(《药品化义》)。凡"虚热人加用正宜"(《本草蒙筌》)。适用于肾阴亏虚之头晕、耳鸣、腰膝酸软,阴虚火旺之潮热、盗汗,热病津伤之口渴及内热消渴,肠燥津伤之便秘等。

总之,本品"清肺金,壮肾水,是其本功"(《本草便读》)。"统理肺肾火燥为病"(《本草汇言》)。为"除肺肾虚热之要药也"(《本草经疏》)。

【用法用量】煎服,6~12g。

【使用注意】本品"性寒而滑,脾胃虚而泄泻恶食者,大非所宜"(《本草从新》)。

【用药甄别】麦冬与天冬。二者均味甘苦,性寒,入肺、胃经。能养肺、胃之阴,兼清肺、胃之热,适用于肺胃阴虚而有热邪者,常相须为用。然麦冬苦寒之性,滋润清火之力不及天冬;且入心经,能养心阴,清心火,除烦安神,适用于阴虚内热,心烦不眠及热伤心营,神烦少寐等。天冬苦寒之性较甚,滋润清火之力较强;且入肾经,能滋肾阴,降虚火,凡肾阴亏虚或兼有虚热者宜之。

石斛
Shíhú

本品首载于《神农本草经》。为兰科植物金钗石斛 *Dendrobium nobile* Lindl.、鼓槌石斛 *Dendrobium chrysotoxum* Lindl. 或流苏石斛 *Dendrobium fimbriatum* Hook. 的栽培品及其同属植物近似种的新鲜或干燥茎。全年均可采收。本品气微,味微苦而回甜,嚼之有黏性。以色金黄、有光泽、质柔韧者为佳。

【处方用名】石斛、金钗石斛。

【性味归经】甘,微寒。归胃、肾经。

【功效主治】益胃生津,滋阴清热。用于热病津伤,口干烦渴,胃阴不足,食少干呕,病后虚热不退,阴火虚旺,骨蒸劳热,目暗不明,筋骨痿软。

【药征概述】本品甘寒,主入胃经。能"清胃除虚热,生津已劳损"(《本草纲目拾遗》)。"清中有补,补中有清"(《得配本草》)。"养胃益液,却无清凉碍胃之虑"（《本草正义》）。"为胃虚挟热伤阴专药"（《药性切用》）。"治胃中虚热有功"（《本草衍义》）。适用于胃阴不足，口渴咽干、食少干呕，及热病伤津之烦渴等。

本品既能滋养肾阴，又能清退虚热，适用于阴虚内热，虚热不退，或热病伤阴，低热烦渴、舌红少苔等。然"本非益精强阴之药，乃降肾中命门虚火之药也，去火之有余，自然益水之不足，泻肾中之虚火，自然添骨中之真水矣"（《本草新编》）。若误认为"此药专补肾阴者，貌似神非，大失古人真旨"（《本草正义》）。

总之，本品为"清养"之品，主入胃肾经。"甘可悦脾、咸能益肾，故多功于水土二脏"（《本草通玄》）。"惟胃肾有虚热者宜之"（《本草从新》）。此外，尚有养肝明目、强筋健骨之功，用于肝肾亏虚，视物昏花，以及肾虚腰膝无力等。

【用法用量】煎服，6～12g。鲜品15～30g。《本草备要》指出："（石斛）体瘦无汁，味淡难出，置之煎剂，猝难见功，必须熬膏，用之为良"，可供参考。

【备注】

1. 关于金钗石斛　石斛始载于《神农本草经》，列为上品。在古本草中，金钗石斛多以石斛的别名列出。如《本草衍义》云："石斛，细若小草，长三四寸，柔韧，折之如肉而实。……世又谓之金钗石斛，盖后人取象而言之"。《本草纲目》云："其茎状如金钗之股，故古有金钗石斛之称"。《本草备要》云："光泽如金钗，股短而中实，生石上者良，名金钗石斛"。《本经逢原》云：石斛"种类最多。……古称金钗者为最，以其色黄如金，旁枝如钗，故有是名。近世绝无此种，川者差堪代用"。可见，石斛品种繁多。由于金钗石斛资源濒危，故多用其他品种替代。

2. 关于铁皮石斛　据考证[1]，本草古籍中提及的石斛是包括铁皮石斛在内的多种石斛属药材的统称。铁皮石斛作为独立命名的药材流通始于民国时期。如《本草正义》曰：石斛"必以皮色深绿，质地坚实，生嚼之脂膏黏舌，味厚微甘者为上品，名铁皮石斛""价贵兼金"，故有"软黄金""植物黄金"之说。正宗铁皮石斛加工后干品称"铁皮枫斗"。现今市面上流通的石斛产品很多都是铁皮石斛加工品。铁皮石斛为兰科植物铁皮石斛 *Dendrobium officinale* Kimura et Migo 的干燥茎。2005年以前，历版《中国药典》均作为石斛使用。自2010年始，历版《中国药典》将铁皮石斛从石斛中分列出来，作为一个独立的品种。二者性味归经、功效主治、药征、用法用量皆同。

---

［1］ 姜武,吴志刚,陶正明.铁皮石斛的本草考证.中药材,2014,37(4);697

玉竹
Yùzhú

本品首载于《名医别录》。为百合科植物玉竹 *Polygonatum odoratum* (Mill.) Druce 的干燥根茎。秋季采挖。本品气微,味甘,嚼之发黏。以条长、肥壮、色黄白者为佳。

【处方用名】玉竹、葳蕤。

【性味归经】甘,微寒。归肺、胃经。

【功效主治】养阴润燥,生津止渴。用于肺胃阴伤,燥热咳嗽,咽干口渴,内热消渴。

【药征概述】本品微寒清热,甘寒润泽,为清热滋润之品。主入肺胃经。"补脾润肺可填阴"(《本草便读》),"培养脾肺之阴是其所长"(《本草新编》)。上能"清肺金而润燥"(《长沙药解》),适用于阴虚肺燥之干咳少痰。中能清胃热而滋阴,适用于热病伤阴,津亏液少,烦热口渴,口舌干燥,及阴虚消渴等。对"胃火炽盛,燥渴消谷,多食易饥者,尤有捷效"(《本草正义》)。

【用法用量】煎服,6~12g。

【用药甄别】石斛与玉竹。二者均甘,微寒,入胃经。能滋阴清热,益胃生津。用于胃阴不足,口渴咽干、内热消渴等。然石斛又入肾经,长于滋肾阴,退虚热,适用于病后虚热不退,阴虚骨蒸劳热等。玉竹又入肺经,长于清金润燥,用于阴虚肺燥之干咳少痰。二者均为"清养"之品。石斛功在胃肾,玉竹功在肺胃。

【备注】

1. 关于女萎与葳蕤　女萎始载于《神农本草经》。葳蕤"一名玉竹",始载于《名医别录》。《本草经集注》云:"按《本经》有女萎,无葳蕤,《别录》无女萎,有葳蕤,而为用正同,疑女萎即葳蕤也,惟名异尔"。认为二者为一药二名。故《证类本草》将"女萎、葳蕤"同条记载。《唐本草》注云:"女萎功用及苗、蔓与葳蕤全别,列在中品。今《本经》朱书是女萎能效,墨字乃葳蕤之效"。又云:"女萎与葳蕤不同,其葳蕤一名玉竹,为其似竹"。从而否定了"二萎"为一物之说。今多从之。为了避免混淆,今均以"玉竹"为"葳蕤"之正名冠之。

2. 关于玉竹治阴虚外感　本品药性平和,"润而不燥,和而不偏,不寒不燥,大补虚羸"(《本草汇》)。以养阴见长,无疏散之功,何以治疗阴虚外感?《本草便读》曰:玉竹为"气平质润之品,培养肺、脾之阴是其所长,而搜风散热诸治,似非质润味甘之物可取效也。如风热风温之属虚者,亦可用之。……以风温风热之证,最易伤阴,而养阴之药,又易碍邪,唯玉竹甘平滋润,虽补而不碍邪,故古人立方有取乎此也"。可见,玉竹之用,不在解表,而在滋阴,贵在配伍也。

3. 关于玉竹的用法　《本草备要》曰："大抵此药性缓,久服方能见功"。《本草新编》曰:本品"性纯,其功甚缓,不能救一时之急,必须多服始妙"。提示本品用量宜大,服用时间宜长。

黄精
Huángjīng

本品首载于《雷公炮炙论》。为百合科植物滇黄精 *Polygonatum kingianum* Coll. et Hemsl. 、黄精 *Polygonatum sibiricum* Red. 或多花黄精 *Polygonatum cyrtonema* Hua 的干燥根茎。习称"大黄精""鸡头黄精""姜形黄精"。春、秋二季采挖。本品气微,味甜,嚼之有黏性。以块大、肥润、色黄、断面透明者为佳。

【处方用名】黄精、酒黄精。

【性味归经】甘,平。归脾、肺、肾经。

【功效主治】补气养阴,健脾,润肺,益肾。用于脾胃气虚,体倦乏力,胃阴不足,口干食少,肺虚燥咳,劳嗽咳血,精血不足,腰膝酸软,须发早白,内热消渴。

【药征概述】本品味甘如饴,性平质润,入肺、脾、肾三经。"平补气血而润"(《本草从新》)。上可润肺燥,益肺气,用于肺虚燥咳,劳嗽咳血;中可补脾气,养胃阴,用于脾胃气虚,体倦乏力,胃阴不足,口干食少,及内热消渴;下可补肾精,强腰膝,乌须发,用于肾虚精亏之头晕,腰膝酸软,须发早白,为平补三焦之剂。

【用法用量】煎服,10~15g。

【使用注意】本品为"腻滞之物,有湿痰者弗服。而胃纳不旺者,亦必避之"(《本草正义》)。

明党参
Míngdǎngshēn

本品首载于《本草从新》。为伞形科植物明党参 *Changium smyrnioides* Wolff 的干燥根。4~5 月采挖。本品气微,味淡。以粗壮均匀、质坚实而重、皮细、断面黄色而半透明者为佳。

【处方用名】明党参、土人参。

【性味归经】甘、微苦,微寒。归肺、脾、肝经。

【功效主治】润肺化痰,养阴和胃,平肝,解毒。用于肺热咳嗽,呕吐反胃,食少口干,目赤眩晕,疔毒疮疡。

【药征概述】本品主入肺经,甘寒养肺阴,润肺燥,苦寒清肺化痰,"能伸肺经治节,使清肃下行"(《本草从新》)。用于肺阴亏虚,燥热内盛之干咳少痰,痰黏不易咯出,咽干等。

本品入胃经,甘寒清润,能养阴清热,生津止渴,用于热病伤津或脾胃阴虚口渴,食少呕恶等。

本品"平肝风,治头晕泛恶,中风昏仆"(《饮片新参》)。用于肝阴不足、肝阳上亢之眩晕、头痛、目赤等。

此外,本品尚能"清热解毒"(《本草求原》),可用于疔毒疮疡。

【用法用量】煎服,6~12g。

【备注】关于明党参。本品原名"土人参",俗称"粉沙参"。始载于《本草从新》。《本草纲目拾遗》"呼为百丈光"。《饮片新参》以"明党参"为正名,现多从之。

枸杞子
Gǒuqǐzǐ

本品首载于《神农本草经》。为茄科植物宁夏枸杞 *Lycium barbarum* L. 的干燥成熟果实。夏、秋二季果实呈红色时采收。本品气微,味甜。以粒大、色红、肉厚、质柔润、籽少、味甜者为佳。

【处方用名】枸杞、枸杞子。

【性味归经】甘,平。归肝、肾经。

【功效主治】滋补肝肾,益精明目。用于虚劳精亏,腰膝酸痛,眩晕耳鸣,阳痿遗精,内热消渴,血虚萎黄,目昏不明。

【药征概述】本品"味甘多液,性微凉,为滋补肝肾最良之药,故其性善明目,退虚热,壮筋骨,除腰疼,久服有益,此皆滋补肝肾之功也"(《医学衷中参西录》)。使"精血充则目可明,渴可止,筋骨坚利,虚劳等证悉除矣"(《本草便读》)。"为肝肾真阴不足,劳乏内热补益之要药"(《本草经疏》)。适用于肝肾不足,精血亏虚所致的腰膝酸软、眩晕耳鸣、不育不孕、眼目昏花、内热消渴等。因药性平和,滋而不腻,补而不峻,故为平补肝肾之品,需久服方能奏效。

【用法用量】煎服,6~12g。

【备注】关于枸杞子与地骨皮。本品原名"枸杞",始载于《神农本草经》,列为上品,并无药用部位之分。《名医别录》曰:"冬采根,春夏采叶,秋采茎、实"。可见,本品根、茎、叶、实皆可入药,统称枸杞。《本草纲目》曰:"《本经》所列气味主治,盖通指(枸杞)根、苗、花、实而言,初无分别也。……枸杞苗叶味苦甘而气凉,根味甘淡气寒,子味甘气平,气味既殊,则功用当别"。其中,以根皮和果实为临床最常用。《本草衍义》曰："地骨当用根皮,枸杞子当用其红实"。《滇南本草》曰："地骨皮,即枸杞根皮"。《本草便读》曰："地骨皮,即枸杞树根。入土最深,故名之。去外粗黑品,取白皮用"。由此可见,枸杞是其不同药用部位的统称,枸杞子是用其红色成熟的果实,地骨皮药用枸杞的根皮。为了避免混淆,现分别以"枸杞子"和"地骨皮"为正名,不再使用"枸杞"这一称谓。

墨旱莲
Mòhànlián

本品首载于《新修本草》。为菊科植物鳢肠 *Eclipta prostrata* L. 的干燥地上部分。花开时采割。本品气微,味微咸。以色黑绿、叶多者为佳。

【处方用名】墨旱莲、旱莲草。

【性味归经】甘、酸,寒。归肝、肾经。

【功效主治】滋补肝肾,凉血止血。用于肝肾阴虚,牙齿松动,须发早白,眩晕耳鸣,腰膝酸软,阴虚血热吐血、衄血、尿血,血痢,崩漏下血,外伤出血。

【药征概述】本品甘寒,"功专入肝入肾"(《本草求真》)。能"益肝肾,乌须发"(《玉楸药解》)。适用于肝肾阴虚所致的头晕目眩、视物昏花、腰膝酸软、牙齿松动,须发早白等。尤多用于生发乌发。如"汁涂发眉,生速而繁"(《新修本草》)。"古今变白之草,当以兹为胜"(《本草经疏》)。

本品寒凉入血,"善凉血"(《本草经疏》)。"能使流血立已"(《本草蒙筌》),"止一切失血"(《玉楸药解》),"为止血凉血要剂"(《本草求真》)。适用于血热或阴虚血热所致的咳血、衄血、便血、尿血,及外伤出血等多种出血。

【用法用量】煎服,6~12g。

【使用注意】本品"沉寒之性,阳虚便溏者,仍宜禁之"(《本草便读》)。

【备注】关于墨旱莲。本品原名"鳢肠",又名"莲子草",始载于《新修本草》,列为中品。《本草图经》"谓之金陵草"。《本草纲目》释名曰:"鳢,乌鱼也,其肠亦乌。此草柔茎,断之有墨汁出,故名,俗呼墨菜是也。细实颇如莲房状,故得莲名"。《本草蒙筌》曰:"旱莲草,一名鳢肠"。《本草求真》曰:"旱莲草,即书所云鳢肠草、金陵草者是也"。《植物名实图考》曰:鳢肠"即旱莲草"。《饮片新参》在旱莲草"附注"中首次提到"墨旱莲"之名。由此可见,本品的别名较多。在古本草中,多以"旱莲草"为正名,现多以"墨旱莲"为其正名。

女贞子
Nǚzhēnzǐ

本品首载于《神农本草经》。为木犀科植物女贞 *Ligustrum lucidum* Ait. 的干燥成熟果实。冬季采收。本品气微,味甘、微苦涩。以粒大、饱满、色黑紫者为佳。

【处方用名】女贞子、女贞实、酒女贞子。

【性味归经】甘、苦,凉。归肝、肾经。

【功效主治】滋补肝肾,明目乌发。用于肝肾阴虚,眩晕耳鸣,腰膝酸软,须发早白,目暗不明,内热消渴,骨蒸潮热。

【药征概述】本品味甘能补,主入肝肾经。长于"益肝肾"(《本草从新》),"滋水黑发"(《本草求真》),"有变白明目之功"(《本草经疏》)。适用于肝肾阴虚所致的须发早白、目暗不明等。"然其力甚微,可入丸以补虚,不便入汤以滋益";"缓则有功,而速则寡效"(《本草新编》)。故宜入丸常服为佳。

本品"甘苦性凉,入少阴而益阴退热;为阴虚有火,不胜腻补之良药"(《药性切用》)。适用于肝肾阴虚,虚热内扰之头晕失眠、心悸乏力、低热或午后发热等。

【用法用量】煎服,6~12g。

【使用注意】本品为"纯阴至静之品。若虚寒人服之,则腹痛作泻"(《本草害利》)。

【用药甄别】女贞子与墨旱莲。二者均能滋补肝肾,明目乌发,适用于肝肾阴虚所致的须发早白、目暗不明等,二者常相须为用。然女贞子兼能退虚热,适用于肝肾阴虚之发热,骨蒸潮热。墨旱莲兼能凉血止血,适用于血热或阴虚血热所致的体内外多种出血。

【备注】关于女贞子。本品原名"女贞实",始载于《神农本草经》,列为上品。在本草中,女贞子常与冬青子混淆。如《本草便读》曰:"女贞子,即冬青树之子(冬青子)"。《本草纲目》明确指出:二者来源于不同的树种,"女贞即今俗呼蜡树者,冬青即今俗呼冻冬树者。……东人因女贞茂盛,亦呼为冬青,与冬青同名异物,盖一类二种尔"。《侣山堂类辨》曰:"女贞虽与冬青同名,其种实异,……功用迥别,采择者不可不辨"。现多从之。

桑椹
Sāngshèn

本品首载于《新修本草》。为桑科植物桑 *Morus alba* L.的干燥果穗。4~6月果实变红时采收。本品气微,味微酸而甜。以个大、肉厚、色紫红、糖性大者为佳。

【处方用名】桑椹、桑椹子。

【性味归经】甘、酸,寒。归肝、肾经。

【功效主治】滋阴补血,生津润燥。用于肝肾阴虚,眩晕耳鸣,心悸失眠,须发早白,津伤口渴,内热消渴,肠燥便秘。

【药征概述】本品味甘酸,主入肝肾经,能"滋肝肾,充血液"(《随息居饮食谱》),"久服黑发明目"(《滇南本草》)。用于肝肾不足,阴血亏虚所致的头晕耳鸣、目暗昏花、须发早白等。

本品甘寒,能养阴补液,"消渴由于内热津液不足,生津故止渴"(《本草经疏》)。用于津伤口渴,内热消渴。"甘寒带滑,故润而下行"(《本草经疏》),用于肠燥便秘。

【用法用量】煎服,10~15g。

【使用注意】本品甘寒滑润,故"脾胃虚寒作泄者勿服"(《本草经疏》)。

【用药甄别】桑叶、桑枝、桑白皮与桑椹。四者同出一物,药用部位不同,功用有别。桑叶药用其叶,长于疏散风热,风热感冒及温病初起多用;又能平肝、清肝,用于肝阳上亢之头痛眩晕,肝火上炎之目赤涩痛;兼能凉血止血,用于血热出血。桑枝药用其嫩枝,偏于祛风通络,尤擅治上肢痹痛。桑白皮药用其根皮,长于泻肺平喘,肺热咳喘多用;又能利水消肿,用于水肿、小便不利。桑椹药用其果穗,长于滋阴补血,阴血亏虚者多用;兼能生津、润肠,用于津伤口渴或消渴,肠燥便秘等。

黑芝麻
Hēizhīmá

本品首载于《神农本草经》。为脂麻科植物脂麻 *Sesamum indicum* L. 的干燥成熟种子。秋季采收。本品气微,味甘,有油香气。以颗粒饱满、色黑者为佳。

【处方用名】黑芝麻、黑脂麻、胡麻、炒黑芝麻。

【性味归经】甘,平。归肝、肾、大肠经。

【功效主治】补肝肾,益精血,润肠燥。用于精血亏虚,头晕眼花,耳鸣耳聋,须发早白,病后脱发,肠燥便秘。

【药征概述】本品甘平,药食兼备,主入肝肾经。能"补益精液,润肝脏,养血舒筋"(《玉楸药解》),为"补肝肾之佳谷"(《本草经疏》)。适用于肝肾不足,精血亏虚所致的头晕眼花、腰膝酸软、须发早白等。"但功力甚薄,非久服多服,益之以补精之味,未易奏功"(《本草新编》)。

本品甘平滑利,"服之令人肠滑"(《本草从新》),"缘体质多油故也"(《本草汇言》)。无论老人、病后或产后,凡津枯血少之便秘皆宜。

【用法用量】煎服,10~15g。

【使用注意】大便溏薄者慎用。

357

【备注】关于黑芝麻。本品原名"胡麻",一名"巨胜",始载于《神农本草经》,列为上品。《本草经集注》曰:"八谷之中,惟此为良。淳黑者名巨胜。巨者,大也,是为大胜。本生大宛,故名胡麻"。《本草衍义》曰:"胡麻,诸家之说参差不一,止是今脂麻,更无他义。盖其种出于大宛,故言胡麻"。《本经逢原》曰:"《本经》名巨胜子,《千金》名乌麻子,即黑芝麻"。由此可见,胡麻、巨胜、脂麻、乌麻、黑芝麻等皆为一物之不同称谓,今多以"黑芝麻"为正名。

龟甲
Guījiǎ

本品首载于《神农本草经》。为龟科动物乌龟 Chinemys reevesii（Gray）的背甲及腹甲。全年均可采集。本品气微腥,味微咸。以无残肉者为佳。

【处方用名】龟甲、醋龟甲。

【性味归经】咸、甘、微寒。归肝、肾、心经。

【功效主治】滋阴潜阳,益肾强骨,养血补心,固经止崩。用于阴虚潮热,骨蒸盗汗,头晕目眩,虚风内动,筋骨痿软,心虚健忘,崩漏经多。

【药征概述】本品甘寒质重,入肝肾经,"大有补水制火之功"(《本草通玄》)。能"壮肾水,退骨蒸,通任脉,潜虚阳"(《本草便读》)。适用于阴虚内热,阴虚阳亢,及虚风内动等证。

本品"善滋肾损,扶功力复足真元"(《本草约言》),能益肾强骨。治"腰背酸痛,及手足重弱难举者立效"(《本草约言》)。"小儿囟门不合等症,服此皆能见效"(《本草求真》)。故凡腰膝痿弱、步履乏力,或小儿行迟、囟门不合等"病由真脏衰,致元阴不生,非此味浊纯阴者,不能补其不足之阴"(《药品化义》)。

本品入心经,既能滋养阴血,又能补心安神,适用于阴血亏虚,心神失养所致的惊悸、失眠、健忘等。

【用法用量】煎服,10~25g;先煎。

【使用注意】本品"性禀阴寒,善消阳气,凡阳虚假热,及脾胃命门虚寒等证,皆切忌之"(《本草正》)。

【备注】关于龟板与龟甲。龟甲作为药用始于《神农本草经》,列为上品。《本草纲目》在"龟甲"条下指出:"古者上下甲皆用之"。说明龟之背甲与腹甲皆入药用。明清以降,主张用"龟板(腹甲)"者不乏其例。如《本草蒙筌》虽以龟甲为正名,但强调"只取底版,悉去傍弦"。《本草原始》云:"古人上下甲皆用之,今人惟用底版入药",并附有龟版药图。1985年版《中国药典》以前均以"龟板"为正名,药用其腹甲。1990年版《中国药典》改为"龟甲(龟板)",背甲及腹甲均入药。1995年版《中国药典》去掉了"(龟板)",直接用"龟甲"

为正名,恢复了本品的传统药用,以后历版《中国药典》均从之。

鳖甲
Biējiǎ

本品首载于《神农本草经》。为鳖科动物鳖 *Trionyx sinensis* Wiegmann 的背甲。全年均可采集。本品气微腥,味淡。以块大、无残肉、无腥臭味者为佳。

【处方用名】鳖甲、醋鳖甲。

【性味归经】咸,微寒。归肝、肾经。

【功效主治】滋阴潜阳,退热除蒸,软坚散结。用于阴虚发热,骨蒸劳热,阴虚阳亢,头晕目眩,虚风内动,手足瘛疭,经闭,癥瘕,久疟疟母。

【药征概述】本品咸寒质重,入肝肾经,“能益阴潜阳”(《本草便读》)。功用与龟甲相似,也可用于阴虚内热,阴虚阳亢,及虚风内动诸证。

本品能“滋阴除热”(《本草发明》),为“解劳热骨蒸之药”(《本草汇言》)。“劳瘦骨蒸,非此不除”(《本草经疏》)。故“凡骨蒸劳热自汗皆用之”(《本经逢原》)。为治阴虚发热,骨蒸劳热之要药。

本品味咸,“善能攻坚,又不损气,阴阳上下有痞滞不除者,皆宜用之”(《本草新编》)。能“消腹内之癥”(《药镜》),“治心腹癥瘕坚积尤效”(《本草衍义补遗》)。适用于癥块积于胁下,推之不移;久疟不愈,胁下痞硬;女子血瘀经闭等。

【用法用量】煎服,10~25g;先煎。

【用药甄别】龟甲与鳖甲。二者均能滋补肝肾,潜阳息风,清退虚热,适用于阴虚阳亢、阴虚风动、阴虚内热诸证。然龟甲滋阴力强,阴虚阳亢者多用;又能益肾强骨,养血补心,固经止崩,适用于肾虚骨痿、小儿囟门不合;阴血亏虚,心神失养所致的心悸失眠;阴虚血热,冲脉不固之崩漏经多。鳖甲长于退热除蒸,为治阴虚发热,骨蒸劳热之要药;兼能软坚散结,适用于癥瘕积聚、经闭、久疟疟母等。

【备注】关于鳖甲。本品始载于《神农本草经》,列为中品。《本草经集注》曰:“生取甲,剔去肉为好,不用煮脱者”。《本草衍义》曰:“鳖甲,九肋者佳,煮熟者不如生得者,仍以酽醋炙黄色用”。提示本品宜生取,醋炙入药。

第二十章 收涩药

凡以收敛固涩为主要功效,常用以治疗各种滑脱证的药物,称收涩药,又称固涩药。

收涩药味多酸涩,能收敛固涩,防止体内精微物质耗散,使之固守于内,不致滑脱外泄。适用于久病体虚、正气不固、脏腑功能衰退所致的自汗盗汗、久咳虚喘、久泻久痢、遗精滑精、遗尿尿频、崩漏带下等滑脱不禁诸证。根据收涩药的药性及功用的不同,可分为固表止汗药、敛肺涩肠药、固精缩尿止带药三类。

所谓收敛固涩,是指药物对正气虚弱,气、血、精、津液耗散或滑脱的病证发挥治疗作用的功效,又称收涩、固涩,或收敛固涩。其中,以治疗表虚不固,或阴液不能内守之自汗、盗汗为主者,称固表止汗,又称敛汗。以治疗肺虚,或肺肾两虚之久咳虚喘为主者,称敛肺,或敛肺止咳。以治脾肾虚寒之大便滑脱不尽为主者,称涩肠,或涩肠止泻。以治肾虚封藏失职,精关不固之遗精滑精为主者,称固精、涩精,或止遗。以治肾气不固,膀胱失约之遗尿尿频为主者,称缩尿。以治妇女崩中漏下,或带下日久不止为主者,称固崩止带。

滑脱证皆由正虚不固所致。收涩药只能敛其耗散,固其滑脱,长于治标。故常须与相应的补益药配伍,以期标本兼顾。本类药物性涩敛邪,故凡表邪未解、麻疹未透、湿热未除或郁热未清者,均不宜用,误用有"闭门留寇",助邪益疾之弊。

第一节 固表止汗药

本类药物多甘平,性收敛,主入肺、心二经。能行肌表,顾护腠理而有固表止汗之功。常用于气虚不固,腠理疏松,津液外泄之自汗,及阴虚不能制阳,阳热迫津外泄之盗汗。

本节主要选介麻黄根、浮小麦的本草药征。

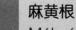

麻黄根
Máhuánggēn

本品首载于《本草经集注》。为麻黄科植物草麻黄 *Ephedra sinica* Stapf 或

中麻黄 *Ephedra intermedia* Schrenk et C. A. Mey. 的干燥根及根茎。秋末采挖。本品气微,味微苦。以质硬、外皮色红棕色、断面色黄白者为佳。

【处方用名】麻黄根。

【性味归经】甘、涩,平。归心、肺经。

【功效主治】固表止汗。用于自汗,盗汗。

【药征概述】本品性平味甘涩,长于走肌表、固腠理,"能从表分而收其散越,敛其轻浮以还归于里,是故根茎收束之本性,则不特不能发汗,而并能使外发之汗敛而不出。此则麻黄根所以有止汗之功力,投之辄效者也"(《本草正义》)。因其"止汗效如影响"(《本草纲目》),故为固表止汗之要药。不论内服或外用均有止汗效果,可用于气虚自汗、阴虚盗汗及产后虚汗不止等各种虚汗证。

【用法用量】煎服,3~9g。外用适量,研粉撒扑。

【使用注意】有表邪者忌用。

【用药甄别】麻黄与麻黄根。二者同出一物,因药用部位不同则功用有别。麻黄以其地上草质茎入药,主发汗解表,以治外感风寒表实无汗为宜;麻黄根功专固表止汗,以治体虚汗出为佳。故《本草纲目》曰:"麻黄发汗之气,驶不能御;而根节止汗,效如影响。物理之妙,不可测度如此"。此外,麻黄又能宣肺平喘,利水消肿,常用于风寒束肺之喘咳及风水水肿。

浮小麦
Fúxiǎomài

本品首载于《本草蒙筌》。为禾本科植物小麦 *Triticum aestivum* L. 的干瘪轻浮的颖果。本品无臭,味淡。以粒均匀、轻浮为佳。

【处方用名】浮小麦、浮麦。

【性味归经】甘,咸,凉。归心经。

【功效主治】益气,止汗,除热。用于自汗,盗汗,阴虚发热,骨蒸劳热。

【药征概述】本品"味甘咸,性凉,入心经,退虚热。汗乃心之津液,养心退热,津血不为火扰,则可无自汗盗汗之虑矣"(《本草便读》)。"敛虚汗获效如神"(《本草蒙筌》)。凡体虚多汗者均可应用。

本品甘凉并济,略能益气阴,除虚热,适用于"骨蒸劳热尤良"(《本草易读》)。

【用法用量】煎服,6~12g。

【使用注意】表邪未尽而汗出者不宜用。

【备注】关于浮小麦。本品始载于《本草蒙筌》。曰:"浮小麦,先枯未实"。《本草纲目》曰:"浮麦,即水淘浮起者"。即本品为小麦干瘪轻浮的颖果。

第二节 敛肺涩肠药

本类药物酸涩收敛,主入肺或大肠经。分别具有敛肺止咳喘、涩肠止泻痢作用。前者主要用于肺虚喘咳,或肺肾两虚,摄纳无权的虚喘证;后者主治大肠或脾肾虚寒,不能固摄所致的久泻、久痢。

本类药对痰涎壅肺所致的咳喘,泻痢初起、邪气方盛,或伤食腹泻者均不宜用。

本节主要选介五味子、乌梅、五倍子、罂粟壳、诃子、石榴皮、肉豆蔻、赤石脂、禹余粮的本草药征。

五味子
Wǔwèizǐ

本品首载于《神农本草经》。为木兰科植物五味子 *Schisandra chinensis* (Turcz.) Baill. 的干燥成熟果实。秋季采摘。本品有香气,味辛、微苦。以色红、粒大、肉厚、有油性及光泽者为佳。

【处方用名】五味子、北五味子、醋五味子。

【性味归经】酸、甘,温;归肺、心、肾经。

【功效主治】收敛固涩,益气生津,补肾宁心。用于久嗽虚喘,梦遗滑精,遗尿尿频,久泻不止,自汗盗汗,津伤口渴,内热消渴,心悸失眠。

【药征概述】本品酸能收敛,甘能补虚,"入肺肾二经,收敛耗散之金,滋助不足之水"(《本草蒙筌》)。"使肺气下归于肾,是开咳之去路,去路清则气肃降矣"(《本经疏证》)。大凡"喘与咳皆肺病,其有肾气逆而为喘咳者,则不得独治肺。五味子敛肺气摄肾气,自是要药"(《本草思辨录》)。能敛能补,标本兼得,"为咳嗽要药"(《本草求真》)。"病人虚而有气兼嗽加用之"(《药性论》)。适用于肺虚久咳,及肺肾两虚之喘咳。

本品"酸收之力,又能固涩下焦气化,治五更泄泻,梦遗失津,及消渴小便频数,或饮一溲一,或饮一溲二"(《医学衷中参西录》)。且"能敛汗液之耗亡"(《本草便读》),诸如肾虚精关不固之遗精滑精、遗尿尿频,脾肾虚寒之久泻不止,气虚自汗或阴虚盗汗等,"凡一切气血耗散脱竭之证,表里无邪者,皆可同补药用之"(《本草便读》)。

本品甘以益气,使气旺则津生;酸能生津,使津足则渴止,"乃生津之要药"(《雷公炮制药性解》)。适用于热伤气阴,汗多口渴,及阴虚内热,口渴多饮之消渴证。

本品上益心气、下滋肾阴,能宁心安神。适用于阴血亏损,心神失养,或心肾不交之虚烦心悸、失眠多梦。

【用法用量】煎服,2~6g。

【使用注意】本品酸收,"但有外邪者不可骤用,恐闭其邪气"(《本草汇》)。"若舌腻有痰,亦当知所顾忌"(《本草正义》)。

【备注】关于南五味子与北五味子。五味子首载于《神农本草经》,列为上品。《唐本草》注云:"五味,皮肉甘、酸,核中辛、苦,都有咸味,此则五味具也"。因其酸、甘、辛、苦、咸五味具备而得名。《本草纲目》曰:"五味子今有南北之分,南产者色红,北产者色黑,入滋补药必用北产者乃良"。《本草蒙筌》曰:"风寒咳嗽,南五味为奇;虚损劳伤,北五味最妙"。肖培根院士等[1]研究指出,《中国药典》将五味子属的五味子(*Schisandra chinensis*)干燥果实作为中药五味子的来源,而将同属植物华中五味子(*Schisandra sphenanthera*)的干燥果实作为南五味子的来源,符合本草记载和当今使用情况。一般认为,南五味子镇咳作用较好,北五味子补虚作用较好。

乌梅
Wūméi

本品首载于《神农本草经》。为蔷薇科植物梅 *Prunus mume* (Sieb.) Sieb. et Zucc. 的干燥近成熟果实。夏季采收。本品气微,味极酸。以个大、肉厚、柔润、味极酸者为佳。

【处方用名】乌梅、乌梅肉、乌梅炭。

【性味归经】酸、涩,平。归肝、脾、肺、大肠经。

【功效主治】敛肺,涩肠,生津,安蛔。用于肺虚久咳,久泻久痢,虚热消渴,蛔厥呕吐腹痛。

【药征概述】本品味酸涩,"入肺则收,入肠则涩"(《本草求真》),能"敛肺涩肠"(《本草纲目》)。适用于肺虚不敛之久咳,肠滑不尽之久泻久痢。

本品味"最酸"(《本草经疏》),善能生津液,"疗津虚之渴疾"(《本草约言》)。适用于虚热消渴、烦热口渴等。又"能安蛔者,虫得酸则伏也"(《本草便读》),故可安蛔止痛。"乌梅治蛔厥,蛔上入膈,故烦而呕,用之即定"(《本草新编》)。适用于蛔虫所致腹痛、呕吐、四肢厥冷等蛔厥证。

此外,本品炒炭可止血,"治溲血,下血,诸血证"(《本草求原》)。

【用法用量】煎服,6~12g。

【使用注意】本品酸涩,"于诸证初起切忌"(《本草求真》)。

---

[1] 肖培根,许利嘉,肖伟,等.南五味子属应更名为冷饭藤属的论证.药学学报,2010,45(8):1064

【典型案例】乌梅治痢案。曾鲁公痢血百余日,国医不能疗。陈应之用盐水梅肉一枚研烂,合腊茶,入醋服之,一啜而安(《本草纲目》)。

【用药甄别】乌梅与五味子。二者味酸,能敛肺止咳,涩肠止泻,生津止渴,用于肺虚久咳,久泻久痢,津伤口渴,虚热消渴等。然乌梅味极酸,善于安蛔止痛,用于蛔厥腹痛;并能收敛止血,用于崩漏、便血、尿血等。五味子尚能滋肾固精,益气敛汗,宁心安神,可用于肺肾两虚之咳喘,肾虚遗精滑精,体虚自汗盗汗以及心神不安之心悸、失眠、多梦等。

【备注】关于乌梅。本品原名"梅实",始载于《神农本草经》,列为中品。但未明其药用部位和炮制方法。《本草经集注》曰:"此亦是今之乌梅也,用当去核,微熬之"。不仅提出了"乌梅"之名,而且强调了"去核"和"炒用"。《本草纲目》以"梅"为正名。曰:"梅实采半黄者,以烟熏之为乌梅;青者盐淹曝干为白梅"。可见,梅实因炮制方法不同而有"乌梅"与"白梅"之分。历版《中国药典》均以"乌梅"为正品,分列了"乌梅肉""乌梅炭"两个炮制品种。

五倍子
Wǔbèizǐ

本品首载于《本草拾遗》。为漆树科植物盐肤木 *Rhus chinensis* Mill.、青麸杨 *Rhus potaninii* Maxim. 或红麸杨 *Rhus punjabensis* Stew. var. *sinica*(Diels)Rehd. et Wils. 叶上的虫瘿,主要由五倍子蚜 *Melaphis chinensis*(Bell)Baker 寄生而形成。秋季采摘。本品气特异,味涩。以个大、完整、壁厚、色灰褐者为佳。

【处方用名】五倍子。

【性味归经】酸、涩,寒;归肺、大肠、肾经。

【功效主治】敛肺降火,涩肠止泻,敛汗,止血,收湿敛疮。用于肺虚久咳,肺热痰嗽,久泻久痢,自汗盗汗,消渴,便血痔血,外伤出血,痈肿疮毒,皮肤湿烂。

【药征概述】本品味酸涩,性寒凉,入肺经,能"敛肺降火,化痰饮,止咳嗽"(《本草纲目》),"为久嗽痰结劫药"(《药性切用》)。适用于肺虚久咳,及肺热痰嗽。

本品味酸涩,"专主收敛"(《本草便读》)。"上下之血皆止,阴阳之汗咸瘳,泻利久而能断"(《本草征要》)。适用于便血痔血,自汗盗汗,久泻久痢等多种滑脱之证。

本品外用能"敛溃疡金疮,收脱肛、子肠坠下"(《本草纲目》),适用于湿疮流水、溃疡不敛、疮疖肿毒、肛脱不收、子宫下垂等,可单用,研末外敷或煎汤熏洗。

【用法用量】煎服,3~6g。外用适量。

【使用注意】本品性专收而不能散,"咳嗽由于风寒外触者忌之,泻痢非肠虚脱者忌之"(《本草经疏》)。

【用药甄别】五倍子与五味子。二者名称相似,功用相近,均能收敛固涩,用于肺虚久咳、自汗盗汗、遗精滑精、久泻不止等多种滑脱证。然五倍子性寒,又能清肺降火,收敛止血,可用于肺热痰嗽,便血痔血,外伤出血。外用能解毒,收湿敛疮,用于疮疡肿毒,皮肤湿烂等。五味子性温,能滋肾益气、生津止渴、宁心安神,用于肺肾虚喘、津伤口渴及心悸失眠等。

罂粟壳
Yīngsùqiào

本品首载于《本草发挥》。为罂粟科植物罂粟 *Papaver somniferum* L. 的干燥成熟果壳。秋季采收。本品气微清香,味微苦。以色黄白、皮厚者为佳。

【处方用名】罂粟壳、蜜罂粟壳。

【性味归经】酸、涩,平;有毒。归肺、大肠、肾经。

【功效主治】敛肺,涩肠,止痛。用于久咳,久泻,脱肛,脘腹疼痛。

【药征概述】本品酸涩性平,"以固涩为用"(《本草便读》)。主入肺、大肠经,有较强的敛肺止咳,涩肠止泻之功。"治久嗽、久痢,诚有效验"(《医学衷中参西录》)。"泄泻下痢既久,则气败不固而肠滑肛脱,咳嗽诸病既久,则气散不收而肺胀痛剧,故俱宜此涩之、固之、收之、敛之"(《本草纲目》)。适用于肺虚久咳,久泻久痢,甚则脱肛。然"治嗽用粟壳,不必疑。但要先去病根,此乃收后药也。治痢亦然"(《要药分剂》)。若邪实未去而误用,则"变证百出而淹延不起矣,可不慎哉"(《本草经疏》)。

本品有良好的止痛之功,可用于多种痛证,尤以"心腹筋骨诸痛者最宜"(《本草求真》)。

【用法用量】煎服,3~6g。

【使用注意】本品"酸主收涩,故初病不可用之"(《本草纲目》)。过量或持续服用易成瘾,不宜常服。孕妇及儿童禁用;运动员慎用。

【备注】关于麻醉药品。麻醉药品是指连续使用后容易产生身体依赖性,能成瘾癖的药品(《麻醉药品临床应用指导原则》)。2005 年,国务院重新修订并颁布了《麻醉药品和精神药品管理条例》。明确指出:国家对麻醉药品药用原植物以及麻醉药品和精神药品实行管制。麻醉药品目录中的罂粟壳只能用于中药饮片和中成药的生产以及医疗配方使用。2007 年,国家中医药管理局和原卫生部发布了《医院中药饮片管理规范》。指出:"罂粟壳不得单方发药,必须凭有麻醉药处方权的执业医师签名的淡红色处方方可调配,每张处方不得超过三日用量,连续使用不得超过七天,成人一次的常用量为每天3~6克。处方保存三年备查"。

诃子
Hēzǐ

本品首载于《新修本草》。为使君子科植物诃子 *Terminalia chebula* Retz. 或绒毛诃子 *Terminalia chebula* Retz. var. *tomentella* Kurt. 的干燥成熟果实。秋、冬二季采收。本品气微,味酸涩后甜。以黄棕色、微皱、有光泽、坚实、身干者为佳。

【处方用名】诃子、诃子肉、诃黎勒。

【性味归经】苦、酸、涩,平;归肺、大肠经。

【功效主治】涩肠止泻,敛肺止咳,降火利咽。用于久泻久痢,便血脱肛,肺虚喘咳,久嗽不止,咽痛音哑。

【药征概述】本品味苦酸涩而性平,入大肠经。"苦而能降,酸而能涩,故有固滑泄,止久痢,涩肠之功"(《本草约言》)。"若久泻、久痢,则实邪去而元气脱,用此同健脾之药,固涩大肠,泻痢自止"(《药品化义》)。适用于久泻久痢,甚或脱肛。然"用以实大肠,无非苦涩收敛,治标之功也"(《本草经疏》),故"虚人不宜独用"(《本草求真》)。若配合补益药同用,标本兼治,则获效益彰。

本品苦涩降敛,"能收摄肺气之涣散"(《脏腑药式补正》)。苦平偏寒,能清降肺火而利咽开音。"盖金空则鸣,肺气为火邪郁遏,以致吼喘咳嗽,或至声哑,用此降火敛肺,则肺窍无壅塞,声音清亮矣"(《药品化义》)。适用于肺虚久咳,咽痛音哑等。

总之,本品"苦善泄而酸善纳,苦以破其壅滞,使上无所格而下无所碍;酸以益其收敛,使逆者自降而陷者自升,是以咳利俱止也"(《长沙药解》)。

【用法用量】煎服,3~10g。涩肠止泻宜煨用,敛肺清热利咽开音宜生用。

【使用注意】本品功专收涩,"嗽、痢初起者勿服"(《本草从新》)。

【用药甄别】乌梅与诃子。二者酸涩性平,均能敛肺止咳、涩肠止泻,用于肺虚久咳、久泻久痢。然乌梅酸能生津止渴,用于津伤口渴及消渴证;安蛔止痛,用于蛔厥腹痛。诃子长于利咽开音,为治失音之要药,用治久咳失音。

【备注】关于诃子。本品原名"诃梨勒",早在汉代张仲景《金匮要略》中即有应用。如治"气利"之诃梨勒散,即单用本品治肠滑泻痢。在本草中首载于《新修本草》,列为下品。《唐本草》注云:"树似木梡,花白。子形似栀子,青黄色,皮肉相著。水摩或散服之"。《本草图经》曰:"诃梨勒,生交、爱州,今岭南皆有,而广州最盛"。《本草品汇精要》曰:"广州最胜,波斯舶上良"。《本草约言》曰："诃梨勒,即诃子"。由此可见,诃梨勒自古就有国产和进口两种,而最初是外来的。《中华本草》[1]释名曰："诃黎勒,为阿拉伯语 halileh 的音译名,简称诃梨。因其为果实,省称作诃子"。现均以"诃子"作为本品的正名。

石榴皮
Shíliúpí

本品首载于《雷公炮炙论》。为石榴科植物石榴 *Punica granatum* L. 的干燥果皮。秋季采收。本品气微,味苦涩。以皮厚、棕红色者为佳。

【处方用名】石榴皮、石榴皮炭。

【性味归经】酸、涩,温。归大肠经。

【功效主治】涩肠止泻,止血,驱虫。用于久泻,久痢,便血,脱肛,崩漏,带下,虫积腹痛。

【药征概述】本品"皮中之液最涩"(《医学衷中参西录》)。入大肠经,"功专涩肠止痢"(《本草撮要》)。适用于久泻、久痢,甚或脱肛。入血分,能收敛止血,内服外用皆宜。若"肠红吐血烧灰服,带下崩中煎水尝"(《本草便读》)。适用于便血、吐血、崩漏及带下不止等。

本品味酸,入大肠经,"又能杀虫"(《本草从新》)。适用于蛔虫、钩虫、绦虫等肠道寄生虫引起的腹痛等。

【用法用量】煎服,3~10g。

【使用注意】本品"性极酸涩,善于收摄,初病者忌用"(《本草通玄》)。

【典型案例】石榴皮治泄案。某男曾向愚问治泄泻方,语以酸石榴连皮捣烂,煮服甚效。后岁值壬寅,霍乱盛行,有甫受其病泄泻者,彼与以服酸石榴方,泄泻止而病亦遂愈(《医学衷中参西录》)。

肉豆蔻
Ròudòukòu

本品首载于《药性论》。为肉豆蔻科植物肉豆蔻 *Myristica fragrans* Houtt. 的干燥种仁。本品气香浓烈,味辛。以个大、体重、坚实、表面光滑、油足、破开后香气浓者为佳。

【处方用名】肉豆蔻、麸煨肉豆蔻。

【性味归经】辛,温。归脾、胃、大肠经。

---

[1] 国家中医药管理局中华本草编委会.中华本草(第五册).上海:上海科学技术出版社,1999:621

【功效主治】温中行气,涩肠止泻。用于脾胃虚寒,久泻不止,脘腹胀痛,食少呕吐。

【药征概述】本品辛温气香,"其味又涩"(《本草正义》),主入中焦。功专"暖脾胃,固大肠"(《本草纲目》),兼能行气。"既能除冷消胀,复能涩肠止痢"(《本草求真》)。"为脾胃虚冷,泻痢不愈之要药"(《本草约言》)。适用于中焦寒凝气滞之脘腹胀痛,食少呕吐,及脾胃虚寒之久泻不止。

【用法用量】煎服,3~10g。

【使用注意】本品"止属温胃涩肠之品。若郁热暴注者禁用"(《本草求真》)。

【用药甄别】豆蔻、草豆蔻与肉豆蔻。三者均辛温,归脾胃经。能温中、行气,用于胃寒气滞,脘腹胀痛、食少呕吐等。然豆蔻偏于化湿,用于湿阻中焦证;温中善能止呕,用于胃寒呕吐。草豆蔻温燥之性较强,行气之力稍逊,对脾胃寒湿偏盛者宜之。肉豆蔻长于收涩固肠而止泻,用于脾虚久泻。

【备注】关于肉豆蔻。本品始载于《药性论》。曰:"生胡国,胡名迦拘勒"。《本草衍义》曰:"肉豆蔻,对草豆蔻言之。去壳,只用肉,肉油色者佳"。《本草纲目》称之"肉果",并释名曰:"肉、实皆似豆蔻而无核,故名"。

赤石脂
Chìshízhī

本品首载于《神农本草经》。为硅酸盐类矿物多水高岭石族多水高岭石,主含四水硅酸铝$[Al_4(Si_4O_{10})(OH)_8 \cdot 4H_2O]$。本品具黏土气,味淡,嚼之无沙粒感。以色红、光滑细腻、质软、易断、吸水力强者为佳。

【处方用名】赤石脂、煅赤石脂。

【性味归经】甘、酸、涩,温。归大肠、胃经。

【功效主治】涩肠,止血,生肌敛疮。用于久泻久痢,大便出血,崩漏带下;外治疮疡久溃不敛,湿疹脓水浸淫。

【药征概述】本品甘温酸涩,"固肠胃,有收敛之能"(《本草约言》)。"凡泄利肠澼,久则下焦虚脱,无以闭藏,其他固涩之药性多轻浮,不能达下,惟石脂体重而涩,直入下焦阴分,故为久利泄澼之要药"(《本草经疏》)。"病有泄泻太滑者,非此不能止"(《本草新编》)。适用于久泻久痢,对虚寒滑脱者尤宜。

本品"质重色赤,能入下焦血分固脱"(《本草求真》)。"功专止血固下"(《本经逢原》)。适用于崩漏下血,大便出血等下部滑脱证。

本品外用,能生肌敛疮,使"溃疡收口,长肉生肌"(《本草求真》)。故"凡有溃疡,收口长肉甚验"(《本草新编》)。适用于疮疡溃烂,久不收口,或诸疮多脓水,久不干,不收口。

【用法用量】煎服,9~12g,先煎。外用适量,研细末敷患处。

【使用注意】本品温涩固肠,凡"火热暴注者,不宜用;滞下全是湿热,于法当忌"(《本草经疏》)。不宜与肉桂同用。

禹余粮
Yǔyúliáng

本品首载于《神农本草经》。为氢氧化物类矿物褐铁矿,主含碱式氧化铁[FeO(OH)]。本品气微,无味,嚼之无沙粒感。以红棕色、断面显层纹者为佳。

【处方用名】禹余粮、煅禹余粮。

【性味归经】甘、涩,微寒。归胃、大肠经。

【功效主治】涩肠止泻,收敛止血。用于久泻久痢,大便出血,崩漏带下。

【药征概述】本品质重下沉,其性收涩,"功专镇固下焦"(《本草撮要》)。"故主下焦前后诸病"(《本草纲目》)。既"收大肠之滑泄"(《长沙药解》),适用于下焦不固之久泻久痢。又"崩带并疗能固下"(《本草便读》),适用于妇女崩漏下血,大便出血及带脉失约之带下清稀等。

【用法用量】煎服,9~15g,先煎。

【使用注意】孕妇慎用。

第三节　固精缩尿止带药

本类药物酸涩收敛,主入肾、膀胱经。具有固精、缩尿、止带作用。部分药物还兼有补肾之功。适用于肾虚不固之遗精滑精、遗尿尿频以及带下清稀等证。

本类药酸涩收敛,对外邪内侵,湿热下注所致的遗精、尿频等不宜用。

本节主要选介山茱萸、覆盆子、桑螵蛸、金樱子、海螵蛸、莲子、芡实、椿皮的本草药征。

山茱萸
Shānzhūyú

本品首载于《神农本草经》。为山茱萸科植物山茱萸 *Cornus officinalis* Sieb. et Zucc. 的干燥成熟果肉。秋末冬初果皮变红时采收。本品气微,味酸、涩、微苦。以皮肉肥厚、色红油润者佳。

【处方用名】山茱萸、枣皮、山萸肉、酒萸肉。

【性味归经】酸、涩,微温;归肝、肾经。

【功效主治】补益肝肾,收涩固脱。用于眩晕耳鸣,腰膝酸痛,阳痿遗精,遗尿尿频,崩漏带下,大汗虚脱,内热消渴。

【药征概述】本品"性敛偏温,固精补肾;味酸而涩,壮水生肝"(《本草便读》)。温而不燥,补而不峻。"在阴则能使阴谐而阳不僭,在阳则能使阳秘而阴不耗"(《本经疏证》)。故为平补肝肾阴阳之要药。适用于肝肾亏虚之腰膝酸软、头晕耳鸣等。

本品"酸涩以收滑也"(《本经逢原》),且"敛正气而不敛邪气,与他酸敛之药不同"(《医学衷中参西录》)。既能"补肾水,而性又兼涩,一物二用而成功也。……推之而精滑可止也,小便可缩也"(《本草新编》)。能补能涩,有标本兼顾之效。适用于肾虚精关不固之遗精、滑精,肾虚膀胱失约之遗尿、尿频,肝肾亏虚,冲任不固之崩漏下血,或带脉失约之带下不止等多种体虚滑脱证。

本品"既能敛汗,又善补肝,是以肝虚极而元气将脱者服之最效""凡人身之阴阳气血将散者,皆能敛之。故救脱之药,当以萸肉为第一"(《医学衷中参西录》)。适用于大汗欲脱或久病虚脱者。

此外,本品尚可用于肝肾亏虚,内热消渴及肾不纳气之虚喘。

【用法用量】煎服,6~12g。

【使用注意】本品性偏温涩,"命门火炽,强阳不痿者忌之"(《本草经疏》)。

【典型案例】山茱萸治大汗欲脱案。某女,产后角弓反张,汗出如珠,六脉散乱无根,有将脱之象,迎为延医。急用净萸肉二两,俾煎汤服之,一剂即愈(《医学衷中参西录》)。

【用药甄别】山茱萸与吴茱萸。二者名称相似,均入肝、肾经,功用有别。山茱萸酸为平补肝肾阴阳之要药。适用于肝肾亏虚之腰膝酸软、头晕耳鸣等。又能收涩固脱,用于遗精遗尿,崩漏带下,大汗虚脱等。吴茱萸以行散肝经之寒凝气滞见长,可用于寒滞肝脉的痛经,疝气腹痛、巅顶头痛。又能温中散寒而止呕,暖脾肾而止泻,用于肝寒犯胃之呕吐泛酸,脾肾阳虚之五更泄泻。

【备注】关于山茱萸"去核"。本品首载于《神农本草经》,列为中品。《名医别录》曰:"九月、十月采实,阴干"。说明本品药用其果实。至于"去核"的问题,历来有两种不同的观点。一是主张"合核"。如《本草经集注》认为:"既干,皮甚薄,当以合核为用尔"。认为本品当核肉同用。二是主张"去核"。如《雷公炮炙论》认为"核能滑精"。明确指出:"使山茱萸,须去内核"。后世本草多赞同此说。如《本草蒙筌》曰:"惟取皮肉……其核勿用,滑精难收"。《本草通玄》曰:"汤润去核,核能滑精,切勿误用"。《医学衷中参西录》曰:"其核与肉之性相反,用时务须将核去净"。历版《中国药典》明确规定"除去果核",药用其"成熟果肉"。

覆盆子
Fùpénzǐ

本品首载于《名医别录》。为蔷薇科植物华东覆盆子 *Rubus chingii* Hu 的干燥果实。夏初果实由绿变绿黄时采收。本品气微,味微酸涩。以颗粒完整、饱满、色黄绿、具酸味者为佳。

【处方用名】覆盆子。

【性味归经】甘、酸,微温。入肝、肾、膀胱经。

【功效主治】益肾固精缩尿,养肝明目。用于遗精滑精,遗尿尿频,阳痿早泄,目暗昏花。

【药征概述】本品甘酸微温,能"温补命门,益精固下"(《本草便读》),"起阳治痿,固精摄溺。强阳而无燥湿之偏,固精而无凝涩之害"(《本草通玄》)。补中兼涩,标本兼顾,为平补收涩之品。适用于肾虚遗精滑精、遗尿尿频、阳痿早泄等。因其作用平和,"单味服之,终觉效轻"(《本草新编》),故常作为辅助用药。

本品"为滋养真阴之药"(《本草正义》)。能益肾,"补肝虚而明目"(《本草从新》),适用于肝肾不足,目暗不明,视物昏花。

【用法用量】煎服,6~12g。

【使用注意】本品"性固涩,小便不利者勿服"(《本草从新》)。

桑螵蛸
Sāngpiāoxiāo

本品首载于《神农本草经》。为螳螂科昆虫大刀螂 *Tenodera sinensis* Saussure、小刀螂 *Statilia maculata* (Thunberg)或巨斧螳螂 *Hierodula patellifera* (Serville)的干燥卵鞘。深秋至次春采收。本品气微腥,味淡或微咸。以干燥、完整、幼虫未出、色黄、体轻而带韧性,无树枝草梗等杂质者为佳。

【处方用名】桑螵蛸。

【性味归经】甘、咸,平。归肝、肾经。

【功效主治】固精缩尿,补肾助阳。用于遗精滑精,遗尿尿频,小便白浊。

【药征概述】本品甘咸性平,"固摄疗遗,益精壮肾"(《本草便读》),能涩能补。"故男子虚损,肾虚阳痿,梦中失精,遗溺白浊方多用之"(《本经逢原》)。适用于肾虚阳痿,肾气不固之遗精滑精、遗尿尿频、白浊等。尤"禁小便自遗,此物最佳"(《本草新编》)。

【用法用量】煎服,5~10g。

【使用注意】本品助阳固涩,若"阴虚多火人误用,反助虚阳,多致溲赤茎痛,强中失精,不可不知"(《本经逢原》)。

金樱子
Jīnyīngzǐ

本品首载于《雷公炮炙论》。为蔷薇科植物金樱子 *Rosa laevigata* Michx. 的干燥成熟果实。10~11 月果实成熟变红时采收。本品气微,味甘、微涩。以个大、肉厚、色红黄、有光泽、去净毛刺者为佳。

【处方用名】金樱子、金樱子肉。

【性味归经】酸、甘、涩,平。归肾、膀胱、大肠经。

【功效主治】固精缩尿,固崩止带,涩肠止泻。用于遗精滑精,遗尿尿频,崩漏带下,久泻久痢。

【药征概述】本品味酸且涩,气平偏温,入肾、膀胱、大肠经。"其功全在固涩"(《本草便读》)。若"脾虚滑泄不禁,非涩剂无以固之。膀胱虚寒则小便不禁,肾与膀胱为表里,肾虚则精滑,时从小便出。此药气温味酸涩,入三经而收敛虚脱之气,故能主诸证也"(《本草经疏》)。适用于肾虚不固之遗精滑精,膀胱虚冷之遗尿尿频,脾虚滑泄不禁,带下不止等。

【用法用量】煎服。6~12g。

【使用注意】本品功专收涩,故"泄泻由于火热暴注者不宜用,小便不禁及精气滑脱因于阴虚火炽而得者不宜用"(《本草经疏》)。

海螵蛸
Hǎipiāoxiāo

本品首载于《神农本草经》。为乌贼科动物无针乌贼 *Sepiella maindroni de* Rochebrune 或金乌贼 *Sepia esculenta* Hoyle 的干燥内壳。本品气微腥,味微咸。以色白、洁净者为佳。

【处方用名】海螵蛸、乌贼骨。

【性味归经】咸、涩,温。归脾、肾经。

【功效主治】收敛止血,涩精止带,制酸止痛,收湿敛疮。用于吐血衄血,崩漏便血,遗精滑精,赤白带下,胃痛吞酸;外治损伤出血,湿疹湿疮,溃疡不敛。

【药征概述】本品性涩,入血分。能收敛止血,"专治血病"(《本草正》),适用于吐血衄血,崩漏便血,创伤出血等体内外诸出血。尤"为女人崩漏下血之要药"(《本草经疏》)。

本品性涩收敛,内服能固精止带。可用于肾失固藏之遗精滑精,或脾肾虚寒之带下清稀。外用能收湿敛疮,"又主疮多脓汁也"(《本草经疏》)。可用于湿疮湿疹,或溃疡久不愈合者。

此外,本品煅用,能制酸止痛,为治疗胃脘疼痛、胃酸过多之佳品。

【用法用量】煎服,5~10g。外用适量,研末敷患处。

【用药甄别】桑螵蛸与海螵蛸。二者均能固精止遗,用以治疗肾虚精关不固之遗精、滑精等证。然桑螵蛸能涩能补,能补肾助阳,缩尿,对于肾虚遗尿尿频尤为常用。海螵蛸功专固涩,还能止带、止血、收湿敛疮,用于带下,崩漏,吐血,便血及外伤出血,湿疮,湿疹,溃疡不敛等。制酸止痛,为治疗胃脘痛胃酸过多之佳品。

【备注】关于海螵蛸。本品原名"乌贼鱼骨",始载于《神农本草经》,列为中品。本品药用其骨状内壳。《本草纲目》曰:"骨,一名海螵蛸"。又名"乌鲗骨""乌贼骨""墨鱼骨"。今以海螵蛸为正名。

莲子
Liánzǐ

本品首载于《神农本草经》。为睡莲科植物莲 *Nelumbo nucifera* Gaertn. 的干燥成熟种子。秋季采收。本品气微,味甘、微涩。以个大饱满者为佳。

【处方用名】莲子。

【性味归经】甘、涩,平。归脾、肾、心经。

【功效主治】补脾止泻,止带,益肾涩精,养心安神。用于脾虚久泻,带下,遗精,心悸失眠。

【药征概述】本品平而偏温,味甘而涩,归脾、肾经。"补而兼固"(《本草便读》)。"甚益脾胃,而固涩之性,最宜滑泄之家,遗精、便溏极有良效"(《玉楸药解》)。适用于脾虚久泻,食欲不振,肾虚精关不固之遗精、滑精。又能止带,适用于脾虚失运,水湿下注之带下色白量多,或脾肾虚弱,带脉失约之带下清稀,腰膝酸软等。

本品入心肾经,能养心益肾,"交水火而媾心肾,安静上下君相火邪"(《本草备要》),"使心肾交而成既济之妙"(《本经逢原》)。适用于心肾不交之虚烦、心悸、失眠。

【用法用量】煎服,6~15g。

【备注】

1. 关于莲子与石莲子 本品以"藕实茎"之名始载于《神农本草经》,列为上品。《本草经集注》云:"此即今莲子,八月、九月取坚黑者,干捣破之"。《本草图经》曰:"至秋表皮黑而沉水者,谓之石莲"。《本经逢原》曰:"石莲子本莲实,老于莲房,坠入淤泥,经久紧黑如石,故以得名"。《本草纲目》曰:"石莲剁去黑壳,谓之莲肉"。可见,莲子与石莲子均为莲的老熟果实。其中,连壳使用者为石莲子,去壳使用者为莲子或莲肉,后者为临床所悉用。

2. 关于莲子去心　清代医家陈士铎指出:"莲子之心,清心火,又清肾火。二火炎,则心肾不交;二火清,则心肾自合。去莲心,而止用莲肉,徒能养脾胃,而不益心肾矣。莲子心单用入之于参、苓、芪、术之中,治梦遗尤神,取其能交心肾也。故用莲子断不可去心,一去心,则神不能养,而志不能定,精泄不能止,而腰痛不能除矣"(《本草新编》),主张用莲子不宜去心。

芡实
Qiànshí

本品首载于《神农本草经》。为睡莲科植物芡 *Euryale ferox* Salisb. 的干燥成熟种仁。秋末冬初采收。本品气微,味淡。以饱满、断面白色、粉性足、无碎末者为佳。

【处方用名】芡实、麸炒芡实。

【性味归经】甘、涩,平。归脾、肾经。

【功效主治】益肾固精,补脾止泻,祛湿止带。用于梦遗滑精,遗尿尿频,脾虚久泻,白浊,带下。

【药征概述】本品"味甘补脾,故能利湿而使泄泻、腹痛可治;惟其味涩固肾,故能闭气,而使遗、带、小便不禁皆愈"(《本草求真》)。"止泻固精,独于脾肾得力,则先、后天之本咸赖焉"(《本草汇》)。能补能涩,标本兼顾。适用于脾虚湿盛,久泻不愈,白浊带下;肾虚精关不固,遗精滑精,遗尿尿频。"但力缓,务宜多用则效"(《药品化义》)。

【用法用量】煎服,10~15g。

【使用注意】"小儿不宜多食,甚难消化"(《本草从新》)。

【用药甄别】芡实与莲子。二者药性均为甘涩平,归脾、肾经。均能益肾固精、补脾止泻、止带,且补中兼涩,适用于肾虚遗精遗尿,脾虚食少久泻,及带下病等。然芡实长于益肾固涩,又能除湿止带,大凡带下病,无论寒湿或湿热下注者均可相机为用。莲子优于补脾止泻,又能养心安神,用于心肾不交之心悸失眠。

【备注】关于芡实。本品原名"鸡头实",始载于《神农本草经》。《本草图经》曰:"鸡头实,生雷泽,今处处有之,生水泽中。叶大如荷,皱而有刺,俗谓之鸡头盘。花下结实,其形类鸡头,故以名之"。可见,本品因其形似鸡头而得名。《本草纲目》曰:"芡可济俭歉,故谓之芡"。并以"芡实"为正名,今多从之。

椿皮
Chūnpí

本品首载于《药性论》。为苦木科植物臭椿 *Ailanthus altissima*（Mill.）Swingle 的干燥根皮或干皮。全年均可剥取。本品气微，味苦。以皮厚、无粗皮、色黄白者为佳。

【处方用名】椿皮、臭椿皮、椿根皮、麸炒椿皮。

【性味归经】苦、涩，寒。归大肠、胃、肝经。

【功效主治】清热燥湿，收涩止带，止泻，止血。用于赤白带下，湿热泻痢，久泻久痢，便血，崩漏。

【药征概述】本品"苦燥凉涩，多建功于湿热"（《本草汇》）。又"专以固摄为用"（《本草通玄》）。既可用"治湿热为病"（《本草备要》），又可用于滑脱诸证。如"治虚滑血液可止，涩两窍前后同功。……专主女人月信过度，带漏崩中，又主赤白久痢，及肠滑痔疾，泻血不住"（《本草约言》）。大凡湿热下注，带脉失约而致赤白带下；湿热泻痢，或久泻久痢；血热崩漏、月经过多，便血痔血等咸宜。"皆取其苦能燥湿，寒能除热，涩能收敛之功耳"（《本草经疏》）。

【用法用量】煎服，6~9g；外用适量。

【使用注意】本品苦寒兼涩，故"脾胃虚寒者不可用，崩带属肾家真阴虚者亦忌之，以其徒燥故也。凡滞下积气未尽者，亦不宜遽用"（《本草经疏》）。

【备注】关于椿皮与樗（音 chū）皮。二者分别来自于椿木（香椿）和樗木（臭椿）。《唐本草》注云："二树形相似，但樗木疏、椿木实为别也"。《本草图经》曰："椿木、樗木，旧并不载所出州土，今南北皆有之。二木形干大抵相类，但椿木实而叶香可啖，樗木疏而气臭"。《本草纲目》以"椿樗"为正名。曰："椿皮色赤而香，樗皮色白而臭，多服微利人。盖椿皮入血分而性涩，樗皮入气分而性利，不可不辨。其主治之功虽同，而涩利之效则异，正如茯苓、芍药、赤、白颇殊也"。由此可见，香椿皮为椿皮，臭椿皮为樗皮。二者来源不同，香臭有别，功用同中有异，应区别应用。历版《中国药典》以"椿皮"为正名，将臭椿的根皮或干皮定为药材来源，有悖于古训。叶氏[1]指出：应遵循古文献的记载，"香者为椿，臭者为樗"的传统概念，以免产生混乱。

---

[1]　叶定江.椿皮与樗皮不应混淆.南京中医学院学报,1985,(4):50

凡以促使呕吐为主要功效,常用以治疗毒物、宿食、痰涎等停滞在胃脘或胸膈以上所致病证为主的药物,称涌吐药,又称催吐药。

本类药物味多酸苦辛,归胃经。具有强烈的涌吐作用,对于胃脘或胸膈以上的有形实邪,能因势利导,使之迅速排出,以达到治疗疾病的目的。适用于误食毒物,停留胃中,未被吸收;或宿食停滞,尚未入肠,胃脘胀痛;或痰涎壅盛,阻于胸膈或咽喉,呼吸急促;或痰浊上涌,蒙蔽清窍,癫痫发狂等。

所谓涌吐,是指药物能引导促进呕吐,以排除胃中宿食,毒物,痰涎等物的治疗作用,又称催吐。

涌吐药作用强烈,易伤胃气,且多具毒性,能耗损正气,故仅适用于形证俱实者。因其毒副作用较强,而且药后患者反应强烈,痛苦不堪,故现代临床已很少使用。

本章主要选介常山、甜瓜蒂、胆矾的本草药征。

常山
Chángshān

本品首载于《神农本草经》。为虎耳草科植物常山 *Dichroa febrifuga* Lour. 的干燥根。秋季采挖。本品气微,味苦。以质坚实而重、表面及断面淡黄色者为佳。

【处方用名】常山、恒山、炒常山。

【性味归经】苦、辛,寒;有毒。归肺、肝、心经。

【功效主治】涌吐痰涎,截疟。用于痰饮停聚,胸膈痞塞,疟疾。

【药征概述】本品"生用则上行必吐"(《本草纲目》),能"吐胸膈之顽痰"(《本草约言》)。适用于痰饮停聚,胸膈壅塞,不欲饮食,欲吐而不能吐者。

本品"最开结痰,专理疟疾"(《雷公炮制药性解》),"为诸疟要药"(《本草从新》)。大凡疟疾,无不以之为常用,尤以治疗间日疟和三日疟的效果最佳。然截疟当以酒制,以防致吐而伤正。"若酒浸炒透,但用钱许,余每用必建奇功,未有见其或吐也"(《本草通玄》)。

【用法用量】煎服 5~10g。涌吐可生用,截疟宜酒制用。

【使用注意】本品有毒,且能催吐,"悍暴能损真气,弱者慎用"(《本草备要》)。"勿多用,及久用"(《药品化义》)。孕妇不宜用。

【典型案例】常山治疟案。愚民纪六年病疟,乃于不发疟之清晨,用常山八钱,煎汤一大碗,徐徐温饮之,一次止饮一大口,饮至日夕而剂尽,心中分毫未觉难受,而疟亦遂愈(《医学衷中参西录》)。

甜瓜蒂
Tiánguādì

本品首载于《神农本草经》。为葫芦科植物甜瓜 *Cucumis melo* L. 的果蒂。夏、秋二季采集。本品气微,味苦。以色棕黄、味苦者为佳。

【处方用名】瓜蒂、甜瓜蒂。

【性味归经】苦,寒;有毒。归心、胃、胆经。

【功效主治】涌吐痰食,除湿退黄。用于风热壅盛,宿食停滞,食物中毒,痰热癫痫,湿热黄疸。

【药征概述】本品"极苦而性上涌,能去上焦之病,高者因而越之是也"(《本草征要》)。"入阳明而能吐风热痰涎,上膈宿食"(《药性切用》)。故"凡胸中寒邪,膈间痰塞,与夫食物病在胸膈中者,皆吐越之"(《本草发明》)。"诚涌泄之宣剂通剂也"(《本草乘雅》)。适用于痰涎郁结胸中所致的癫痫发狂、喉痹喘息,以及宿食、毒物停留胃中,尚未吸收者。

本品味苦性寒,既能"利湿消水"(《本草再新》),使水湿从下而走;又能引去湿热,使湿热从外而出。主"头目湿气,皮肤水气,黄疸湿热诸证"(《本草纲目》),单用有效。如仲景治中暑,"水行皮中"之一物瓜蒂汤(《金匮要略》),方用瓜蒂一物煎服,"决皮中之水"(《长沙药解》),功专力宏,使水去而暑无所依,而病自解。又如治湿热黄疸,"取其蒂烧灰存性,用少许吸鼻中,流出黄水而愈,极验"(《本草崇原》)。

【用法用量】煎服,2.5~5g;入丸、散服,每次 0.3~1g;外用适量,研末吹鼻,待鼻中流出黄水即可停药。

【使用注意】本品苦寒有毒,"损胃伤血,耗气夺神,上部无实邪者切勿轻投"(《本草从新》)。"凡胃弱人及病后、产后用吐药,皆宜加慎,何独瓜蒂为然"(《本草纲目》)。孕妇慎用。

【备注】关于甜瓜蒂。本品原名"瓜蒂",始载于《神农本草经》,列为上品。《本草经集注》曰:"瓜蒂,多用早青蒂,此云七月采,便是甜瓜蒂也"。《雷公炮炙论》曰:"要采取青绿色瓜,待瓜气足,其瓜蒂自然落在蔓茎上"。《本草衍义》曰:"去瓜皮,用蒂,约半寸许"。《本草图经》曰:"入药当用青瓜蒂,七月采,阴干"。《本草纲目》曰:"本草瓜蒂,亦此瓜之蒂也",即甜瓜之蒂。进而指出:"若香甜瓜及长如瓠子者,皆供菜之瓜,其蒂不可用也"。提示本品在甜瓜盛产期,剪取青绿色瓜蒂阴干即得。

胆矾
Dǎnfán

本品首载于《神农本草经》。为三斜晶系胆矾的矿石，主含含水硫酸铜（$CuSO_4 \cdot 5H_2O$）。全年均可采集。本品气无，味涩。以块大、色深蓝、透明、质脆者为佳。

【处方用名】胆矾、石胆。

【性味归经】酸、辛，寒；有毒。归肝、胆经。

【功效主治】涌吐风痰，解毒收湿，祛腐蚀疮。用于风痰壅塞，喉痹咽痛，癫狂烦躁。外治风眼赤烂，口疮牙疳，胬肉，疮疡不溃。

【药征概述】本品"专入肝胆，涌吐膈上之风痰"（《本草便读》）。"入吐风痰药用最快"（《本草图经》）。凡风痰壅塞之喉痹咽痛，癫痫发狂等，"能涌吐上出，去其胶痰，化其结聚，则诸症悉除"（《本草求真》）。若误食毒物，尚未吸收者，也可用以排出毒物。

本品少量外用，有解毒收湿，祛腐蚀疮之功，"治咽喉口齿疮毒有奇功"（《本草纲目》）。常用于风眼赤烂，口舌生疮，牙疳等口、眼诸窍火热之证，以及胬肉疼痛，疮肿不溃，皮色不变，漫肿无头等。

【用法用量】温水化服，0.3~0.6g；外用适量，研末撒敷或调敷，或以水溶化后外洗。

【使用注意】孕妇、体虚者忌服。

【备注】关于胆矾。本品原名"石胆"，始载于《神农本草经》，列为上品。《本草纲目》谓"胆矾"。曰："胆以气味命名，俗因其似矾，呼为胆矾"。今多从之。

凡以攻毒疗疮,杀虫止痒,治疗痈肿疮毒、疥癣瘙痒等为主的药物,称为攻毒杀虫止痒药。

攻毒杀虫止痒药多为有毒之品,以外用为主,有攻毒疗疮,杀虫止痒之功。主要用于疮痈肿毒、湿疹、疥癣等外科、皮肤科的病证。

所谓攻毒,即指有毒的药物治疗各种疮毒、癌毒、蛇虫之毒的作用,即所谓"以毒攻毒"之意。所谓杀虫,详见驱虫药。本章主要是指药物杀灭体表寄生虫,治疗湿疹湿疮、疥癣瘙痒等皮肤病的作用。

本类药物因为有不同程度的毒性,无论外用或内服均应严格掌握剂量,不可过量或持续使用,以防发生毒副反应。制剂时应严格遵守炮制和制剂法度,以确保用药安全。

本章主要选介硫黄、雄黄、白矾、蛇床子、蟾酥、蜂房、大蒜的本草药征。

硫黄
Liúhuáng

本品首载于《神农本草经》。为自然元素类矿物硫族自然硫,或用含硫矿物经加工制得。本品有特异的臭气,味淡。以块整齐、色黄、有光泽、质松脆者为佳。

【处方用名】硫黄、石硫黄、制硫黄。

【性味归经】酸,温;有毒。归肾、大肠经。

【功效主治】外用解毒杀虫疗疮;内服补火助阳通便。外治用于疥癣,秃疮,阴疽恶疮;内服用于阳痿足冷,虚喘冷哮,虚寒便秘。

【药征概述】本品温燥有毒,能以毒攻毒,"外杀疮疥、一切虫蛊恶毒"(《本草求真》)。凡"虫疮疥癞诸方,外治则取其毒烈"(《本草便读》)。适用于疥癣,秃疮,阴疽恶疮等。

本品"秉纯阳之精,赋大热之性,能补命门真火不足"(《本草纲目》)。凡"命门火衰,服附、桂不能补者,须服硫黄补之,为补虚助阳圣药"(《本草求真》)。"用治下元虚冷,元气将绝,久患寒泄,脾胃虚弱,垂命欲尽,服之无不效"(《本草衍义》)。适用于肾阳衰微,下元虚冷之证。

本品"性虽热而疏利大肠,与燥涩者不同。热药多秘,惟硫磺暖而能通"(《本草备要》)。为温阳通便之要药,"专治虚寒之便秘"(《脏腑药式补正》)。适用于老年阳虚便秘。

【用法用量】外用适量,研末撒敷或用油调敷。制后内服 1.5~3g,入丸、散剂。

【使用注意】本品温燥有毒,"苟非真病虚寒,胡可服此大热毒药?"(《本草经疏》)"中病当便已,不可尽剂"(《本草衍义》)。孕妇忌服。不宜与芒硝、玄明粉同用。

【典型案例】硫黄治寒凝疼痛案。一人年四十许,因受寒腿疼不能步履。投以温补宣通之剂,愈后,因食猪头(猪头咸寒与猪肉不同)反复甚剧,疼如刀刺,再服前药不效。俾每于饭前嚼服生硫黄如玉秫粒大,服后即以饭压之。试验加多,后每服至钱许,共服生硫黄二斤,其证始愈(《医学衷中参西录》)。

雄黄
Xiónghuáng

本品首载于《神农本草经》。为硫化物类矿物雄黄族雄黄,主含二硫化二砷(As_2S_2)。本品微有特异的臭气,味淡。以块大、色红、质酥脆、有光泽者为佳。

【处方用名】雄黄、雄黄粉。

【性味归经】辛,温;有毒。归肝,大肠经。

【功效主治】解毒杀虫,燥湿祛痰,截疟。用于痈肿疔疮,蛇虫咬伤,虫积腹痛,惊痫,疟疾。

【药征概述】本品辛散温燥,有毒,能攻毒疗疮,"杀蛇虫咬毒,及傅疥癣、恶疮、疔肿"(《本草经疏》)。为"治疮杀毒要药"(《本草纲目》)。适用于痈肿疔疮,蛇虫咬伤等,以局部外用为佳。

此外,本品内服有驱虫、祛痰、截疟之功,尚可用于虫积腹痛,惊痫,疟疾等。因其"性热有毒,外用易见其长,内服难免无害"(《本草经疏》)。故对于上述病症,临床用之甚少。

【用法用量】外用适量,研末撒敷,或以香油、醋调敷。内服 0.05~0.1g,入丸、散剂。

【使用注意】本品"性热有毒,外用易见其所长,内服难免其无害。凡在服饵,中病乃已,毋尽剂也"(《本草经疏》)。外用也不宜大面积涂擦及长期持续使用,以免皮肤吸收过多,导致中毒。切忌火煅,煅烧后可生成砒霜,有剧毒。孕妇忌用。

【用药甄别】硫黄与雄黄。二者均为性温有毒之品,能解毒杀虫疗疮,常外用于疥癣恶疮等。然硫黄外用杀虫止痒力强,多用于疥癣、湿疹、皮肤瘙痒等;内服补火助阳通便,用于肾虚阳痿,虚喘冷哮,虚寒便秘。雄黄解毒疗疮力强,多用于痈肿疔疮及蛇虫咬伤;内服杀虫,燥湿祛痰,截疟,用于虫积腹痛,惊痫,疟疾。

白矾
Báifán

本品首载于《神农本草经》。为硫酸盐类矿物明矾石经加工提炼制成。主含含水硫酸铝钾[$KAl(SO_4)_2 \cdot 12H_2O$]。本品气微,味酸、微甘而极涩。以块大、无色、透明者为佳。

【处方用名】白矾、明矾、枯矾。

【性味归经】酸、涩,寒。归肺、脾、肝、大肠经。

【功效主治】外用解毒杀虫,燥湿止痒;内服止血止泻,祛除风痰。外治用于湿疹,疥癣,脱肛,痔疮,聤耳流脓;内服用于久泻不止,便血,崩漏,癫痫发狂。

【药征概述】本品"酸涩燥烈,最收湿气"(《长沙药解》)。"味烈性寒,故能杀湿热之虫,除湿热之毒"(《神农本草经百种录》)。外用能解毒杀虫,尤以收湿止痒见长,适用于湿疹、湿疮、疥癣,疮面湿烂,皮肤瘙痒等皮肤疾患。

本品"其性收涩,可固脱滑"(《本草正》)。入大肠经,能涩肠止泻,"故虚脱滑泄,久痢不止者,用此以止脱"(《本草汇》)。又入血分,能收敛止血,可用于便血、崩漏,以及创伤出血等体内外多种出血。

本品入肺经,能清化热痰,"长于治顽痰热痰,急证用之,诚有捷效"(《医学衷中参西录》)。适用于中风痰厥,痰阻窍闭之癫痫发狂等。

此外,本品还可治疗脱肛、子宫脱垂、湿热黄疸等病证。

【用法用量】外用适量,研末外敷或化水熏洗患处。内服 0.6~1.5g,入丸散剂。

【使用注意】本品其性过涩,"假令湿热方炽,积滞正多,误用收涩,为害不一,慎之"(《本草经疏》)。

【备注】

1. 关于白矾　《神农本草经》以"矾石"之名收载,列为上品。《唐本草》注云:"矾石有五种:青矾、白矾、黄矾、黑矾、绛矾,然白矾多入药用"。《本草蒙筌》曰:"白矾治病证多能"。由此可见,矾石主要以白矾入药,现多从之。

2. 关于枯矾　枯矾,又名煅白矾。是将白矾加热煅制,脱去结晶水后的产物。主要功效:收湿敛疮,止血化腐。用于湿疹湿疮,聤耳流脓,阴痒带下,鼻衄齿衄,鼻瘜肉。

蛇床子
Shéchuángzǐ

本品首载于《神农本草经》。为伞形科植物蛇床 Cnidium monnieri（L.）Cuss. 的干燥成熟果实。夏、秋二季采收。本品气香,味辛凉,有麻舌感。以颗粒饱满、灰黄色、气味浓厚者为佳。

【处方用名】蛇床子。

【性味归经】辛、苦,温;有小毒。归肾经。

【功效主治】燥湿祛风,杀虫止痒,温肾壮阳。用于阴痒带下,湿疹瘙痒,湿痹腰痛,肾虚阳痿,宫冷不孕。

【药征概述】本品辛苦温燥,长于燥湿祛风,杀虫止痒,为治瘙痒性皮肤疾病之常用药物。其"功用颇奇,内外俱可施治,而外治尤良"（《本草新编》）。"一身尽痒,非此莫浴"（《本草易读》）。"大风身痒难当,作汤洗愈"（《本草蒙筌》）。"治外疡湿热痛痒,浸淫诸疮,可作汤洗,可为末服,收效甚捷"（《本草正义》）。适用于阴痒带下,湿疹瘙痒等。

本品"入肾而补元阳,大有奇功"（《本草通玄》）。能"暖子宫,起阴器于融合;厚丹田,壮元阳而久健"（《本草汇言》）。"治男子阳痿腰疼,大益阳事;女人阴中肿痛,善暖子宫"（《本草正》）。有壮阳暖宫起痿之功,适用于肾阳虚衰,下焦虚寒所致的男子阳痿不育,女子宫冷不孕等。

本品"气味香温而燥,逐冷痹,利关节,止腰痛,健四肢顽软酸痛"（《本草汇言》）。对于寒湿久痹兼有肾阳不足者,最为适宜。

【用法用量】外用适量,多煎汤熏洗或研末调敷,或制成软膏、栓剂外用。煎服 3~10g。

【使用注意】本品"性温燥,肾家有火,及下部有热者,勿服"（《本草经疏》）。

蟾酥
Chánsū

本品首载于《药性论》。为蟾蜍科动物中华大蟾蜍 Bufo bufo gargarizans Cantor 或黑眶蟾蜍 Bufo melanostictus Schneider 的干燥分泌物。多于夏、秋二季采集。本品气微腥,味初甜而后有持久的麻辣感,粉末嗅之作嚏。以色红棕、断面角质状、半透明、有光泽者为佳。

【处方用名】蟾酥、蟾酥粉。

【性味归经】辛,温;有毒。归心经。

【功效主治】解毒,止痛,开窍醒神。用于痈疽疔疮,咽喉肿痛,中暑神昏,痧胀腹痛吐泻。

【药征概述】本品辛温有毒,"有攻毒拔毒之功"(《本草汇言》)。"能拔一切风火热毒之邪使之外出。盖邪气着人肌肉,郁而不解,则或见疔肿发背,阴疮阴蚀,疽疠恶疮,故必用此辛温以治"(《本草求真》)。主治"发背疔疮,一切恶肿"(《本草纲目》)。"拔取疔毒最捷"(《本经逢原》),治咽喉肿痛甚妙。

本品辛温走窜,"善开窍辟恶搜邪,惟诸闭证,救急诸药方中用之,以开其闭"(《本草便读》)。适用于夏伤暑湿秽浊或饮食不洁所致痧胀腹痛、吐泻不止、甚则昏厥等。

此外,本品止痛效佳,古代常作外科麻醉药。

【用法用量】外用适量。内服 0.015~0.03g,多入丸、散用。

【使用注意】本品"性有毒,止可外治取效;即或用丸剂,亦止二、三、四厘而已,多则能使毒人"(《本草求真》)。外用不可入目。孕妇忌用。

【用药甄别】蟾酥与牛黄。二者均有开窍、解毒之功,用于窍闭神昏,咽痛喉痹,痈肿疔疮等。然蟾酥辛温,开窍辟秽,用于夏伤暑湿秽浊或饮食不洁所致痧胀腹痛、吐泻不止、甚则昏厥等。牛黄性凉,清心豁痰开窍,用于热邪内陷心包,或痰热蒙闭心窍之高热烦躁,神昏谵语等。并能凉肝息风,用于热盛风动,惊痫抽搐,癫痫发狂。

【备注】关于蟾酥。本品源于虾蟆,"一名蟾蜍",始载于《神农本草经》。《药性论》首论蟾酥的采集方法,即"端午日取眉脂"。蟾酥之名始见于《本草衍义》,曰"虾蟆,多在人家渠堑下,大腹品类中最大者是,遇阴雨或昏夜即出食。取眉间有白汁,谓之蟾酥",今多从之。

蜂房
Fēngfáng

本品首载于《神农本草经》。为胡蜂科昆虫果马蜂 *Polistes olivaceous* (DeGeer)、日本长脚胡蜂 *Polistes japonicus* Saussure 或异腹胡蜂 *Parapolybia varia* Fabricius 的巢。秋、冬二季采收。本品气微,味辛淡。以个大、色灰白、体轻、稍有弹性者为佳。

【处方用名】蜂房、露蜂房。

【性味归经】甘,平。归胃经。

【功效主治】攻毒杀虫,祛风止痛。用于疮疡肿毒,乳痈,瘰疬,皮肤顽癣,鹅掌风,牙痛,风湿痹痛。

【药征概述】本品质轻有毒,主归胃经。能"驱风攻毒,散疔肿恶疮"(《本草汇言》）。为"阳明药也。外科、齿科及他病用之者,亦皆取其以毒攻毒,兼杀虫之功耳"(《本草纲目》)。适用于疮疡肿毒,乳痈瘰疬等。凡"痈肿不消,磨以酽醋敷效"(《本草蒙筌》)。"然亦止可外治。虽其功能治一切附骨疔疽乳岩等证,毒根连及脏腑者可用此拔之。但总属有毒之品。不必为此侥幸之图,而为内服之药耳"(《本草便读》)。

本品其质轻扬,性善走窜,长于祛风,能"祛风痹""癣癞顽风可治,风虫牙痛水漱为良"(《本草便读》)。适用于风湿痹痛,皮肤顽癣,风疹瘙痒,风虫牙痛等。

【用法用量】外用适量,研末用油调敷或煎水漱口,或熏洗患处。内服,3~5g。

【使用注意】"病属气血虚,无外邪者,与夫痈疽溃后元气乏竭者,皆不宜服"(《本草经疏》)。

大蒜
Dàsuàn

本品首载于《名医别录》。为百合科植物大蒜 *Allium sativum* L. 的鳞茎。夏季叶枯时采挖。本品气特异,味辛辣,具刺激性。以个大、肥厚、味辛辣者为佳。

【处方用名】大蒜。

【性味归经】辛,温。归脾、胃、肺经。

【功效主治】解毒消肿,杀虫,止痢。用于痈肿疮疡,疥癣,肺痨,顿咳,泄泻,痢疾。

【药征概述】本品"性热善散"(《本草衍义补遗》),为"消肿散毒第一要剂"(《本草求真》)。多作外用,治"一切痈疽恶疮肿核,独头者尤良"(《本草备要》)。"大抵毒疮肿毒,不能别者,取独头蒜两颗,捣烂麻油和,厚敷疮上,干即易之,神效"(《本草汇》)。适用于背疽漫肿无头,瘰疬结聚不散等。

本品性温,有"暖脾胃,祛湿寒之功"(《本草汇》)。"中脘卒得冷痛,嚼之即解"(《本草蒙筌》)。适用于中寒腹痛泻痢,可单用,生食或煮食。

本品入肺经,能杀痨虫、止顿咳,适用于肺痨咯血,百日咳等。

此外,本品杀虫,还可用于钩虫病、蛲虫病等多种肠道寄生虫病。

【用法用量】外用适量,捣敷,切片涂搽或隔蒜灸。内服10~15g,或生食,或制成糖浆服。

【使用注意】本品"性热气臭,生痰动火"(《本草从新》)。"凡脾胃有热,肝肾有火,气虚血弱之人,切勿沾唇"(《本草经疏》)。外敷可引起皮肤发红、灼热甚至起疱,故不可敷之过久。

【备注】关于大蒜。本品原名"葫",首载于《名医别录》。《本草经集注》曰:"今人谓葫为大蒜,谓蒜为小蒜,以其气类相似也"。《本草图经》曰:"葫,大蒜也。旧不著所出州土,今处处有之,人家园圃所莳也。每头六、七瓣,初种一瓣,当年便成独子葫,至明年则复其本矣"。《本草纲目》曰:"大蒜出胡地,故有胡名"。由此可见,"葫"即"大蒜"。历代本草多以"葫"为正名,现多用"大蒜"为正名。

凡以拔毒化腐，生肌敛疮为主要功效，常用以治疗疮疡脓出不畅，或久溃不敛等的药物，称为拔毒化腐生肌药。

拔毒化腐生肌药多为矿石类药物，且多有毒，以外用为主，有拔毒化腐、生肌敛疮之功。主要用于痈疽疮疡溃后脓出不畅，或溃后腐肉不去，伤口难以生肌愈合等。也可用于治疗癌肿、梅毒、皮肤湿疹瘙痒、口疮、喉证、目赤翳障等。

所谓拔毒，即指药物能使疮疡内蓄积的脓毒或腐败组织迅速排出的作用，又称拔毒化腐、拔毒祛腐。所谓敛疮，即指药物能促进肌肉生长，使疮口早日愈合的作用，又称敛疮生肌，或生肌敛疮。

本类药物多有大毒或较强刺激性，应用时应严格控制剂量和用法。外用时亦不宜过量和持续使用；特别是重金属类大毒药物，如升药、轻粉等，不宜在头面部使用，以防发生中毒。

本章主要选介红粉、轻粉、信石、铅丹、炉甘石、硼砂的本草药征。

红粉
Hóngfěn

本品首载于《外科大成》。为红氧化汞（HgO）。本品气微。以片状、色橙红、有光泽者为佳。

红粉为国家基本医疗保险药品、毒性药品管理品种、保健食品禁用物品。含氧化汞不得少于99.0%。

【处方用名】红粉、红升、升药。

【性味归经】辛，热；有大毒。归肺、脾经。

【功效主治】拔毒，除脓，去腐，生肌。用于痈疽疔疮，梅毒下疳，一切恶疮，肉暗紫黑，腐肉不去，窦道瘘管，脓水淋漓，久不收口。

【药征概述】本品辛热大毒，外用长于拔毒去腐，"提脓长肉"（《疡医大全》），"一切溃疡皆可通用，拔毒提脓最应验"（《疡科纲要》）。尤善"治一切阳症腐烂太甚"（《吴氏医方汇编》）及"痈疽烂肉未清，脓水未净"（《沈氏经验方》）者，为外科之要药。适用于恶疮溃后脓水未净，或脓出不畅，或腐肉不去，甚至形成窦道瘘管，脓水淋漓，久不收口者。

【用法用量】外用适量,研极细粉单用或与其他药味配成散剂或制成药捻。

【使用注意】本品有大毒,只供外用,不能内服。外用亦不可过量或持续使用,外疡腐肉已去或脓水已尽者不宜用,孕妇禁用。

轻粉
Qīngfěn

本品首载于《本草拾遗》。为氯化亚汞(Hg_2Cl_2)。本品气微,味淡。以片大、体轻、色洁白、有光泽者为佳。

【处方用名】轻粉、水银粉、汞粉。

【性味归经】辛,寒;有毒。归大肠、小肠经。

【功效主治】外用杀虫,攻毒,敛疮;内服祛痰消积,逐水通便。外治用于疥疮,顽癣,臁疮,梅毒,疮疡,湿疹;内服用于痰涎积滞,水肿臌胀,二便不利。

【药征概述】本品"味辛气冷而性燥,走而不守。故破风郁肌肤之痒因辛散可解,血燥生热之痒由寒凉可止,湿留肌肤则燥湿而除,疥癣生虫之痒则杀虫而止"(《中华本草》)。外用具有较强的攻毒杀虫止痒,收湿生肌敛疮之功。"其主瘰疬疥癣虫,及鼻上酒齇,风疮瘙痒者,皆从外治"(《本草经疏》)。适用于疥癣湿疹诸瘙痒,梅毒疮疡诸湿烂等。

本品"其性走而不守,善劫痰涎,消积滞"(《本草纲目》),并能通利二便,逐水退肿。内服用于痰涎积滞,水肿胀满,二便不利。

【用法用量】外用适量,研末调涂或干掺、或制膏外贴。内服每次 0.1~0.2g,入丸、散服。

【使用注意】本品有毒,不可过量;内服宜慎,且服后应漱口。"若其人本虚,便须禁此,慎之至也"(《本草经疏》)。"妇人多服绝娠"(《本草衍义》)。

信石
Xìnshí

本品首载于《日华子本草》。为天然砷华矿石,主含三氧化二砷(As_2O_3)。本品气无,烧之有蒜样臭气。以块状、色红润、具晶莹直纹、无渣滓者为佳。

【处方用名】砒石、信砒、信石、人言。

【性味归经】辛,大热;有大毒。归肺、脾、肝经。

【功效主治】外用攻毒杀虫,蚀疮去腐;内服劫痰平喘,攻毒抑癌。外治用于恶疮腐肉,瘰疬顽癣,牙疳,痔疮;内用于寒痰哮喘,癌肿。

【药征概述】本品毒性剧烈,腐蚀性强。能"除烂肉,蚀瘀腐"(《本草纲目》)。"凡痈疽发背,诸溃疡证,脓血内闭不出,瘀肉坚硬不腐,以致脓溃日深,生肉日败,以砒石数厘和入黄蜡条中,纳入痈毒疮中,则瘀败自化,脓血自行"(《本草汇言》)。适用于恶疮腐肉,瘰疬顽癣,牙疳,痔疮等。

本品味辛大热,"劫哮喘痰疟,诚有立地奇功"(《本草通玄》)。"凡时行疟疾,因暑热外受,生冷内伤,寒热不均,相因病疟,内蓄痰涎,伏于营分,故发则寒热往来,头眩胸闷,少服一厘,冷水吞下,伏涎顿消,故疟疾可止。如齁喘之病,因肺有伏积冷涎,或触冒寒暑风湿之邪即发,或遇怒气劳伤即发,或值饥饱适度即发,少用一二厘,温汤调服,伏涎顿开,齁喘可除"(《本草汇言》)。适用于寒痰哮喘,疟疾。

此外,本品尚能攻毒抑癌,用于多种癌肿。

【用法用量】外用适量,研末撒敷,宜作复方散剂或入膏药、药捻用。内服一次 0.002～0.004g,入丸、散服。

【使用注意】本品为"大热大毒之物,故不可久服,能伤人也,更善落胎"(《本草经疏》)。故内服宜慎,孕妇忌服。不可作酒剂服,不宜与水银同用。忌火煅。"才见火,更有毒,不可造次服也"(《本草衍义》)。

【备注】

1. 关于砒石　《本草纲目》释名曰:"砒,性猛如貔,故名。惟出信州,故人呼为信石,而又隐信字为人言"。由此可见,本品因毒大性猛而得名。以信州(今江西省上饶市信州区)出产者为佳,又名信州砒石,简称信石。人畏其毒,隐信字为人言。《本经逢原》曰:"炼过者曰砒霜"。砒霜是由"砒石"经过升华而成,今多用之。

2. 关于砒霜攻毒抑癌　砒霜为砒石经升华而成的三氧化二砷(As_2O_3)的精制品。1979 年,哈尔滨医科大学附属第一医院中医科教研室主任张亭栋教授与合作者在民间验方基础上,经过数年研究。在其发表的论文中首次明确提出,As_2O_3 是抑制白血病的有效成分,对急性早幼粒细胞白血病(APL)患者效果最好。20 世纪 90 年代中期,上海血液研究所王振义、陈竺两位院士联合张亭栋教授等人分别从临床观察和机制探秘中进行科研,结果发现,砒霜对急性早幼粒细胞有诱导分化作用,并使癌细胞凋亡。世界著名的《血液》杂志发表了由陈竺和张亭栋撰写的论文,世界驰名的《科学》杂志以"古老的中医学又放出新的光彩"为题予以报道。之后,用砒霜制成的亚砷酸注射液在抗击"血癌"攻坚之路上脱颖而出,被视为"在国际血液学领域掀起了一场革命"。1999 年,"亚砷酸注射液"获得国家发明专利,同年,该药被国家药品监督管理局批准为二类新药。2000 年,美国食品药品监督管理局(FDA)在经过验证后亦批准了亚砷酸的临床应用。2011 年和 2015 年,张亭栋教授分别荣获葛兰素史克(GSK)中国研发中心生命科学杰出成就奖和求是杰出科学家奖。求是基金会在颁奖词中评价说:"张亭栋的成就,是我国在单体化学药物方面得到世界公认的屈指可数的成就之一。他的发明通过与合作者的研究在 1990 年代后推广全国,其后推广到全世界,成为今天全球治疗 APL 的标准药物之一"[1]。

铅丹
Qiāndān

本品首载于《神农本草经》。为纯铅加工制成的四氧化三铅(Pb_3O_4)。本品无臭,无味。以色橙红、细腻润滑、遇水不结块者为佳。

【处方用名】铅丹、红丹。

【性味归经】辛、咸、寒;有毒。归心、脾、肝经。

【功效主治】外用拔毒生肌,内服坠痰镇惊。外治用于痈肿疮毒,溃疡不敛;内服用于惊痫癫狂。

【药征概述】本品外用,能"解热拔毒,长肉去瘀,故治恶疮肿毒,及入膏药,为外科必用之物"(《本草纲目》)。"入一切膏药,贴恶疮肿毒"(《本草经疏》)。适用于恶疮肿毒,无论红肿初起、脓成未溃、溃后脓水淋漓,或久溃不敛者皆宜。也为制备外用膏药的主要原料。

本品质重性沉,"功专坠痰止惊"(《本草撮要》),亦能"除热下气"(《神农本草经》),"治惊痫癫狂、吐逆反胃有奇功"(《本草纲目》)。可用于痰热惊痫癫狂,吐逆反胃等。因其有毒,故现已少用。

【用法用量】外用适量,研末撒布或熬膏药贴敷。内服 0.9~1.5g,入丸、散服。

【使用注意】本品"性冷善走,如脾胃虚弱者不宜服,妊妇亦忌"(《本草害利》)。有毒,用之不当可引起铅中毒,宜慎用;不可持续使用以防蓄积中毒。

炉甘石
Lúgānshí

本品首载于《本草品汇精要》。为碳酸盐类矿物方解石族菱锌矿,主含碳酸锌($ZnCO_3$)。本品气微,味微涩。以色白、体轻、质松者为佳。

【处方用名】炉甘石、煅炉甘石。

【性味归经】甘,平。归肝、脾经。

【功效主治】解毒明目退翳,收湿止痒敛疮。用于目赤肿痛,睑弦赤烂,翳膜遮睛,胬肉攀睛,溃疡不敛,脓水淋漓,湿疮瘙痒。

【药征概述】本品甘平无毒,长于"明目去翳退赤,收湿除烂"(《本草纲

[1] 衣晓峰.张亭栋奠基砒霜治白血病获求是奖.中国中医药报,2015-09-21

目》)。善"治目中一切诸病"(《本草正》)。"为目疾要药"(《本草从新》)。"主风热目赤,或痒或痛,渐生翳膜"(《本草品汇精要》)。适用于目赤肿痛,睑弦赤烂,翳膜遮睛,胬肉攀睛等。

本品外用,"最能收湿合疮"(《玉楸药解》),生肌止痒。适用于溃疡不敛,皮肤湿疮。

【用法用量】外用适量,研末撒布或调敷;水飞点眼、吹喉。

【使用注意】宜炮制后用,忌内服。

硼砂
Péngshā

本品首载于《日华子本草》。为天然矿物硼砂的矿石,经提炼精制而成的结晶体。本品无臭,味先略咸,后微带甜,稍有凉感。以无色透明、纯净、体轻质脆为佳。

【处方用名】硼砂、蓬砂、月石。

【性味归经】甘、咸,凉。归肺、胃经。

【功效主治】清热解毒,清肺化痰。用于咽喉肿痛,口舌生疮,目赤翳障,痰热咳嗽。

【药征概述】本品凉能清热,味甘解毒,咸能软坚。"长于外治,吹喉点睛诸方,悉皆用之"(《本草便读》)。能"退眼目肿痛翳障,口齿诸病"(《本草正》),为五官科常用之品,适用于咽喉肿痛,口舌生疮,目赤翳障等。尤为"治喉中肿痛要药"(《本草蒙筌》)。

本品入肺经,"能解上焦胸膈肺分之痰热"(《本草经疏》)。其"开痰泻肺之力,固不让皂荚、葶苈也"(《医学衷中参西录》)。凡"诸病属气闭而呼吸不利,痰结、火结者,用此立清"(《本草汇言》)。适用于痰热咳嗽,痰黄黏稠者。

【用法用量】外用适量,研极细末干撒或调敷患处;或化水含漱。内服,1.5~3g,入丸、散用。

【使用注意】本品"克削为用,消散为能,宜攻有余,难施不足,此暂用之药,非久服之剂"(《本草经疏》)。故以外用为主,内服宜慎。

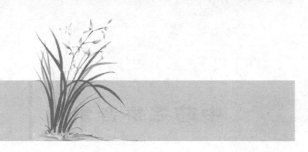

主要参考书目

［1］国家药典委员会.中华人民共和国药典.一部.北京：中国医药科技出版社,2015

［2］国家中医药管理局《中华本草》编委会.中华本草（精选本）.上海：上海科学技术出版社,1998

［3］国家药典委员会.中华人民共和国药典临床用药须知·中药饮片卷.北京：中国医药科技出版社,2011

［4］冉先德.中华药海.哈尔滨：哈尔滨出版社,1993

［5］南京中医药大学.中药大辞典.2 版.上海：上海科学技术出版社,2006

［6］高学敏,钟赣生.中医药学高级丛书·中药学.2 版.北京：人民卫生出版社,2013

［7］张廷模,彭成.中华临床中药学.2 版.北京：人民卫生出版社,2015

［8］张廷模.中药功效学.北京：人民卫生出版社,2013

［9］张廷模.张廷模临床中药学讲稿.北京：人民卫生出版社,2010

［10］钟赣生.中药学.北京：中国中医药出版社,2012

［11］周祯祥.中医常见病证用药举要.北京：科学技术文献出版社,2005

［12］周祯祥.临床中药研究心得.北京：中国医药科技出版社,2005

［13］周祯祥,邹忠梅.张仲景药物学.2 版.北京：中国医药科技出版社,2012

［14］周祯祥.细辛古今研究与临床应用.北京：人民卫生出版社,2011

［15］周祯祥.中药学.长沙：湖南科学技术出版社,2012

［16］周祯祥,唐德才.中药学.北京：中国中医药出版社,2016

［17］周祯祥,唐德才.临床中药学.北京：中国中医药出版社,2016

［18］周祯祥.中药学速记.北京：中国中医药出版社,2016

［19］张冰,周祯祥.临床中药物治疗学.北京：人民卫生出版社,2016

［20］唐德才,吴庆光.中药学.北京：人民卫生出版社,2016

［21］王建,张冰.临床中药学.北京：人民卫生出版社,2016

［22］高晓山.中药药性论.北京：人民卫生出版社,1992

［23］朱文锋.中医诊断学.北京：中国中医药出版社,2002

［24］尚志钧.中国本草要籍考.合肥：安徽科学技术出版社,2009

［25］高晓山.本草文献学纲要.北京：人民军医出版社,2009

［26］薛愚.中国药学史料.北京：人民卫生出版社,1984

［27］尚志钧,林乾良,郑金生.历代中药文献精华.北京：科学技术文献出版社,1989

［28］范行准.明季西洋传入之医学.上海：上海人民出版社,2012

［29］赵洪钧.近代中西医论争史.北京：学苑出版社,2012

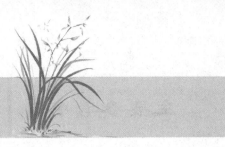

中药名拼音索引

A

| 艾叶 | àiyè | 220 |
| 安息香 | Ānxīxiāng | 307 |

B

巴豆霜	Bādòushuāng	125
巴戟天	Bājǐtiān	326
白扁豆	Báibiǎndòu	319
白矾	Báifán	381
白附子	Báifùzǐ	251
白果	Báiguǒ	277
白及	Báijí	216
白蔹	Báiliǎn	101
白茅根	Báimáogēn	211
白前	Báiqián	255
白芍	Báisháo	341
白头翁	Báitóuwēng	97
白薇	Báiwēi	110
白鲜皮	Báixiǎnpí	81
白芷	Báizhǐ	48
白术	Báizhú	316
百部	Bǎibù	272
百合	Bǎihé	348
柏子仁	Bǎizǐrén	285
败酱草	Bàijiàngcǎo	93
斑蝥	Bānmáo	246
板蓝根	Bǎnlángēn	86
半边莲	Bànbiānlián	100
半夏	Bànxià	248
北沙参	Běishāshēn	346
荜茇	Bìbá	179
荜澄茄	Bìchéngqié	180
萆薢	Bìxiè	166
萹蓄	Biǎnxù	163
鳖甲	Biējiǎ	359
槟榔	Bīngláng	200
冰片	Bīngpiàn	304
薄荷	Bòhe	52
补骨脂	Bǔgǔzhī	330

C

蚕沙	Cánshā	133
苍耳子	Cāngěrzǐ	51
苍术	Cāngzhú	147
草豆蔻	Cǎodòukòu	151
草果	Cǎoguǒ	151
侧柏叶	Cèbǎiyè	210
柴胡	Cháihú	58
蝉蜕	Chántuì	54
蟾酥	Chánsū	382
常山	Chángshān	376
车前子	Chēqiánzǐ	159
沉香	Chénxiāng	185
陈皮	Chénpí	181
赤芍	Chìsháo	106
赤石脂	Chìshízhī	368
重楼	Chónglóu	91
臭梧桐叶	Chòuwútóngyè	139
川贝母	Chuānbèimǔ	256
川楝子	Chuānliànzǐ	187
川乌	Chuānwū	129
川芎	Chuānxiōng	222
穿山甲	Chuānshānjiǎ	247

穿心莲	Chuānxīnlián	85
垂盆草	Chuípéncǎo	171
椿皮	Chūnpí	375
磁石	Císhí	281

D

大腹皮	Dàfùpí	191
大黄	Dàhuáng	113
大蓟	Dàjì	208
大青叶	Dàqīngyè	85
大蒜	Dàsuàn	384
大枣	Dàzǎo	322
丹参	Dānshēn	229
胆矾	Dǎnfán	378
胆南星	Dǎnnánxīng	261
淡豆豉	Dàndòuchǐ	62
淡竹叶	Dànzhúyè	70
当归	Dāngguī	339
党参	Dǎngshēn	312
灯心草	Dēngxīncǎo	166
地耳草	Dìěrcǎo	171
地肤子	Dìfūzǐ	163
地骨皮	Dìgǔpí	110
地龙	Dìlóng	299
地榆	Dìyú	209
丁香	Dīngxiāng	177
冬虫夏草	Dōngchóngxiàcǎo	335
冬葵子	Dōngkuízǐ	165
豆蔻	Dòukòu	149
独活	Dúhuó	127
杜仲	Dùzhòng	328

E

阿胶	Ejiāo	342
莪术	ézhú	243
儿茶	érchá	240

F

| 番泻叶 | Fānxièyè | 117 |

防风	Fángfēng	46
防己	Fángjǐ	136
榧子	Fěizi	204
蜂房	Fēngfáng	383
蜂蜜	Fēngmì	323
佛手	Fóshǒu	189
茯苓	Fúlíng	154
浮海石	Fúhǎishí	267
浮萍	Fúpíng	62
浮小麦	Fúxiǎomài	361
附子	Fùzǐ	172
覆盆子	Fùpénzǐ	371

G

干姜	Gānjiāng	174
甘草	Gāncǎo	320
甘松	Gānsōng	192
甘遂	Gānsuì	120
高良姜	Gāoliángjiāng	178
藁本	Gǎoběn	50
蛤蚧	Géjiè	334
蛤壳	Géqiào	266
葛根	Gěgēn	60
钩藤	Gōuténg	297
狗脊	Gǒujǐ	143
枸杞子	Gǒuqǐzǐ	354
谷精草	Gǔjīngcǎo	64
谷芽	Gǔyá	196
骨碎补	Gǔsuìbǔ	239
瓜蒌	Guālóu	258
贯众	Guànzhòng	88
广藿香	Guǎnghuòxiāng	145
龟甲	Guījiǎ	358
桂枝	Guìzhī	40

H

海金沙	Hǎijīnshā	164
海马	Hǎimǎ	337
海螵蛸	Hǎipiāoxiāo	372

中药名拼音索引

海藻	Hǎizǎo	265	荆芥	Jīngjiè	45
诃子	Hēzǐ	366	菊花	Júhuā	56
合欢皮	Héhuānpí	287	决明子	Juémíngzǐ	73
何首乌	Héshǒuwū	343			
核桃仁	Hétáorén	334	**K**		
鹤草芽	Hècǎoyá	202	苦参	Kǔshēn	79
鹤虱	Hèshī	203	苦楝皮	Kǔliànpí	200
黑芝麻	Hēizhīmá	357	苦杏仁	Kǔxìngrén	270
红粉	Hóngfěn	386	款冬花	Kuǎndōnghuā	273
红花	Hónghuā	230	昆布	Kūnbù	265
厚朴	Hòupò	148			
胡黄连	Húhuánglián	112	**L**		
虎杖	Hǔzhàng	170	莱菔子	Láifúzǐ	197
琥珀	Hǔpò	283	老鹳草	Lǎoguàncǎo	140
花椒	Huājiāo	179	雷公藤	Léigōngténg	140
花蕊石	Huāruǐshí	215	雷丸	Léiwán	203
滑石	Huáshí	159	荔枝核	Lìzhīhé	188
槐花	Huáihuā	209	连翘	Liánqiáo	83
黄柏	Huángbò	77	莲子	Liánzǐ	373
黄精	Huángjīng	353	灵芝	Língzhī	286
黄连	Huánglián	76	羚羊角	Língyángjiǎo	294
黄芪	Huángqí	314	刘寄奴	Liújìnú	241
黄芩	Huángqín	75	硫黄	Liúhuáng	379
黄药子	Huángyàozǐ	266	六神曲	Liùshénqǔ	195
火麻仁	Huǒmárén	118	龙胆	Lóngdǎn	78
			龙骨	Lónggǔ	282
J			龙眼肉	Lóngyǎnròu	345
鸡内金	Jīnèijīn	198	芦根	Lúgēn	68
鸡血藤	Jīxuèténg	235	芦荟	Lúhuì	117
蒺藜	Jílí	292	炉甘石	Lúgānshí	389
姜黄	Jiānghuáng	225	鹿茸	Lùróng	324
僵蚕	Jiāngcán	302	络石藤	Luòshíténg	139
降香	Jiàngxiāng	216	绿豆	Lǜdòu	102
桔梗	Jiégěng	263			
芥子	Jièzǐ	252	**M**		
金钱草	Jīnqiáncǎo	169	麻黄	Máhuáng	37
金银花	Jīnyínhuā	82	麻黄根	Máhuánggēn	360
金樱子	Jīnyīngzǐ	372	马勃	Mǎbó	96
京大戟	Jīngdàjǐ	122	马齿苋	Mǎchǐxiàn	98

马兜铃	Mǎdōulíng	274
马钱子	Mǎqiánzi	237
麦冬	Màidōng	348
麦芽	Màiyá	195
蔓荆子	Mànjīngzǐ	58
芒硝	Mángxiāo	115
玫瑰花	Méiguīhuā	190
虻虫	Méngchóng	245
礞石	Méngshí	268
密蒙花	Mìménghuā	73
明党参	Míngdǎngshēn	353
没药	Mòyào	227
墨旱莲	Mòhànlián	355
牡丹皮	Mǔdānpí	105
牡蛎	Mǔlì	290
木瓜	Mùguā	132
木蝴蝶	Mùhúdié	97
木通	Mùtōng	160
木香	Mùxiāng	184
木贼	Mùzéi	63

N

南瓜子	Nánguāzǐ	202
南沙参	Nánshāshēn	347
牛蒡子	Niúbàngzǐ	53
牛黄	Niúhuáng	295
牛膝	Niúxī	233
女贞子	Nǚzhēnzǐ	355

O

| 藕节 | ǒujié | 219 |

P

胖大海	Pàngdàhǎi	264
炮姜	Páojiāng	221
佩兰	Pèilán	146
硼砂	Péngshā	390
枇杷叶	Pípayè	275
蒲公英	Púgōngyīng	89

| 蒲黄 | Púhuáng | 214 |

Q

蕲蛇	Qíshé	131
千年健	Qiānniánjiàn	144
牵牛子	Qiānniúzǐ	124
铅丹	Qiāndān	389
前胡	Qiánhú	262
芡实	Qiànshí	374
茜草	Qiàncǎo	213
羌活	Qiānghuó	47
秦艽	Qínjiāo	135
秦皮	Qínpí	80
青黛	Qīngdài	87
青风藤	Qīngfēngténg	134
青果	Qīngguǒ	96
青蒿	Qīnghāo	108
青皮	Qīngpí	182
青葙子	Qīngxiāngzǐ	74
轻粉	Qīngfěn	387
瞿麦	Qúmài	162
全蝎	Quánxiē	300

R

人参	Rénshēn	309
肉苁蓉	Ròucōngróng	329
肉豆蔻	Ròudòukòu	367
肉桂	Ròuguì	175
乳香	Rǔxiāng	226

S

三棱	Sānléng	243
三七	Sānqī	212
桑白皮	Sāngbáipí	276
桑寄生	Sāngjìshēng	142
桑螵蛸	Sāngpiāoxiāo	371
桑椹	Sāngshèn	356
桑叶	Sāngyè	55
桑枝	Sāngzhī	137

中药名拼音索引

沙苑子	Shāyuànzǐ	333
砂仁	Shārén	149
山慈菇	Shāncígū	100
山豆根	Shāndòugēn	95
山药	Shānyào	318
山楂	Shānzhā	194
山茱萸	Shānzhūyú	369
商陆	Shānglù	123
蛇床子	Shéchuángzǐ	382
射干	Shègàn	94
麝香	Shèxiāng	303
伸筋草	Shēnjīncǎo	133
升麻	Shēngmá	59
生地黄	Shēngdìhuáng	103
生姜	Shēngjiāng	42
石菖蒲	Shíchāngpú	306
石膏	Shígāo	65
石斛	Shíhú	350
石决明	Shíjuémíng	289
石榴皮	Shíliúpí	367
石韦	Shíwéi	164
使君子	Shǐjūnzǐ	199
柿蒂	Shìdì	193
首乌藤	Shǒuwūténg	286
熟地黄	Shúdìhuáng	338
水牛角	Shuǐniújiǎo	107
水蛭	Shuǐzhì	244
丝瓜络	Sīguāluò	141
苏合香	Sūhéxiāng	305
苏木	Sūmù	239
酸枣仁	Suānzǎorén	284
锁阳	Suǒyáng	330

T

太子参	Tàizǐshēn	314
桃仁	Táorén	231
天冬	Tiāndōng	349
天花粉	Tiānhuāfěn	69
天麻	Tiānmá	298

天南星	Tiānnánxīng	250
天竺黄	Tiānzhúhuáng	261
甜瓜蒂	Tiánguādì	377
葶苈子	Tínglìzǐ	276
通草	Tōngcǎo	161
土鳖虫	Tǔbiēchóng	237
土茯苓	Tǔfúlíng	92
土木香	Tǔmùxiāng	191
菟丝子	Tùsīzǐ	332

W

瓦楞子	Wǎléngzǐ	267
王不留行	Wángbùliúxíng	236
威灵仙	Wēilíngxiān	129
乌梅	Wūméi	363
乌药	Wūyào	188
芜荑	Wúyí	205
吴茱萸	Wúzhūyú	176
蜈蚣	Wúgōng	301
五倍子	Wǔbèizǐ	364
五加皮	Wǔjiāpí	142
五灵脂	Wǔlíngzhī	227
五味子	Wǔwèizǐ	362

X

西洋参	Xīyángshēn	312
豨莶草	Xīxiāncǎo	137
细辛	Xìxīn	49
夏枯草	Xiàkūcǎo	72
仙鹤草	Xiānhècǎo	217
仙茅	Xiānmáo	327
香附	Xiāngfù	186
香加皮	Xiāngjiāpí	157
香薷	Xiāngrú	44
香橼	Xiāngyuán	189
小茴香	Xiǎohuíxiāng	177
小蓟	Xiǎojì	206
薤白	Xièbái	190
辛夷	Xīnyí	51

信石	Xìnshí	387	远志	Yuǎnzhì	288
雄黄	Xiónghuáng	380			
熊胆粉	Xióngdǎnfěn	101	**Z**		
徐长卿	Xúchángqīng	134	皂荚	Zàojiá	254
续断	Xùduàn	328	泽兰	Zélán	233
玄参	Xuánshēn	104	泽泻	Zéxiè	156
旋覆花	Xuánfùhuā	255	赭石	Zhěshí	291
血竭	Xuèjié	240	浙贝母	Zhèbèimǔ	257
血余炭	Xuèyútàn	219	珍珠	Zhēnzhū	296
			珍珠母	Zhēnzhūmǔ	290
Y			知母	Zhīmǔ	67
			栀子	Zhīzi	71
鸦胆子	Yādǎnzi	99	枳实	Zhǐshí	183
延胡索	Yánhúsuǒ	223	朱砂	Zhūshā	280
芫花	Yuánhuā	123	猪苓	Zhūlíng	156
洋金花	Yángjīnhuā	278	竹沥	Zhúlì	260
野菊花	Yějúhuā	90	竹茹	Zhúrú	259
益母草	Yìmǔcǎo	232	苎麻根	Zhùmágēn	212
益智	Yìzhì	331	紫草	Zǐcǎo	107
薏苡仁	Yìyǐrén	155	紫河车	Zǐhéchē	336
茵陈	Yīnchén	167	紫花地丁	Zǐhuādìdīng	89
银柴胡	Yíncháihú	111	紫苏叶	Zǐsūyè	41
淫羊藿	Yínyánghuò	325	紫苏子	Zǐsūzǐ	271
罂粟壳	Yīngsùqiào	365	紫菀	Zǐwǎn	273
鱼腥草	Yúxīngcǎo	92	紫珠叶	Zǐzhūyè	218
禹余粮	Yǔyúliáng	369	自然铜	Zìrántóng	238
玉竹	Yùzhú	352	棕榈	Zōnglǘ	218
郁金	Yùjīn	224			
郁李仁	Yùlǐrén	119			